眼科常见手术与临床实践

主编 张利娟 张霜霞 张 利 苏红玉

唐 恺 尉 伟 王露兰

上海科学技术文献出版社

Shanghai Scientific and Technological Literature Press

图书在版编目（CIP）数据

眼科常见手术与临床实践 / 张利娟等主编 .-- 上海：
上海科学技术文献出版社,2023
ISBN 978-7-5439-8920-7

Ⅰ.①眼… Ⅱ.①张… Ⅲ.①眼外科手术 Ⅳ.
①R779.6

中国国家版本馆CIP数据核字（2023）第163872号

组 稿 编 辑：张　树
责 任 编 辑：王　珺
封 面 设 计：宗　宁

眼科常见手术与临床实践

YANKE CHANGJIAN SHOUSHU YU LINCHUANG SHIJIAN

主　　编：张利娟　张霜霞　张　利　苏红玉　唐　恺　尉　伟　王露兰
出版发行：上海科学技术文献出版社
地　　址：上海市长乐路746号
邮政编码：200040
经　　销：全国新华书店
印　　刷：山东麦德森文化传媒有限公司
开　　本：787mm×1092mm　1/16
印　　张：27.25
字　　数：698千字
版　　次：2023年8月第1版　2023年8月第1次印刷
书　　号：ISBN 978-7-5439-8920-7
定　　价：198.00元

主　编

张利娟（宁阳县第一人民医院）

张霜霞（山东省滨州市滨城区人民医院）

张　利（微山县人民医院）

苏红玉（山东省乐陵市中医院）

唐　恺（中国人民解放军陆军第八十集团军医院）

尉　伟（济南市章丘区人民医院）

王露兰（山东省无棣县人民医院）

副主编

颜宪伟（山东省青州荣军医院）

朱业琪（宁阳县第二人民医院）

朱俸林（枣庄爱尔眼科医院）

唐　淼（常州市第一人民医院）

王　楠（济南市爱尔眼科医院）

李洪岩（庆云县人民医院）

Foreword 前言

　　眼科学是研究人类视觉器官疾病的发生、发展及其防治的医学学科，其研究的范围包括眼的生理、生化、药理、病理、免疫、遗传，以及眼的各种特殊检查和显微手术技术。在现代科学技术高速发展的情形下，随着眼科新技术、新设备、新药物的广泛应用，我国眼科的服务水平有了明显提高，如以往仅将白内障手术作为复明手术推广，而现在则视白内障手术为屈光手术范畴，需结合患者的具体情况，争取获得最好的屈光矫正效果；以往对准分子激光角膜屈光手术仅满足于近视患者摘掉眼镜，而现在则考虑到如何减少术后成像差等影响视觉质量的因素。上述临床服务观念的改变，进一步促使眼科医师为临床患者提供更加优质的医疗服务，也使我国的临床服务水平实现与国际接轨。为了适应当前眼科学的发展趋势，我们邀请多位眼科方面的专家编写了《眼科常见手术与临床实践》一书，旨在培养一批可以全面掌握眼科学的发展和国内外研究动态，具备独立从事科学研究能力的眼科学人才。

　　本书在借鉴国内外眼科学理论与实践的基础上，重点论述了眼的解剖与生理、眼眶疾病、眼睑疾病、泪器疾病、角膜疾病、结膜疾病、巩膜疾病、白内障、青光眼及视网膜疾病等内容。全书内容丰富、重点突出且简明实用，具有很强的可操作性，对于规范我国眼科检查、治疗及手术操作，提高医疗质量具有重要的指导作用，可帮助减少眼科疾病的误诊误治率。本书适合眼科学专业人员和医学院校学生阅读使用，对其他专业临床医师也有一定的参考价值。

　　由于本书编者较多，编写时间仓促，编写风格不尽相同，书中存在的疏漏与不当之处，希望广大读者见谅，并提出意见和建议，以便我们后期修正与学习。

《眼科常见手术与临床实践》编委会

2023 年 6 月

Contents **目录**

第一章　眼的解剖与生理

第一节　眼　　球

眼球分为眼球壁和眼内容两个部分。

一、眼球壁

眼球壁由外、中、内三层膜构成，外膜包括角膜和巩膜，中层膜为葡萄膜，内层是视网膜。

（一）外层

1.角膜

（1）解剖：角膜位于眼球的最前端，约占眼外层纤维膜的1/6,透明，无血管，有弹性，具有较大的屈光度，表面被泪膜覆盖。

角膜呈圆形，由于结膜和巩膜覆盖的不对称，从前面看呈椭圆形，但从后面看仍为正圆形。角膜周围是角膜缘，它与巩膜相连，就像表壳镶嵌于表盘上。新生儿阶段，角膜直径为9～10 mm,3岁以上儿童的角膜直径已接近成人。成年男性平均角膜横径为11～12 mm,纵径为10～11 mm,女性较男性略小。如直径<10 mm,称为病理性小角膜，>13 mm,称为病理性大角膜。角膜中央瞳孔区大约直径4 mm的圆形区内近似球形，其各点的曲率半径基本相等，而中央区以外的中间区和边缘部较为扁平，各点曲率半径不相等。从角膜前面测量水平方向曲率半径为7.8 mm,垂直方向为7.7 mm,后部表面的曲率半径为6.22～6.80 mm。

角膜厚度随部位、年龄、病理状态等改变而有所不同。正常情况下，中央部最薄，平均为0.5 mm,周边部最厚，平均为1 mm。角膜厚度随着年龄的增加有变薄的趋势，即儿童较成人厚，成人较老年人厚。

角膜由前向后分为5层，依次是上皮细胞层、前弹力层、基质层、后弹力层和内皮细胞层。角膜是无血管的组织，组成简单但排列却非常规则，从而保证其良好的透光性及屈光性。

1）角膜上皮层：角膜上皮来源于胚胎发育时5～6周的外胚层，为非角化、无外分泌功能、复层的鳞状上皮，4～6层，厚40～50 μm,表层覆盖约7 μm的泪膜，泪膜在光学上具有重要的意义，它能消除上皮前表面微小的不规则，如果没有泪膜，视力将会下降。泪液与空气形成的界面以及角膜的屈光力约占眼全部屈光的2/3,泪液与角膜上皮无论解剖或生理上关系都非常密切。

角膜上皮层分为细胞层及基膜,细胞层由里向外又分为 3 层(图 1-1):基底细胞、翼状细胞和表层细胞。基底细胞:位于最底层,为一单层柱状上皮细胞,细胞的底部通过连接复合体与前弹力层紧密相连。连接复合体和基膜是上皮基底细胞的产物。基底细胞的细胞质内含有由角蛋白构成的中间丝。角蛋白由 30 余种蛋白组成,分为两型:Ⅰ型为酸性,Ⅱ型为中性或碱性。中间丝由成对的Ⅰ型和Ⅱ型蛋白构成。角膜上皮从基底层分化到表层,相继要表达 3 种主要的角蛋白,其中 64 kD 蛋白是角膜的特异性蛋白,另外两种细胞角蛋白为肌动蛋白丝和微管。角膜上皮细胞质中有肌动蛋白丝分布,在表层细胞的微皱襞中尤为明显。基底细胞内含有丰富的细胞器,主要分布在细胞核上部。翼状细胞:基底细胞分裂后,子细胞逐渐被挤入表层,因此水平面积较大,形似翼状,故名翼状细胞,位于角膜上皮中部,在角膜中央区为 2～3 层,在周边部变为 4～5 层。细胞膜相互交错,相互之间以桥粒连接。表层细胞为 2～3 层扁平上皮细胞。经常脱落,不角化,但细胞器极少。相互之间以闭锁小带和桥粒相连,呈镶嵌状,它与翼状细胞之间也多见桥粒连接与黏着斑。另外,在表层细胞膜上有许多特殊的微皱襞及微绒毛,有支撑和稳定泪膜的作用。基膜:位于上皮细胞下,是角膜上皮的产物,与前弹力层连接紧密。

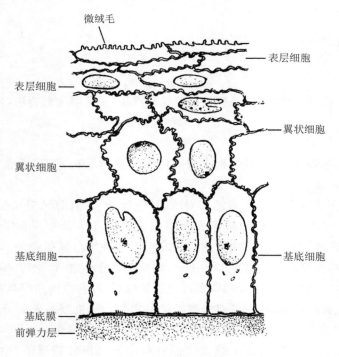

图 1-1　角膜上皮层

2)前弹力层:前弹力层厚为 8～14 μm,为角膜上皮基膜下一层相对均一、无细胞的胶原纤维膜。由胶原纤维及蛋白多糖组成。胶原纤维粗细均匀,其间由蛋白多糖填充。前弹力层的前表面相对光滑,而内表面与基质层连接非常牢固。另有,前弹力层有许多细小的孔洞,这些孔洞是神经纤维的通道。前弹力层对机械性损伤的抵抗力较强,而对化学性损害的抵抗力则弱。由于其胶原纤维来自胚胎时期的角膜上皮,因此损伤后不能再生。其功能一直未明了。准分子激光屈光性角膜切削术(PRK)后,术眼缺乏前弹力层,除少数患者角膜出现雾状浑浊外,大多数患者未见明显异常。但保留前弹力层的准分子激光角膜原位磨镶术(LASIK)手术眼角膜浑浊的发生率明显低于 PRK,综合其他的研究资料,推测前弹力层与角膜上皮对角膜基质细胞的调控有关,特别是胚胎时期。

3)基质层:人体组织中结构最规整、最透明的一种组织,厚约 500 μm,约占全角膜厚度的 9/10,由胶原纤维、角膜细胞及黏蛋白和糖蛋白等构成。角膜细胞是一种纤维细胞,位于基质板层中,胞质中富含内质网及高尔基体,分泌胶原纤维等。角膜基质中的胶原纤维主要包括 I 型和 IV 型胶原,它们有规律地与角膜表面平行排列,形成多层胶原纤维板,共有 200~250 层。胶原纤维的有序排列是角膜透明的基础。随着年龄的增加,角膜基质中的胶原纤维直径逐渐增粗,而胶原纤维间的间距则不断缩小。这可能与胶原纤维年龄相关性非酶交联、胶原纤维糖基化及纤维间蛋白多糖的改变有关。角膜基质中除了角膜细胞外,还有少许朗汉斯巨细胞及树突状细胞,这些细胞可能与角膜相对的免疫赦免有关。

4)后弹力层:后弹力层位于基质层后面,边缘止于房角的 Schwalbe 线。由角膜内皮细胞分泌而来,损伤后可以再生。根据生长时期和超微结构的观察,可分为两层:一层是前胎生带层,由胚胎时期的内皮细胞分泌,靠近基质层,纤维排列紧密,呈带状;二层是带下层,靠近内皮,由出生后的内皮细胞分泌。随着年龄的增加而逐渐变厚,婴儿时期约 5 μm,成人 8~10 μm,老年人可达 20~30 μm(图 1-2)。如果增生过度,则形成小丘状,在部分老年人的角膜周边可以见到,称为 Hassell-Henle 小体,这种改变被认为是生理性的。但发生在角膜中央的增生小体则是病理性改变。与前弹力层相反,后弹力层对机械性损伤的抵抗力较差,但对化学性和病理性损害的抵抗力却较高,这是角膜溃疡时后弹力层膨出的解剖学基础。同时,后弹力层与基质层和角膜内皮层的连接不紧密,在外伤或某些病理状态下,可能发生后弹力层脱离。

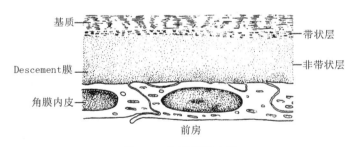

图 1-2 角膜后弹力层

5)内皮细胞层:位于角膜最内面,为一层六角形立方上皮,细胞呈矮胖样,高约 50 μm,宽约 20 μm,胞质内细胞器含量丰富。细胞间连接紧密,主要为缝隙连接,具有良好的屏障作用。相比之下,其与后弹力层连接较为松散,因此角膜内皮层可从后弹力层脱离。角膜内皮细胞由神经外胚层发育而来,随着年龄的增加,角膜内皮细胞的密度逐渐降低,10 多岁时角膜内皮的密度为每平方毫米 3 000~4 000 个,到 70 多岁时为每平方毫米 2 600 个。在成人,角膜内皮细胞损伤后不能增生,其修复靠细胞的移行与扩展。

角膜缘是角膜与结膜、巩膜的移行区,组织学范围:前界为角膜前弹力层和后弹力层末端连线,后界为巩膜内缘与前界的平行线。临床的概念与组织学概念不完全一样,通常将透明角膜与不透明巩膜之间的移行区称为角膜缘。上方角膜缘最宽,下方次之,两侧较窄。平均宽为 1 mm。

角膜缘结构与角膜不同,无弹力层,基质层逐渐失去透明,富含毛细血管、淋巴管、成纤维细胞等。特别是在其外 2/3 可见放射状排列的乳头样突起,呈栅栏样,称为 Vogt 栅,研究证实,

Vogt 栅中的一些细胞是角膜缘干细胞。角膜缘干细胞对维持角膜上皮的再生具有十分重要的作用。

（2）生理：角膜的主要生理功能有维持眼球的完整及对眼内容物的保护,透过光线并参与屈光,渗透,感知环境及外界刺激。

1）维持眼球的完整及对眼内容物的保护：角膜与巩膜共同构成眼球的外壁,承受眼内压力,对维持眼球的形状具有重要的作用。角膜主要由胶原纤维构成,因此具有一定的弹性和韧性,对眼内压力和外界的力量具有抵抗力,这种抵抗力取决于角膜的厚度和胶原纤维排列的整齐程度。角膜厚度降低或角膜瘢痕的形成必将降低角膜对内外压力的抵抗力。目前角膜屈光手术十分盛行,这些手术都不同程度地降低了角膜的抵抗力。如准分子激光手术,它使角膜中央的厚度变薄,从而增加了角膜在外力作用下扩展的能力,在眼压测定时会使测量结果偏低,特别是使用压陷式眼压计,眼压偏低会更明显。而放射状角膜切开术更会大大降低角膜对外界的抵抗力,有可能在轻微外力的作用下造成眼球破裂。通常情况下,角膜的厚度受角膜上皮、角膜内皮的功能、暴露等因素的影响。

角膜上皮是眼部的第二个生物屏障（泪液为第一个生物屏障）。角膜上皮细胞间连接紧密,而且不停地新旧更替,5～7 天上皮更新一次,一定程度上能抵御化学、微生物等的侵袭。

角膜内皮是角膜基质和房水之间的通透屏障,同时,角膜内皮的泵功能维持角膜处于一定的水化状态。

2）透光性：角膜的一个重要特征是透明,即允许光线透过,这是眼视觉功能的基础。正常角膜允许透过的光线波长范围是 365～2 500 nm,不同光线的通透率不同,400 nm 的光线约 80% 能透过,而 500～1 200 nm 的光线 100% 能透过角膜。

另外,角膜的透光性还依赖于泪膜、角膜上皮、基质、角膜内皮结构和功能的正常及角膜基质含水量的恒定。

3）参与屈光：角膜是眼屈光系统中屈光力最大的组织。角膜的屈光指数是 1.377,其前表面的屈光力为 48.8 D,后表面的屈光力为 -5.8 D,总屈光力为 43 D,占全眼屈光力的 70%。可见角膜的屈光度有巨大的改变潜力,这也是目前众多屈光手术在角膜上施行的基础。

4）渗透作用：角膜没有血管,营养及代谢物质通过渗透作用的参与而进出角膜,这不仅具有重要的生理意义,而且对于眼局部的药物治疗也非常重要。角膜上皮和内皮细胞连接紧密,细胞表面富于脂类,非极性的物质易于通过,而基质则易于水溶性极性物质通过。因此,具有双向性的物质易于通过角膜进入前房,例如毛果芸香碱（匹罗卡品）眼药水,其解离分子和非解离分子相互之间处于动态平衡,未解离分子具有脂溶性,容易透过角膜上皮,随后转化为解离分子,易于透过基质,然后在角膜基质中又转化为非解离分子,易透过角膜内皮。当角膜出现病变时,角膜的通透性将增强。

5）感知环境及外界刺激：角膜是人体最敏感的区域,有丰富的神经末梢,能敏感地感受外界的刺激,对于机体感受外界不良刺激并迅速做出反应具有十分重要的意义。角膜的知觉有三种：冷热觉、痛觉和触觉。角膜知觉敏感度受多种因素的影响而有变化,一般情况下,早晨低于下午,男性低于女性,老年人低于年轻人,妊娠期妇女低于非妊娠妇女。痛觉和触觉在角膜中央最敏感,可用角膜知觉仪进行定量检查。通常临床采用棉丝刺激双侧角膜,以判断角膜知觉是否减退。

（3）代谢：①糖代谢。角膜主要利用葡萄糖和糖原分解供能。葡萄糖大部分来自房水,约占

90％,其余 10％来自结膜、角膜缘血管及泪液。睁眼时,角膜上皮的氧气主要来自泪膜中溶解的氧气,此时,氧分压约为 20.7 kPa(155 mmHg),但当闭眼时,氧气主要来源于结膜、角膜缘的血管,氧分压约为 7.3 kPa(55 mmHg)。而角膜内皮的氧供主要来源于房水。②氨基酸代谢。角膜上皮不断更新,需要合成大量的蛋白质,因此,角膜上皮对氨基酸的需求量较大。但角膜上皮的通透性差,且泪液中氨基酸的含量极低,因此,角膜上皮中氨基酸大部分应来源于房水。合成蛋白质的过程同机体其他细胞的合成过程。③维生素代谢。a.维生素 A 的代谢:维生素 A 转化为视黄醇,与视黄醇结合蛋白(RBP)结合,再与血浆前清蛋白结合,转运至靶组织,在角膜上皮和内皮细胞都发现有视黄醇结合蛋白和血浆前清蛋白。视黄醇是一种多聚异戊二烯衍生物,其磷酸酯在糖蛋白中可作为寡糖基的载体,参与角膜上皮合成糖蛋白,如果角膜上皮细胞胞膜上缺乏糖蛋白,则角膜上皮将干枯角化。b.维生素 C 的代谢:角膜上皮中维生素 C 的浓度较角膜基质高,基质中的浓度与房水浓度近似,而房水中维生素 C 的浓度是血浆浓度的 20 倍。角膜中维生素 C 多是还原型,具有清除光辐射等产生的自由基的作用。c.谷胱甘肽的代谢:谷胱甘肽对于维持角膜内皮细胞的正常功能起重要作用,与毒性过氧化物的清除有关。有过氧化物时,谷胱甘肽在过氧化物酶的作用下由还原型(GSH)转变为氧化型(GSSG),同时将氧化物还原。角膜内皮细胞中只有约 13％的谷胱甘肽以氧化型存在。

(4)血供:正常角膜内没有血管,而角膜缘含有丰富的血管。角膜缘的血管分布为网络状,动脉系统来源于睫状前动脉的直肌扩展分支及睑缘动脉弓的结膜后动脉分支。静脉网则与巩膜表层及筋膜囊的小静脉汇合,加入眶静脉系统。角膜缘的血管主要供给角膜周边部,角膜的氧气及营养物质的供给、代谢物的清除等还是通过房水、泪液、空气和结膜血管。

(5)神经支配:角膜主要由两种神经支配,一是感觉神经纤维,二是交感神经和副交感神经。①角膜的感觉神经来自三叉神经的眼支,眼神经的睫状神经,在角膜缘进入角膜后,神经干呈放射状穿过角膜基质的中 1/3,向前继续分叉,形成密集的上皮下神经丛,再穿过前弹力层进入角膜上皮层。角膜上皮层神经末梢非常丰富,动物研究表明,角膜上皮神经末梢的密度是皮肤的300～600 倍,因此,角膜的知觉十分敏感,这也是上皮损伤时疼痛症状明显的原因。②角膜内含有肾上腺素能神经纤维,表明交感神经和副交感神经的存在,但其来源和作用尚需进一步研究。

2.巩膜

(1)解剖:巩膜构成眼外层纤维膜的后 5/6,主要由胶原纤维构成。外面是眼球筋膜囊,两者之间的腔隙为巩膜上腔;内层紧靠脉络膜,两者之间的潜在间隙为脉络膜上腔,外伤或炎症时的出血、渗出可积聚在此间隙。巩膜的厚度随部位、年龄等不同而不同。后部的巩膜最厚,约1 mm,向前至赤道部逐渐变薄,赤道部0.4～0.6 mm,肌肉附着点处最薄,约 0.3 mm,赤道部向前至角膜缘约为 0.6 mm。一般巩膜呈白色,但儿童因巩膜较成人薄,能透见脉络膜的部分颜色,所以呈蓝白色,老年人则由于脂肪的沉积,可呈淡黄白色。

巩膜虽然为球形,但非完整的球形。前部巩膜孔与角膜相连,角膜犹如手表的表盘嵌于巩膜组织中。在角巩膜缘交界处内外均可见一浅沟,称为外巩膜沟和内巩膜沟,其中内巩膜沟处是巩膜静脉窦与房角所在处,内巩膜沟后缘隆起,形成巩膜突,为睫状肌的附着处。后巩膜孔是视神经通过的孔道,此处,内 1/3 巩膜与脉络膜共同构成筛板,外 2/3 演变成硬脑膜,可见筛板处为眼后部的一薄弱处,同时,筛板处巩膜扩展的能力有限,当视神经水肿时,会引起视神经挤压损伤甚至萎缩。另外,巩膜上还有许多神经血管通过的小孔,如涡状静脉在巩膜赤道后约 4 mm 穿行(图 1-3)。

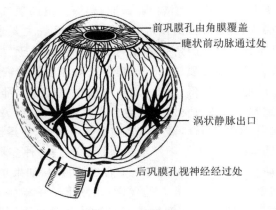

前巩膜孔由角膜覆盖

睫状前动脉通过处

涡状静脉出口

后巩膜孔视神经经过处

图 1-3　巩膜上的孔

组织学上,巩膜可分为三层(图 1-4):①巩膜表层为一层疏松的纤维组织,富含弹力纤维及小血管;②巩膜基质层由致密的结缔组织构成,基本不含血管,不像角膜组织,其胶原纤维粗细不均,斜向紧密排列,因此不透明;③棕黑色板层由特别细小的弹力纤维组成,并含有大量的色素细胞,靠近脉络膜的内层有一层内皮细胞覆盖,它与本部互相连续,两者不能分开。

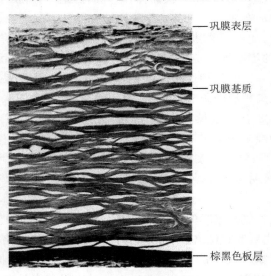

巩膜表层

巩膜基质

棕黑色板层

图 1-4　巩膜的组织学结构

(2)生理:巩膜的生理功能主要包括与角膜、结膜等共同构成眼内容的外屏障;避光;眼外肌的附着点。巩膜一直承受着眼内容向外的压力,可见巩膜有一定的弹性和韧性,当眼内压升高时,巩膜能在一定范围内扩张,并增强对眼内压的抵抗力。当眼压低时,一定量的眼内容的增加引起的眼压增高幅度小,但在高眼压状态时,同样的眼内容增加,会引起较大的眼压升高。巩膜的这种特性被称为巩膜硬度或可扩张性。认识这一点有助于理解巩膜硬度对眼压测定的影响。与压平式眼压计相比,压陷式眼压计引起的眼内容积变化大,因此,巩膜硬度对压陷式眼压计测量结果的影响更大,如高度近视时,眼球壁薄,巩膜容易扩张,压陷式眼压计测的眼压就会偏低。巩膜的第二个重要功能是形成"暗箱"。与角膜相比,巩膜是不透明的,这点保证了光线只经过屈光系统进入眼内而成像。另一个重要功能是,所有眼外肌都附着在巩膜壁上,当改变肌肉的附着点时可以改变眼球的位置和运动的方向。

(3)代谢:与角膜代谢相似,但巩膜代谢相对缓慢。

(4)血供:与角膜相似,巩膜基质层除了穿行的血管外,基本上无血管,但巩膜表层及视神经筛板处却含有丰富的血管,且形成血管网。动脉来源主要包括:眼动脉-睫状后动脉-睫状后短动脉-视神经动脉环及巩膜动脉血管丛,主要供给眼后部;眼动脉-睫状前动脉-巩膜深层血管丛及表层血管网,主要供给表层及前部。当靠近角膜缘的毛细血管充血时,临床上称为睫状充血。

巩膜前部的静脉网也较丰富,主要来源于巩膜静脉窦的外出小管和睫状肌的静脉支,它们在巩膜内形成静脉丛,经表层静脉网汇入睫状前静脉。部分外出小管直接连接表层静脉,这些小管称为房水静脉。

(5)神经支配:巩膜的感觉神经来自三叉神经的眼支,眼神经的睫状神经分出睫状短神经和睫状长神经,睫状短神经支配巩膜后部,睫状长神经前行,在睫状体平坦部发出分支,一部分进入睫状体,一部分穿出巩膜到表层巩膜,在此,部分分支支配前部巩膜组织,部分继续向前并相互吻合,形成角膜缘的神经环。巩膜表层的知觉敏感,炎症时疼痛症状明显。

(二)中层葡萄膜

葡萄膜是眼球壁的第二层膜,是位于巩膜与视网膜之间的富含色素的血管性结构,因颜色像葡萄得名葡萄膜,又称色素膜,也叫血管膜。葡萄膜自前向后分为虹膜、睫状体和脉络膜3个相连续部分。

1.虹膜

(1)解剖:虹膜是葡萄膜的最前部,介于前房与后房之间,后面有晶体支托,为一圆盘形膜。它的根部和睫状体前缘相连,向中央延伸到晶状体前面,构成将眼球前后房分开的一个重要隔膜。虹膜中央有圆孔,称为瞳孔,瞳孔的大小随光线的强弱而改变(从1 mm到8 mm),它的平均直径为3 mm。瞳孔周围虹膜的基质内,有环形排列的瞳孔括约肌,使瞳孔收缩;虹膜基质层后面有放射状排列的肌纤维,称瞳孔开大肌,使瞳孔开大。

在虹膜前表面距瞳孔缘约1.5 mm处,有一隆起的环状条纹,即虹膜小环。虹膜小环将虹膜表面分为两个区域,小环外部为睫状区,内部为瞳孔区。在虹膜小环附近,有许多大小不等的穴状凹陷,叫虹膜隐窝,在虹膜睫状区的周边部也有隐窝,它们的形成是虹膜前层的中胚叶组织局灶性萎缩的结果。隐窝部分的虹膜组织,缺少了前表面层,房水可以直接与虹膜基质中的血管接触,有利于虹膜和房水间的液体交换。在虹膜周边部有与角膜缘成同心排列的皱褶,系为瞳孔开大时形成的皱襞。瞳孔缘镶有窄黑色环,呈花边状,是由虹膜后色素上皮层向前延伸所致。此黑边当瞳孔扩大时变窄,缩小时变宽,这种现象称为生理性葡萄膜外翻。

虹膜的组织结构由前向后可分为4层(图1-5)。①前表面层:由成纤维细胞和色素细胞的突起互相吻合交错所形成的致密组织,其中还有胶原纤维和神经末梢。在虹膜隐窝处,此层膜完全缺如。前表面层在虹膜根部终止,有时前表面层也可呈丝状、带状沿小梁网葡萄膜部的内侧面延续,甚至可达角膜后弹力层的止端,形成虹膜梳状韧带的一部分。虹膜根部有一粗大的血管环,由睫状后长动脉和睫状前动脉的分支吻合而成,称虹膜动脉大环。在虹膜的瞳孔缘附近,有一环行的血管吻合,称为虹膜血管小环,它并不是一个完整的血管环。不同人种的虹膜颜色主要由基质中色素细胞所含色素的多少决定。②基质与瞳孔括约肌层:瞳孔括约肌位于虹膜瞳孔区基质层的后部,为围绕瞳孔缘的环行平滑肌纤维束,宽0.8~1.0 mm。括约肌的后面与结缔组织的致密层相连接,这些结缔组织与瞳孔开大肌相延续。③前色素上皮与瞳孔开大肌层:虹膜有两层上皮,即前上皮层和后上皮层。前上皮层也就是瞳孔开大肌层,是紧贴后色素上皮层的一薄层平滑肌,自瞳孔缘直达虹膜根部。④后色素上皮层:一层具有浓密色素的细胞,位于瞳孔开大肌层之后,在瞳孔缘处出现在瞳孔领的虹膜表面,形成瞳孔缘的色素边。后上皮细胞的顶部朝向虹膜基质,与前上皮层细胞的顶部相连接,基底部朝向后房。虹膜后表面的两层上皮向后分别移行为睫状体的色素上皮层和无色素上皮层。

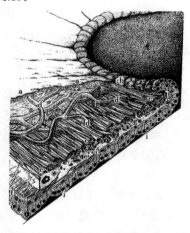

a.虹膜的前表面层;b.瞳孔缘的后色素上皮层;c.瞳孔括约肌;d.小动脉;e.块状细胞;f.瞳孔开大肌;g.前色素上皮层;i.后色素上皮层

图 1-5　虹膜的组织结构

(2)生理:虹膜的间隔作用和其中央圆孔——瞳孔,成为光学系统上的光栅装置。瞳孔括约肌和开大肌控制瞳孔的运动和进入眼内的光线的数量。瞳孔是主要光学窗口,因光线照射的强弱而散大或缩小。瞳孔的大小,也受到神经的影响。瞳孔的变化即可以调节入射到眼内的光线的数量,又可以调节角膜、晶状体等屈光间质所致的球面差和色差,减少不规则光的影响,使成像清晰。瞳孔对光反射的途径:光→瞳孔→视网膜的黄斑纤维→视神经→视交叉(鼻侧神经纤维交叉,颞侧神经纤维不交叉)→视束→上丘臂→上丘和顶盖前区。由顶盖前区又发出神经纤维,到同侧和对侧的第三神经核→睫状神经节→瞳孔括约肌。出生时,人的虹膜前表面有一层内皮细胞覆盖,但1~2岁以后内皮细胞消失,为成纤维细胞所代替。虹膜也富含血管,参与营养与抗体扩散渗透、吸收机制。

(3)血供:虹膜主要由血管组织形成,分布到虹膜的许多动脉细支常从虹膜动脉大环发出,经虹膜的睫状部呈放射状达瞳孔缘。在虹膜血管小环处有少数动脉支与相对的静脉支吻合成不完整的环,所以没有真正的虹膜动脉小环,而只有虹膜血管小环存在。大多数血管直接至瞳孔缘,分支成毛细血管后折回,形成静脉的开始。虹膜的静脉彼此吻合,在虹膜根部进入睫状肌,与睫状突的静脉吻合后经脉络膜至涡静脉。部分静脉血流入睫状静脉。

(4)神经支配:虹膜的神经很多,系来自睫状神经丛,在虹膜中形成各种各样的神经丛。瞳孔括约肌由属于副交感神经的动眼神经的纤维支配;瞳孔开大肌由交感神经纤维支配。虹膜的感觉神经纤维来自三叉神经的第一支。

2.睫状体

(1)解剖:睫状体是葡萄膜的中间部分,前接虹膜根部,后端以锯齿缘为界移行于脉络膜。整个睫状体如环状,其颞侧较宽,约 6.7 mm;鼻侧较窄,约 5.9 mm。睫状体的矢状切面呈三角形,基底在前,其中央部为虹膜根部附着;内侧朝向晶状体赤道部和玻璃体(图 1-6);外侧附着于巩膜突,与巩膜毗邻。睫状体分为两部,即隆起的睫状冠或称褶部,和睫状体平坦部。睫状冠长约 2 mm,其内侧表面有 70～80 个纵形放射状突起,指向晶状体赤道部,颜色较凹谷为浅,称睫状突,睫状突与晶状体赤道部相距 0.5 mm。睫状突后较平坦的部分称为睫状体平坦部,长约 4 mm。从睫状突和平坦部到晶状体赤道部有纤细的晶状体悬韧带与晶状体连接。

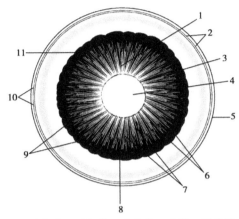

1.睫状冠;2.脉络膜;3.悬韧带;4.晶状体;5.巩膜;6.睫状襞;7.睫状突;8.虹膜后表面;9.锯齿缘;10.视网膜;11.睫状体平坦部

图 1-6　睫状体内表面

从内向外将睫状体分为 5 个部分。①无色素睫状上皮:构成睫状体的最内层。该层从虹膜根部延伸而来,将睫状冠与平坦部的表面覆盖,然后向锯齿缘伸延,与视网膜的感觉部分相连接。接近虹膜根部的无色素上皮往往也包含一些色素。②色素睫状上皮:为单层细胞,起始于虹膜根部,向后延伸到锯齿缘。色素上皮细胞向前延续与虹膜开大肌上皮相延续,向后与视网膜色素上皮相延续,色素很多,仅睫状突顶端色素较少。③基质:睫状体的基质分为两部分:内结缔组织层与血管,玻璃膜(Bruch 膜)。内结缔组织层由细胞、胶原、血管及神经所组成。在睫状冠部该层较厚,且将上皮层与肌肉层分隔。在平坦部该层变薄。睫状突部位的基质是眼球中最富血管的部分。玻璃膜是脉络膜的 Bruch 膜的延续,附着牢固,有抵抗晶状体悬韧带牵引的作用。④睫状肌:由平滑肌纤维束所组成,分为三部分:最外层为前后走向的纵行纤维部分;中间层为斜行排列的放射纤维部分,呈扇形斜向行走;位于睫状体前内侧的是环形纤维部分,又称 Müller 肌,其环形走向与角膜缘平行。三部分纤维均起始于巩膜突及其周围的结缔组织。⑤睫状体上腔:介于睫状肌和巩膜之间,前方止于巩膜突,由含有色素的结缔组织板层带所组成。板层带起始于睫状肌的纵行纤维,向外伸延,与巩膜相延续。板层带由胶原纤维所组成。

(2)生理:睫状突的无色素睫状上皮司房水的分泌,房水协助维持眼压,提供角膜后部、晶状体和小梁网代谢所需的物质。房水还是屈光间质的组成部分。房水的形成主要由三种生理过程完成:扩散、超滤和分泌。房水中的水和非电解质从睫状突的毛细血管扩散出来,房水中的盐类是通过超滤作用形成的,而房水中比血浆浓度高的维生素 C、乳酸和一些氨基酸则通过睫状突的分泌作用来实现。睫状突的分泌可受到一些因素的影响,如碳酸酐酶、钠、钾离子的浓度等都与分泌房水多少有关。

无色素睫状上皮间的紧密连接、虹膜组织的连接和虹膜血管构成血-房水屏障。脂溶性物质，如氧、二氧化碳可以高速率透过屏障，而蛋白质和其他的大分子则受到限制，不易透过这一屏障。血-房水屏障的存在使得房水的化学成分与血液不同。

平坦部的无色素睫状上皮分泌黏多糖酸，这是玻璃体的主要成分之一。

睫状肌各个部分的协调收缩保证睫状体的调节功能。睫状肌收缩时，有两个方向的力起作用：一个力是使晶状体悬韧带向前、向内运动的力，主要是环行纤维收缩的结果；另一个力是将脉络膜前部向前(沿着巩膜内面)牵引的力，这是纵行纤维运动的结果。前一个力的作用，使晶状体悬韧带放松，晶状体变凸，屈光度增加，这是晶状体的调节作用，使该眼能看清近距离的物体；后一种力的作用使脉络膜前部向前移，同时把巩膜突拉向后。

调整眼内压力是睫状体的主要功能之一。睫状肌的止点除巩膜突外，还有巩膜突附近的巩膜内面及角巩膜小梁网。当睫状肌收缩时，巩膜突被牵引而向后移位，使 Schlemm 管开放，由裂隙状变为圆形或椭圆形，在管内产生负压，吸引房水由前房流入 Schlemm 管。此外，睫状肌收缩时，也牵动房角网状组织，使小梁网的间隙变宽、网眼变大，增加房水流出的容易度。反之，当睫状肌放松时，具有弹性的房角网状组织及巩膜突回到原来的位置及形状，压迫 Schlemm 管使房水进入减慢，这样，借助于睫状肌的收缩和放松来调节眼内液的流动和眼压。

房水不仅经小梁进入 Schlemm 管，同时也进入虹膜和睫状体表面，包括巩膜突、脉络膜上腔及巩膜。组织学研究显示：在前房及睫状体之间无上皮屏障，睫状肌纤维之间充满疏松结缔组织，纵行肌纤维向后延伸并消失于脉络膜和巩膜间的疏松结缔组织中。房水的葡萄膜巩膜引流途径是指前房水经前房角睫状肌纤维间的裂隙进入睫状体上腔和脉络膜上腔，并通过巩膜或巩膜神经血管周围间隙排出眼外的途径。

(3)血供：睫状体的动脉起自虹膜动脉大环以及睫状后长动脉、睫状前动脉尚未吻合成动脉大环段，在睫状肌内可形成第二动脉环，即所谓的睫状肌动脉环。睫状肌的动脉由很多动脉组合而成，这些动脉呈叉性分支后形成致密的毛细血管网。每个睫状突皆有 2～4 支小动脉，睫状突的毛细血管管径粗，所以血流量大，有利于房水的产生。平坦部的血管层由脉络膜延续而来，血管较细，动脉很少，甚至连真正的毛细血管层也没有，脉络膜的毛细血管层到此终止。

睫状肌的静脉大部分向后加入到来自睫状突的平行静脉，还有少部分向前穿出巩膜，引入睫状静脉。睫状突的静脉向后呈一系列平行而互相吻合的血管支，于睫状体平坦部到达脉络膜，加入涡静脉。

(4)神经支配：睫状神经在睫状体内组成密集的神经丛。感觉神经纤维来自三叉神经的第一支，支配血管平滑肌的神经纤维来自交感神经丛，睫状肌主要由经过睫状神经节的、来自动眼神经的副交感神经纤维支配。

3.脉络膜

(1)解剖：脉络膜是葡萄膜的最后面部分，位于视网膜和巩膜之间，前端以锯齿缘为界，向后止于视神经周围，是一层富含血管的外观呈棕色的膜。脉络膜内面借一层光滑的 Bruch 膜与视网膜的色素上皮层相联系，外侧通过一个潜在的腔隙(脉络膜上腔)与巩膜的棕色层为邻。

脉络膜主要由血管组成，故其厚度随血管的充盈程度而由有很大变异。脉络膜在眼球后部黄斑附近最厚，约为 0.22 mm，前部较薄，为 0.15 mm。脉络膜的血管可分为三层：接近巩膜的血管最大，为大血管层；靠近视网膜的最细，为毛细血管层；两层之间为中血管层。

脉络膜的组织结构由外向内分为以下几层。①脉络膜上腔：位于脉络膜与巩膜之间，其组织结构主要为起源于脉络膜与巩膜的胶原纤维。睫状后长、后短动脉及睫状神经均由该区穿过。经过这里的血管无分支,但由此经过的睫状神经则有许多纤细分支,并形成神经丛。②大血管层和中血管层:是脉络膜的主要部分,二者之间并无明显界限,系人为划分,即使在血管比较丰富的后极部附近,这两层的分界也不分明。在黄斑部,不仅大血管层完全消失,中血管层和毛细血管层的界限也难分辨,在这里小血管十分丰富,排列为许多层,成为脉络膜最厚的部分。在赤道部以前,大中血管层的界限消失,小动脉和小静脉都合并到毛细血管层,其余的血管也并为一层。大血管层主要由动脉构成,又名 Haller 血管层,中血管层位于大血管层内侧,主要由静脉构成,又名 Satter 血管层。动、静脉的组织结构不同:动脉壁较厚,外有平滑肌层;静脉壁较薄,管腔较大,基层不发达,并且与身体其他部位的静脉不同,脉络膜静脉缺少瓣膜。大血管层和中血管层富有色素细胞,除血管外还包含有胶质纤维、平滑肌纤维和内皮细胞等。脉络膜内血管面积广大,血流的入口和出口又比较狭小,血液流入脉络膜后,流动速度顿时减缓,身体内的细菌等病原体和毒素随血流进入其内,易于在此沉积,造成转移性脉络膜炎症。视神经附近的脉络膜动脉发出分支,这些分支在视神经周围形成血管环,称为 Zinn 环。③脉络膜毛细血管层:借玻璃膜与视网膜色素上皮层紧密结合,此三者的紧密结合临床上称为脉络膜毛细血管-玻璃膜-视网膜色素上皮复合体(CBRC),在这些结构中的一个出现病理变化时,常常会引起其他结构的相应的病理变化。脉络膜毛细血管层主要由排列致密的毛细血管组成。脉络膜毛细血管不仅密度高,而且血流量大。它们的管腔直径较大,所以红细胞通过脉络膜毛细血管的管腔时,可以 2～3 个同时并行。脉络膜毛细血管管壁薄,内皮细胞有许多孔隙,尤其在朝向视网膜的一面孔隙更多。

(2)生理:眼球内血液总量的 90% 在脉络膜,其中 70% 在脉络膜毛细血管层。脉络膜毛细血管层营养视网膜神经上皮层的外层(自视细胞层至外丛状层)、视神经的一部分,并且通常是黄斑区中心凹部位的唯一营养来源。这是在视网膜中央动脉阻塞时能够观察到黄斑区呈樱桃红点的原因。在 15% 的人群中同时有来自脉络膜的睫状视网膜动脉为中心凹部供血。

(3)血供:脉络膜的血液主要来自睫状后短动脉,睫状后短动脉有 10～20 小支,在眼球后极部的视神经周围,穿过巩膜后形成密集的脉络膜血管。此外,睫状后长动脉还分出返回支供应前部脉络膜。脉络膜毛细血管的静脉血流,首先进入毛细血管网外侧的小静脉,然后汇集于 4～6 支涡状静脉,排出至眼球外。

(4)神经支配:脉络膜的感觉纤维、交感纤维和副交感纤维来源于睫状神经,它们对于脉络膜血管的功能和脉络膜、视网膜的血液循环有重要的意义。

(三)内层视网膜

1.解剖

视网膜是一层透明的膜,由内层的神经上皮和外层的色素上皮组成。其前界为锯齿缘,向后止于视盘,内侧为玻璃体,外侧为脉络膜。视网膜上重要的标志有视盘和黄斑。

(1)视盘:距黄斑鼻侧约 3 mm 处有一 1.5 mm×1.75 mm 境界清楚,橙红色的圆形盘状结构,称为视盘,是视神经穿出眼球的部位。视盘中央的小凹陷区称视杯。视盘上有视网膜中央动静脉通过,并分支分布于视网膜上。

(2)黄斑部:视网膜后极部上下血管弓之间的区域称为黄斑,因中央无血管的凹陷区富含叶黄素使其外观色略黄而得名。

(3)凹部:黄斑包括一个边缘、斜坡和底,凹部是黄斑中心凹陷的底,150～200 μm。底对应的中央小凹,代表黄斑的精确中心,约 350 μm,这个地方引起的视力最敏锐。中心凹直径约

1 500 μm，黄斑中心凹的主要视细胞是锥细胞。锥细胞在凹部 150～200 μm 处的密度最大，被称为中央锥细胞束。中央锥细胞束处锥细胞的密度可高达每平方毫米 385 000 个。

(4)中央小凹：内有中央锥细胞束，直径 350 μm，厚 150 μm。在病理条件下，正常中心凹反光的消失提示神经胶质的异常，如水肿。这种损伤可以是原发性的或通过紧贴于内界膜上的玻璃体介导的，在病理条件下，正常中心凹反光的消失提示神经胶质的异常（急性神经细胞损伤，水肿），这种损伤可以是原发性的或通过紧贴于内界膜上的玻璃体介导的。因此中心凹反光的消失首先提示神经胶质细胞受到牵引或水肿，其次是锥细胞受到牵引或水肿。

(5)中心凹：中心凹的边缘在生物显微镜下常可看到内界膜的反光晕，直径 1 500 μm，相当于视盘大小，厚 0.55 mm。它包括 1 个薄薄的底，1 个 22°的斜坡和 1 个厚的边缘。中央小凹的底厚 0.13 mm。22°的斜坡表示内核层第二、三级神经元的侧移位，也包括位于内核层的 Müller 神经胶质细胞核发生侧移位。无血管的中央小凹区被毛细血管弓环包绕。这些毛细血管位于内核层，留了中央 250～600 μm 的无血管区。斜坡与基膜增厚有关，基膜在中央凹边缘达到最厚。内界膜的厚度与玻璃体牵拉的强度成比例，例如粘连在中央小凹处最强。所以中央凹的中心在外伤时容易发生黄斑孔。

(6)旁中心凹：是环绕黄斑边缘的一条宽 0.5 mm 的条带。此处视网膜各层结构如常，包括 4～6 层神经节细胞层和 7～11 层双极细胞。

(7)中心凹周围：是围绕超中央凹的一条宽 1.5 mm 的条带。这一区域有几层神经节细胞和 6 层双极细胞。

整个黄斑由凹部、中央小凹、中央凹、旁中心凹和中心凹周围区一起组成了黄斑，又称中央区。中央区视网膜和周围区视网膜的神经节细胞层不同，在黄斑神经节细胞层有几个细胞的厚度，周围区只有 1 个细胞厚。黄斑的边界与颞侧血管弓相吻合，直径约 5.5 mm，由中心凹（直径 1.5 mm），旁中心凹（2 mm×0.5 mm）和中心凹周围区（2 mm×1.5 mm）组成。

(8)周围视网膜：被分为近、中、远和极周边部视网膜。近周边部是黄斑区外 1.5 mm 宽的带；中周边是赤道部，宽 3 mm；远周边部从赤道延伸到锯齿缘，这条带的宽度取决于眼球大小和屈光状态。一般情况下眼球赤道部周长是 72 mm，锯齿缘周长 60 mm，这一条带的平均宽度是 6 mm。赤道部到锯齿缘是玻璃体基底部的一部分，大部分周边部的病理改变都发生在这一区域。锯齿缘和睫状体平坦部是极周边部。

(9)神经视网膜的分层：除中央凹、锯齿缘和视盘以外，神经视网膜由多层组成。①视锥、视杆细胞层（光感受器细胞层）：由光感受器的内外节组成；②外界膜：为一薄网状膜，由邻近光感受器和 Müller 细胞结合处组成；③外核层：由光感受器细胞核组成；④外丛状层：是疏松的网状结构，由视锥、视杆细胞的终球与双极细胞的树突及水平细胞的突起相连接的突触部位；⑤内核层：主要由双极细胞、水平细胞、无长突细胞及 Müller 细胞的细胞核组成；⑥内丛状层：主要由双极细胞、无长突细胞与神经节细胞相互接触形成突触的部位；⑦神经节细胞层：由神经节细胞核组成；⑧神经纤维层：由神经节细胞轴突构成；⑨内界膜：是视网膜和玻璃体间的一层薄膜，是 Müller 细胞的基膜。

光感受器的组织结构包括外节、连接纤毛、内节、体部和突触五部分。每个外节由约 700 个扁平的膜盘堆积组成。视杆细胞的外节为圆柱形，视锥细胞的外节呈圆锥形，膜盘不断脱落和更新。全部视网膜有视杆细胞 1.10 亿～1.25 亿个，视锥细胞 630 万～680 万个。

(10)视网膜色素上皮：为在神经视网膜和脉络膜之间含有黑色素的上皮细胞层。视网膜色素上皮是单层细胞,在剖面上是立方形的,从上面看是六边形的。六边形细胞相互之间是紧密连接的连接小带,阻断了水和离子的自由来往。这种连接的屏障相当于由视网膜毛细血管的内皮细胞形成的血-视网膜屏障。

视网膜色素上皮细胞的大小和现状都不同。黄斑区的视网膜色素上皮细胞很小,周边的视网膜色素上皮细胞变得大而扁平。因为视网膜上光感受器的密度也不相同,每个视网膜色素上皮细胞上光感受器的数量大致恒定(每个视网膜色素上皮细胞上有 45 个光感受器细胞)。这个常数有肯定的生理学意义,因为每个视网膜色素上皮细胞在代谢上支持一定数量的光感受器细胞的功能。

2.生理

视网膜的功能是既要捕捉外界的光,又要对光所引起的刺激进行处理。尽管视网膜体很薄,但结构紧凑,反映了功能的复杂性。捕捉光子并将其转换为电刺激称为光的转换,这个过程是在光感受器-锥杆细胞的外节完成的。视色素分子是光电转换的生化基础,位于光感受器外节膜盘上。光感受器的神经冲动,经双极细胞传至神经节细胞。由神经节细胞发出的神经纤维(轴突)向视盘汇集。黄斑区纤维以水平缝为界,呈上下弧形排列到达视盘颞侧,此纤维束称视盘黄斑纤维束。颞侧周边部纤维也分为上下侧,进入视盘。视网膜鼻侧上下部的纤维直接向视盘汇集。

(1)视色素:人视网膜上有 4 种视色素。1 种(视紫质)在杆细胞中,3 种在锥细胞中。每个杆锥细胞的外节只含有 1 种视色素。锥细胞色素是视紫蓝质,根据吸收光谱,有对红光敏感的(570 nm),蓝光敏感的(440 nm),绿光敏感的(540 nm)。这 3 种类型色素细胞受到的刺激混合在一起,形成颜色视觉。杆细胞的视色素是视紫质,最好吸收的光波长是 500 nm 的蓝绿光。11-顺视黄醛是这4 种人视色素的共同显色基团。每种视色素吸收不同波长的光,每种视色素不同的光谱特性体现在显色基团与蛋白的相互作用上。这可通过视黄醛分子疏水端的断裂或视黄醛与蛋白之间去碱基的断裂实现。颜色视觉的缺陷是由于缺少一种或多种视色素,很可能由于变异导致视色素前体蛋白合成时没有与 11-顺视黄醛结合。

(2)光转换和视觉过程:所有光感受器细胞,通过去极化过程,对捕获的光能量起反应。双极细胞和水平细胞与光感受器通过交换化学神经递质进行信息传导,并进行第二次信息处理。在暗适应情况下,光感受器去极化,释放出神经递质。捕获光能量导致超极化,引起释放的神经递质减少。在其他的中央神经系统里谷氨酸盐是主要的激动型神经递质,但可能还有许多其他神经递质存在。

(3)视网膜色素上皮的功能:吸收散射光线;控制视网膜下腔的液体和营养物质(血-视网膜屏障的功能);视色素再生和合成;合成生长因子和其他代谢物;维持视网膜的贴附;胞饮和消化光感受器的代谢废物;维持电稳态;创伤和手术后的再生和修复。视网膜色素上皮对维持光感受器的功能非常重要。它会受到许多视网膜和脉络膜疾病的影响。实际上,临床上许多视网膜疾病所发生的色素改变都发生在色素上皮层,而不是在视网膜,视网膜本身是透明的。从胚胎学上讲,色素上皮是从发育了神经视网膜同样的神经管发育来的,但细胞分化为单层转运上皮组织,它的主要功能是对神经视网膜起到代谢隔离和支持的作用,代谢隔离作用称为"屏障功能"。

3.代谢

(1)视网膜色素上皮的代谢和膜的功能包括以下内容。①合成与代谢:视网膜色素上皮中有许多线粒体,并积极地参与氧化代谢。酶合成用来进行膜的转运,视色素代谢和废物的消化。视网膜色素上皮含有抗氧化的过氧化物歧化酶和催化酶,可减少破坏脂质膜的自由基产生。视网膜色素上皮对于产生和维持光感受器细胞间质也有作用,这对于视网膜贴附,和调节附近纤维血管组织的生长因子的产生都有作用。②膜的性能和液体的转运:视网膜色素上皮的膜含有大量的选择性的离子通道,还有大量主动和易化的离子和代谢物(如糖和氨基酸)的转运系统。细胞的顶部和底部膜上有不同的转运系统和离子通道。例如钠-钾泵只存在于顶部的膜上,而氯-重碳酸盐转运系统只存在于底部的膜上。这种不对称转运的效果是使水从顶端到底端的方向跨过视网膜色素上皮运输,并产生跨视网膜色素上皮的电位差。水的运动和跨细胞电位的形成,是几种转运系统综合作用的结果。因此如果阻断了向基膜方向离子的转移或刺激了向顶端方向离子的转移,水的转运都会消失。

(2)视色素的再生:1877年,Kuhne发现视色素再生才能维持视觉过程。主要的视杆细胞色素,视紫质,含有维生素A的醛分子结合到视蛋白大分子上,只有视蛋白是11-顺式的时候,它才对光敏感。吸收光子后,维生素A变成全反形式,在千分之一秒之内,激活的酶打断了杆细胞外节单磷酸鸟苷的循环,关闭了钠通道,开始转导过程。同时,去敏感的视紫质开始了一系列的与视觉无关的化学再生改变。维生素A与视蛋白分子分开,转运蛋白将其带到视网膜色素上皮细胞上。在视网膜色素上皮分子中维生素A以脂的形式储存,最终异构化为11-顺式,并与视蛋白结合。视网膜色素上皮在此过程中至关重要,并从血流中捕获维生素A维持眼内的浓度。

(3)光感受器的更新和吞噬作用:光感受器像皮肤一样,持续暴露在放射能量中(光线)和氧气中(来自脉络膜),加速了自由基的产生,时间长可损伤细胞膜。因此需要进行细胞更新。每天光感受器远端有100个膜盘被视网膜色素上皮吞噬,同时新的膜盘不断地合成。细胞更新过程是有生理节律的。杆细胞膜盘的脱落在早晨刚接受光线时最多,而锥细胞在环境刚变黑时脱落膜盘最多。约每2周外节完全更新1次。在视网膜色素上皮内吞噬的膜盘被包裹在吞噬泡内,吞噬体与溶酶体融合,然后被消化。必需脂肪酸保留下来,用于外节合成的循环。废物或被破坏的膜组织经视网膜色素上皮的基膜排泄出去。每个视网膜色素上皮细胞每天需要消化4 000个膜盘。一些膜组织可能在视网膜色素上皮中持续存在,形成脂褐素。脂褐素的形成与视网膜色素上皮的吞噬能力下降有关,引起视网膜色素上皮的衰老和老年黄斑变性,视网膜色素上皮内的脂褐质被称为老年色素,是自发荧光产生的主要物质。

4.视网膜和脉络膜的循环

正常情况下眼睛的屈光系统是透明的,因此可以在在体情况下观察到视网膜的循环系统。既然很多视网膜的主要疾病都与视网膜和脉络膜的血管改变有关,理解眼底的循环系统对于认识后节的疾病是非常重要的。

循环大体解剖学:视网膜从2个不连续的系统接受营养,视网膜血管和脉络膜血管。2个系统都是从眼动脉分化出来的,眼动脉是颈内动脉的第一分支。眼动脉的主要分支有视网膜中央动脉,后睫状动脉和眼肌的分支。代表性的是存在2条后睫状动脉,内侧支和外侧支,但有时可以看到第三支——上方后睫状动脉。脉络膜分水岭区域,代表每支后睫状动脉供应区之间的区域,常是位于视盘和黄斑之间的垂直带。后睫状动脉进一步分为2条后长睫状动脉和大量后短睫状动脉。后脉络膜毛细血管是由这些睫状后短动脉供应的,它们从视盘旁和黄斑下进入脉络膜。前部脉络膜毛细血管由睫状长动脉的分支供应,也由前睫状动脉的分支供应。前后脉络膜循环的分水带在赤道部。

脉络膜通过涡状静脉系统回流,涡状静脉常有4～7支主要的血管(常为6支),每个象限1～2支,位于赤道部。在病理情况下,如高度近视,可能看到后涡状静脉从视盘边引流。涡状静脉引流入上下眶静脉，再分别进入颈静脉窦和翼从。上下眶静脉之间常有交通支。中央视网膜静脉引流视网膜和视神经的前段进入颈静脉窦。因此视网膜和脉络膜的循环系统都与颈静脉窦有交流。

脉络膜是眼睛最富血管的地方，从重量上也是身体血管组织最多的地方。脉络膜循环系统负责供给光感受器——视网膜色素上皮复合体营养。脉络膜循环系统主要作用是供视网膜养分，但还有其他功能。作为一个热储槽，把光子与视色素和色素上皮、脉络膜的黑色素反应代谢过程产生的大量热传走。而且可能是眼内组织的一个机械的缓冲垫。

脉络膜的所有结构都有节段性，血运的节段性分布开始于后睫状动脉分支的水平，由涡静脉系统引流。节段性分布的结果是由大、中脉络膜动脉进入终末的脉络膜细动脉。不像视网膜，脉络膜动静脉互相不平行。每支终末脉络膜细动脉供应一片独立的脉络膜毛细血管区域，被称为一小叶，由一小静脉引流。因此尽管脉络膜血管解剖上是1支与毛细血管层相连，功能上呈小叶状节段充盈方式。

5.血-视网膜屏障

由视网膜血管和视网膜色素上皮共同组成。视网膜毛细血管内皮形成血-视网膜内屏障，组织视网膜血管内物质漏出到组织间；视网膜色素上皮形成血-视网膜外屏障，阻止脉络膜血管内物质进入视网膜。屏障功能依赖于紧密连接，限制细胞间水溶性分子的运动，防止这些分子进入视网膜。电子显微镜显示围绕视网膜毛细血管内皮细胞和视网膜色素上皮顶端有大量阻塞小带，大分子和离子不能从循环中被动地扩散进入视网膜，但可与选择性的主动运输联系起来。脉络膜毛细血管有大量的窗、胞饮泡、缺少紧密连接，大分子可以通过，不构成血-视网膜屏障。位于脉络膜毛细血管和视网膜色素上皮之间的 Bruch 膜只对大分子有扩散屏障的作用。

视网膜色素上皮可以直接摄取所需的养分，如维生素 A，和排出代谢废物。此外脉络膜毛细血管的高蛋白通透性，导致脉络膜比视网膜有更大的渗透压。渗透压的差别使液体从视网膜外间隙吸收到脉络膜更加容易，这可能是保持视网膜与视网膜色素上皮贴附的一个机制。

二、眼球内容

(一)眼内腔

眼内腔包括前房、后房和玻璃体腔。

1.前房

(1)前房：由角膜、虹膜、瞳孔区晶状体、睫状体前部共同围成的腔隙。前房内充满房水，容积约0.25 mL。前房在瞳孔处最深，正常成人约为 3 mm，周边部渐浅，最周边处称为前房角。前房的深度随年龄、屈光状态等改变，年轻人、近视者前房较深，老年人、远视者前房较浅。

(2)前房角：前外侧壁为角巩膜缘，后内侧壁为虹膜根部和睫状体前端，两壁在睫状体前端相遇，组成前房角。前房角是房水排出的主要途径，对维持正常眼内压起重要作用。当前房角解剖结构或房水排出功能异常时，房水排出受阻，眼内压升高，导致青光眼发生。

前房角内有以下结构：①Schwalbe 线即角膜后弹力层的止端与其附近的角膜基质纤维形成的一条环形隆起线，是前房角前壁的前缘，小梁网的前端附着点。②巩膜突是巩膜向前房突出的窄嵴，小梁网附着于巩膜突前面，睫状肌的纵行纤维附着于巩膜突的后面。③小梁网位于 Schwalbe 线与巩膜突之间的巩膜内沟（角巩膜缘内面的凹陷）内，其内侧与房水接触，外侧的后 2/3 与 Schlemm 管相邻。小梁网是由小梁相互交错形成的多层海绵状组织，约宽 0.5 mm，每一束小梁由胶原纤维核心以及其外围绕的弹力纤维和最外被覆的一层内皮细胞——小梁细胞组成。小梁网具有筛网的作用,使房水中的一些微粒物质和细胞不易进入 Schlemm 管。小梁网自内向外可分为三部分,即葡萄膜小梁网、角巩膜小梁网和邻管组织,目前研究认为邻管组织可能为房水流出阻力最大的部位。根据与 Schlemm 管的关系,又可将小梁从后向前分为两部分,Schlemm 管位于小梁网后 2/3 的外侧,此区有引流房水的作用,故称为功能小梁;小梁网的前1/3 不能引流房水,称为非功能小梁。小梁网有年龄相关性改变,老年人小梁细胞数目减少,胞质内色素颗粒增多,小梁束增厚,小梁网间隙变窄,房水外流阻力增加。

Schlemm 管:是围绕前房角一周的房水输出管道,由若干小腔隙相互吻合而成,管腔直径为 0.6～0.5 mm,内壁仅由一层内皮细胞与小梁网相隔,外壁发出 25～35 条集液管通过巩膜内静脉丛与睫状前静脉相通。

2.后房

后房为虹膜后面、晶状体前面、晶状体赤道部、玻璃体前面、睫状体内面之间形成的一个不规则的腔隙。此腔内充满房水,容积约 0.06 mL。

3.玻璃体腔

玻璃体腔前界为晶状体、晶状体悬韧带和睫状体后面,后界为视网膜前面,其内填充透明的玻璃体。占眼球容积的 4/5,约为 4.5 mL。

(二)眼内容

眼内容包括房水、晶状体和玻璃体,三者均透明而又有一定屈光指数,是光线进入眼内到达视网膜的通路,它们与角膜一并构成眼的屈光系统。

1.房水

房水由睫状体的睫状突上皮产生,房水充满后房和前房,总量为 0.15～0.30 mL,其主要成分是水,占总量的 98.75%。房水来源于血浆,但其化学成分不同于血浆,房水中蛋白质含量约为 0.2 mg/mL,仅为其血浆含量的 1/400～1/300,房水中清蛋白含量相对高于血浆而球蛋白含量相对低于血浆,当外伤等原因导致血-房水屏障破坏时,房水中蛋白含量急剧增多,临床上裂隙灯检查出现房水闪光现象。此外,房水中抗坏血酸、乳酸等含量高于血浆,氨基酸、葡萄糖等含量低于血浆。其他化学成分尚有少量无机盐、透明质酸盐、尿素、氯化物以及一些生长因子如 TGF-β等。房水的 pH 7.3～7.5,比重 1.003,黏度为 1.025～1.100,屈光指数 1.336。

房水处于动态循环中,它由睫状体的睫状突上皮产生后到达后房,通过瞳孔进入前房,然后由前房角经小梁网进入 Schlemm 管,再经集液管和房水静脉最后进入巩膜表层的睫状前静脉而回到血液循环。这一外流途径为压力依赖性的。另有少部分房水从葡萄膜巩膜途径引流(占10%～20%)或经虹膜表面隐窝吸收(微量)。这一排出途径为非压力依赖性的。如果房水循环通道任何部位受阻,将导致眼压升高。

房水生成包括分泌、超滤过、扩散 3 种方式。分泌为一主动的需氧耗能过程,所产生房水约占房水生成总量的 75%,这一过程不受眼压影响,其确切机制尚不清楚,一般被认为是一些离子如钠离子等被睫状突上皮细胞主动转运至后房,继之液体被动移动。此过程涉及钠、钾激活三磷酸腺苷酶的阳离子转运系统及碳酸酐酶参与的重碳酸盐转运系统。超滤过过程是压力依赖性的,受眼压、睫状体毛细血管压、血浆胶体渗透压、毛细血管渗透性、毛细血管数和血管壁厚度影响,约 25% 的房水由超滤过作用形成。扩散作用产生的房水很少。房水生成量受年龄、药物、睫状体病变等因素的影响,并有明显的昼夜变化(生成量白天多于夜晚)。正常情况下,房水生成率为 2.0～2.5 μL/min。

房水功能为维持眼内压;营养角膜、晶状体及玻璃体并清除上述组织代谢产物。

2.晶状体

(1)解剖:晶状体位于眼后房,处于虹膜后表面和玻璃体前表面之间,晶状体后表面挤压中央区玻璃体前表面形成一小凹称玻璃体小凹。晶状体通过小带纤维(也称悬韧带)与睫状体相连,小带纤维附着于晶状体赤道部前 1.5 mm 至赤道后 1.25 mm 的晶状体囊膜上。

晶状体由晶状体囊和晶状体纤维组成:①晶状体囊是一层包绕整个晶状体的弹性基膜,主要由 Ⅳ 型胶原、硫酸软骨素、纤维蛋白等组成。与其他基膜不同的是,晶状体囊膜终身都在产生,而且不同部位的厚度不尽相同,其中赤道部前后最厚 21～23 μm,后极部最薄约 4 μm。临床上根据囊膜与赤道的相对位置分为前囊和后囊,赤道前的为前囊,由其下的晶状体上皮细胞分泌形成;赤道后的为后囊,由拉长的皮质细胞生成。晶状体上皮细胞是单层立方上皮细胞,位于前囊下并延续到赤道后约 1 mm 处,是晶状体中代谢最为活跃的部分。由于在胚胎发育过程中后部上皮细胞已形成原始晶状体细胞,故出生后人眼晶状体后囊下没有上皮细胞。②晶状体纤维为同心性长纤维,每一条纤维为一个带状细胞,这种纤维细胞由赤道部的晶状体上皮细胞产生,新形成的细胞排列整齐组成皮质,并不断将旧的细胞向中心挤压形成晶状体核。皮质位于囊膜与晶状体核之间,占体积的 16%。晶状体核位于晶状体的中心,占体积的 84%,根据其在晶状体发育过程中出现的时间顺序分为胚胎核、胎儿核、婴儿核、成人核。

(2)形态:晶状体是一个透明的双凸透镜,一生都处于不断增长之中。出生时晶状体直径 5 mm、中央厚度 3.5～4.0 mm,成人晶状体直径 9～10 mm,中央厚度 4～5 mm,前表面较平坦,曲率半径为 10 mm,后表面较凸,曲率半径为 6 mm。

(3)生理。①屈光:正常眼无调节状态下晶状体相当于 20 D 的凸透镜,是最主要的眼屈光介质之一。晶状体纤维的规则排列保证了其良好的透明性,光线的散射也很少,年轻人晶状体能透过 90% 的可见光。②调节:晶状体的小带纤维与睫状体相连,睫状肌的收缩与松弛通过小带纤维带动整个晶状体厚度的变薄或增厚,从而改变其曲折力。晶状体弹性下降和睫状肌功能减退的情况下,眼的调节力下降。③吸收紫外线,保护视网膜。晶状体对不同波长光线的透过率不同,紫外线的透过率较低。晶状体对光线的屏障作用降低了视网膜的光损伤。

(4)代谢和年龄性改变:晶状体是一单纯上皮细胞结构,无血管和神经组织,其营养来自房水和玻璃体,主要通过无糖酵解途径获取能量。晶状体细胞的代谢是自我调节的,正常的代谢活性是保证其透明性、完整性和光学性能的前提。晶状体囊及其上皮细胞通过"泵"的主动转运和扩散作用与房水和玻璃体进行物质交换。

随着年龄的增长,晶状体的重量逐渐增加。出生时晶状体重量 65 mg,1 岁时达到 125 mg,10 岁时为 150 mg,之后以每年 1.4 mg 的速度递增,90 岁时可达 260 mg。晶状体核也越来越大,弹性逐渐下降,透明性也有所降低。

3.玻璃体

(1)解剖:玻璃体为无色透明的胶体,位于晶状体后面的玻璃体腔内,占眼球内容积的 4/5,成人的玻璃体约 4.5 mL。其前面有一凹面称髌状窝,晶状体后面位于这一凹面内,其他部分附着于睫状体和视网膜的内表面。

玻璃体由 98% 的水与 2% 的胶原和透明质酸组成。胶原纤维呈三维结构排列形成网架,其上附着透明质酸黏多糖,后者能结合大量水分子,从而使玻璃体呈凝胶状。玻璃体周边部的胶原纤维排列较致密形成玻璃体膜,其中以睫状体平坦部和视盘附近的玻璃体膜最厚,与周围组织的连接也最紧密。玻璃体膜分为前后两部分:前界膜,位于晶状体后表面和睫状体平坦部(又称玻璃体基底部)。后界膜,从前界膜到视盘边缘处为止。

(2)胚胎发育。①原始玻璃体:在胚胎发育的第 1 个月形成,其主要作用是由原始玻璃体血管及其分支形成血管丛供应晶状体的发育所需的营养,这一血管组织在胚胎第2个月尚未完全退化。②二级玻璃体:在胚胎发育的第 2 个月形成,为无血管组织,其中包括一些波浪形的胶原纤维,这些纤维之后发育成视网膜。由于二级玻璃体向中心的挤压作用,退化的原始玻璃体变成一条窄的管腔称透明管或 Cloquet 管。③三级玻璃体:在胚胎发育的第 3 个月形成,由二级玻璃体发育而来,即晶状体悬韧带形成。

(3)生理功能:玻璃体是眼屈光介质的组成部分,具有三大物理特性,即黏弹性、渗透性和透明性,对光线的散射极少,并对晶状体、视网膜等周围组织有支持、减震和营养作用。玻璃体的周边有少量游走的玻璃体细胞,可能与酸性黏多糖和胶原合成有关。

(4)代谢和年龄性改变:玻璃体的代谢较为缓慢,不能再生。出生后,随着眼球的逐渐增大,玻璃体量也随之增多。中年以后,规则排列的胶原纤维开始变形,黏弹性下降,玻璃体的胶原支架结构逐渐塌陷或收缩,水分析出,玻璃体凝胶逐渐成为液体,称玻璃体液化。

(张利娟)

第二节　视路及瞳孔反射径路

一、视路

视路指从视网膜光感受器起,到大脑枕叶皮质视觉中枢为止的全部视觉神经冲动传递的径路。包括 6 个部分:视神经、视交叉、视束、外侧膝状体、视放射和视皮质。

(一)视神经

视神经由视网膜神经节细胞发出的 120 万根无髓神经纤维轴突在眼球后极偏鼻侧聚集,形成约1.5 mm的视盘,然后呈束状穿过巩膜筛板形成视神经,成为有髓的神经纤维轴突,经眼眶后部视神经孔进入颅内,两侧视神经在蝶鞍上方会合,形成视交叉。视神经无 Schwann 细胞,所以损伤后不能再生。视盘是神经纤维聚合成视神经的部位,其上无视细胞,在视野中形成生理盲点。视神经是中枢神经系统的一部分,全长约 50 mm,分为四段,长度分别为球内段 1 mm;眶内段 25 mm;管内段 9 mm;颅内段 16 mm。

1.眼内段

自视盘起至巩膜后孔出口处,长约 1 mm,直径在眼内 1.5 mm,筛板以后开始有髓鞘包裹,直径增为 3 mm。筛板前神经发生变异时亦可有髓鞘包裹,眼底可见白色的有髓神经纤维。视网膜神经纤维穿出筛板后,其在视神经中的排列是:鼻侧上方纤维位于视神经的内上方,鼻下方纤维位于视神经的内下方,颞上纤维位于上方偏外处,颞下纤维则位于下方偏外处。由于视网膜中央大血管占据了视神经的中心部位,因而黄斑纤维被挤在颞侧上、下方。在视神经离开眼球15 mm后,由于视神经中央轴心部位已无视网膜中央血管,故黄斑纤维逐渐移至视神经轴心部位。

视神经的血液供应主要是眼动脉,环绕视神经纤维束有丰富的毛细血管网。来自颅内的软脑膜、蛛网膜和硬脑膜延续包绕着视神经前鞘膜至眼球后,鞘膜间隙与相应的颅内间隙相通,其中蛛网膜下腔亦充满脑脊液,颅内压力增高时,压力传至视盘可导致视盘水肿。

2.眶内段

自巩膜后孔至视神经管的眶口,长约 25 mm,呈 S 形弯曲,以利于眼球转动。

3.管内段

视神经通过颅骨视神经管的部分,长 9 mm,该段视神经与蝶窦、筛窦、上颌窦、甚至额窦的关系密切,因此可因鼻旁窦疾病导致视神经受累。

4.颅内段

由颅腔入口至视交叉,长约 16 mm。

(二)视交叉

视交叉位蝶鞍之上,前方与两侧视神经相连,称视交叉前脚;后方与两侧视束相连,称视交叉后脚;中央部分称视交叉体部。视交叉呈椭圆形,横径 12 mm,前后径约 8 mm,厚 2～5 mm。视交叉的下方为脑垂体,故垂体肿瘤向上发展时,可对视交叉发生压迫,产生不同的视野缺损。视交叉外被软脑膜包围,与鞍膈之间有脚间池相隔,前上方为大脑前动脉及前交通动脉,后上方为第三脑室,两侧为颈内动脉。

视交叉的神经纤维包括交叉和不交叉两组,来自视网膜鼻侧纤维交叉至对侧,来自视网膜颞侧的纤维不交叉。来自视网膜上半部的交叉纤维居视交叉上层,在同侧形成后膝,然后进入对侧视束;下半部的交叉纤维居视交叉下层,在对侧形成前膝,进入对侧视束。来自视网膜上半部的不交叉纤维,居视交叉同侧的内上方,下半部的不交叉纤维居同侧外下方,进入同侧视束。黄斑部纤维也分为交叉和不交叉两组分别进入对侧或同侧视束。

(三)视束

由视交叉向后的视路神经纤维称视束。视束长 40～50 mm。每一视束包括来自同侧视网膜颞侧的不交叉纤维和对侧视网膜鼻侧的交叉纤维。不交叉纤维居视束的背外侧,交叉纤维居视束的腹内侧,黄斑纤维居中央,后渐移至背部。

(四)外侧膝状体

外侧膝状体属间脑的一部分,位于大脑脚外侧,视丘枕的下外面。视束的视觉纤维止于外侧膝状体的节细胞,换神经元后进入视放射。在外侧膝状体中,黄斑纤维居背侧,视网膜上半部纤维居腹内侧,下半部纤维居腹外侧。

(五)视放射

视觉纤维自外侧膝状体发出后,组成视放射,其纤维向后通过内囊和豆状核的后下方,然后呈扇形分开,同时分成背侧、外侧及腹侧三束,其中前两束均经颞叶、顶叶髓质向后止于枕叶;腹侧束则先向前外方走向颞叶,绕过侧脑室下角前端,形成一凸面向外的 Meyer 襻,再向后止于枕叶。视网膜黄斑纤维居视放射中部,来自视网膜上方纤维居背部,下方纤维居腹部。交叉与不交叉纤维混合在一起。

(六)视皮质

此区位于两侧大脑枕叶后部内侧面的纹状区,即 Brodmann 第 17 区。此区为一水平的距状裂分为上、下两唇,全部视觉纤维终止于此,纹状区是视觉的最高中枢,每一侧半球的纹状区接受同侧眼颞侧及对侧眼鼻侧的视觉纤维。视网膜各部在纹状区均有一定的投影部位,视网膜上半部相关纤维止于大脑距状裂上唇,视网膜下半部相关纤维止于距状裂下唇,黄斑部相关纤维止于纹状区后极部。视网膜周边部纤维居于纹状区中部。交叉纤维终止于深内颗粒层,不交叉纤维终止于浅内颗粒层。

二、瞳孔反射径路

(一)光反射

当光线照射一眼瞳孔,引起被照眼瞳孔缩小,称为直接对光反射;而未被照射的对侧瞳孔也相应收缩,称为间接对光反射。反射径路分为传入径和传出径两部分。

传入路光反射纤维开始与视神经纤维伴行,至视交叉亦分交叉和不交叉纤维进入视束。在接近外侧膝状体时,光反射纤维离开视束,经四叠体上丘臂进入中脑顶盖前区,终止于顶盖前核,在核内交换神经元,发出纤维,一部分绕过中脑导水管与同侧缩瞳核(Edinger-Westphal 核,E-W 核)相联系,另一部分经后联合交叉到对侧 E-W 核。传出路为由两侧 E-W 核发出的神经纤维,随动眼神经入眶,止于睫状神经节,在节内交换神经元,节后纤维随睫状短神经入眼球至瞳孔括约肌。

(二)近反射

注视近处物体时瞳孔变小,同时发生调节和集合作用,称瞳孔近反射。该反射需大脑皮质协调完成,其传入路与视路伴行达视皮质,传出路由视皮质发出的纤维经枕叶-中脑束到 E-W 核和动眼神经的内直肌核。再随动眼神经到达瞳孔括约肌、睫状肌和内直肌,完成瞳孔缩小、调节和集合作用。

(颜宪伟)

第三节 眼附属器

眼附属器包括眼睑、结膜、泪器、眼外肌和眼眶。

一、眼睑

眼睑对眼球的保护作用具有重要的功能,它能保护角膜免受外伤和防止刺眼的强光进入眼内。

(一)眼睑的组织解剖

眼睑分为上睑和下睑,覆盖眼球前面。上睑上界为眉,下睑下界与面颊部皮肤相连续,无明显分界。上下眼睑的游离缘,即皮肤和结膜交界处称睑缘,上下睑缘之间的裂隙称睑裂。睑裂的高度、大小,因年龄、性别、种族、眼别不同有差异,成人的睑裂高度总平均为 7.54 mm,睑裂水平长度总平均为 27.88 mm。睑裂与眼球的关系,睁眼时,成年时期,上睑缘遮盖角膜上缘 1.5～2.0 mm,下睑缘则与角膜下缘相切。睑裂的颞侧端,即上下眼睑外侧交界处称外眦,呈锐角。鼻侧端,即上下眼睑内侧交界处称内眦,内眦角钝圆,略呈蹄形。内眦与眼球之间有一小湾称泪湖,泪湖的鼻侧部分可见一椭圆形肉样隆起称泪阜。泪湖的颞侧有一半月形皱襞,色红称结膜半月皱襞,半月皱襞相当于动物的第三眼睑,是一种退化的组织。

睑缘宽 2 mm,分前后两唇,前唇钝圆,后唇呈直角,紧贴眼球,两唇间皮肤与黏膜交界处形成浅灰色线,称为灰线,该处是相对无血管区域,因此而呈灰色。前唇有睫毛,后唇有一行排列整齐的睑板腺导管开口。上睑皮肤有一沟,称上睑沟即为双重睑。

眼睑组织分为 5 层,由前向后依次为皮肤、皮下疏松结缔组织、肌层、纤维层和结膜。

1.眼睑皮肤

眼睑皮肤是全身皮肤最薄的部位,容易形成皱褶。

2.皮下组织

皮下组织为疏松结缔组织所构成,容易发生水肿。

3.肌层

肌层包括眼轮匝肌、上睑提肌和 Müller 肌。

(1)眼轮匝肌:是位于皮下的一薄层肌肉,以睑裂为中心环绕上下睑。眼轮匝肌分为睑部、眶部和泪囊部三部分。睑部为眼轮匝肌的主要部分,其纤维起自眼睑内眦韧带,转向外侧呈半圆形,终止于外眦韧带,按不同的位置还可分为睑板前、眶隔前两部分。眶部位于睑部眼轮匝肌的外围。泪囊部眼轮匝肌也称 Horner 肌,其深部的纤维起始于泪后嵴后方的骨面,经泪囊后方达睑板前面,加入眼轮匝肌的纤维中。Horner 肌有助于维持眦角的后部、当闭眼时维持眼球对眼睑的紧张度,正常情况下,泪液的排出就是依赖于这泪囊部眼轮匝肌的泪液泵作用。

(2)上睑提肌:是眼睑主要的收缩肌。由 Zinn 环的上方开始,沿眶上壁上直肌上方向前,可见上睑横韧带又称 Whitnall 韧带,上睑提肌膜状扩展成腱膜,向下行走 14～20 mm,最后其纤维附着于上睑板上缘 3～4 mm 处,部分纤维附着于上穹隆部结膜;扩展的腱膜内外两端称"角",外侧角于泪腺的眶部和睑部间穿过附着于外眦韧带,内侧角较薄弱,附着于内眦韧带和额泪缝。

(3)Müller 肌起始于上睑提肌下面的横纹肌纤维间和下直肌的筋膜,附着于上下睑板的上缘下缘。Müller 肌是受颈交感神经支配的平滑肌,在上下眼睑起着辅助收缩作用,使眼裂开大。当颈交感神经麻痹时,可造成 Horrner 综合征,其临床特征是上睑下垂、瞳孔缩小和面部不对称性无汗三联征。

4.纤维层

纤维层包括睑板和眶隔两部分。

(1)睑板是由致密的结缔组织、丰富的弹力纤维和大量睑板腺所组成,是眼睑的支架组织,上睑板较大,呈半月形,上睑板中央高度 8～12 mm,下睑板中央高度 3～5 mm。睑板内有垂直排列的皮脂腺,称睑板腺(Meibom 腺),上睑有 25～30 个,下睑约有 20 个,每个腺体中央有一导管,各中央导管彼此平行,垂直排列并开口于睑缘灰线的后,分泌的油脂构成角膜前的泪液膜脂质层。临床上,睑板腺囊肿手术时,手术切口应垂直睑缘,以避免损伤大量睑板腺。

(2)眶隔是睑板向四周延伸的一薄层富有弹性的结缔组织膜。外侧部眶隔较内侧厚且强,上睑的眶隔较下睑的厚。眶隔的纤维延伸至上睑提肌腱膜前表面。上睑的眶隔常附着于睑板 3～4 mm,下睑的眶隔睑板下与睑筋膜相融合。眶隔是将眼眶和眼睑相隔开,当临床上手术时若损伤眶隔,造成眶内脂肪脱出。

5.睑结膜层

结膜是覆盖于眼睑的后表面和眼球前部的黏膜。睑结膜紧贴于睑板后面(详见本节"结膜")。

(二)眼睑的血管

眼睑是体内血液供应最好的组织之一,因此具有高度的再生和修复能力。

眼睑动脉来自两个系统,来源于颈外动脉的面动脉、颞浅动脉和眶下动脉。来源于颈内动脉的眼动脉分支的鼻梁动脉、额动脉、眶上动脉和泪腺动脉。这些动脉于上下眼睑相互吻合,形成睑缘动脉弓和周围动脉弓。睑缘动脉弓位于离睑缘 2～3 mm 处,周围动脉弓睑板上缘,眼轮匝肌和 Müller 肌之间。

静脉回流汇入眼、颞及面静脉中,这些静脉皆无静脉瓣,血流可以通过眼静脉、海绵窦进入颅内。因此眼睑化脓性炎症如处理不当,如切开或挤压未成熟的睑腺炎,炎症可扩散至海绵窦而导致严重的后果。

眼睑的淋巴管分为内外两组引流,下睑内侧 2/3 和上睑内侧 1/3 由内侧淋巴组引流至颌下淋巴结;上下睑的其余部分则分浅深二组分别由外侧淋巴组引流至耳前淋巴结和腮腺淋巴结。

(三)眼睑的神经

眼睑的神经包括运动神经(面神经、动眼神经),感觉神经(三叉神经的第一支、第二支)和交感神经。

1.面神经

面神经为运动神经。其颞支位于眶外上方,支配部分眼轮匝肌、皱眉肌和额肌。颧支支配眼轮匝肌下部。临床上,当面神经麻痹,眼轮匝肌功能丧失,出现眼睑闭合不全。

2.动眼神经

上支支配上睑提肌。

3.三叉神经

三叉神经为感觉神经。其第一支分出泪腺神经、眶上神经、滑车上下神经等。第二支即上颌神经分出眶下神经、颧面神经和颧颞神经等。上睑主要由眶上神经支配。

4.交感神经

交感神经为颈交感神经的分支,分布于 Müller 肌、血管及皮肤的各种腺体。

二、结膜

结膜为一连续眼睑与眼球间的透明的薄层黏膜,覆盖于眼睑后面和眼球前面。

(一)结膜的解剖学

按解剖部位结膜分为睑结膜、球结膜和二者移行部的穹隆结膜三部分。如果以睑裂为口,角膜为底,结膜正好成一囊,即结膜囊。

1.睑结膜

覆盖于睑板内面与睑板紧密粘连不能被推动。上睑结膜在距睑缘后唇约 3 mm 为睑板下沟,此处为血管穿过睑板进入结膜的部位,临床上在此处较容易存留异物。正常情况下,在透明的结膜下可见垂直走行的小血管和部分睑板腺管。

2.球结膜

球结膜是结膜中最薄的部分,覆盖于眼球前部巩膜表面,止于角巩膜缘。球结膜与其下方组织结合疏松可被推动。在角膜缘部结膜上皮细胞移行为角膜上皮细胞,因此结膜疾病容易累及角膜浅层。当巩膜黄染或结膜下出血时,通过透明的结膜可显而易见。

3.穹隆结膜

穹隆结膜介于睑结膜和球结膜之间,层环行。穹隆结膜可分为上、下、鼻、颞4个部位。此部结膜组织疏松,多皱褶,便于眼球活动。

(二)结膜的组织学

结膜的组织结构分上皮层和固有层,固有层又分为腺样层和纤维层。上皮层在睑缘部为扁平上皮,睑板部仅有2～3层上皮细胞,球结膜上皮呈扁平形,在角膜缘部上皮细胞逐渐演变为复层鳞状上皮,然后过渡到角膜上皮。固有层的腺样层在穹隆部发育较好,由纤细的结缔组织网构成,其间有淋巴细胞、组织细胞和肥大细胞。慢性炎症时,淋巴细胞大量增生而形成滤泡。纤维层由胶原纤维和弹力纤维交织而成,睑结膜无此层。

结膜的分泌腺:①杯状细胞分布于睑结膜和穹隆结膜的上皮细胞层,睑板沟处较集中,分泌黏液湿润角膜和结膜,起保护作用;②副泪腺(Krause腺、Wolfring腺)位于穹隆结膜下,分泌泪液。

(三)结膜的血管和神经

来自眼睑动脉弓及睫状前动脉。睑动脉弓分布于睑结膜、穹隆结膜和距角膜缘4 mm以外的球结膜,此动脉称结膜后动脉,充血时称结膜充血。睫状前动脉来自眼动脉的肌支发出,在角巩膜缘3～5 mm处,一部分穿入巩膜,另一部细小的巩膜上支继续前行组成角膜周围血管网并分布于球结膜,后者称结膜前动脉。角膜缘血管网充血时称睫状充血。

结膜受三叉神经分支所支配。

三、泪器

泪器包括分泌泪液的泪腺和排泄泪液的泪道。

(一)泪腺

泪腺位于眼眶外上方的泪腺窝内,长约20 mm,宽12 mm,借结缔组织固定于眶骨膜上。上睑提肌腱从中通过,将其分隔成较大的眶部泪腺和较小的睑部泪腺,正常时从眼部不能触及。泪腺共有排泄管10～20个,开口于上穹隆结膜的颞侧部。泪腺组织是由腺小叶合并而成的葡萄状浆液腺。血管供应来自眼动脉的泪腺动脉。

泪腺神经为混合神经,其中感觉纤维为三叉神经眼支的分支;分泌纤维来自面神经中的副交感神经纤维和颅内动脉丛的交感神经纤维,主要控制泪腺分泌。

(二)泪道

泪道由泪点、泪小管、泪囊和鼻泪管4部分组成。

1.泪点

泪点位于上、下睑缘内侧端一圆形隆起上,为泪道的起始部位。直径为0.2～0.3 mm,泪点开口面向泪湖。正常情况下泪点贴附于眼球表面。

2.泪小管

泪小管为连接泪点和泪囊的小管,管长约10 mm。管的开始部分垂直,长约2 mm,然后呈水平位转向泪囊。到达泪囊前,上、下泪小管多先汇合成泪总管后再进入泪囊。

3.泪囊

泪囊位于内眦韧带后面,泪骨的泪囊窝内。其上方为盲端,下方与鼻泪管相连续长约12 mm,宽4～7 mm。

4.鼻泪管

鼻泪管位于骨性鼻泪管的管道内,上接泪囊,向下开口于下鼻道,全长 18 mm。鼻泪管中有黏膜皱襞,鼻泪管下端的 Hasner 瓣膜为胚胎期的残物,如生后仍未开放可发生新生儿泪囊炎,可以向下方按压泪囊部,泪囊内液体可以冲破 Hasner 瓣膜,从而症状缓解。

泪液排到结膜囊后,经瞬目运动分布于眼球的表面,并向内眦汇集于泪湖,再由泪点、泪小管的虹吸作用,进入泪道。

泪液为弱碱性透明液体,除含有少量蛋白和无机盐外,尚含有溶菌酶、免疫球蛋白 A(IgA)、补体系统、β 溶素及乳铁蛋白。故泪液除有湿润眼球作用外,还有清洁和杀菌作用。正常状态下 16 小时内分泌泪液为 0.5～0.6 mL。

泪道的组织学:泪囊和鼻泪管均衬有两层上皮细胞,浅层为柱状上皮,深层为扁平上皮。上皮内可见丰富的杯状细胞,泪囊和鼻泪管上皮下固有层可分为腺样层与纤维层,腺样层内有淋巴细胞,纤维层含大量弹力纤维,纤维与泪小管四周的弹力纤维相连续。

泪道的血液供应,来源有三:①来自眼动脉分支,上睑内侧动脉供应泪囊,下睑内侧动脉供应鼻泪管;②来自面动脉分支,内眦动脉供应泪囊与鼻泪管;③来自颌内动脉分支,眶下动脉供应泪囊下部,蝶腭动脉的鼻支,供应鼻泪管下部。

泪道的神经支配:感觉神经纤维来自三叉神经的眼支,鼻睫状神经的滑车下神经分支支配泪小管、泪囊和鼻泪管上部。三叉神经上颌支的前上齿槽神经支配鼻泪管下部。运动神经来自面神经分支,供应该部的眼轮匝肌。

四、眼外肌

眼外肌起源于胚胎组织的中胚层,当妊娠第 3～4 周时发育开始。眼外肌周围的组织也在妊娠早期开始发育,滑车的形成开始于妊娠的第六周,在妊娠 6 个月时,所有的眼外肌及其周围组织都已经形成,以后仅仅是整个体积的增大而已。

(一)眼外肌的解剖

六条眼外肌中分为四条直肌和两条斜肌。直肌中一对为水平直肌(内直肌和外直肌),另一对为垂直直肌(上直肌和下直肌)。除下斜肌起源于上颌骨鼻泪管开口外侧浅窝处外,其余均起自眼眶尖部的 Zinn 纤维环。直肌的止端是薄而较宽的肌腱附着于眼球赤道前部的巩膜上。四条直肌附着点距角膜缘之距离,依内、下、外、上之顺序形成一个特殊的螺旋状,称为 Tillaux 螺旋。斜肌的止端附着于眼球赤道后部的巩膜上,一般斜肌的附着点比直肌的更加容易变异。

1.内直肌(MR)

起始于眼眶尖部的 Zinn 纤维环,沿眶内侧向前走行,附着于鼻侧角膜缘后 5.5 mm 处巩膜上。肌全长 40.8 mm,腱长 3.7 mm,腱宽 10.3 mm,与眼球巩膜接触弧为 6 mm,为眼外肌中最短者。内直肌是唯一没有筋膜与斜肌相连接的肌肉,因此,当眼眶手术或斜视手术时,对于内直肌最危险的问题是担心肌肉的滑脱。内直肌作用是能使眼球水平内转。

2.外直肌(LR)

起始于眶尖 Zinn 纤维环,沿眶外侧向前走行,横贯下斜肌附着点后附着在颞侧角膜缘后 6.9 mm 处巩膜上。肌长 40.6 mm、腱长 8.8 mm 以及腱宽 9.2 mm,外直肌接触弧为 12 mm。外直肌的下缘恰好由下斜肌止端的上缘通过,在此两肌肉之间有筋膜相连接(即距外直肌止端后 8～9 mm 处)。如果手术中不慎将外直肌滑脱,可在此部位找回滑脱的外直肌。外直肌作用是能使眼球水平外转。

3. 上直肌（SR）

在 Zinn 纤维环上方发出后，经眶上壁在上睑提肌下面向前、上、外走行。附着于上方角膜缘后7.7 mm处巩膜上，肌腱附着线与角膜缘并非同心性，附着线的鼻侧较颞侧略向前（距角膜缘鼻侧为 7 mm，颞侧为 9 mm），肌腱附着线的中心略偏于眼球垂直子午线的鼻侧。肌长 40.8 mm，腱长 5.8 mm，腱宽10.6 mm，与眼球的接触弧为 6.5 mm。上直肌肌肉平面与视轴形成23°夹角，该夹角决定了在第一眼位时上直肌的作用是使眼球上转同时还有内转、内旋（角膜垂直子午线上缘向鼻侧旋转）。如果眼球外转23°时，肌肉平面与视轴相平行，理论上，上直肌仅有上转作用。当眼球内转角度增大时，上直肌上转作用逐渐减小，内旋和内转作用逐渐增大。上直肌经过上斜肌腱膜与上睑提肌筋膜相连接，故当上直肌手术后徙或截除时，若不注意这些连接关系就可以导致眼睑裂变宽或变窄。

4. 下直肌（IR）

在 Zinn 纤维环下缘发出后，经眶下壁由后向前、下、外走行，附着于下方角膜缘后 6.5 mm处巩膜上，其附着线鼻侧端比颞侧端更靠近角膜缘，肌腱附着线的中心略偏鼻侧。肌长 40 mm，腱长 5.5 mm，腱宽 9.8 mm。与眼球的接触弧为 6.5 mm。下直肌肌肉平面与眼球视轴呈23°夹角，第一眼位时下直肌的作用是上转、内转和外旋（角膜垂直子午线上缘向颞侧旋转）。如果眼球外转23°时，下直肌仅有下转作用。下直肌与下斜肌及下睑的收缩之间存在着筋膜相互连接的关系，故下直肌手术量不宜太大，一般不超过5 mm（截除或后徙），否则会影响下斜肌及下睑的功能。

5. 上斜肌（SO）

在 Zinn 纤维环上缘离开眶尖，沿眶内、上方向前行至额骨滑车窝后形成肌腱，通过一纤维软骨状的滑车之后，上斜肌腱改变其走行方向，转向后、颞上方，经上直肌下方，附着于眼球外上方后部的巩膜上，在上直肌的下方呈扇状的肌腱附着在上直肌颞侧端并延伸至视神经的鼻侧，止端的宽度可达 18 mm。上斜肌全长为 60 mm，由总腱环到滑车为 40 mm，由滑车折回到附着点肌腱长为 20 mm，腱宽 10.7 mm。在第一眼位时，上斜肌肌腱与视轴形成51°夹角，上斜肌的功能是内旋、下转及外转。如果眼球内转51°，上斜肌的主要功能是下转，如果眼球外转39°，上斜肌的主要功能是内旋。临床上，一般选择在鼻侧上斜肌肌腱处进行上斜肌折叠术。

6. 下斜肌（IO）

下斜肌离开泪浅窝后，向外、后、上方走行，越过下直肌，下斜肌在附着处几乎没有肌腱，附着于眼球外下后部的巩膜上，附着线靠近黄斑和颞下涡状静脉。第一眼位时下斜肌与视轴形成51°夹角，此时下斜肌的主要功能是外旋、上转和外转。如果眼球内转51°，下斜肌的主要功能是上转，如果眼球外转39°，其主要功能是外旋。下斜肌附着点的近端靠近外直肌的下缘，远端靠近黄斑部，手术时应注意，防止损伤。

如果上下斜肌肌肉平面与视轴夹角存在着差异，上斜肌肌腱与视轴可以是54°夹角，下斜肌是 51°夹角，上斜肌下转功能比下斜肌的上转功能略弱，结果形成下斜肌比上斜肌作用强，称这种为"斜肌矢状化"，即 Gobin 原理（1968），目前认为可能是 A-V 型斜视的原因。

眼外肌的 Pulley 结构：是位于眼球赤道部附近，围绕与直肌纤维肌性软组织环，通过冠状位MRI影像动态扫描观察此结构较为清晰，后部 Tenon 囊处有结缔组织的袖套限制眼外肌在眼球运动时的行走路径，这些结缔组织即被称为 Pulley。它包含胶原、弹力蛋白以及平滑肌，与眶骨壁相连,而且通过结缔组织带彼此联结。Pulley结构的始端是在角膜缘后13.8~18.0 mm,在内直肌与下直肌之间和外直肌与上直肌之间结缔组织相对增厚,而在上直肌与内直肌之间以及下直肌与外直肌之间结缔组织相对薄弱。其临床意义在于:Pulley作为眼外肌的功能起点,调节眼外肌运动的作用,它的位置和功能的异常直接影响到眼外肌的正常运动,在正常的眼眶中Pulley的位置是高度一致的,而在非共同性斜视的病例中正常Pulley的位置会发生了改变。

(二)眼外肌的超微结构

由于眼外肌特殊功能的需要,其结构与普通骨骼肌比较有很多不同。人类眼外肌中主要有以下两种组织学差异明显的纤维。

1.快收缩纤维

类似于骨骼肌的肌纤维。含有许多糖酵解酶,这些酶参与厌氧代谢。支配该型肌纤维的神经纤维具有运动终板末梢,为较粗大的有髓神经纤维,快收缩纤维对单一的刺激产生快速的、有或无的反应,这种反应在眼球扫视运动中起主要作用。

2.慢收缩纤维

在人类仅见于眼外肌,为有氧代谢,多线粒体,支配慢收缩纤维的纤维为细小的神经纤维。慢收缩纤维对重复刺激产生分级反应,缓慢平滑收缩,该纤维参与平滑的追随运动。

支配眼外肌的神经纤维与肌纤维呈1:(3~5)的高比例,而普通骨骼肌的比例仅为1:(50~100)。所以,眼外肌能比普通骨骼肌完成更精密的运动。

(三)筋膜系统

眼球被筋膜系统巧妙地悬挂在锥形眼眶内。肌圆锥位于眼球赤道后,由眼外肌、眼外肌肌鞘和肌间膜组成,肌圆锥向后伸延至眶尖部Zinn纤维环。Zinn纤维环包绕视神经管及眶上裂鼻侧部分,通过纤维环的结构有:动眼神经上支、动眼神经下支、展神经、视神经、鼻睫状神经和眼动脉。

眼球筋膜又称Tenon囊,为一层很薄的纤维组织,从视神经入口到角巩缘覆盖整个眼球。近角膜缘1 mm处,眼球筋膜与球结膜牢固融为一体,因此位于角膜缘的手术切口可以同时穿透三层组织。眼球筋膜在赤道部被眼外肌穿过。每条眼外肌从起点到附着点都有纤维肌鞘包绕,眼球后部肌鞘薄,从赤道部向前至附着点处肌鞘增厚。四条直肌肌鞘之间互相连续形成无血管的薄而透明组织称为肌间膜,在直肌手术时必须剪断肌肉两侧的肌间膜。内、外直肌自肌鞘眶面向外延伸并止于相应眶壁的纤维膜,称为节制韧带。其生理作用是限制内外直肌过度收缩或弛缓。眼球筋膜的下部,在下直肌与下斜肌贯穿处,球筋膜增厚形成一类似吊床状系带,即Lockwood支持韧带,支撑和固定眼球。

(四)眼外肌生理

1.眼球运动及眼位

(1)眼球运动可分为单眼运动(外内转、上下转、旋转和斜方向运动)和双眼运动(同向运动和异向运动);从眼球运动性质考虑可分为扫视运动、追随运动和注视微动。眼球旋转运动的中心点称旋转中心。

(2)眼位:第一眼位又称原在位,是指头位正直时,两眼注视正前方的目标时的眼位。第二眼位是指当眼球转向正上方、正下方、左侧或右侧时的眼位。第三眼位是指四个斜方向的眼位(右上、右下、左上和左下)。

2.主动肌、协同肌、对抗肌和配偶肌

(1)主动肌:每一眼外肌的收缩必然产生一定方向的眼球运动,使眼球向一特定方向运动的主要肌肉称为主动肌。

(2)对抗肌:同一眼产生与主动肌相反方向运动的肌肉称之或称拮抗肌。

(3)协同肌:同一眼使眼球向相同方向运动的两条肌肉称协同肌。如上斜肌和下直肌都是下转肌,它们是协同肌。

(4)配偶肌:两眼产生相同方向运动互相合作的肌肉称之。两眼共有六组配偶肌,如右眼外直肌与左眼内直肌,右眼上直肌与左眼下斜肌,右眼下直肌与左眼上斜肌等。

对抗肌与协同肌都是指单眼,配偶肌是指双眼而言。

3.眼球运动定律

(1)Sherriington 定律(交互神经支配定律):指某一条眼外肌收缩时,其直接对抗肌必定同时发生相应的松弛。此定律适合一只眼的眼球运动。

(2)Hering 定律(偶肌定律):指眼球运动时,两只眼接受的神经冲动是等时和等量的。神经冲动的强弱是由注视眼决定的。

(五)眼外肌的血液供应和神经支配

1.血液供应

来自眼动脉的内外两个分支,外侧支供应上直肌、外直肌、上斜肌和上睑提肌。内侧支供应内直肌、下直肌和下斜肌。供给眼外肌的动脉分成 7 支睫状前动脉进入四条直肌,除外直肌只有 1 支外,其余直肌均有 2 支。所以一次斜视手术只限 2 条直肌,以免造成眼球前节缺血。

2.神经支配

6 条眼外肌中,除上斜肌受第Ⅳ(滑车神经)和外直肌受第Ⅵ(展神经)支配外,其余四条肌肉均受第Ⅲ神经(动眼神经)支配。其中动眼神经上支支配上直肌,下支支配内直肌、下直肌和下斜肌。

五、眼眶

(一)眼眶的解剖

眼眶由 7 块颅骨组成,包括额骨、筛骨、泪骨、上颌骨、蝶骨、腭骨和颧骨。呈尖端向后底向前的锥体。眼眶有上、下、内、外四壁,两眶内壁几乎平行,眶外壁与内壁约 45°夹角,眶轴与头颅矢状面约成 25°夹角,两眼眶呈散开状。眼眶上部及后方被颅腔包绕围。眼眶内壁为筛窦,内侧后方为蝶窦,上方及前部为额窦,下方为上颌窦。临床上鼻窦的炎症及肿瘤等常侵及眶内,引起眼球突出。眼眶外上角有泪腺窝,内上有滑车窝,内侧壁有泪囊窝。泪囊窝前缘为泪前嵴,后缘为泪后嵴,前后泪嵴为泪囊手术的重要解剖标志。

眶尖有视神经孔和眶上裂两个重要的通道。视神经孔有视神经和眼动脉通过;眶上裂位于视神经孔外侧,第Ⅲ、Ⅳ、Ⅵ对脑神经、知觉神经自主神经以及眼静脉均由此裂经过。临床上,眶上裂部位的外伤或炎症,可以同时累及第Ⅲ、Ⅳ、Ⅵ对脑神经,眼球各方向运动受限,但不累及视神经,此为眶上裂综合征。如果累及视神经临床上存在视神经改变及相应的视力减退,应考虑为眶尖端综合征。

眼眶骨膜:即眼眶筋膜,该膜疏松地附于眶壁,但在眶缘、眶尖、骨缝、骨孔和眶上、下裂处与眶骨相连。眼眶筋膜在视神经孔处和硬脑膜及视神经硬膜相移行,向前和眶缘骨膜相连并和眶隔相延续。

（二）眼眶的血管

眼眶的动脉来自颈内动脉分出的眼动脉，来自上颌动脉的眶下动脉和脑膜中动脉的眶支。眼动脉经过的分支有视网膜中央动脉、睫状后动脉、泪腺动脉、肌支、眶上动脉、筛前、筛后动脉等。

眼眶静脉主要向 3 个方向回流，向后由眼上下静脉回流于海绵窦及颅静脉系统；向前通过眼静脉与内静脉的吻合注入面静脉系统；向下经过眶下裂，回流到翼静脉丛。

（三）眼眶的神经

眼眶的神经包括：①视神经；②第Ⅲ、Ⅳ、Ⅵ对脑神经，为支配眼外肌和上睑提肌的运动神经；③第Ⅴ对脑神经的第一支、二支，为支配眼球、泪腺、结膜、眼睑及面部周围皮肤区域的感觉神经；④交感神经，至眼球、泪腺、眶平滑肌等；⑤第Ⅶ对脑神经，至泪腺。

（张　利）

第二章　眼眶疾病

第一节　眼眶血管畸形

一、眼眶静脉曲张

眼眶静脉曲张是常见的眶内血管畸形。其畸形血管由大小不等的静脉构成,输入和输出血管均为静脉。畸形血管间缺乏或很少有增生的纤维组织联系。临床以体位性眼球突出为特征。分为原发和继发两种。原发者缺乏明显的前驱因素,静脉畸形扩张;继发者因静脉内压力增高,驱使静脉增粗、迂曲。一般眶静脉曲张是指原发者,其发生原因尚不明了,可能与胚胎时期血管发育异常有关,异常静脉呈囊状、蜂窝状或迂曲扩张,临床上比较多见。

(一)临床表现及分型

(1)典型体征是一侧性体位性眼球突出,常在低头、弯腰、咳嗽和憋气等颈内静脉压增高时发生眼球突出。多为轴性突出。眼球突出后出现眶内压增高的症状,如眶区胀痛、恶心、呕吐、眼睑遮盖眼球,一时性视力减退、复视、眼球运动障碍等。抬头直立后这些症状消失。

(2)由于长期眶内静脉充血,压迫脂肪组织,使之吸收,体积减小,直立时发生眼球内陷。

(3)婴幼儿时期发生的体位性眼球突出,扩张的眼上静脉压迫眶上裂,使之扩大,颅腔与眶腔沟通,引起眼球搏动。

(4)曲张的静脉偶可破裂出血,突发眼球突出,与体位无关。持续存在不能缓解,同时视力丧失、眼球固定、眼睑不能上举、恶心呕吐,出血可弥散至结膜下或皮下。

(5)眶尖部出血或血栓形成部可导致视力丧失和视神经萎缩。

(二)诊断

1.临床表现

典型的体位性眼球突出。

2.超声检查

头高位时探查显示正常。在颈部加压后,眼球向前突出的同时,球后脂肪内出现圆形、管状或形状不规则,大小不等之透声区,去除加压,眼球复位的同时,声腔消失。

3.CT 扫描

头高位时,可为正常表现或有静脉石,压迫颈内静脉,眶区出现软组织密度块影。

4.眼静脉造影

显示眶内造影剂斑块。

(三)鉴别诊断

与眼球突出的其他情况相鉴别。

(四)治疗原则

(1)症状轻者,不必进行损伤性治疗。注意避免低头用力、咳嗽、便秘等一切引起眼球突出的诱因。

(2)对于进展较快、症状明显、影响正常生活和工作时,则应予以处理。眶前部病灶,适用于硬化剂注射治疗或手术切除。眶后部特别是肌锥内静脉曲张应慎重考虑手术治疗。手术进路采用外侧开眶,切除紫红色病变,栓塞与海绵窦的通路。

二、颈动脉-海绵窦瘘

颈动脉-海绵窦瘘为颈动脉与海绵窦之间发生异常交通。常见原因:①外伤,可因颅底骨折或头部轻微外伤所致。②自发性,颈内动脉及其分支或颈外动脉的动脉硬化,及动脉瘤或其他动脉壁病变,自发形成裂隙或破裂,主干或分支血液直接流入海绵窦。③先天性,颈内动脉分支与海绵窦间存在着胚胎动脉或动、静脉交通畸形,或先天性动脉壁薄而后破裂等所引起。如果形成的瘘口大,血液流量大,称为高流量瘘。如果形成的瘘口小,血液流量小,称为低流量瘘。

(一)临床表现

1.症状和体征

虽然颈动脉-海绵窦瘘的原发部位在颅内,但其症状和体征多表现在眼部。

2.不同程度的眼球突出

高流量瘘且伴有与心跳同步的搏动,眶前区闻及吹风样杂音。眼球突出方向为轴性或稍向下移位。压迫同侧颈动脉,搏动与杂音均消失。低流量瘘时搏动性眼球突出与血管性杂音均不明显。

3.巩膜表面静脉扩张

高流量瘘形成后,即刻出现明显结膜水肿和静脉扩张,低流量瘘则逐渐缓慢产生。巩膜表面静脉高度迂曲扩张,从角膜缘到穹隆部,放射状排列,深红色。

4.复视及眼球运动障碍

动眼、滑车、外展神经不全麻痹,其中外展神经不全麻痹最多见。

5.眼压增高

巩膜静脉窦充血和轻度或中度眼压增高。

6.眼底改变

视盘水肿,视网膜中央静脉扩张,压迫眼球可见静脉搏动。视网膜常有小量出血。

7.视力下降

不多见。可由视网膜出血、眼压升高或脉络膜脱离而引起。在高流量瘘,眼动脉中血流可逆流,长期缺血缺氧,可导致视神经萎缩、白内障和角膜变性,视力丧失。

8.头痛

有半数患者主诉患侧头痛及眼眶痛。

(二)诊断

1.临床表现

根据头部外伤史、搏动性眼球突出和血管杂音、眼球表面静脉扩张和视网膜中央静脉压增高等临床表现可以诊断。

2.超声检查

可显示眼上静脉扩张与搏动、静脉血逆流、脉络膜脱离和眶内软组织结构肿胀4种特征。

3.CT扫描

可见眼上静脉扩张,海绵窦扩大。

4.数字减影血管造影(DSA)

可显示颅内血管畸形,可清晰显示各级血管及其相互联系,可以确诊。

(三)鉴别诊断

(1)眶内动-静脉畸形:虽然症状和体征相似,但血管造影无颈动脉和海绵窦之间的交通。

(2)眶内静脉扩张。

(3)海绵窦血栓性静脉炎。

(四)治疗

1.低流量瘘

可自发痊愈,可反复压迫颈内动脉,促进痊愈过程。因此对病情轻微者只需随诊观察。

2.高流量瘘

可通过股动脉或眼上静脉介入性栓塞治疗。

3.继发青光眼的治疗

以药物降低眼压,必要时行眼外滤过手术。

三、动静脉血管瘤

动静脉血管瘤是胚胎时期血管形成缺陷造成的先天性动、静脉血管畸形。由动脉和静脉两种成分构成,两种血管之间为异常的小动脉、小静脉和动、静脉直接交通而成的血管团。

(一)临床表现

(1)畸形血管发生于眼眶前部或波及眼睑时,眼睑可呈不规则隆起,可扪及搏动性或震颤性肿物,皮下静脉迂曲扩张,压迫后肿物体积缩小。

(2)畸形血管位于球后者,引起搏动性眼球突出和血管杂音。开始时眼球突出程度较轻,逐渐进展,严重时眼球脱出于睑裂之外。

(3)多数患者眼底正常。可发生视盘水肿或萎缩。如伴有视网膜动静脉血管畸形的,可见血管高度迂曲扩张和异常吻合,视网膜水肿、渗出和出血。

(4)伴有颅内动静脉血管瘤者可引起脑出血、癫痫、头痛及进行性神经功能障碍。大量出血颅内压急剧增高,可突然头痛、恶心、呕吐、意识丧失引起脑疝死亡。也有后遗偏瘫、半身感觉障碍、失语等神经缺失。

（二）诊断

1.临床表现

根据搏动性眼球突出，血管杂音，紫红色肿物，结膜血管怒张、水肿，眼底可见畸形血管，且常伴有脑症状即可诊断。

2.超声检查

超声检查显示眶内形状不规则，边界不清的占位病变，肿物明显搏动，压迫变形。彩色多普勒可示眶内动脉血流入静脉内。

3.CT 扫描

CT 扫描显示眶内可见形状不规则的高密度块影，强化后血管显示为粗大的高密度条影，之间有不强化的间隔影。

4.血管造影

血管造影可显示颈内、颈外动脉系统的血管畸形。

（三）鉴别诊断

1.眶内动静脉瘘

搏动性眼球突出，眼球可还纳。超声检查见搏动的眼上静脉扩张。血管造影动脉期显示海绵窦及眼上静脉。

2.眼内供血丰富的肿瘤

搏动性眼球突出，眼球不能还纳。血管造影动脉期显示粗大眼动脉，动静脉期显示肿瘤，静脉期显示肿瘤及眼上静脉。

（四）治疗

（1）治疗困难，药物治疗无效。

（2）需手术治疗，分两步进行。先结扎或栓塞供血血管，然后切除肿物。一般血管栓塞后2 周内进行第二次手术为宜。

四、眼眶动脉瘤

眼眶动脉瘤分为原发和继发两种。发生于眼眶的动脉瘤非常罕见。常见原因：①先天因素，局部血管壁薄弱，甚至缺乏肌层，可形成动脉瘤。②血管病，高血压和动脉硬化管壁发生病变，形成动脉瘤。③外伤、细菌感染、损伤血管壁也可引起动脉瘤，但甚为少见。眼眶动脉瘤多为颅内动脉瘤经眶上裂扩展到眶内。

（一）临床表现

1.原发于视神经管和眶尖部的动脉瘤

原发于视神经管和眶尖部的动脉瘤主要症状为视力减退，眶深部痛和头痛，视神经萎缩和眼球运动障碍。眼球突出常不明显，动脉瘤破裂可引起眶内大出血，急性眶内压升高，视力丧失，眼球突出，眼球固定，眼睑肿胀及皮下出血。

2.继发于颅内的动脉瘤

多发生于颈动脉的海绵窦前段和前床突下段，向眶上裂方向发展，延伸入眶尖部。常引起眼球轻度突出及眼球表面充血，眼球运动障碍。也可压迫视神经导致视力丧失。

(二)诊断

1.临床表现

临床甚为少见,其临床表现有近于占位病变或动静脉血管畸形,诊断比较困难。

2.X线片及CT扫描

显示视神经管扩张或眶上裂扩大。可见高密度肿物,强化非常显著。并可见骨压迫症。

3.超声检查

可见眶尖囊性搏动性肿物。

4.数字减影血管造影(DSA)

可以特异性地显示血管瘤的动、静脉属性,供血情况及受累范围。

(三)鉴别诊断

应与引起眼球突出的其他情况相鉴别。

(四)治疗

1.动脉瘤蒂结扎

数字减影血管造影(DSA)发现动脉瘤的蒂,并予以结扎。

2.手术切除

适于颅内动脉瘤。

3.介入治疗

安全性相对较高,选择性强,微创,但价格较贵。

五、眶内动-静脉瘘

眶内动-静脉瘘,本病极为罕见,多因锐器自前方刺入眶尖部,损伤眼动脉和眼上、下静脉,形成动静脉异常交通。也可能是头颈部动静脉畸形的一部分。

(一)临床表现

与颈动脉-海绵窦瘘相同,但较轻缓。

(二)诊断

(1)根据外伤史、临床表现可以诊断。

(2)影像学特征:超声检查和CT可显示眼上静脉扩张、眼外肌肥大等继发性改变。数字减影血管造影术(DSA)可显示动静脉之间瘘孔。根据动脉造影结果可以确诊。

(三)鉴别诊断

(1)眶内静脉扩张。

(2)海绵窦血栓性静脉炎。

(3)颈动脉-海绵窦瘘症状和体征相同,但较重。血管造影会发现在动脉与海绵窦之间发生异常交通。

(四)治疗

(1)多数病例无严重后果,不需要手术治疗。

(2)如体征明显,可利用脱离性球囊堵塞眼动脉。

（张　利）

第二节 眼眶炎症

一、眼眶蜂窝织炎

眼眶蜂窝织炎为眶内软组织的急性化脓性炎症,重症可导致视力丧失、颅内蔓延或败血症而危及生命。本病是由化脓性细菌感染引起,致病菌以金黄色葡萄球菌和溶血性链球菌多见,其他细菌尚有流感杆菌、类白喉杆菌、大肠埃希菌和厌氧菌等。多由邻近组织的化脓性病灶引起,如鼻窦、眼睑、颜面、牙槽或海绵窦炎症,或脓性栓子血行感染,也可通过眼眶穿通伤直接感染或植物性异物滞留所致。

(一)临床表现

(1)起病急骤,常伴有全身症状,如发热、寒战、周身不适、食欲缺乏。外周血嗜中性粒血细胞增多。

(2)眶区疼痛,眼球触痛或眼球转动痛。

(3)眼睑红肿、血管扩张。球结膜高度充血、水肿。

(4)眼球突出和眼球运动障碍,严重者眼球突出固定。

(5)视力减退。眼底视盘水肿、视网膜出血和静脉扩张,以及视神经萎缩均可引起视力减退,甚至视力完全丧失。

(6)眼眶炎症沿血行或直接向周围组织结构蔓延的临床表现:海绵窦血栓形成、脑膜炎、眼内炎、坏死性巩膜炎、败血症等。

(7)眶内脓肿。炎症局限可形成眶内脓肿,需要手术切开引流治疗。

(二)诊断

(1)典型的临床表现。

(2)超声探查见眶内脂肪密度增高,眼外肌肿大,眼球筋膜水肿,脓肿显示呈边界清楚的低回声区。

(3)CT扫描可发现:脂肪密度增高、眼睑水肿、眼环增厚、眼外肌肥大、鼻旁窦的炎症、骨膜炎等。可对眶内脓肿进行定位。

(4)血常规检查见白细胞增多,中性粒细胞比例增加。

(三)鉴别诊断

1.脓毒性海绵窦栓塞

脓毒性海绵窦栓塞又称急性海绵窦栓塞性静脉炎,本病起病急骤,发展迅速,头痛寒热,周身不适。眼部症状与全身症状同时出现。双眼先后发病,表现为眼睑和球结膜的高度水肿及静脉扩张、眼突出、眼球运动障碍或眼球固定,角膜、眼睑、眶上区痛觉丧失、眼底静脉扩张,视盘水肿和视力减退。海绵窦段颈内动脉交感神经丛受侵犯,发生 Horner 综合征,甚至瞳孔缩小。而眼眶蜂窝织炎一般限于单侧,对侧的瞳孔反射及视神经盘均为正常。

2.眶骨炎与骨膜炎

眶缘骨炎与骨膜炎时局部红肿、疼痛、烧灼感,眼球向病变对侧移位,转动时轻度受限。脓肿形成时可见充血性肿物,有波动感。破溃后形成瘘道,经久不愈。眶中部骨炎与骨膜炎时有眼球后深部疼痛及压痛。眼球突出,并向病变对侧移位,眼球运动障碍明显。眶尖骨炎与骨膜炎时眼球后部疼痛及压迫眼球时疼痛加剧。可伴有眶上裂综合征。早期视盘水肿,晚期视神经萎缩。但与眼眶蜂窝织炎有时鉴别困难。

3.眼球筋膜炎

浆液性眶筋膜炎多发生于双眼,突然发生,发展较快。可有疼痛,球结膜水肿、充血,可有眼球运动障碍。化脓性眶筋膜炎时眼球疼痛、水肿、眼球突出、眼球运动障碍,均比浆液性眶筋膜炎严重。但有时与眼球筋膜炎鉴别困难。

(四)治疗原则

(1)应做细菌培养,包括血、鼻、喉腔和鼻旁窦的培养。如有脑膜刺激症状及双侧眼睑肿胀应培养脑脊液。

(2)在未查明病原体之前,应尽早使用大剂量广谱抗生素静脉点滴,全身抗生素应持续应用2周。

(3)待细菌培养有结果后根据药敏试验选择有效药物。

(4)脓肿形成后切开引流,必要时行脓腔内抗生素灌洗。

二、急性眶骨炎与眶骨膜炎

急性眶骨炎与眶骨膜炎发生于眼眶骨和骨膜的炎症。可单独发生,也可同时发生。原发性骨膜炎最多见。多由鼻旁窦的炎症,通过血管周围间隙,或较薄的眶壁直接蔓延而来。也可见于猩红热、百日咳及远处脓毒栓子患者。

(一)临床表现

根据病变所在位置的不同可有不同的临床表现。

1.眶缘骨炎与骨膜炎

(1)局部红、肿、触疼痛。

(2)眼球向病变对侧移位。

(3)脓肿形成时可扪及有波动性肿物,破溃后形成瘘道,经久不愈。

2.眶中部骨炎与骨膜炎

(1)病灶位于眶缘与眶尖之间,有深部疼痛及压痛。

(2)眼球突出,眼球运动障碍。

3.眶尖部骨炎与骨膜炎

(1)视力减退。

(2)眼球后部疼痛及压迫眼球压迫痛。

(3)可伴有眶上裂综合征、眶尖综合征及视神经受压症状。

(二)诊断

(1)主要根据病史和临床表现诊断。

(2)X线片检查多显示正常,或有鼻旁窦密度增高。CT扫描显示病灶区骨膜下积液、骨膜肥厚和骨破坏征象。

(三)鉴别诊断

1.眶结核性骨膜骨髓炎

病程缓慢,多见儿童、体弱及有结核病史或结核病家族史者。表现为眶缘局部隆起的边缘不清的软性肿物,有波动感。肿物破溃,可见米汤样液体及干酪样沉淀物溢出,溢液中可查见结核分枝杆菌。形成的瘘道经久不愈。皮肤结核菌素试验阳性。X线及CT检查可见眶骨破坏或骨硬化。组织病理检查发现干酪坏死性肉芽肿。

2.泪腺瘘管

常开口在上眼睑外上方,瘘孔周围皮肤受瘘孔流出液的刺激而发生糜烂。如有继发感染可形成脓瘘,无骨质破坏。

(四)治疗原则

(1)应用广谱抗生素治疗。

(2)对脓肿及骨膜下积液行切开引流。

(3)清除坏死骨组织、切除瘘道。

三、眼球筋膜炎

眼球筋膜后起自视神经周围,向前至角膜缘附近。筋膜炎是发生在这层膜上及其囊内的炎症。眼外肌穿过筋膜,附着于巩膜表面,所以筋膜炎可有眼肌症状。临床上比较少见。一般分为浆液性和化脓性两种。前者多伴有风湿性关节炎、结节性动脉炎、红斑狼疮、复发性多发性软骨炎等全身免疫性疾病。后者多因眼球或邻近组织的化脓性炎症,或因局部外伤感染而引起,可伴有流行性感冒、肺炎或白喉等疾病。

(一)临床表现

1.浆液性

(1)多发生于双眼。

(2)发病急,进展较快。

(3)眼部疼痛,球结膜水肿、充血。

(4)如累及眼外肌,可有眼球运动障碍,且疼痛加剧。

(5)如发生于眼球后部,可有眼睑和结膜水肿,压痛较轻,轻度眼球突出,明显的眼球运动障碍。

(6)视力一般不受影响。

(7)超声扫描可发现眼球壁外弧形暗区。CT扫描可见眼球壁增厚。

2.化脓性

(1)眼部疼痛、水肿、眼球突出及眼球运动障碍,均比浆液性眼球筋膜炎严重。

(2)多能查到原发化脓灶。

(3)可有视力下降。

(4)有时脓液积存于结膜下,可在眼前部结膜下看到黄白色脓点。

(5)可引起眶内脓肿或眼内炎症。

(二)诊断要点

(1)浆液性筋膜炎多为双侧,化脓性筋膜炎为单侧。

(2)发病急,进展快,眼部疼痛,结膜水肿、充血,眼球运动受限。

(3)眼部超声检查可发现眼球壁外弧形暗区。

(4)CT扫描可显示眼环增厚。

（三）鉴别诊断

眼眶蜂窝织炎：为眶内软组织的急性化脓性炎症。起病急骤，出现发热、寒战、周身不适等全身症状，眶区疼痛，压迫眼球或眼球转动时疼痛加重。眼睑红肿、发硬、血管扩张。球结膜高度水肿，眼球突出，眼球运动障碍，严重者眼球固定。眼底视盘水肿、视网膜出血和静脉扩张。如累及视神经可发生视力减退及视神经萎缩。

（四）治疗

1.浆液性

全身及眼部应用糖皮质激素治疗，局部应用抗生素。

2.化脓性

以广谱抗生素治疗为主。局部可行热敷及其他对症治疗，脓肿形成及时切开引流。

四、眼眶结核

眼眶结核指结核分枝杆菌感染眶缘骨膜或眶内其他组织。分原发和继发两种。原发者结核分枝杆菌经血运至眼眶，继发者由鼻旁窦、眼球、泪腺或泪囊的结核直接蔓延而来。本病好发于儿童和青年人，外伤常为诱因。多发生在眼眶外上和外下部位，呈慢性过程，最终由皮肤破溃，形成瘘道，久治不愈。患者一般无活动性肺结核。

（一）临床表现

（1）结核性骨膜炎多发生于儿童的眶外上缘或外下缘。局部红肿，如波及眼睑可引起上睑下垂。

（2）病程进展缓慢，可达数周或数月。

（3）扪诊可发现骨膜肥厚、压痛。眶缘不整齐，可扪及边界不清楚的软性肿物，有波动感，可形成寒性脓肿，缺乏明显的充血水肿。

（4）肿物可破溃，溢出米汤样液体及干酪样坏死物。溢液中可发现结核分枝杆菌。破口可形成瘘道，屡愈屡破，增长大量瘢痕组织，愈合后皮肤与骨膜粘连，可引起睑外翻。

（5）成年人则可在眶内形成结核瘤，病变进展缓慢，初起有疼痛、溢泪，数月后出现眼球突出。位于眶前部的可扪及肿物，眶深部的可误认为炎性假瘤。可伴有眼球运动受限。常需要活检，以明确诊断。

（6）继发于眼球周围结构的结核，其原发病变更为明显，如泪腺肿大、泪囊炎或副鼻窦炎。

（7）X 线片或 CT 检查可见眶骨破坏或骨硬化。

（二）诊断

（1）主要根据眶部改变，骨膜增厚，寒性脓肿。

（2）有瘘道形成，溢出米泔样液体，内有结核分枝杆菌。

（3）结核分枝杆菌素试验阳性。

（4）CT 显示眶骨破坏。

（三）鉴别诊断

1.眼眶部的其他感染

一般有红、肿、热、痛等急性炎症的表现。

2.泪腺瘘管

常开口在上眼睑外上方，瘘孔周围皮肤受瘘孔排出液的刺激而发生糜烂。如有继发感染可形成脓瘘。无骨质破坏。

(四)治疗原则

(1)抗结核药物治疗。

(2)手术切除腐骨及瘘管。

五、眼眶真菌性炎症

眼眶真菌性感染指在人体抵抗力降低时,真菌引起眼眶感染。多种真菌均可侵犯眼眶,但较常见的是毛霉菌和曲霉菌。此类感染源于腭、鼻和鼻旁窦。毛霉菌感染常见于糖尿病、癌症及其他免疫功能低下的患者,病理改变为组织坏死,对眼眶组织破坏性很大;曲霉菌感染常见于健康个体,病理改变为炎性肉芽肿,病程较慢。但偶可见发生于免疫受损患者的暴发型,病理改变出现组织坏死表现。

(一)临床表现

1.可因病变的位置不同而异

眼眶前部感染时,眼球向对侧移位,并可扪及肿物,肿物与皮肤粘连。病变发生于眶后部的,出现眶尖综合征,视力减退,眼球轴性突出,眼内外肌麻痹,上睑下垂,结膜水肿,面部疼痛。

2.眼眶毛霉菌感染

常表现为眶尖综合征,引起眼外肌麻痹,眼球突出和视力下降。还可有视神经炎、视网膜炎、视网膜中央动脉和睫状动脉阻塞。患者还可能有鼻甲、鼻中隔、眼睑和面部皮肤坏死和结痂。

3.眼眶曲霉菌感染

早期无明显表现,眼球突出常为其第一特征,病变发生于眶前部者,眼睑肿胀、充血、隆起,皮下硬性肿物,不能推动,渐进性、非轴性眼球突出,眼球移位,向病变方向运动受限。累及视神经时引起视盘水肿、萎缩,视网膜静脉扩张,视力下降。少数免疫功能受损患者可引起组织坏死及眶组织脓肿。

(二)诊断

(1)临床诊断困难,炎性肉芽肿内或脓液中发现真菌菌丝及真菌培养阳性明确诊断。

(2)CT 扫描显示与鼻旁窦病变相连接的高密度块型,伴有骨破坏。

(三)鉴别诊断

(1)与其他原因引起的眶尖综合征相鉴别:本病的病理检查可发现真菌菌丝。

(2)与其他原因引起眼球突出相鉴别。

(四)治疗

(1)抗真菌药物长期治疗:如两性霉素 B、氟康唑、伊曲康唑等抗真菌药物合理应用,疗程一般在1~3 个月以上。

(2)手术切除较大的肉芽肿组织。

六、眼眶梅毒

眼眶梅毒由梅毒螺旋体侵犯眼眶,发生眶骨、骨膜炎或树胶肿,均见于梅毒的第三期。本病已很少见。

(一)临床表现

(1)发生于眶缘的梅毒性骨膜炎多位于眶上缘,局部肥厚肿胀。疼痛和压痛,有时有三叉神经痛。

(2)眶后部骨、骨膜炎发生于眶顶,可有疼痛,夜间加重,有压痛。

(3)伴有树胶肿性浸润的可引起眼睑及球结膜水肿,眼球突出和眼球运动障碍。角膜感觉迟钝,常伴发虹膜炎、巩膜炎和视神经炎等。

(4)如病变累及视神经,会导致视力减退,视盘水肿、萎缩。

(5)病变侵犯眼外肌,则发生眼球转动受限及复视。

(二)诊断

(1)根据有不洁性病史和全身其他部位梅毒的临床表现,如下疳、皮疹等。

(2)梅毒血清学检查阳性。

(3)眶部疼痛,视力减退,眼球突出,眼球运动受限等。

(4)CT示骨膜肥厚,骨破坏,眶内软组织块影。

(三)鉴别诊断

眼眶结核:有结核接触或结核病史。如为眶结核,眶内软组织受累后引起无痛性、进行性眼球突出。如为眶结核性骨膜炎,则肿物可破溃,溢出米汤样液体及干酪样坏死物。

(四)治疗原则

驱梅治疗,青霉素及广谱抗生素均有效。

(张　利)

第三节　眼眶外伤

一、眶尖综合征

眶尖综合征常见于炎症、肿瘤和出血,眼眶外伤也可引起。

(一)概述

眼眶软组织挫伤出血、水肿和感染;锐器贯通伤直接损伤眶尖部各种结构;眶尖部肿瘤直接压迫。

(二)诊断

1.症状

(1)视力丧失:切割伤直接损伤视神经或水肿、出血使眶尖部压力增高。

(2)眼部知觉障碍。

2.体征

(1)穿孔伤:眼睑皮肤或穹隆结膜可见穿孔伤痕。

(2)眶压增高:眶内出血或水肿引起,眼球突出。

(3)眼睑下垂及眼球固定:直接损伤眼外肌及其支配神经。

(4)眼底改变:早期视盘充血,静脉扩张;晚期视神经萎缩。

3.辅助检查

CT扫描可见眶内不规则高密度区,波及眶尖部。如损伤海绵窦,形成颈动脉-海绵窦瘘,则见眼上静脉扩张。

(三)治疗

1.抗生素

预防感染。

2.脱水

20％甘露醇静脉点滴,降低眶内压。

二、视神经损伤

视神经分为球内段、眶内段、管内段和颅内段。其中眶内段由眶脂肪围绕,不易受伤;而管内段为骨性管腔,外伤时易受损伤。

视神经损伤分为原发性损伤和继发性损伤。原发性损伤是指在外力作用的同时,视神经即受损伤。继发性损伤包括局部水肿、骨痂形成和蛛网膜粘连引起的晚期损伤。

(一)视神经球内段损伤

1.概述

多见于靠近眶缘附近的外伤,其外力作用点集中在眼球与视神经之间。可以是直接损伤,由于视网膜损伤延伸到视神经,引起视神经撕脱;也可以是间接伤,直接损伤接近球壁。

2.诊断

(1)症状:视力下降,外伤后立即出现视力下降或丧失。

(2)体征。①瞳孔改变:瞳孔散大,直接对光反应消失或迟钝。②眼底改变:视盘周围有出血,视网膜中央动脉阻塞。视盘完全撕脱者,眼底可见一圆形凹陷,有出血。

(3)辅助检查。①眼底荧光血管造影检查:显示睫状后动脉循环受损。②视觉电生理检查:VEP 波峰极小或消失。③影像学检查:发现率较低。超声可见视盘水肿。

3.治疗

(1)糖皮质激素:减轻炎性反应及组织水肿,减低血管痉挛的程度。可全身应用,也可球后注射。

(2)维生素类。

(3)其他:血管扩张剂或高压氧治疗。

(二)视神经眶内段损伤

1.概述

视神经眶内段由于解剖原因,在眶内呈 S 形,其周围有眶脂肪和眼外肌,视神经外有软脑膜、蛛网膜和硬脑膜包裹,因此损伤机会少。在严重外伤时,可有视神经挫伤、水肿、出血和鞘膜下出血,甚至引起视神经撕脱或断裂伤。

2.诊断

(1)症状:视力减退。

(2)体征。①瞳孔改变:瞳孔大小基本正常,直接对光反应消失或迟钝,间接对光反应存在。②眼底改变:多正常,可有视盘水肿、视网膜出血。

(3)辅助检查。①视觉电生理检查:VEP 波峰减小或消失。②影像学检查:发现率较低。超声和 CT 检查可见视盘水肿,视神经稍增粗。

3.治疗

(1)脱水:20％甘露醇静脉点滴,降低眶内压。

(2)糖皮质激素:减轻炎性反应及组织水肿,减低血管痉挛的程度。

(3)止血剂:减少出血。

(4)必要时可行视神经鞘减压术。

(三)视神经管内段损伤

1.概述

视神经鞘在管内段与骨壁粘连,当有外力作用到视神经管,可引起视神经挫伤或撕裂伤。原发性出血包括视神经鞘或视神经实质内出血。视神经管直接骨折或前床突骨折压迫视神经。继发性损伤包括组织水肿、局部血管受压、血管栓塞、血管痉挛、血液循环不良引起的神经坏死。

2.诊断

(1)症状:视力减退,一般伤后很快出现视力障碍,少部分伤后1～2天逐渐视力下降。

(2)体征。①瞳孔改变:瞳孔大小基本正常,直接对光反应消失,间接对光反应存在。②眼底改变:早期正常,2～3周后出现萎缩。

(3)辅助检查。①视野改变:没有特异性。②视觉电生理检查:VEP波峰减小或消失。③影像学检查:发现率较低。超声检查可见视盘水肿,视神经稍增粗。CT检查可发现眶尖部、视神经管及前床突骨折。MRI可见视神经断裂、管内出血等。

3.治疗

一般认为,自发性视力恢复仅是少数,多数需积极治疗。

(1)大剂量糖皮质激素。

(2)视神经管减压术:手术时间越早越好,根据情况可在伤后24小时到1周内进行。手术适应证:①额部外伤,迟发性视力丧失,而且接受大剂量糖皮质激素治疗无效。②最初大量糖皮质激素治疗有效,视力进步,而后视力又下降。③CT发现骨折压迫视神经,MRI发现管内或鞘内大量积血。

(3)其他治疗:脱水,20％甘露醇静脉点滴,降低眶内压,血管扩张剂、B族维生素及能量合剂和高压氧。

(四)视神经颅内段损伤

视神经在视神经管颅内口进入颅内后,硬脑膜离开视神经成为蝶骨骨膜,此段视神经没有骨膜固定,不易损伤。

三、眼眶骨折

交通事故和暴力多是眼眶骨折的原因。从外力作用方式可分为直接性或间接性。从骨折部位可分为:眶缘骨折、眶顶骨折和爆裂性骨折。

(一)眶缘骨折

1.概述

战伤、斗殴及意外伤。致伤物以一定的力和速度作用于眶缘,引起眶缘骨折。

2.诊断

(1)症状。①外伤史:新鲜外伤可发现皮肤伤口及骨折片,陈旧外伤留有瘢痕、畸形。②眶内软组织损伤:多为挫伤,软组织挫伤引起眼球运动障碍及复视。视神经挫伤引起视力下降。③其他眶组织损伤：上眶缘可见眶上神经损伤，表现为前额部至发际内颅顶水平痛觉消失。眶内缘骨折同时可伴有泪小管、泪囊的损伤，而出现溢泪和泪囊炎，内眦角畸形。眶下缘骨折多伴有眶下神经损伤，表现为面颊部、口唇、牙齿痛觉消失。

（2）体征。①软组织裂伤：致伤物在作用于眶部时，作用物的挤压和切割力的作用，肌肉和骨膜破裂。②粉碎性骨折：开放性骨折仔细检查伤口常见游离的骨折片。③眼球损伤：在眼眶外伤的同时眼球受损，由于作用力的大小不同，眼球损伤程度不同。④鼻窦损伤：鼻窦可与开放性骨折沟通，鼻出血及眶内和颅内气肿可见，可有继发感染。晚期愈合后，还可继发鼻窦黏液囊肿。⑤颅内损伤：眶上缘骨折可伴有硬脑膜裂伤、脑脊液外溢、脑脊液鼻漏，严重者可继发脑炎危及生命。

（3）辅助检查。①X 线检查：可见骨折。②CT 扫描：对诊断更有帮助，可显示眶缘骨折断裂或移位。

3.治疗

（1）开放性伤口的处理：立即行清创术。对于污染严重的伤口，用过氧化氢溶液（双氧水）冲洗，去除坏死组织及异物。

（2）探查术：清创术的同时行探查术。

（3）骨折的处理：对游离骨折片应去除，否则易形成死骨；连有骨膜的骨片应将其复位，如缝合骨膜仍不能将其复位，可用固定材料复位。复位不当，影响外观。

（4）鼻窦处理：上眶缘骨折额窦破裂，可以将额窦黏膜刮除，取真皮脂肪瓣、脂肪、肌肉或骨蜡填充，闭塞额窦。眶内缘骨折筛窦破裂时，筛骨纸板多与骨膜相连，将骨膜缝合后多可复位。如骨膜缺损较多，筛骨不复位可去除骨片。

（5）脑组织处理：以免形成脑脊液漏，脑内或硬膜下血肿，将伤口清洗，脱出的脑组织要清除。硬脑膜不完整时，可用阔筋膜或人工脑膜修补，尽量将骨折片复位，如不能复位，则行钛网眶顶重建。

（6）一般处理：破伤风及大量广谱抗生素预防感染，因开放伤口多有污染，容易发生感染。脱水剂用于严重脑组织损伤，为减轻组织水肿，给予 20% 甘露醇静脉输入。止血药可视其情况给予。

（张　利）

第四节　眼 眶 肿 瘤

眼眶肿瘤种类繁多，肿瘤可原发于眼眶组织，也可由邻近组织蔓延而来，或为远处的转移癌。

一、皮样囊肿和表皮样囊肿

皮样囊肿和表皮样囊肿是胚胎期表皮外胚层植入形成的囊肿，是一种迷芽瘤。多见于儿童，发生于青年人或成年人者多位于眶隔以后囊肿。囊肿由囊壁和囊内容物组成。皮样囊肿的囊壁为角化的复层鳞状上皮、毛囊和皮脂腺，囊腔含有脱落上皮、毛发及皮脂腺分泌物。表皮样囊肿的囊壁仅有表皮，囊腔内为角蛋白填充。

(一)临床表现

囊肿常位于外上或内上眶缘,增长缓慢,触诊为圆形肿物,表面光滑,无压痛,可推动,也可固定。囊肿如压迫眼球,可引起屈光不正,如侵蚀眶壁,可使眶顶或外壁缺损,并容易沿骨缝向颅内或颞窝蔓延。位于眶深部的囊肿,常表现为渐进性眼球突出并向下移位,偶尔囊肿破裂,引起严重炎症,颇似眼眶蜂窝织炎。

(二)诊断

根据病史及临床表现可做出诊断。超声图像多呈圆形或椭圆形,边界清楚,透声性强,可压缩,根据囊腔内容物的性质,内回声呈多样性。CT 扫描可发现占位病变的形态和位置。

(三)治疗

必须采用手术摘除,应尽可能将囊壁去除干净。位于骨膜下者,囊壁刮除后用石炭酸腐蚀,75%乙醇中和,生理盐水冲洗,以免复发。

二、海绵状血管瘤

海绵状血管瘤是眶内较常见的良性肿瘤,多见于成年人。肿瘤多位于肌锥内或视神经的外侧,近似圆球形,紫红色,有完整包膜,切面呈海绵状,有大小不等的血管窦构成。

(一)临床表现

常表现为无痛性、慢性进行性眼球突出,突出方向以肿瘤位置而定,视力一般不受影响。位于眶前部的肿瘤,局部呈紫蓝色隆起。触诊为中等硬度的圆滑、可推动的肿物。眶深部肿瘤虽不能触及,但按压眼球有弹性阻力。位于眶尖者,可压迫视神经,引起视神经萎缩及脉络膜视网膜条纹。晚期可出现眼球运动障碍、复视。

(二)诊断

根据病史、临床表现,结合超声、CT 及 MRI 影像检查多可确诊。

(三)治疗

对体积小、发展慢、视力好、眼球突出不明显者可观察。影响视力或有症状时,施行手术治疗。

三、横纹肌肉瘤

横纹肌肉瘤为儿童最常见的原发性眶内恶性肿瘤,大多在 10 岁前发病,平均发病年龄 7～8 岁。肿瘤发展快,恶性程度高,如得不到及时治疗,大部分病例于发病后 1～2 年内死亡。

(一)临床表现

肿瘤好发于眶上部,也可见于球后或眶内其他部位,位于眶上方者常有上睑下垂,眼睑水肿,变色,眼球向前下方移位。如瘤细胞侵及皮下,可出现皮肤充血,肿硬,发热,眼球突出,可误诊为眼眶蜂窝织炎。如肿瘤侵及视神经和眼外肌,则视力丧失,眼球运动障碍。如不及时治疗,肿瘤可蔓及整个眼眶,累及鼻窦,甚至进入颅内。

(二)诊断

根据病史和临床表现,结合 CT、MRI 和 B 超等影像检查,能明确肿瘤的部位和范围,CT 扫描在儿童如显示眶骨破坏则有助于诊断。

(三)治疗

治疗以往多采用眶内容剜出,目前已不再作为首选治疗手段,主要采用放疗和化疗相结合的综合治疗。通常放射治疗剂量为 45～60 Gy,疗程 6 周。化疗采用长春新碱、环磷酰胺等药物,疗程 1～2 年。

四、眼眶血管瘤

(一)毛细血管瘤

1.概述

毛细血管瘤多见于婴儿时期,又名婴儿型血管瘤。多发生于皮肤和皮下组织,头颈部好发,临床常表现为眼睑肥大性的血管瘤。发生率为新生儿的 1%～2%。多数可自发消退。

2.诊断

(1)症状:①最多发生于生后 3 个月内,随后 3 个月增长较快。多数 1 岁后病变静止,可自发消退。②具有典型的眶周或眼睑皮肤的鲜红色软性肿物,且常伴头颈、口腔或躯干等部位的同类病变。③只发生于眶内者表现为眼球突出,不易和其他儿童时期眼眶肿瘤区别。

(2)体征:按发生部位和范围可分为表层、深层和混合三类型。①表层毛细血管瘤:仅限于真皮层,位于眼睑皮肤,形状不规则,边界清楚,稍隆起,鲜红色,表面有小凹陷,形同草莓,故名草莓痣。②深层毛细血管瘤:侵犯眼睑深部和眶隔之后,眼睑肥厚或扁平隆起,呈蓝紫色,哭闹时增大,严重者可致上睑下垂,影响视觉发育。③混合型者同时具有前两者的临床表现。

(3)辅助检查。①超声检查:超声显示病变形状不规则,边界不清,内回声多少不等,强弱不一,可压缩。彩色超声多普勒检查具有一定特异性,可发现肿瘤内弥漫的点状彩色血流,并可探及动脉频谱。②CT 检查:病变可位于皮下、眼睑和眶内,呈高密度,形状不规则,弥漫生长,边界欠清,与眼球呈"铸造征"。③MRI 检查:T_1 加权像为中信号,较眼外肌略低或等强度;T_2 加权像为高信号,强度较眼外肌高,有时表现为信号混杂或斑驳状,增强明显。

(4)鉴别诊断。①横纹肌肉瘤:是儿童时期最常见的眶内恶性肿瘤,发病年龄较毛细血管瘤稍大,肿瘤生长迅速,几乎全部发生于眶内,眶周常可扪及质硬肿物,超声检查肿瘤内部有少量低弱回声,彩色多普勒超声检查可见肿瘤内粗大分支动脉血流。②静脉性血管瘤:青少年时期常见,发展缓慢,可急性出血。少数可见皮下紫黑色肿物,超声检查肿瘤呈多个低回声腔,形状不规则,MRI 显示瘤内液平面有助确诊。③绿色瘤:是发生于儿童时期的造血系统恶性肿瘤,病情发展快,可单侧或双侧眼眶发病,表现为眼球突出移位,球结膜充血水肿,眶压增高,血象和骨髓检查发现异常可以确诊。④前部脑膜脑膨出:可为先天性眶骨缺损,或伴有神经纤维瘤病,特征为出生时或出生后不久内眦部鼻侧出现波动的、光滑的膨出物。或向外侧突入眶内而使眼球移位,轻轻压迫可使其压回颅内。肿物表面皮肤颜色正常,有时充血或表面血管扩张。

3.治疗

毛细血管瘤因有自发消退倾向,应采用刺激或破坏性较小的治疗措施。

(1)皮质激素:病变范围较广泛,可口服泼尼松,1.5～2.5 mg/(kg·d),2 周后逐渐减量,治疗 14 周(总量 1 400～2 200 mg),约 1/3 的患者可有显著改善。为避免全身用药的不良反应,可瘤内注射皮质激素,长效与短效激素混合使用效果较佳,注入量以不引起眶压增高为宜。可间隔 4～6 周反复注射。眶深部注射最好在全身麻醉下,在有经验的医师指导下进行,避免患儿哭闹和瘤内出血导致眶压升高。

(2)口服或局部涂抹普萘洛尔(心得安):普萘洛尔作为血管瘤的治疗用药是 2008 年由法国医师在治疗肥厚性心肌病合并血管瘤患儿时无意中发现的,鉴于普萘洛尔在治疗婴幼儿血管瘤方面疗效好,且不良反应轻,逐渐成为欧美国家和国内一些医疗中心治疗婴幼儿血管瘤,尤其是重症血管瘤的一线治疗药物。现有的经验显示:①治疗开始年龄越小,疗效越好,但不推荐新生儿期用药。②用药剂量为 1.0～2.0 mg/(kg·d),分 2～3 次服用。③有关普萘洛尔疗程的具体时间尚无确切规定,国外多在 2～17 个月,国内多在 1～18 个月,通常需要用药 6 个月以上,至血管瘤增生期结束或者瘤体消退不再生长。最常见的不良反应有心率减慢、四肢发凉、血压降低、腹泻、睡眠改变等。大部分不良反应的症状表现轻微,经对症支持治疗或降低剂量即可缓解。

(3)瘤内注射硬化剂:适用于皮下较小或表层肿瘤,常见硬化剂有 5％鱼肝油酸钠、50％尿素、无水乙醇或沸水、平阳霉素等。深层注射可致严重并发症,表层注射皮肤易遗留瘢痕。

(4)冷冻和激光治疗:适用于表层病变。冷冻足板直接接触肿瘤 1 分钟,冻融两次。

(5)放射治疗:表层肿瘤用^{90}Si(锶)或^{32}P(磷)敷贴器直接接触肿瘤,治疗 4～6 次。深层病变用 X 射线或^{60}Co(钴)照射。但放射性白内障、骨发育迟缓等并发症比较严重,不建议使用。

(6)手术适应证:①保守治疗无效且病变较局限者。②肿瘤较大,上睑下垂,遮盖瞳孔,影响视力发育。③反复出血、感染的表层肿瘤控制感染后可切除,多需植皮。④外观畸形影响心理发育。⑤眶深部肿瘤、生长过快,需切除行病理检查。手术需准备输血,多经眼睑或眶缘皮肤切口。较大的肿瘤可适量切除大部分瘤体,避免因切除过多导致外观畸形或功能障碍,残余肿瘤可采用瘤体内皮质激素或平阳霉素注射治疗。

(二)静脉性血管瘤

静脉性血管瘤最常见于青少年时期,是由成熟的静脉血管组成的血管畸形,伴有纤维和脂肪组织,并非真性肿瘤。

1.概述

静脉性血管瘤病因不明,有学者认为是由毛细血管瘤发展而来,即大部分患者的毛细血管瘤在人生长过程中自发消退,约有 25％的患者虽然纤维增生较多,毛细血管退化不全,而发展为较大的静脉,形成血管纤维组织团块。但此血管瘤常为多发,多见于眼睑、头颈部及口腔黏膜下,有病例出生时或出生不久发现肿瘤,因而可能是胎生后期或出生后血管异常增生所形成的错构瘤。

2.诊断

(1)症状:①儿童和青少年时期发病,女多于男。反复眼睑皮下出血史,眼球突出可急剧加重也可逐渐缓解,反复发作。肿瘤表浅时可见结膜下或眶周紫蓝色肿物。身体其他部位的皮下或黏膜下可发生同类病变。②眼球缓慢进展性突出,一般无体位性,肿瘤体积较大或引流血管较粗大时,可有轻微体位性。③肿瘤还可侵犯结膜下及眼睑、额部、颞部皮下,甚至眶周骨质等,出现相应症状。

(2)体征:①眼球突出可突然加重,伴有结膜水肿和充血,皮下或结膜下淤血,是由于瘤内出血或血栓形成的活塞作用所致。可反复出血。②眶周扪及中等硬度或软性肿物,呈紫蓝色,表面光滑,无压痛,低头时肿物体积可轻度增大或无变化。

(3)辅助检查。①超声检查:肿瘤形状不规则,边界不清或不光滑,内回声多少不等,可见多个片状无回声区。探头加压,无回声区缩小或闭锁。约有 1/4 患者可探及静脉石,数量不等,表现为强回声光斑及其后部声影。标准化 A 超可见肿瘤内高低不等的反射波峰间有长短不等的平段,平段表示积血区。彩色超声多普勒可探及静脉血流信号或血流缺如。②CT 扫描:肿瘤形状不规则,边界不清,边缘多不光滑,密度均质或不均质,部分病例可发现数量不等的静脉石,呈圆形高密度影。如有出血,肿瘤与眼球可呈"铸造征"。③MRI 扫描:信号成因复杂,与瘤内出血时间、瘤内液体成分、纤维间质多少有关，T_1加权像、T_2加权像都可呈低、中或高信号，不均质，表现为大小不等的弥漫的泡沫状影，瘤内出血沉淀可显示液平。

(4)鉴别诊断。①静脉曲张：多数成年发病，因导血管明显粗于静脉性血管瘤而得名。特征是端坐时眼球内陷，低头时眼球突出。影像学检查可发现病变加压前、后体积明显不同。②横纹肌肉瘤：静脉性血管瘤瘤内急性出血，需与生长较快的横纹肌肉瘤鉴别，后者行彩色多普勒超声检查可发现分支状动脉频谱。③炎性假瘤：当静脉性血管瘤瘤内急性出血时，眼球突出可突然增加，需要与发生于儿童期的炎性假瘤相鉴别，后者超声为弱回声，内部缺乏管腔状无回声区。彩色超声多普勒均显示丰富的彩色血流和动脉频谱。

3.治疗

(1)手术治疗：此类病变手术相对较困难，根据肿瘤位置和大小决定手术入路。因肿瘤无边界，包膜菲薄，粘连严重，发现肿瘤后应钝性分离，尽量使肿瘤减少破损，注意保护肌肉、神经等正常结构。侵犯眶尖、包绕视神经等重要结构的肿瘤可部分切除。术毕彻底止血，必要时放置引流条，缝合睑裂。

(2)放射治疗：对于不能完全切除的肿瘤可试行 χ 刀或 γ 刀治疗。

(3)保守观察：症状不严重或病变较小者，包绕视神经等重要结构者，可观察随诊，注意避免剧烈活动或外伤。

（张　利）

第三章　眼睑疾病

第一节　眼睑炎症

一、眼睑湿疹

(一)定义及分型

眼睑湿疹有急性和慢性两种。局部皮肤涂抹滴眼液、眼膏或其他不能耐受的刺激性物质时，常呈急性湿疹，是一种过敏性皮肤病。溢泪、慢性泪囊炎、卡他性结膜炎等则可引起慢性湿疹。

(二)诊断

(1)病变部位痒感明显。

(2)急性者初起时，睑皮肤肿胀充血，继而出现疱疹、糜烂、结痂。如有继发感染，则可形成脓疱、溃疡。慢性者，局部皮肤肥厚、粗糙及色素沉着。少数可并发结膜炎和角膜浸润。血液中常有嗜酸粒细胞增多。

(三)治疗

停用有关药物，去除致病因素。局部糜烂、渗液时，采用3%硼酸溶液湿敷。局部丘疹而无渗出时，可外用炉甘石洗剂，已干燥的病变可外用氧化锌糊剂或四环素可的松眼膏。全身口服抗过敏药物，如苯海拉明、氯苯那敏(扑尔敏)、去氯羟嗪(克敏嗪)，静脉推注葡萄糖酸钙。重症患者可加用口服皮质类固醇药物，并对症处理。

二、眼睑带状疱疹

(一)定义

眼睑带状疱疹，为带状疱疹病毒侵犯三叉神经的半月神经节或其第一、第二支，在其分布区域发生伴有炎性的成簇疱疹。各年龄及性别组均可出现，但多见于老人及体弱者。

(二)诊断

起病前常先有发热、疲倦、全身不适、神经痛、畏光、流泪等前驱症状。3天后，三叉神经分布区出现皮肤肿胀、潮红、群集性疱疹。水疱可变干结痂，痂皮脱落后常留下瘢痕及色素沉着。病变区域可留有长期的感觉消失或异常。皮损局限于神经支配区域，不超过鼻部中线为眼睑带状疱疹的最大特征。有时同侧眼的角膜与虹膜也可同时累及。继发感染者,相应部位淋巴结肿大。

（三）治疗

发病初期局部可涂 1％甲紫(龙胆紫)液或氧化锌物剂。也可用 0.1％～0.2％碘苷(疱疹净)液湿敷或 3％阿昔洛韦眼膏涂布。适当休息,给予镇静、止痛剂,以及维生素 B_1 及维生素 B_2。重症患者,为增强抵抗力,可用丙种球蛋白及转移因子。预防继发感染,必要时全身使用抗生素。出现角膜炎、虹膜炎等并发症时,局部应用抗病毒药和散瞳药等。

三、单纯疱疹病毒性睑皮炎

（一）定义

单纯疱疹病毒性睑皮炎由单纯疱疹病毒所引起。这种病毒通常存在于人体内,当身体发热或抵抗力降低时,便趋活跃。因发热性疾病常常可以引起单纯疱疹发生,故又名热性疱疹。

（二）诊断

病变多发生于下睑部位,并与三叉神经眶下支分布范围符合。初发时睑部出现簇状半透明小疱组成的疱疹,约在 1 周内干涸,以后结痂脱落,不留下痕迹,但可复发。发病时有刺痒与烧灼感。如发生在近睑缘部位,亦有可能蔓延到角膜。病变基底刮片,常证实有多核巨细胞。

（三）治疗

(1)局部保持清洁,防止继发感染。涂 1％煌绿乙醇后涂氧化锌糊剂或抗生素软膏,以加速干燥结痂过程。

(2)病变蔓延至角膜,见单纯性角膜疱疹的治疗。

四、眼睑丹毒

（一）定义

丹毒是由溶血性链球菌感染所致的皮肤和皮下组织的急性炎症。面部丹毒常易累及眼睑,累及眼睑时称为眼睑丹毒,上下眼睑均可发病,并向周围组织蔓延。

（二）诊断

眼睑丹毒典型症状为皮肤局部充血(鲜红色)、隆起、质硬,表面光滑,病变边缘与正常皮肤之间分界清楚,周围有小疱疹包围,这是临床诊断的重要特征。眼睑常高度水肿,不能睁开,患部剧烈疼痛和压痛。耳前和颌下淋巴结常肿大,全身伴有高热。在病变过程中,如发现深部组织硬结化,应视为睑脓肿的前驱症状。睑部丹毒除可由面部蔓延而来以外,还可因睑外伤或湿疹继发性感染所致。抵抗力较强的患者,病变可于几天之内自行消退,但大多数情况,不经彻底治疗则病变可迁延数周之久,愈后无免疫力,遇到寒冷或创伤时,在原发灶上易复发。多次复发的结果慢慢会变成睑象皮病。

坏疽性丹毒,是一种较严重的丹毒感染,一般都原发于眼睑部。这种丹毒可在几小时或几天之内引起眼睑深部组织坏死,表面覆盖一层黑色硬痂皮,几周后脱落。

睑部丹毒可通过面部静脉或淋巴组织向眶内或颅内蔓延扩散,造成严重后果。有的病例由于眼球和眼眶组织的破坏而导致视神经炎和视神经萎缩,以致失明。

（三）治疗

(1)局部紫外线照射,同时肌内或静脉注射大剂量青霉素。

(2)卧床休息。

五、睑缘炎

(一)概述

睑缘炎可根据解剖部位而分类:前部睑缘炎主要累及睫毛的基底部,而后部睑缘炎累及睑板腺开口处。传统上,临床将睑缘炎分为葡萄球菌性、脂溢性、睑板腺功能障碍(MGD)或多种因素共存型。葡萄球菌和脂溢性睑缘炎主要累及前部眼睑,可诊断为前部睑缘炎。而睑板腺功能障碍累及后部睑缘。本临床指南涉及了这三种类型的慢性睑缘炎。

各种类型的睑缘炎的症状有相当大的重叠。睑缘炎常导致与之相关的眼表炎症,如结膜炎、功能性泪液缺乏和角膜炎。睑缘炎也可使原有的眼表疾病如过敏和泪液水样层缺乏(干燥性角结膜炎,或 KCS)症状加重。睑缘炎慢性病程、病因不明及与眼表疾病共存的特点使其治疗较为困难。

葡萄球菌性睑缘炎特点为沿睫毛区有鳞屑和结痂形成。慢性炎症可间或发生急性恶化,导致溃疡性睑缘炎发生。还可能发生睫毛脱落并可累及角膜,出现点状角膜上皮缺损、新生血管形成和边缘性角膜浸润。

尽管在正常人群和睑缘炎的患者眼睑中分离出表皮葡萄球菌的阳性率都很高(89%~100%),但是在临床诊断为葡萄球菌性睑缘炎患者的眼睑分离出金黄色葡萄球菌的阳性率更高一些。表皮葡萄球菌和金黄色葡萄球菌均对葡萄球菌性睑缘炎的形成起到一定作用,但作用机制尚很不清楚。有报告说毒素的产生与睑结膜炎有关。然而,也有人发现金黄色葡萄球菌的毒素与疾病之间没有关系。也有免疫机制的相关报道。金黄色葡萄球菌细胞壁成分过敏可使发生睑缘炎。在 40%的慢性睑缘炎的患者中发现了对金黄色葡萄球菌的细胞介导的免疫功能增强,而正常人群则没有增强。在与葡萄球菌性睑缘炎相关的角膜炎发病中认为有细胞介导的免疫机制参与。葡萄球菌抗原自身可通过黏附于角膜上皮中的细菌抗原结合受体而产生炎症反应。

脂溢性睑缘炎的患者前部眼睑有脂性结痂,常在眼眉和头皮处也有脂溢性皮炎。

睑板腺功能失调的睑缘病变特征有皮下和黏膜交接处可见明显的血管,睑板腺口阻塞,睑板腺分泌少或浑浊,睑缘和睑板腺肥厚、粗糙,以及睑板腺囊肿,这些改变可最终致睑板腺萎缩。睑板腺功能障碍的患者还经常同时患玫瑰痤疮或脂溢性皮炎。有文献报道睑板腺功能障碍的患者与正常人相比,其睑板腺分泌物的成分有改变。

(二)流行病学

尽管目前已认识到睑缘炎是最常见的眼部疾病,但其特定人群中的发病率和患病率的流行病学资料尚缺乏。单中心的一个 90 例慢性睑缘炎的研究表明,患者平均年龄为 50 岁。与其他类型的睑缘炎相比,葡萄球菌性睑缘炎患者相对年轻(42 岁),多为女性(80%)。

1.睑缘炎相关情况和病因

有报告称葡萄球菌性睑缘炎中 50%的患者患有干燥性角结膜炎。反之,在一个对 66 名干燥性角结膜炎患者的研究中发现,75%的患者患有葡萄球菌性结膜炎或睑缘炎。泪液缺乏所致局部裂解酶和免疫球蛋白水平的下降可使局部对细菌的抵抗力下降,从而易患葡萄球菌性睑缘炎。

25%~40%的脂溢性睑缘炎和睑板腺功能障碍患者和 37%~52%累及眼部的玫瑰痤疮患者伴有泪液缺乏。这可能由于脂质层缺乏导致泪液蒸发过强及眼表知觉下降所致。慢性睑缘炎患者出现角结膜干燥与泪膜中磷脂水平下降有相关性。玫瑰痤疮与上皮基膜异常和反复角膜上皮糜烂有关。

即使泪液分泌正常,睑板腺功能障碍的患者荧光素泪膜破裂时间也明显变短。这表明睑板腺分泌对维持泪膜的稳定性具有重要意义。各种类型的慢性睑缘炎临床特征之间的重叠,以及各种类型的睑缘炎均和泪液功能障碍有程度不同的联系,突出了睑缘炎和泪液功能障碍之间关系的复杂性,也表明了对有眼部刺激症状主诉的患者进行多种治疗的必要性。

脂溢性睑缘炎和睑板腺功能障碍患者的皮肤病变可能有共同的病因和易感因素。在一项研究中,95％的脂溢性睑缘炎患者同时患有脂溢性皮炎。在患有一种称为原发性(弥漫性)睑板腺炎的睑板腺功能障碍(MGD)的患者中,74％的患者患有脂溢性皮炎,51％的患者患有玫瑰痤疮(酒渣鼻痤疮)。

玫瑰痤疮是一种累及皮肤和眼部的疾病,常见于肤色较淡者。典型的面部皮肤表现为红斑、毛细血管扩张、丘疹、脓肿、皮脂腺突出和酒渣鼻。皮肤较黑的患者较难诊断玫瑰痤疮,是由于较难分辨出扩张的毛细血管和面部充血。玫瑰痤疮常被漏诊,部分原因是毛细血管扩张和面部充血等体征轻微。

异维 A 酸是一种治疗严重囊性痤疮的口服药,也可引起睑缘炎。据报告,23％的患者出现眼部不良反应,其中的 37％表现为睑缘炎、结膜炎或睑板腺炎。口服异维 A 酸剂量为 2 mg/(kg·d)的患者中 43％出现睑缘结膜炎,口服剂量 1 mg/(kg·d)的患者中 20％患睑缘结膜炎。停药后绝大多数的患者病情改善。

角膜接触镜相关的巨乳头性角结膜炎患者发生睑板腺功能障碍的比率明显增加。巨乳头性角结膜炎的严重程度可能与睑板腺功能障碍的严重程度具有相关性。

表 3-1 列出可能产生睑缘炎症导致睑缘炎的病种。

表 3-1　与睑缘炎症有关的其他情况

病因	疾病名称	病因	疾病名称
细菌感染	脓疱病	免疫性疾病	异位性皮炎
	丹毒		接触性皮炎
			多形红斑
病毒感染	单纯疱疹病毒		天疱疮
	传染性软疣		类天疱疮
	带状疱疹病毒		Steven-Johnson 综合征
	乳头瘤状病毒		结缔组织病
	牛痘苗		盘状狼疮
			皮肌炎
寄生虫感染	阴虱		供体-受体疾病
皮肤病	鳞屑病	恶性眼睑肿物	基底细胞癌
	鱼鳞癣		鳞状细胞癌
	剥脱症		皮脂腺癌
	红皮病		黑色素瘤
			卡波氏肉瘤
			杀真菌剂肌炎

续表

病因	疾病名称	病因	疾病名称
良性眼睑肿物	假性上皮细胞瘤样增生	外伤	化学伤
	角化症		热损伤
	鳞状细胞乳头状瘤		放射伤
	皮脂腺增生		机械性损伤
	血管瘤		手术损伤
	化脓性肉芽肿	中毒	药物性中毒

2.自然病史

睑缘炎是一种慢性疾病,可于儿童期发病,间歇性加重和缓解。葡萄球菌性睑缘炎随时间延长可减轻。一项研究表明,葡萄球菌性睑缘炎的患者平均年龄为 42 岁,有短期的眼部症状病史(平均 1.8 年)。患有脂溢性睑缘炎和睑板腺功能障碍的患者总的来说年龄较大一些,眼部症状持续时间相对长一些(6.5～11.6 年)。严重的葡萄球菌性睑缘炎可最终导致睫毛脱落、眼睑瘢痕形成伴有倒睫、角膜瘢痕和新生血管形成。严重的眼部玫瑰痤疮患者可发展成浅层点状上皮病变,角膜新生血管化和瘢痕化。睑缘毛细血管扩张和睑板腺开口狭窄可见于无症状的老年人。

(三)预防和早期发现

适当的治疗和处理可缓解睑缘炎的症状和体征,防止造成永久的组织损害和视力丧失。对于类似睑缘炎表现的癌症,早期诊断和适当治疗可以挽救生命。

(四)诊治过程

1.患者治疗效果评价标准

(1)防止视力丧失。

(2)尽量减少组织损伤。

(3)减轻睑缘炎的症状和体征。

2.诊断

所有的患者应定期对眼部情况作一个眼部综合的医疗评估。对有睑缘炎症状和体征患者的最初评估包括眼部综合医疗评估中的相关方面。睑缘炎的诊断常是基于患者的典型病史和特征性检查所见。辅助检查偶尔也有帮助。

(1)患者病史:在了解患者病史时询问如下问题将有助于获得所需信息。①症状和体征:如眼红,刺激症状、烧灼感、流泪、痒、睫毛根部结痂、睫毛脱落、睫毛黏附、不能耐受角膜接触镜、畏光、瞬目增多,这些症状在晨起时较重。②症状持续时间。③单眼或双眼发病。④加重因素:如吸烟、变应原、风、接触镜、湿度降低、视黄醛、饮食和饮酒等。⑤与全身疾病相关的症状:如玫瑰痤疮、过敏。⑥目前和既往全身和局部用药情况。⑦最近与有感染的患者的接触:如虱病。⑧眼部病史应考虑既往眼睑和眼部手术史,以及放射和化学烧伤的局部外伤史。⑨全身病史应考虑皮肤病如皮疹、玫瑰痤疮、湿疹及用药情况(如异维 A 酸)。

(2)检查:体格检查包括视力测量、外眼检查和裂隙灯检查。

1)外眼检查应在光线好的房间内进行,特别注意以下情况。①皮肤:包括与玫瑰痤疮有关的如酒渣鼻、红斑、毛细血管扩张、丘疹、脓疱、面部皮脂腺肥大、皮炎、皮疹。②眼睑:包括睑缘充血/红斑;睫毛脱落、断裂或乱生;睫毛根部异常堆积物;溃疡;囊泡;过度角化;鳞屑;睑板腺囊肿/睑腺炎;瘢痕形成;眼睑外翻或内翻。

2)裂隙灯活体显微镜检查应注意以下方面。①泪膜:黏液层和脂质层的质量、泡沫形成。②前部睑缘:充血、毛细血管扩张、瘢痕形成、色素变动、角化、溃疡、囊泡、血液渗出物、虱病和肿块。③睫毛:位置不正、方向不正、缺失或断裂、虱卵和化妆品积聚。④眼睑后缘:睑板腺开口异常,如赘生物、后退、增生、阻塞;睑板腺分泌物情况如能否排出、黏稠度、浑浊度、颜色等;新生血管;角化;结节;增厚;结痂。⑤睑结膜:翻开眼睑,睑板腺的外观和腺管扩张和炎症、睑板腺囊肿、充血、瘢痕、角化、乳头/滤泡反应、脂性渗出/浓缩物。⑥球结膜:充血、小泡、荧光素/孟加拉玫瑰红/丽丝胺绿点状着色。⑦角膜:荧光素/孟加拉玫瑰红/丽丝胺绿点状着色、浸润、溃疡和/或瘢痕,新生血管形成包括斑翳、囊泡。

3.诊断性试验

目前尚没有临床特异的睑缘炎的诊断性试验。然而,可对反复前部眼睑伴重度炎症的患者和对治疗反应不佳的患者进行睑缘细菌培养。

在症状明显不对称、治疗无效或睑板腺囊肿单一病灶反复发作且治疗不佳者应行眼睑活检,除外癌症的可能。在怀疑皮脂腺癌取病理前应咨询病理学家,讨论肿瘤可能播散的范围和做冰冻切片。新鲜的组织可能需用特殊的染色如油红-O寻找脂质。

临床症状可帮助区别葡萄球菌、脂溢性和睑板腺功能不良性睑缘炎,总结于表3-2。这些不同种类的睑缘炎的临床症状经常互相重叠,并与干眼症状相似。

表 3-2　睑缘炎分类症状描述

特征	前部眼睑		后部眼睑
	葡萄球菌性	脂溢性	睑板腺功能障碍
睫毛缺损	经常	很少	(一)
睫毛方向不正	经常	很少	病程长时可有
眼睑聚积物	硬痂	油性或脂性	油脂过多,可能为泡沫状
眼睑溃疡*	很少出现严重发作	(一)	(一)
眼睑瘢痕	可能发生	(一)	长期病程也不少见
睑板腺囊肿	很少	很少	偶尔至经常,有时多发
睑腺炎	可能发生	(一)	(一)
结膜	轻至中度充血,可能有小泡	轻度充血	轻至中度充血,睑结膜乳头样反应
泪液缺乏	经常	经常	经常
角膜	下方角膜上皮点状缺损,周边/边缘浸润,瘢痕,新生血管和血管翳变薄,小泡(尤其是4~8点钟)	下方角膜上皮点状缺损	下方角膜上皮点状缺损,浸润,瘢痕形成,新生血管化,斑翳,溃疡
皮肤疾病	异位,很少	脂溢性皮炎	玫瑰痤疮

注:* 也可考虑单纯疱疹病毒;表内(一)表示在该类型的睑缘炎不出现这种特征。

4.治疗

尚无足够的证据可以明确推荐睑缘炎的治疗方案,患者必须明白在很多情况下是不能完全治愈的。下列治疗措施可有一定帮助:①热敷;②注意眼睑卫生;③抗生素;④局部应用糖皮质激素。

睑缘炎患者治疗的第一步是进行眼睑清洁,可有多种方法。一种方法是热敷几分钟来软化结痂粘连和/或加热睑板腺分泌物,然后轻轻按摩眼睑来促进睑板腺的分泌。仅有前部睑缘炎的患者和手灵活性较差的患者可能会忽略按摩。一般在患者方便的时候每天进行一次按摩即可。过多的眼睑按摩反而可能刺激眼睑。然而,有的患者发现每天反复进行热敷有效。有的患者在热敷后轻轻擦去眼睑的分泌物会更好。可使用稀释的婴儿香波或购买到的眼睑清洁棉签轻擦睫毛根部以进行眼睑清洁。有规律地每天或一周数天进行眼部清洁,经常可以缓解慢性睑缘炎的症状。要告知患者需终生注意眼部卫生,如果停止治疗的话,症状可能反复。

对于有金黄色葡萄球菌感染的睑缘炎,局部滴用抗生素(如杆菌肽或红霉素)可每天一次至数次,或睡前应用一次,持续一周至数周。根据病情严重程度不同决定用药的时间和频率。如果睑板腺功能障碍患者的慢性症状经眼部清洁后不能很好控制,可口服四环素。每天多西环素100 mg或四环素1 000 mg,当临床症状减轻(通常需2～4周)时可减量至每天多西环素50 mg或四环素250～500 mg,可根据患者病情的严重程度和对药物的反应停药。用四环素的理由是一些小型的临床试验报告四环素对缓解眼部玫瑰痤疮患者的症状有效,并可提高眼部玫瑰痤疮和睑板腺功能障碍患者的泪膜破裂时间。实验室研究还表明它可以降低表皮葡萄球菌和金黄色葡萄球菌脂酶的产生。四环素及相关药物可引起光敏反应、胃肠不适、阴道炎,在极少的情况下还可引起氮质血症。在大脑假瘤病例中已提示这一点,同时它还可以降低口服避孕药的药效,增强华法林的药效。20 mg缓释多西环素每天2次可减少不良反应。这些药物对孕妇、哺乳期及对四环素有过敏史的人禁用。儿童不宜用四环素,因为可使牙齿着色。可用口服红霉素替代。已有报道四环素和米诺四环素可使巩膜着色并引起结膜囊肿的发生。

短期内局部滴用糖皮质激素可改善眼睑或眼表的炎症,如严重的结膜充血、边缘性角膜炎或滤泡性结膜炎。一般每天数次用于眼睑或眼球表面。一旦炎症得到控制,应停药或减量,然后间断应用以改善患者症状。糖皮质激素应用最小有效剂量,并避免长期应用。应告知患者糖皮质激素的不良反应,包括眼压增高和发生青光眼的可能性。应用部位特异性糖皮质激素,如氯替泼诺,以及眼部穿透性弱的糖皮质激素如氟米龙,可减少这些不良反应。对于维持治疗的方案还有待进一步讨论。由于许多睑缘炎的患者伴有泪液缺乏,在眼部清洁和用药的同时应用人工泪液(每天2次)可改善症状。

对于不典型的睑缘炎或者药物治疗效果不理想的睑缘炎,应重新进行考虑。有结节样肿块、溃疡、大的瘢痕、局限的痂和皮炎鳞屑或急性炎症中间伴黄色的结膜结节提示可能为眼睑肿瘤。基底细胞癌和鳞状细胞癌是最常见的累及眼睑的恶性肿瘤。黑色素瘤和皮脂腺癌是眼睑第二位的恶性肿瘤。皮脂腺癌可能有多发病灶,可由于变形性骨炎样播散表现为严重的结膜炎症而难以诊断。

5.随诊

应告知有轻度睑缘炎的患者如果病情加重应及时复诊。随诊时间间隔应视病情严重程度、治疗方案和伴随疾病因素,如应用糖皮质激素治疗的青光眼患者等因素而定。随访时应注意随访间期的情况、视力测量、外眼检查和裂隙灯检查。如果应用了糖皮质激素治疗,应在数周内了解治疗的效果,测量眼压并了解患者用药的依从性。

6.医疗提供者和环境

睑缘炎的诊断和治疗需要较多的医学技术和经验。非眼科医师检查的睑缘炎的患者若发生如下情况之一应立即转诊至眼科医师:①视力下降;②中或重度疼痛;③严重或慢性眼红;④角膜受累;⑤反复发作;⑥治疗无效。

睑缘炎患者可在门诊进行治疗。

7.咨询/转诊

诊治睑缘炎患者的一个最重要的方面是教育他们认识到该病的慢性病程和反复发作的特性。应告知患者病情常可得到控制,但很少能根治。

六、睑腺炎

(一)定义及分类

睑腺炎又称麦粒肿,是眼睑腺体及睫毛毛囊的急性化脓性炎症。多见于儿童及年轻人。根据发病部位不同,可分为外睑腺炎和内睑腺炎两种。化脓性细菌(以葡萄球菌多见)感染,引起睫毛毛囊皮脂腺或汗腺的急性化脓性炎症,称外睑腺炎;而引起睑板腺急性化脓性炎症的,则称内睑腺炎。

(二)诊断

1.外睑腺炎

睑缘部红、肿、热、痛,触痛明显。近外眦部者常伴有颞侧球结膜水肿。数天后,睫毛根部出现黄脓点,溃破排脓后痊愈。炎症严重者,常伴同侧耳前淋巴结肿大、压痛,或可伴有畏寒、发热等全身症状。

2.内睑腺炎

被局限于睑板腺内,眼睑红肿较轻,但疼痛较甚。眼睑红、肿、热、痛,睑结膜面局限充血、肿胀,2~3天后其中心可见黄脓点。自行穿破,脓液排出后痊愈。

(三)治疗

脓肿形成前,应局部热敷,使用抗生素滴眼液及眼膏。反复发作及伴有全身反应者,可口服抗生素类药物。脓肿成熟时需切开排脓。应注意:外睑腺炎,其皮肤切口方向应与睑缘平行;内睑腺炎,其睑结膜面切口方向须与睑缘垂直。切忌挤压排脓,以免细菌随血流进入海绵窦引起脓性栓塞而危及生命。

七、睑板腺囊肿

(一)定义

睑板腺囊肿是睑板腺排出管阻塞、腺内分泌物滞留,刺激管壁引起的睑板腺无菌性慢性炎性肉芽肿。

(二)诊断

(1)多偶然发现,一般无显著症状。囊肿较大时,可有沉重不适感,部分则有异物感。

(2)单发或多发,上睑尤多。眼睑皮下可扪及圆形、边界清楚、与皮肤不粘连的肿块,无压痛。相应的睑结膜充血,呈紫红或紫蓝色。如有继发感染,则其表现类似睑腺炎。反复发作的老年患者,应警惕睑板腺癌和横纹肌肉瘤之可能。

(3)切开后可见黏稠的灰黄色胶样内容物;符合前两项条件即可诊断睑板腺囊肿,第三项可加强诊断。若切开后内容物不是黏稠的胶样物质,而是脆碎的组织,必须进行病理检查。

(三)治疗

囊肿小者,可不予处理,任其自行吸收或消散。也可局部热敷,或用2%黄氧化汞眼膏涂布并按摩,以促进囊肿吸收。囊肿大者,需手术刮除,睑结膜面的切口方向须与睑缘垂直,彻底清除囊肿内容物并向两侧分离囊膜壁逐渐剥离。

八、睑板腺阻塞

(一)病因

睑板腺阻塞是指睑缘炎、慢性结膜炎或其他原因造成睑板腺排泄管阻塞,分泌物积存日久而钙化。

(二)诊断

(1)患者可有干痒感,有时有异物感。

(2)透过睑结膜可见点状及线条状黄白色凝聚物,日久形成小结石。

(三)治疗

病因治疗的同时可局部应用抗生素眼膏,并按摩。小结石突出于睑结膜面时,可在1%丁卡因表面麻醉后,用尖锐小刀或注射针头剔除。

(张 利)

第二节 睑与睫毛位置异常

正常的眼睑解剖位置,是保持其生理功能,保护眼球安全的重要条件。眼睑在正常情况下应:①与眼球紧密相贴,中间留有潜在的毛细间隙;②睁眼时上睑缘位于瞳孔上缘的适当位置;③上下睑睫毛排列整齐,自然伸展指向前方,不与眼球相接触;④上下睑可紧密闭合。

一、倒睫与乱睫

由于先天畸形、沙眼、眼外伤、化学性烧伤,以及睑腺炎等原因导致的眼睑瘢痕均可形成眼睫毛向后生长(倒睫)或不规则生长(乱睫)。重者均可使睫毛接触眼球,造成眼球损伤。

(一)临床特点

(1)患者可有持续性异物感及流泪,重者伴有疼痛。

(2)倒睫多少不一,检查下睑时,需嘱被检者向下看。

(3)眼部检查可见结膜充血、角膜上皮脱落及角膜缘新生血管,重者可致角膜溃疡,瘢痕形成。

(二)治疗

(1)1～2根倒睫可直接拔出,再次生长可再拔。

(2)少数倒睫若需彻底治疗,可电切倒睫毛囊或手术切除相应部位毛囊。

(3)严重倒睫需手术矫正,方法同睑内翻矫正术。

二、睑内翻

眼睑内翻是指眼睑睑缘向眼球方向内卷,睫毛倒向眼球。

（一）病因和分类

睑内翻根据不同病因可分为 3 类。

1.先天性睑内翻

先天性睑内翻多见于婴幼儿，大多有内眦赘皮共存，以下睑居多，眼缘部眼轮匝肌过度发育或睑板发育不全的肥胖幼儿鼻根部发育欠饱满是睑内翻的主要原因。

2.痉挛性睑内翻

痉挛性睑内翻主要发生在下睑，多由眶隔和下睑皮肤松弛失去牵制眼匝肌的收缩作用，同时缺乏脂肪对眼睑的支持所致。一些老年人因眼结膜、角膜急性炎症刺激，长期眼部包扎，引起眼轮匝肌痉挛收缩也是其病因之一。

3.瘢痕性睑内翻

瘢痕性睑内翻由睑结膜和睑板瘢痕收缩所致，沙眼晚期瘢痕收缩是常见原因，化学烧伤导致的睑内翻近年来有增多的趋势，而结膜天疱疮等也可发生。

（二）临床特点

睑内翻形成的倒睫摩擦角膜表面，轻者仅表现异物感、疼痛、畏光、流泪等，严重者可造成角膜浸润、溃疡、瘢痕、新生血管侵入等并发症，最终视力明显减退甚或失明。

（三）治疗

（1）先天性睑内翻如对眼球无明显损伤，随着年龄增大可以自然消失，不必急于手术。内翻倒睫严重摩擦角膜者影响视力者应尽快手术矫正。

（2）痉挛性眼睑内翻的治疗可局部注射普鲁卡因，然后注射 90% 的无水乙醇 0.2~0.3 mL 可以缓解眼痉挛。切除部分皮肤，剪除部分眼轮匝肌可以减弱其作用。

（3）瘢痕性睑内翻的治疗以手术治疗为主，药物治疗无效。手术方式可以睑板切除矫正上睑内翻。而缝线法则以矫正下睑内翻为主。但选择具体术式原则是以睑内翻的严重程度而定。

三、睑外翻

睑外翻和睑内翻恰好相反，它是睑缘离开眼球，向外翻转。

（一）病因和分类

根据病因不同，临床可将其分为以下几类。

（1）痉挛性睑外翻是由于眶部眼轮匝肌痉挛性收缩，上睑板上缘，下睑板下缘受到压力引起外翻，多见于儿童和青少年，以重度眼球突出、结膜炎、角膜炎及结膜水肿者易发生。

（2）老年性睑外翻仅发生在下睑，因老年人的下睑皮肤松弛，眼轮匝肌松弛失去弹性，加上重力因素而发生睑外翻。如有溢泪，患者不断擦拭眼泪，可加重眼睑外翻。

（3）麻痹性睑外翻和老年性睑外翻一样仅限于下睑。多由于神经麻痹，眼轮匝肌收缩功能丧失，因下睑本身的重量而发生下垂，造成眼睑外翻。

（4）瘢痕性睑外翻临床上十分常见，多数由化学物质烧伤、热烧伤、创伤、眼眶骨髓炎等疾病所形成的皮肤瘢痕性收缩引起。

（5）先天性睑外翻极为少见，多伴有其他眼部异常。

（二）临床特点

（1）轻者只是睑缘离开眼球，不紧密接触稍向外倾。

（2）重者可使睑缘或眼睑部分或全部外翻。

（3）由于眼睑外翻，泪液不能由泪小点排出。引起溢泪。

（4）外翻的结膜长期暴露在空气中，失去泪液的湿润，暴露的结膜充血，肥厚干燥。

（5）眼睑长期外翻可引起眼闭合不全，使角膜失去保护，角膜上皮干燥脱落，造成暴露性角膜炎和角膜溃疡，如治疗不及时可导致失明。

（三）治疗

（1）对痉挛性睑外翻以治疗原发病为主。

（2）麻痹性睑外翻关键是治疗好原发病。

（3）老年性睑外翻可以手术矫正，以缩短睑缘为主。

（4）瘢痕性睑外翻手术治疗比较复杂。轻的睑外翻可以做 V-Y 成形术，以松解瘢痕，让眼睑缘复位；严重的睑外翻，如化学或铁水烧伤引起者，必须使用大面积游离植皮术，才能使眼睑缘彻底复位。

（5）先天性睑外翻少数可于出生后数周内消失，多数需手术治疗。

（张　利）

第三节　眼睑闭合不全

正常的人，眼睑可以自由关闭，以保护角膜，特别是在晚上睡觉时，眼睑始终是闭合的。当眼睑不能完全闭合，使部分眼球暴露于睑裂之外者称眼睑闭合不全，亦称兔眼症。

一、病因

引起眼睑闭合不全的原因如下。

（1）凡是有眼睑外翻的患者都有闭合不全。

（2）面神经引起的面瘫，造成下眼睑松弛下坠，患面瘫的患者除眼睑闭合不全，还有口角歪斜，咀嚼功能障碍等症状。

（3）眼球突出，如大眼球、葡萄肿、眼眶内肿痛、眼眶蜂窝织炎等。

（4）Graves 病，此类患者多因眼眶内组织增生，眼眶内压力增加，使眼球向前移位，造成眼睑不能闭合。

（5）昏迷衰竭的患者，眼眶匝肌功能性减弱，也可造成眼睑闭合不全。

（6）生理性闭合不全，有一些正常人晚上睡觉时可以睁开眼睛睡觉，这类人是眼轮匝肌功能欠佳的表现，但对眼球无大碍，因晚上睡觉时，眼球是上转的（称 Bell 现象）。

（7）先天性眼睑缺损，上睑下垂矫正术后也可造成眼睑闭合不全。

二、临床特点

眼睑闭合不全对眼球的危害极大，分为以下几种情况。

（1）造成角膜干燥，形成暴露性角膜炎。角膜上皮脱落，形成溃疡和瘢痕，严重影响视力。

（2）使泪小点不能接触泪湖，破坏眼球与眼睑之间正常的毛细管虹吸作用，引起一定程度的溢泪。

（3）可以明显影响患者的美观。

三、治疗

（1）首先要去除病因，尽快恢复眼睑闭合功能，以保护眼球免受空气、尘埃及异物的侵犯。

（2）保持眼球湿润，避免结膜、角膜干燥，维持眼的正常视功能。

（3）对面神经麻痹，组织缺损的患者应尽早进行手术矫正。

（4）对眼球突出的疾病（如 Graves 病）引起的恶性突眼，应尽早做提上睑肌延长，苗勒氏肌切除手术，必要时可做眼眶减压或眼睑缘缝合术。

（5）暂时无条件进行手术的患者，应用眼膏、眼药水滴眼，或制造"湿房"以保护角膜。

（张　利）

第四节　上　睑　下　垂

眼睑能不停地关闭与睁开是依赖眼睑深部的受动眼神经支配的提上睑肌，以及受交感神经支配的 Müller 平滑肌来共同完成的。当提上睑肌和 Müller 平滑肌功能不全或丧失，可使上睑呈部分或全部下垂。轻者遮盖部分瞳孔，严重时可将全部瞳孔遮盖，不但影响视力和美观，长此以往还会造成遮盖性弱视。有上睑下垂的儿童，常紧缩额肌借以抬高上睑缘的位置，露出瞳孔，克服视力障碍。结果造成额部皮纹加深，眉毛抬高，以小老头的面貌出现；双侧眼睑下垂的儿童，为了增加视野范围，常有头部后仰视物的特殊姿态。上睑下垂可以是单侧或双侧，也可以是先天性或后天性，病因复杂。

一、先天性上睑下垂

主要原因是提上睑肌或动眼神经发育不全所致，单纯上睑下垂仅提上睑肌发育不全，占上睑下垂的大多数。少数因动眼神经核发育不全，除上睑下垂外，还有眼球上转动能受限，给上睑下垂手术治疗带来困难。有一定遗传性，可为显性或隐性遗传。

（1）单纯性上睑下垂：一般为双侧性，但也有单侧性。由于提上睑肌与上直肌在发育过程中密切相关，因此部分患者伴有眼球上转功能受限。

（2）上睑下垂合并内眦赘皮、小睑裂、鼻梁低平：如睑裂狭小综合征。

（3）Marcus-Gunn 综合征：多为单侧。当咀嚼或下颌向健侧移动时，下垂上眼睑可上提，眼睛可睁大。原因不清，可能为三叉神经翼外神经部分与提上睑肌神经核有额外联系，或三叉神经与动眼神经周围发生运动支联系有关。

（4）上睑下垂伴其他眼外肌：如下斜肌麻痹或动眼神经麻痹。

二、后天性上睑下垂

该病可能为眼睑本身的疾病，全身性或者神经系统疾病。

（一）机械性上睑下垂

机械性上睑下垂为眼睑本身病变。如重症沙眼、眼睑外伤、眼睑肿瘤及炎性水肿等。

（二）肌源性上睑下垂

肌源性上睑下垂多见于进行性眼外肌麻痹或重症肌无力。进行性眼外肌麻痹多为双侧,常伴其他眼外肌麻痹。重症肌无力新斯的明局部注射后症状缓解可明确诊断。

（三）神经源性上睑下垂

动眼神经核、大脑皮质或交感神经麻痹如 Horner 综合征,除外上睑下垂外,多伴有相应的支配区域运动障碍。

（四）假性上睑下垂

眼睑结构变化如眼球摘除术后、小眼球、眼球萎缩、眼球内陷及老年人眶脂肪萎缩等,这些疾病患者缺乏对上睑正常支持而引起下垂。

（五）全身疾病所引起上睑下垂

该病可见于甲状腺功能减退及部分糖尿病患者。

三、上睑下垂治疗

该治疗对先天性单纯性上睑下垂者手术矫正效果较好;对后天性单纯性上睑下垂者应针对病因治疗,不宜盲目手术。对动眼神经核发育不良,同时有眼球转动障碍者不宜手术,因手术难度大,术后易发生复视,给生活带来影响。

（一）上睑下垂程度分类

1.根据下垂量

正常:上睑缘位于上角膜缘下 1～2 mm。

轻度:上睑缘遮住瞳孔 1/3(1～2 mm)。

中度:上睑缘遮住瞳孔 1/2(2～3 mm)。

重度:上睑缘遮住瞳孔 2/3(3～4 mm)。

2.以睑裂高度判断肌力

正常:睑裂高度为 13～16 mm。

轻度:睑裂高度为 7～10 mm。

中度:睑裂高度为 4～7 mm。

重度:睑裂高度为 0～3 mm。

（二）手术时机的选择

1.先天性重度上睑下垂

先天性重度上睑下垂可于 1 岁以后手术矫正,但最迟不宜超过 3～5 岁。对于小儿的重度上睑下垂,上睑遮住瞳孔容易造成弱视,或形成皱额、耸眉、头部后仰等特殊姿势,一旦养成很难矫正,应该尽早给予手术,一般选择在 3 岁左右手术为好。因为 3 岁以前小儿各部分组织尚未发育完全,容易导致手术失败,针对这种儿童,可先选择额肌悬吊将瞳孔露出,使患儿能正常视物,待患儿年龄到学龄期时再选择提上睑肌缩短或额肌瓣矫正术。

2.先天性中或轻度上睑下垂

若无弱视,可以接受局麻手术;若合并弱视,则宜于学龄前行手术矫正。

3.Marcus-Gunn 综合征

由于可能自行减弱,所以可于青春期后手术治疗;若合并弱视则于学龄前矫正。

4.外伤

可待患者病情稳定 1 年以后手术矫正。

5.重症肌无力和麻痹性上睑下垂

手术时机一般至少应该药物治疗 1 年,再观察半年,如实无恢复肌力的可能,才能选择手术治疗方式。

(三)手术方式的选择

上睑下垂矫正手术可以分为 3 类。

(1)加强提上睑肌功能使眼睑抬高,达到矫正的目的。提上睑肌缩短徙前术。提上睑肌缩短徙前术的优点在于它未破坏眼睑和眼肌的解剖位置,手术后眼睑处于自然位置,双眼容易对称,睑裂高度容易调整,术后眼睑闭合较好,不容易发生暴露性角膜炎。但是这种手术要求提上睑肌必须有一定的肌力,无肌力者手术效果欠佳。其式式包括:①提上睑肌腱膜折叠加节制韧带悬吊术;②提上睑肌腱膜复位术;③提上睑肌缩短＋前徙术。

一般情况:缩短 5 mm,矫正 1 mm,前徙 1 mm,矫正 1 mm。

特殊情况如下。

重度:缩短 6 mm,矫正 1 mm。

中度:缩短 5 mm,矫正 1 mm。

轻度:缩短 4 mm,矫正 1 mm。

睑板:切除 1 mm,增加 5 mm 肌肉缩短量。

(2)借助额肌和上直肌的牵引力量,提高眼睑。但这类手术的缺点是不合乎解剖生理要求,它是用尼龙线或阔筋膜将眼睑直线向上牵拉,与提上睑肌作用方向不一致,所以术后在最初阶段有闭合不全,形态也欠满意。对于提上睑肌没有肌力的重度上睑下垂,此类手术还是有效的。对于用上直肌的力量带动眼睑上抬的手术,目前已很少用,因容易产生复视,给患者生活带来不便,还会造成不必要的医疗纠纷。其式式如下:①额肌悬吊术,双方形和 W 形缝线悬吊术,适用于小儿过渡期手术。②额肌腱膜瓣悬吊术,额肌有力者、重度上睑下垂。③阔筋膜及异体巩膜悬吊术,重度上睑下垂,提上睑肌缺失或无力,外伤所致提上睑肌撕裂。

(3)增强 Müller 肌力量:经典术式为睑板-结膜-Müller 肌切除术。通过缩短 Müller 肌增强其力量以提高上睑。该术式仅适用于轻度上睑下垂,腱膜性上睑下垂及 Horner 综合征等患者。

(四)术后并发症

上睑下垂矫正的并发症比较多,常见的有:①术后矫正过度或矫正不足;②3 个月以前多有闭合不足,暴露性角膜炎;③双眼双重睑高度不一样,瞬目反射迟缓;④眼睑弧度有一定畸形,使双重睑高度产生双眼不对称眼球上转不协调等情况。根据不同情况做相应处理,同时应在术前给患者解释清楚,在医疗上与患者沟通思想,达到相互理解的目的。

(张 利)

第五节　眼睑充血、出血与水肿

一、眼睑充血

眼睑充血可因眼睑皮肤的炎症、睑腺炎症、睑周围组织炎症的蔓延、虫咬、化学物质刺激、物理性刺激,如热、辐射等均可造成。睑缘充血为睑缘炎、屈光不正、眼疲劳、卫生条件差等均可引起。充血一般为亮鲜红色。

暗红色的充血为血液回流障碍,凡是血液回流障碍的疾病均可引起,常同时伴有眼睑水肿。

治疗:根据发病的原因治疗。

二、眼睑出血

造成眼睑出血的全身原因如咳嗽、便秘、高血压动脉硬化、败血症、有出血素质者、胸部挤压伤等,一般出血较局限。

局部原因造成的眼睑出血多为外伤,可以是眼睑直接外伤引起,也可以是眼眶、鼻外伤或颅底骨折引起,出血渗透到眼睑皮下,可以沿着皮下疏松的组织向四周蔓延,一直跨过鼻梁侵入对侧眼睑。严重的是颅底骨折所致的出血一般沿着眶骨底部向鼻侧结膜下和眼睑组织渗透,多发生在受伤后的数天。眶顶骨折所致的出血沿提上睑肌进入上睑,眶尖骨折沿外直肌扩散,眶底骨折出血进入下睑。

随血量的多少,出血可为鲜红色、暗红色、紫红色或黑红色。

治疗方法:①少量浅层出血无须治疗,数天后可自行吸收。②出血多时,于当时立即做冷敷以停止出血,同时可使用止血药物,如酚磺乙胺、维生素 K、氨甲苯酸、三七粉或云南白药等。数天后不再出血时可做热敷促进吸收。③用压迫绷带包扎。④有眶顶、眶尖、颅底骨折需请神经外科会诊,治疗。

三、眼睑水肿

眼睑水肿是眼睑皮下组织中有液体潴留,表现为皮肤紧张、光亮感。

(一)炎性水肿

炎性水肿为局部原因,眼睑炎症或附近组织炎症如眼睑疖肿、睑腺炎、睑皮肤炎、泪囊炎、眼眶蜂窝织炎、丹毒、严重的急性结膜炎、鼻窦炎等。眼睑皮肤肿、红、局部温度升高,有时有压痛,可伴有淋巴结肿大,严重者全身畏寒、发热。

(二)非炎性水肿

非炎性水肿为血液或淋巴液回流受阻。局部原因见眶内肿物。全身病见于心、肾病、贫血,非炎性者皮肤色为苍白。

均应根据病因进行治疗。

（张　利）

第四章　泪器疾病

第一节　先天性泪器异常

先天性泪器异常主要是指胚胎发育过程中胎儿受到某些因素影响,泪器发育异常和功能异常。先天性泪器异常主要包括先天性泪腺异常和先天性泪道异常,有些患者同时伴有隐眼畸形、先天性无结膜、上睑下垂、内眦赘皮等眼部异常和全身其他器官的先天异常。

一、临床表现

(一)泪腺缺如

出生后无眼泪、畏光、结膜干燥、角膜混浊等。病理检查见眼眶外上方穹隆部结膜上皮轻度向内生长,此处未分化为泪腺。

(二)泪腺瘘管

常开口于上眼睑外上方,相当于睑板上缘处。周围皮肤长有一圈睫毛样毛发。瘘孔周围皮肤受瘘孔排出泪液的刺激而发生糜烂。如有继发感染可形成脓瘘。

(三)泪腺囊肿

由于泪腺无导管开口于上穹隆,使眶外缘下可扪及波动性张力大的肿物,长期可引起眼睑肿胀,上睑下垂,眼球突出等。

(四)泪点和泪小管缺如或闭锁

泪点很小或完全缺如,或被结膜上皮覆盖而只呈一个凹坑。多伴有溢泪。

(五)多发泪点和泪小管

正常泪点位置出现两个或两个以上泪点。这些泪点有的各通一个泪小管,有的共通一个泪小管,有的只是一个盲端。一般无症状。

(六)泪囊和鼻泪管闭锁

在临床上较常见,阻塞多在下口,阻塞后流泪分泌物多形成黏液囊肿或有脓性分泌物形成新生儿泪囊炎。

(七)泪囊瘘

瘘孔位于内眦韧带偏下方处,有清黏液流出,有时也可保持干燥,冲洗泪道可发现有液体从瘘口溢出,偶可引起泪道狭窄或堵塞。

二、诊断

(1)多为 1 岁以内的婴幼儿。

(2)有溢泪或无泪症状,有眼局部皮肤湿疹和继发感染,结膜干燥等。

(3)根据发现的泪腺或泪点异常的表现,可以诊断。

三、鉴别诊断

(一)后天的泪点、泪小管狭窄或阻塞等泪道疾病

在出生后并没有发现。

(二)慢性泪囊炎、泪腺肿物等

根据发生时间可以鉴别。

四、治疗

(一)先天性无泪者

治疗原发病,同时对症治疗,如眼部滴用人工泪液,保持眼表面湿润。

(二)泪腺瘘

将瘘管移植到结膜囊穹隆部,或将瘘管和与之相连的部分泪腺切除。

(三)泪腺囊肿

可手术切除。

(四)先天无泪点

单纯的泪点狭窄或闭锁可使用泪点扩张器将泪点穿通扩大,若无效则可做泪点切开成形手术或植入支撑管 3～6 个月;泪点外翻和异位可通过手术矫正。

(五)先天无泪小管

可行结膜泪囊造口术。泪小管狭窄阻塞可在泪点扩大后使用泪道探针探通,植入支撑管3～6 个月。

(六)多个泪点和泪小管

无症状时可不治疗。

(七)泪囊和鼻泪管闭锁

首先保守治疗,滴用抗生素滴眼液,每天 4～5 次,每天多次向下按摩泪囊区,冲洗泪道。无效者用较细的泪道探针探通。必要时行泪囊鼻腔吻合手术或植入泪道再通管治疗。

（王　楠）

第二节　泪　腺　病

一、急性泪腺炎

(一)概述

急性泪腺炎是泪腺的急性炎症,最常见的病原体为金黄色葡萄球菌或肺炎链球菌,也可见于

某些病毒。病原体可以来自周围组织的化脓性炎症直接扩散,也可从远处化脓性病灶血行转移而来。儿童急性泪腺炎常并发麻疹、流行性腮腺炎、感染性单核细胞增多症及流行性感冒等传染病。

(二)临床表现

(1)多单侧急性发病,常见于儿童及青年,上睑颞侧泪腺区红肿、疼痛,有流泪或脓性分泌物。

(2)眶外上方局部肿胀、触痛,上眼睑呈 S 形弯曲,皮肤红肿,呈现炎性上睑下垂。眼球向下、内方移位,运动受限。

(3)同侧耳前淋巴结肿大,可有发热、头痛等全身不适症状。

(4)CT 检查显示泪腺扩大,边缘不规则,但不累及鼻窦、眶组织及周围骨壁。

(三)诊断

(1)典型的临床表现可诊断。

(2)血常规化验进行白细胞计数和分类,分泌物涂片及细菌培养。

(3)眼球突出、运动受限或怀疑泪腺肿物的患者,行 CT 检查以除外泪腺肿物。

(四)鉴别诊断

1.睑腺炎

位于上睑颞侧的睑腺炎易与急性泪腺炎混淆。睑腺炎可触及上睑皮下结节,局部明显的局限性触痛。无发热等全身症状,白细胞计数正常。

2.眼眶蜂窝织炎

眼球突出,运动障碍,眼睑红肿,球结膜水肿明显。

3.急性结膜炎

该病多为双眼发病,上下睑结膜可见乳头滤泡形成,睑结膜充血,有黏稠的分泌物。

4.眼眶炎性假瘤

眼球突出,向下移位,运动受限。无发热,白细胞计数正常,但嗜酸性粒细胞计数升高。对抗生素治疗不敏感,全身应用糖皮质激素后症状明显改善。

5.泪腺恶性肿瘤

眼球向前下方移位,眼球突出,运动受限。可于泪腺区触及中等硬度的肿物。CT 或 MRI 检查可显示肿物。

(五)治疗

1.细菌感染

(1)全身应用敏感抗生素,轻度患者可口服青霉素类或头孢类抗生素,中重度患者、伴有发热等症状的,应选用头孢类抗生素静脉注射治疗。根据细菌培养及药物敏感性试验调整用药,抗生素需要完成 7～14 天的疗程。

(2)局部应用抗生素滴眼液及眼膏。

(3)如果发生脓肿,需要切开引流。睑部泪腺炎采用上睑外侧皮肤切口,眶部泪腺炎从上穹隆外侧结膜切开排脓。

2.病毒感染

(1)全身及局部使用抗病毒药物及镇痛药物治疗。

(2)冷敷。

二、慢性泪腺炎

（一）概述

慢性泪腺炎可由急性泪腺炎发展而来，也可由邻近组织炎症扩散而发生，是一种病程缓慢的增殖性炎症，多为双侧发生。多数见于良性的淋巴细胞浸润、淋巴瘤、白血病或结核等。双侧泪腺肿大伴有腮腺肿大，有结核、白血病、淋巴瘤等全身病的，称为 Mikulicz 综合征。

（二）临床表现

（1）双侧发病，病情进展缓慢。

（2）眼睑外上侧可触及质硬肿物，可移动无压痛。伴有轻度上睑下垂。

（3）眼球向鼻下方移位，向外上方转动受限，可出现复视。但眼球突出少见。

（三）诊断

（1）双侧泪腺部肿物，上睑下垂，眼球运动受限。

（2）全身伴有结核、梅毒等病史。

（3）X 线检查泪腺区钙化液化等病灶，活组织检查可明确诊断。

（四）鉴别诊断

1.甲状腺相关性眼病

可有眼球突出、泪腺肿大等表现，大多有甲状腺功能的改变。

2.泪腺肿瘤

眼球突出，向鼻下方移位，部分患者可有疼痛。泪腺部可触及肿物。但泪腺肿瘤多为单侧，影像学检查可示肿物，予以鉴别。

（五）治疗

（1）针对病因进行治疗，首先药物治疗原发病。

（2）可做泪腺组织活检确定病变性质，如为良性淋巴上皮病变或泪腺肉样瘤病者可用皮质类固醇全身治疗。

（3）药物治疗无效者可考虑手术切除泪腺。

（王　楠）

第三节　泪　道　病

一、泪道阻塞

先天因素、创伤、烧伤、炎症粘连、异物、肿瘤或手术后瘢痕等均可造成泪道阻塞，可发生于泪点、泪小管、泪囊、鼻泪管等部位。

（一）临床表现

（1）流泪，由于流泪可造成内眦部皮肤潮红、粗糙，甚至出血糜烂。

（2）常伴有慢性结膜炎、湿疹性皮炎、下睑外翻。

（3）泪道冲洗不通或不畅，冲洗液反流，一般无泌物。

(4)泪道造影泪道完全不显影,或节段性显影,可发现堵塞部位。

(二)诊断

根据临床表现及冲洗泪道的结果,可以明确诊断。

(三)鉴别诊断

1.泪小管炎

流泪,眼红,结膜囊多量分泌物,泪道冲洗多通畅,泪点充血,肿胀。轻压泪小管处,有黏液脓性分泌物或颗粒状分泌物自泪点溢出。

2.慢性泪囊炎

流泪,压迫泪囊区有较多黏液脓性分泌物自泪点溢出。

3.泪道肿物

可触及肿物。

4.泪道周围组织结膜睑缘等炎症

有炎症的表现。

(四)治疗

1.泪点阻塞

可用泪点扩张器反复扩大泪点。若无效可行泪点切开成形术。

2.泪小管阻塞

先滴用抗生素滴眼液后用泪道探针探通,开始时可用较细探针,以后逐渐使用粗的探针,直到泪小管通畅。亦可采用泪道激光探通术。必要时泪小管内留置塑料管支撑,保留 3～6 个月。

3.泪囊鼻泪管狭窄阻塞

在滴用抗生素滴眼液后用泪道探针探通,开始时可用较细探针,以后逐渐使用粗的探针,直到泪管通畅。或采用激光泪道疏通术治疗。如仍无效可再次激光治疗疏通,通畅后留置硅胶管 3～6 个月。

二、泪小管炎

(一)概述

泪小管炎是由沙眼衣原体、放线菌、白色念珠菌或曲霉菌感染引起的慢性炎症。可由结膜炎或泪囊炎感染泪小管所致,常与泪囊炎合并存在。

(二)临床表现

(1)下泪小管多见,常合并结膜炎或泪囊炎。

(2)眼红、溢泪、有分泌物,上下睑鼻侧轻触痛。

(3)泪小点发红、肿胀,周围皮肤发红。

(4)压迫泪囊区,有黏液性分泌物自泪小点溢出。

(5)早期冲洗泪小管可通畅,晚期表现为泪小管阻塞。

(三)诊断

(1)眼红、溢泪病史,合并结膜炎或泪囊炎。

(2)泪小点红肿,压迫泪囊有分泌物。

(3)分泌物涂片或培养有助于致病微生物的确诊。

(四)鉴别诊断

1.急性泪囊炎

急性发病,泪囊区明显红肿,触痛。红肿及疼痛程度较泪小管炎显著,可伴有全身症状。

2.鼻泪管阻塞

溢泪明显,泪小管及周围皮肤没有红肿及触痛表现。

3.结膜炎

结膜炎可有眼红及流泪表现,查体可见睑结膜乳头及滤泡形成,泪小点无红肿表现,压迫泪囊区无分泌物溢出。

(五)治疗

(1)去除阻塞的凝结物,早期可采用冲洗法,必要时行泪小管切开排出脓液。

(2)抗生素滴眼液彻底冲洗泪道,真菌感染者可使用1:20 000的制霉菌素溶液冲洗。

(3)根据致病菌,使用敏感的滴眼液局部治疗。

三、急性泪囊炎

(一)概述

急性泪囊炎由毒力较强的金黄色葡萄球菌或β溶血性链球菌或白色念珠菌引起,多为慢性泪囊炎的急性发作,也可直接发生。新生儿泪囊炎的致病菌多为流感嗜血杆菌,发展迅速,易演变为眼眶蜂窝织炎。

(二)临床表现

(1)起病急,患眼充血、溢泪,有脓性分泌物。

(2)泪囊区红、肿、热、痛,可波及眼睑结膜及面颊。轻压泪囊区可见同侧泪小点有分泌物溢出。

(3)颌下及耳前淋巴结肿大,全身可伴有发热。

(4)数天后红肿局限,形成脓肿,破溃后脓液排出,炎症减轻,局部可形成泪囊瘘管,经久不愈。

(5)感染未控制者,可演变为眼眶蜂窝织炎,甚至脓毒血症导致死亡。

(三)诊断

(1)慢性泪囊炎病史,突然发病。眼红、溢泪、脓性分泌物。

(2)泪囊区有红、肿、热、痛等急性炎症表现。

(3)伴有发热等全身表现,外周血中性粒细胞升高。

(4)分泌物涂片和培养以明确致病菌。

(四)鉴别诊断

1.急性筛窦炎

鼻骨表面疼痛、肿胀,患者前额部头痛,鼻塞,常有发热。

2.急性额窦炎

急性额窦炎累及上睑,前额部触痛,泪囊区无急性炎症表现,挤压泪囊无分泌物溢出。

(五)治疗

(1)控制感染,全身应用抗生素。对于病情较轻者,可给予青霉素类或头孢类抗生素口服,中重症伴有发热的患者需给予头孢类抗生素静脉注射。

（2）局部滴用抗生素滴眼液。

（3）脓肿出现波动感时，切开排脓，放置引流条。

（4）炎症局限后，可行局部微波理疗，慢性泪囊炎的患者行鼻腔泪囊吻合术。

（5）急性期忌行泪道冲洗或泪道探通，以免引起炎症扩散。

四、慢性泪囊炎

（一）概述

慢性泪囊炎是由于鼻泪管下端阻塞，导致泪囊内分泌物滞留，伴发感染而致泪囊慢性炎症。常见致病菌为肺炎链球菌、链球菌、葡萄球菌等。

（二）临床表现

（1）中老年女性多见，泪溢，黏液或脓性分泌物由泪小点溢出。

（2）挤压泪囊区有分泌物由泪小点溢出，泪囊可有轻度肿胀，可伴有压痛。

（3）冲洗泪道不通畅，分泌物由原泪点反流或下冲上返，加压后不通，有黏液或脓性分泌物冲出。

（4）长期溢泪可引起下睑皮肤潮红、湿疹。

（5）伴有结膜炎，若角膜受损可导致角膜炎，甚至角膜溃疡。

（三）诊断

（1）中老年女性，泪溢。

（2）挤压泪囊及冲洗泪道检查，泪道阻塞，有分泌物。

（3）泪囊碘油造影了解泪囊大小及阻塞部位。

（四）鉴别诊断

1.泪小管阻塞

患者泪溢，无黏液脓性分泌物溢出。碘油造影可明确阻塞部位。

2.泪囊肿物

可触及实性肿物，可伴有血性分泌物，影像学检查可发现肿物。

（五）治疗

（1）局部滴用抗生素滴眼液，滴药前挤压泪囊挤出分泌物。

（2）可用生理盐水加抗生素滴眼液冲洗泪道，每周1～2次，但疗效不确切。

（3）经系统治疗，泪囊无脓一周后，可冲洗泪囊后用泪道探针行泪道探通术，或激光泪道疏通术进行治疗。

（4）治疗无效时，可采用鼻腔泪囊吻合术或鼻内镜下鼻腔泪囊造口术。术前需进行详细的鼻腔检查，明确在鼻中隔和鼻甲之间是否有足够的引流空间。若患者高龄或鼻腔泪囊吻合术手术禁忌，可行泪囊摘除术。

（5）泪道内镜直视下，泪道激光或环钻术可以直接探查阻塞部位及判断病变性质，直视下行泪道激光或环钻并配合泪道插管，可取得较好效果。

（6）内眼手术前必须冲洗泪道，如合并慢性泪囊炎，必须先予以治疗，以免内眼手术后引起眼内化脓性感染。

五、新生儿泪囊炎

(一)概述

新生儿泪囊炎是由于鼻泪管下端的胚胎残膜没有退化,阻塞鼻泪管下端,泪液和细菌潴留在泪囊内,引起继发性感染所致。有2%~4%的足月产婴儿可能有残膜阻塞,但绝大多数在生后4~6周内残膜萎缩,泪道通畅。因骨性鼻泪管发育不良、狭窄所致者较为少见。

(二)临床表现

婴儿出生后即可发现患眼溢泪,伴有分泌物,有的泪囊部有肿块,压迫泪囊区可有黏液或脓性分泌物自泪小点溢出。

(三)诊断

(1)生后出现患眼泪溢,伴有黏液或脓性分泌物。

(2)泪道冲洗示泪道阻塞,有分泌物被冲出。

(四)鉴别诊断

淋病奈瑟菌结膜炎:新生儿可通过母亲产道感染。生后2~3天发病,双眼流泪,大量黄色脓性分泌物。眼睑水肿、结膜充血可并发角膜溃疡及眼内炎。

(五)治疗

(1)局部按摩半岁内患儿可先行局部按摩(手指有规律地由泪囊向下按摩数次),挤出脓液后滴抗生素滴眼液,坚持数周,多能促使鼻泪管开放。

(2)按摩及抗生素滴眼液治疗6个月后仍无效,可行泪道探通术。

(王 楠)

第四节 泪器肿瘤

一、泪腺多形性腺瘤

(一)概述

泪腺多形性腺瘤是由上皮和间质构成的良性肿瘤,是最常见的泪腺上皮性肿瘤。

(二)临床表现

(1)多见于青壮年,单侧发病,病程长,生长缓慢。

(2)单眼进行性眼球突出,向下移位,向颞上方转动受限,患眼轻度上睑下垂。

(3)眶外上方可触及质硬肿物,无触痛,不能推动。

(4)少数患者由于肿物压迫眼球,出现散光,甚至出现视网膜水肿等表现而致视力下降及复视。

(5)X线显示眶腔扩大或泪腺向外上方膨隆,边界清晰。CT显示泪腺窝内圆形或类圆形高密度影,界清,光滑,内密度基本均质。骨壁可有压迫性骨凹陷及泪腺窝扩大。B超显示眶外上方圆形或类圆形占位,边界清晰,中等或强回声,无可压缩性。

（三）诊断

（1）病程进展缓慢，无痛。

（2）单侧泪腺区肿物，眼球突出，运动障碍。

（3）影像学检查显示肿物。

（4）病理学检查可见分化的上皮细胞构成的大量双层管状结构及形态各异的片状、条索状和乳头状上皮细胞巢，间质分化区可见大量的星形、梭形细胞和透明样、黏液样、假性软骨、钙化及骨组织结构。

（四）鉴别诊断

1.慢性泪腺炎

眼睑肿胀、疼痛，X线检查可见泪腺区钙化液化等病灶。

2.泪腺囊肿

泪腺囊肿多为外上方穹隆结膜的波动性肿物，质软，无压痛。B超可显示囊性病变，CT可见病变内密度低，包膜密度高，无增强现象。

3.泪腺脱垂

上睑外侧皮肤饱满，轻度上睑下垂。颞上眶缘下皮下可触及分叶状可移动的肿物，可用手还纳到泪腺窝，松手后又自行脱出。

（五）治疗

（1）无明显眼球突出和眼球运动障碍、视力无影响的，可密切观察。

（2）有明显临床症状的，需要完整切除肿瘤并做病理学检查。如有复发，可根据病情行扩大的局部切除、部分眶内容或全眶内容摘除术。

（六）预后

如手术切除彻底，预后良好。术后复发多见于术前穿刺或活检、术中肿瘤囊膜破裂或手术切除不彻底所致。复发次数与恶变机会呈正比。

二、泪腺多形性腺癌

（一）概述

泪腺多形性腺癌也称恶性混合瘤，临床表现类似泪腺多形性腺瘤，组织学上具有良性和恶性两种特征。

（二）临床表现

（1）多见于青壮年，单侧发病，病程短，生长迅速。可为长期的泪腺肿物突然增长，也可为已切除的泪腺多形性腺瘤复发。

（2）眼球突出，向下移位，向颞上方转动受限，患眼轻度上睑下垂。

（3）眶外上方粘连性肿物，边界不清，压痛明显。

（4）少数患者由于肿物压迫眼球，出现散光、视力下降，甚至出现视网膜水肿等表现。

（5）X线显示眶腔扩大，泪腺窝溶骨破坏。CT显示泪腺窝内圆形或类圆形高密度影，边界不清，局部骨破坏。晚期可见广泛骨破坏，病变向前、中颅凹及颞凹或鼻窦蔓延。B超显示泪腺区占位病变，内回声不均，声衰减较多，无可压缩性。

（三）诊断

（1）泪腺区肿物突然生长加速或切除的泪腺多形性腺瘤复发，肿物生长速度快。

（2）泪腺区质硬肿物,边界不清,压痛。

（3）影像学检查帮助诊断。

（4）病理学检查可见肿物包膜不完整或无包膜,组织学表现为良性肿瘤结构与恶变区混杂,恶变区表现为低分化腺癌、腺样囊性癌、鳞状细胞癌等。

（四）鉴别诊断

1.泪腺多形性腺瘤

生长缓慢,无压痛,肿物边界清晰。影像学检查无骨破坏。

2.慢性泪腺炎

眼睑肿胀、疼痛,X线检查可见泪腺区钙化液化等病灶。

（五）治疗

（1）一旦确诊立即行眶内容摘除术,范围包括泪腺窝骨壁在内。

（2）术前术后可辅以放疗。

（六）预后

泪腺多形性腺癌预后极差,易复发,常因侵犯颅内或转移而死亡。

三、泪腺腺样囊性癌

（一）概述

泪腺腺样囊性癌是泪腺恶性上皮性肿瘤中最常见的。恶性程度最高,易复发,预后差。

（二）临床表现

（1）多见于青中年女性,发病急,病史短。

（2）眼球突出、移位,泪腺区质硬肿物,压痛明显。

（3）伴有明显的自发痛和触痛,是由于肿瘤早期侵犯神经及邻近骨膜、骨壁引起的疼痛。疼痛是腺样囊性癌的主要症状。

（4）X线示泪腺窝扩大及骨破坏。CT示泪腺窝高密度占位病变,形状为扁平形或梭形沿眶外壁向眶尖生长,可明显增强。部分病变经眶上裂或眶顶蔓延至颅内。B超示边界不清肿物,内回声不均匀,声衰减中等。

（三）诊断

（1）中青年女性多见,泪腺区质硬肿物,疼痛明显。

（2）眼球向前下方突出,运动受限。

（3）影像学检查示泪腺区肿物。

（4）病理学检查见肿物由群集成巢或条索状、核深染而胞质较少的小圆细胞组成。有时在一团团细胞中,可见大小不等、数量不一的囊性腔隙,形成典型的"筛状"结构。

（四）鉴别诊断

1.泪腺炎性假瘤

眶外上方红肿、疼痛,反复发作,皮质激素治疗效果显著。B超显示内回声缺乏。

2.泪腺的良性肿瘤

生长缓慢,无疼痛,影像学检查可予以鉴别。

（五）治疗

（1）一经确诊立即行眶内容摘除术,切除骨壁,并在无法切除的骨壁上行电灼或冷冻。复发的重要原因是骨壁受侵,术中需仔细处理骨壁。

(2)术后辅以局部放疗。

(3)选择敏感的抗肿瘤药物进行化疗。

(六)预后

腺样囊性癌预后极差,10 年存活率仅 20%。

四、泪囊肿瘤

泪囊肿瘤多为原发性,以恶性居多,多见于中老年,易扩展到周围组织。也可继发于邻近的睑结膜、眼睑、眼眶等组织器官。良性泪囊肿瘤较少见。

(一)临床表现

(1)溢泪。

(2)内眦部或泪囊区肿块,一般较硬,不可压缩,无触痛。但泪囊恶性肿瘤后期可有疼痛、鼻出血、眼球突出或全身症状。

(3)冲洗泪道通畅、部分通畅或可以探通,可伴有血性或黏液性分泌物反流。

(4)泪囊挤出分泌物后仍饱满,有弹性和波动感。

(5)如泪道阻塞后继发感染,可表现为急性泪囊炎或泪囊脓肿。

(6)影像学检查:X 线平片及泪道造影均显示泪囊不规则扩张、充盈、缺损,泪囊囊壁变形,周围骨质有破坏。

(二)诊断

泪囊肿瘤生长缓慢,初期常误诊为慢性泪囊炎或急性炎症。如抗炎治疗无效,可触及肿块时应怀疑为泪囊肿瘤。泪囊造影可有助于诊断。活组织病理检查可提供可靠的诊断依据。

(三)鉴别诊断

1.慢性泪囊炎

泪囊肿瘤的早期可有慢性泪囊炎的表现,容易误诊。泪囊造影可有助于鉴别诊断。X 线平片可显示泪囊周围的骨质破坏。

2.泪小管肿物

泪点肿物位置偏向外侧。

3.内眦部炎性病变

有急性炎症的表现,但无溢泪。

(四)治疗

(1)对良性肿瘤可手术切除,行泪小管鼻腔吻合术或泪囊单纯切除术,后期再行泪道重建手术。

(2)对恶性肿瘤应尽可能完全切除瘤体。手术后辅以放疗加化疗。

五、泪小管肿瘤

临床上泪小管肿瘤极少见,可分为良性肿瘤和恶性肿瘤。在良性肿瘤中以乳头状瘤最常见,其次是血管瘤。恶性肿瘤多为邻近组织扩散而来。

(一)临床表现

(1)溢泪,血泪。

（2）肿瘤可见有细蒂连接泪小管内,菜花状,呈红色或粉红色。

（3）泪小管睑缘部肿胀可触及肿物,质地柔软。

（4）冲洗泪道早期通畅,晚期狭窄阻塞有分泌物。

（5）晚期可向周围组织浸润转移。

（6）X线泪道造影检查泪小管占位性扩张,或狭窄、阻塞,管壁粗细不均。

（二）诊断

根据临床表现可以诊断。泪道影像学检查有助于诊断。

（三）鉴别诊断

1.泪道狭窄阻塞

有溢泪,但无肿瘤可见。

2.慢性泪小管炎及泪囊炎

有炎症的表现,有时可见泪点充血,凸起,肿胀外翻,类似肿瘤,但是挤压泪囊区会出现脓性分泌物或结石溢出,触诊无实体感。

（四）治疗

（1）良性肿瘤一般行手术切除治疗;术中尽量避免泪小管、泪点损伤。

（2）恶性肿瘤要根据肿瘤的类型、有无扩散转移等决定治疗方法。对较局限的可手术切除治疗;对周围浸润较大的肿瘤,不宜手术治疗,可采用直接放疗或术后放疗加化疗。

（苏红玉）

第五章　角膜疾病

第一节　细菌性角膜炎

细菌性角膜炎是 20 世纪 60 年代最主要的感染性角膜疾病，70 年代以后病毒性角膜炎、真菌性角膜炎、棘阿米巴性角膜炎迅速增多，但细菌性角膜炎仍是当前发病率和致盲率最高的感染性角膜病。细菌性角膜炎的发展趋势是机会感染、混合感染及耐药菌感染不断增多，给该病的诊断和治疗带来一定困难，眼科医师必须给予高度警惕和重视。

随着时代的变迁，细菌性角膜炎的致病菌也发生了很大变化，文献统计当前最常见（约占70％）的致病细菌有四种，即革兰阳性球菌中的肺炎链球菌（Streptococcus pneumoniae，S）和葡萄球菌（Staphylococcus，S）革兰阴性杆菌中的铜绿假单胞菌（Pseudomonasaeruginosa，P）和莫拉菌（Moraxella，M）简称 SSPM 感染。此外，比较常见的致病菌还有链球菌、分枝杆菌、变形杆菌、黏质沙雷菌等，有增多倾向的致病细菌有厌氧性细菌、不发酵革兰阴性杆菌、放线菌等。

一、肺炎链球菌性角膜炎

肺炎链球菌性角膜炎是最常见的革兰阳性球菌所引起的急性化脓性角膜炎。具有典型革兰阳性球菌所特有的角膜体征，局限性椭圆形溃疡和前房积脓，故亦称匍行性角膜溃疡或前房积脓性角膜溃疡。

(一)病因

1.致病菌

肺炎链球菌是革兰阳性双球菌，大小为 0.5～1.2 μm。

2.危险因素

(1)有角膜上皮外伤史，如树枝、谷穗、指甲、睫毛等擦伤，或有灰尘、泥土等异物病史。

(2)长期应用糖皮质激素。

(3)慢性泪囊炎和佩戴角膜接触镜也是引起本病的主要因素。

发病以夏、秋农忙季节为多见，农村患者多于城市。多发生于老年人，婴幼儿或儿童少见。

(二)临床表现

1.症状

起病急,表现为突然发生眼痛及刺激症状。角膜缘混合充血,球结膜水肿。

2.体征

(1)角膜损伤处(多位于中央)出现粟粒大小灰白色微隆起浸润灶,周围角膜混浊水肿。1～2天后,病灶扩大至数毫米,表面溃烂形成溃疡,向周围及深部发展。其进行缘(溃疡的浸润越过溃疡边缘)多潜行于基质中,呈穿凿状,向中央匐行性进展,另一侧比较整齐,炎症浸润较静止。

(2)有时浸润灶表面不发生溃疡,而向基质内形成致密的黄白色脓疡病灶。伴有放射状后弹力膜皱褶形成。

(3)当溃疡继续向深部发展,坏死组织不断脱落,可导致后弹力膜膨出或穿孔。一经穿孔,前房将失去原先的无菌性,造成眼内感染,最终导致眼球萎缩。

(4)严重的虹膜睫状体炎反应也是本病特征之一,由于细菌毒素不断渗入前房,刺激虹膜睫状体,可出现瞳孔缩小,角膜后沉着物、房水混浊及前房积脓。

(三)诊断

(1)发病前有角膜外伤、慢性泪囊炎或局部长期应用糖皮质激素病史。

(2)起病急,大多从角膜中央部出现浸润病灶。

(3)灰白色局限性溃疡呈椭圆形匐行性进展,很快向基质层发展,形成深部脓疡,甚至穿孔。

(4)常伴有前房积脓,病灶区后弹力层皱褶。

(5)病灶刮片发现有革兰染色阳性双球菌。结合角膜溃疡的典型体征,大体做出初步诊断。确诊仍需细菌培养证实有肺炎链球菌感染。

(四)治疗

(1)首选青霉素类抗生素(1%磺苄西林)、头孢菌素类(0.5%头孢噻肟)等滴眼液频繁滴眼。氨基糖苷类抗生素(0.3%庆大霉素)容易产生耐药性,治疗中必须加以注意。重症病例可加上结膜下注射或全身给药。

(2)如存在慢性泪囊炎,应及时给予清洁处置或摘除。

(3)药物治疗不能控制病情发展或角膜穿孔者,应施行治疗性角膜移植术。

二、葡萄球菌性角膜炎

葡萄球菌性角膜炎是最常见的革兰阳性细菌感染性角膜病,临床表现多样,分为金黄色葡萄球菌性角膜炎、表皮葡萄球菌性角膜炎、耐药金黄色葡萄球菌性角膜炎、耐药表皮葡萄球菌性角膜炎及葡萄球菌性边缘性角膜炎等。

(一)病因

1.致病菌

葡萄球菌广泛分布于自然界、空气、水、土壤,以及人和动物的皮肤与外界相通的腔道中,菌体呈球形,直径为 $0.8～1.0\ \mu m$,细菌排列呈葡萄串状,革兰染色阳性。细菌无鞭毛,缺乏运动能力,不形成芽孢。根据色素、生化反应等不同,分为金黄色葡萄球菌和以表皮葡萄球菌为代表的凝固酶阴性葡萄球菌。前者可产生毒素及血浆凝固酶,故其毒力最强;后者毒性较小、不产生血浆凝固酶,一般不致病,但近年来已成为眼科感染的重要条件致病菌之一。

2.危险因素

同肺炎链球菌性角膜炎,一般有外伤或其他眼表病病史(如干眼症、单疱病毒性角膜炎等)。

(二)临床特征

1.金黄色葡萄球菌性角膜炎

(1)金黄色葡萄球菌性角膜炎是一种急性化脓性角膜溃疡,临床上与肺炎链球菌所引起的匐行性角膜溃疡非常相似。

(2)具有革兰阳性球菌典型的局限性圆形灰白色溃疡,边缘清楚,偶尔周围有小的卫星灶形成,一般溃疡比较表浅,很少波及全角膜及伴有前房积脓。进展较肺炎球菌性角膜炎缓慢。

2.表皮葡萄球菌性角膜炎

(1)表皮葡萄球菌性角膜炎又称凝固酶阴性葡萄球菌性角膜炎,是一种医源性角膜感染病,多发生于眼局部免疫功能障碍的个体,如糖尿病、变应性皮肤炎、长期滴用糖皮质激素及眼科手术后的患者。

(2)发病缓慢,临床表现轻微,病变一般较局限,溃疡范围小而表浅,与金黄色葡萄球菌性角膜炎相比,前房反应较轻。很少引起严重角膜溃疡及穿孔。

3.耐甲氧西林金黄色葡萄球菌性角膜炎和耐甲氧西林表皮葡萄球菌性角膜炎

(1)近来由于广泛使用抗生素,耐甲氧西林金黄色葡萄球菌逐年增多,80%～90%的金黄色葡萄球菌可产生青霉素酶,使青霉素 G 水解失活。几乎对每一种抗生素均可产生耐药性,对磺胺类及氨苄西林耐药者占 95%～100%;对氯霉素占 64.0%～71.4%;对四环素占 36%～40%。

(2)耐甲氧西林金黄色葡萄球菌性角膜炎或耐甲氧西林表皮葡萄球菌性角膜炎其临床表现与金黄色葡萄球菌所致的角膜炎相同,多为机会感染,常发生于免疫功能低下的患者,如早产儿或全身应用化疗后发生;眼部免疫功能低下者,如眼内手术(角膜移植术、白内障等)后、眼外伤、干眼症、佩戴角膜接触镜等。

4.葡萄球菌边缘性角膜炎又叫葡萄球菌边缘性角膜浸润

(1)多发生于葡萄球菌性眼睑结膜炎患者,是葡萄球菌外毒素引起的一种Ⅲ型变态反应(免疫复合物型)。

(2)中年女性较多见,时重时轻,反复发作,常伴有结膜充血及异物感。

(3)浸润病灶多位于边缘部 2、4、8、10 点处(即眼睑与角膜交叉处,该处免疫复合体容易沉积),呈灰白色孤立的圆形、串珠形或弧形浸润,位于上皮下及浅基质层。病灶与角膜缘之间有一透明区。反复发作后,周边部可有浅层血管翳长入浸润灶。很少引起角膜溃疡发生。

(三)治疗

1.葡萄球菌性角膜炎

一般采用头孢菌素类 0.5%头孢噻肟、青霉素类(1%磺苄西林),或氟喹诺酮类(0.3%氧氟沙星)眼液频繁滴眼。特别注意表皮葡萄球菌性角膜炎对于氨基糖苷类药物治疗效果较差。

2.耐甲氧西林金黄色葡萄球菌性角膜炎或耐甲氧西林表皮葡萄球菌性角膜炎

可采用米诺环素和头孢美唑进行治疗。近来文献推荐的方法采用 5%万古霉素溶于以磷酸盐作缓冲液的人工泪液中频繁滴眼,或万古霉素 25 mg 结膜下注射,每天一次,同时每天两次口服,每次 1 g,对早期病例有较好疗效。

3.葡萄球菌边缘性角膜炎

主要采用糖皮质激素 0.1%氟米龙和 1%磺苄西林或 0.3%氧氟沙星眼液交替滴眼,一般1周左右即可明显好转。重度患者除清洁眼睑缘外,还应联合结膜下注射或口服糖皮质激素。

4.其他

药物治疗不能控制病情发展或病变迁延不愈、有穿孔倾向者,应早期施行治疗性角膜移植术。

三、铜绿假单胞菌性角膜炎

铜绿假单胞菌性角膜炎是一种极为严重的急性化脓性角膜炎,具有典型革兰阴性杆菌所引起的环形脓疡的体征,常在极短时间内累及整个角膜而导致毁灭性的破坏,后果极其严重。一经发生,必须立即抢救。

(一)病因

1.致病菌

(1)铜绿假单胞菌属假单胞菌属,革兰阴性杆菌,大小为$(0.5\sim1.0)\mu m\times(1.5\sim3.0)\mu m$的直或微弯杆菌,有产生色素的性能,引起蓝绿色脓性分泌物,故又称为铜绿色假单胞菌。该菌广泛存在于自然界的土壤和水中,亦可寄生于正常人皮肤和结膜囊,有时还可存在于污染的滴眼液中,如荧光素、丁卡因、阿托品、毛果芸香碱滴眼液等。有时甚至可在一般抗生素滴眼液(如磺胺)中存活。

(2)铜绿假单胞菌具有很强的致病性,主要致病物质是内毒素(菌细胞壁脂多糖)和外毒素(弹力性蛋白酶、碱性蛋白酶及外毒素 A)。试验证明,动物试验接种后,迅速在角膜繁殖,放出毒素和酶,并同时引起以中性粒细胞为主的浸润,导致角膜组织溶解及坏死。

2.危险因素

铜绿假单胞菌毒性很强,但侵袭力很弱,只有在角膜上皮损伤时才能侵犯角膜组织引起感染,最常见的发病危险因素如下。

(1)角膜异物剔除术后,或各种原因引起的角膜损伤(如角膜炎、角膜软化、角膜化学烧伤及热烧伤、暴露性角膜炎等)。

(2)佩戴角膜接触镜时间过长,或使用被铜绿假单胞菌污染的清洁液或消毒液。

(3)使用被污染的眼药水和手术器械。

(二)临床表现

(1)症状:发病急,病情发展快,潜伏期短(6~24 小时)。患者感觉眼部剧烈疼痛、畏光流泪,视力急剧减退,检查可见眼睑红肿,球结膜混合性充血、水肿。

(2)起病急、来势猛,溃疡发生快。

(3)典型的环形浸润或环形溃疡形态及前房积脓。

(4)大量的黄绿色黏脓性分泌物。

(5)涂片检查发现有革兰阴性杆菌,培养证实为铜绿假单胞菌。

(三)治疗

(1)局部首选氨基糖苷类抗生素(如庆大霉素、妥布霉素、阿米卡星)或氟喹诺酮类抗菌药(氧氟沙星、环丙沙星)频繁滴眼,也可采用第三代头孢菌类抗生素(头孢噻肟、头孢磺啶、头孢哌酮)频滴或交替滴眼。白天每 30~60 分钟 1 次滴眼,晚上改用氧氟沙星眼膏或磺苄西林眼膏每 3~4 小时 1 次涂眼。

(2)重症患者可采用结膜下注射或全身用药。待获得药敏试验的结果后,应及时修正使用敏感的抗生素或抗菌药进行治疗。

（3）糖皮质激素的应用：在大量有效抗生素控制炎症的情况下，适当应用糖皮质激素可以减轻炎症反应和瘢痕形成。口服泼尼松 10 mg，每天 3 次或地塞米松 15 mg 加入抗生素及葡萄糖中静脉点滴。但溃疡未愈合，荧光素染色阳性时局部忌用糖皮质激素治疗。

（4）其他治疗：用 1% 阿托品散瞳，用胶原酶抑制剂和大量维生素对症治疗。病情重者在药物治疗 24～48 小时后，有条件则彻底清除病灶进行板层角膜移植。术后每天结膜下注射敏感抗生素可缩短疗程，挽救眼球。后遗角膜白斑者，则做穿透性角膜移植。

（苏红玉）

第二节　真菌性角膜炎

真菌性角膜炎是严重的致盲眼病，由于发病率高又多与植物外伤有关，所以在我国这个农业大国里，农民患病率占首位。统计资料表明，真菌性角膜炎行穿透性角膜移植治疗者中，农民占 85.2%。由于临床上缺乏有效的抗真菌药物，因此，患者的病程长，角膜感染严重，有的甚至合并穿孔。近年来，角膜真菌感染有增加趋势，1997 年前在北方进行的穿透性角膜移植术中，HSK 占首位，为 40.5%，真菌性角膜炎占 33.2%；而 1999 年，真菌性角膜炎行穿透性角膜移植术占 45%，而 HSK 占 15%。

一、致病菌

真菌性角膜炎的主要致病真菌，国外报告主要是白色念珠菌、曲霉菌和其他丝状菌，而国内对真菌性角膜炎培养和菌种鉴定结果，主要是镰刀菌占 70%，曲霉菌占 10%，白色念珠菌占 5%，其他占 15%。真菌感染角膜有 3 种途径。①外源性：常有植物、泥土外伤史。②眼附属器的感染蔓延。③内源性：身体其他部位深部真菌感染，血行扩散。大多数学者认为真菌是一种条件致病菌，因为正常结膜囊内培养出真菌，检查阳性率高达 27%，但不发病，只有长期使用抗生素，致结膜囊内菌群失调或长期应用糖皮质激素，使局部免疫力低下，角膜的外伤等情况下，才引起真菌性角膜炎。

根据真菌性角膜炎的临床表现结合相应的病理学改变，目前可以把真菌性角膜炎大体上分为两种形式：①水平生长型，真菌为表层地毯式生长，对抗真菌药物效果好，刮片阳性率高，是板层角膜移植的适应证。②垂直和斜行生长型，为临床较严重的真菌感染，有特异的真菌感染伪足、卫星灶等，抗真菌药物往往无效，板层移植为禁忌，PKP 时要尽可能切除病灶外 0.5 mm 范围以上，才能有把握控制炎症。

二、发病机制

目前对真菌在角膜内感染的发病机制缺乏系统深入的研究，零星的研究表明真菌本身的毒力即侵袭力和机体防御异常是真菌感染发生的两大因素。目前认为真菌的黏附，特别与宿主上皮的黏附是真菌感染角膜的第一步，最近的研究结果表明，不同感染中真菌对角膜上皮有不同的黏附力。一些研究还发现真菌在感染宿主的过程中，通过分泌一些特异性酶降解破坏宿主细胞膜,达到侵袭和扩散的目的。病原性真菌分泌的酶类目前研究较多的有磷酸酯酶和降解肽类的金属蛋白酶。对几种常见致病真菌的蛋白酶进行研究,发现不同真菌在感染的不同时期分泌蛋白酶的量是不一样的。

三、临床表现

相对细菌感染性角膜炎,真菌性角膜炎发病和进展缓慢。早期描述其临床性时,多表现为角膜上相对静止的病灶,但目前临床上滥用抗生素、抗病毒及糖皮质激素类药物后,典型病程的真菌性角膜炎已少见,而临床常见到的真菌性角膜炎的浸润、溃疡发展已较快,有的 1 周内可感染到全角膜,所以不能以病程作为一个主要临床指标来判断是否为真菌感染。

真菌性角膜炎典型的角膜病变有以下 6 种。①菌丝苔被:表现为角膜感染病灶呈灰白色轻度隆起,外观干燥,无光泽,有的为羊脂状,与下方炎症组织粘连紧密。②伪足:在感染角膜病灶周围有伪足,像树枝状浸润。③卫星灶:为角膜大感染灶周围,出现与病灶之间没有联系的小的圆形感染灶。④免疫环,常表现为感染灶周围的环形浸润,此环与感染灶之间有一模糊的透明带。⑤内皮斑,约有 50% 患者可见到角膜内皮面有圆形块状斑,常见于病灶下方或周围。⑥前房积脓,是判断角膜感染深度的一个重要指标,有前房积脓时说明感染已达角膜基质层,有的甚至是部分菌丝已穿透后弹力层。前房的脓液在角膜穿孔前,只有 15%～30% 脓中有菌丝,大部分为反应性积脓,当出现角膜穿孔,前房脓液中高达 90% 有真菌菌丝存在。

根据对不同感染真菌性动物模型的研究,不同感染真菌在角膜的感染方式不同,也存在不同的临床表现,如白色念珠菌性角膜炎早期显示浅层角膜病变,轻度隆起,病情发展缓慢,病变区灰白色,可见伪足和卫星灶,病变周围有明显的细胞浸润。茄病镰刀菌性角膜炎显示毛玻璃样增厚,呈现表面隆起的干燥的灰白色病灶,病灶周围浸润不明显。曲霉菌性角膜炎,角膜病灶显示徽章样改变,周边病变浓密而中央稍淡,病情发展迅速,3 天时即出现前房积脓。

四、诊断

(一)病史
角膜常伴有植物、泥土等外伤史,眼及全身长期应用糖皮质激素及广谱抗生素史。

(二)典型的临床表现
主要是眼部的典型体征。

(三)实验室检查
1.刮片染色法
(1)10%～20%氢氧化钾湿片法。
(2)革兰染色:①刮片方法同上。②染液和染色方法同细菌学检查。
2.组织病理检查
(1)角膜活检组织或行角膜移植取下的组织片。
(2)过碘酸雪夫(PAS)染色,光学显微镜下见丝状菌,类酵母菌染为红色。
3.真菌培养和鉴定
(1)常用培养基:沙氏培养基、土豆葡萄糖培养基、巧克力琼脂平板培养基。
(2)培养温度:22～28 ℃,湿度 40%～50%。
(3)pH:4.0～6.0。

（4）时间：20 天至 1 个月。

结果分析：依据真菌生长速度，菌落外观丝、孢子或菌细胞形态特征等进行鉴别。

4.共焦显微镜检查

共焦显微镜是一种新型、无创伤性检查设备，它可以在活体上对角膜行三维水平扫描，并提供高清晰和放大倍率的角膜各层面图像。从细胞水平上对活体角膜的病理生理进行直接观察。对真菌性角膜炎的诊断研究结果显示，可达到 96％ 的阳性率，并能对真菌性角膜炎抗真菌药物治疗的效果进行监控，对真菌性角膜炎的诊断和研究的很有帮助。

五、治疗

（一）药物治疗

1.两性霉素 B

两性霉素 B 是从链丝菌培养液中分离得到的多烯类抗真菌药物，体外试验证实多烯类是目前抗真菌（丝状菌、酵母菌）活性最高的药物。多烯类药物与真菌细胞膜中的麦角固醇结合，使细胞膜通透性和电解质平衡改变，导致真菌停止生长。由于哺乳动物细胞（如红细胞、肾小管上皮细胞等）的细胞膜含固醇，故全身应用时可导致溶血和肾脏等器官的毒性反应。

两性霉素 B 在临床上应用已久，静脉注射后血中的两性霉素 B 约 90％ 以上与血浆蛋白结合，因此不能透过血-房水屏障，且全身应用毒性反应大，眼用制剂在角膜内穿透性差，对深部角膜感染合并前房积脓者效果不佳。常用两性霉素 B 滴眼，感染严重时，每小时 1 次，晚上用两性霉素 B 眼膏。

2.新型三唑类

三唑类药物通过与细胞内的细胞色素 P_{450} 结合，抑制真菌细胞膜上麦角固醇的生物合成，从而损害真菌细胞膜的结构和功能，同时使细胞内过氧化物大量堆积，造成真菌死亡。

氟康唑是一种临床上广泛应用的广谱、高效、安全的三唑类药物，动物和临床试验证实口服氟康唑对眼部念珠菌、隐球菌、曲霉菌及球孢子菌感染有效。常用氟康唑药水，眼部应用刺激小，连续滴眼 2 月，未见明显毒性反应。

伊曲康唑为粉蓝色胶囊，内含 100 mg 伊曲康唑。真菌性角膜炎的应用为 200 mg，每天一次，总疗程不超过 3 周。最常见不良反应有肝功能损害及胃肠道反应。

3.那他霉素

那他霉素是从链丝菌培养液中分离的四烯类抗真菌药物，为广谱抗真菌抗生素，对曲霉菌、念珠菌、镰刀菌等均有效，抗真菌的原理与两性霉素 B 相同。由于那他霉素难溶于水。临床常用混悬液，但此液对角膜结膜通透性极差，因此，滴眼液仅用于治疗浅表的角膜感染灶。目前临床上常用的为 5％ 混悬液或 10％ 眼膏。

4.免疫抑制剂

研究发现许多真菌的天然代谢产物具有对其他真菌的毒性作用，从而抑制共生真菌的竞争生长。环孢霉素 A（CsA），FK506 和西罗莫司（雷帕霉素），可作为免疫抑制剂抑制 T 细胞激活的信号传导途径，还能作为毒素抑制与其竞争的真菌的生长。

5.其他

氯已定葡萄糖酸盐已广泛应用于临床近 40 年，对许多革兰阳性、阴性细菌、阿米巴原虫、沙眼衣原体具有抑制作用。1996 年 Martin 通过体外、体内试验证实 0.2％ 氯已定溶液具有良好的抗真菌作用。随后临床随机对照观察显示 0.2％氯己定溶液治疗轻中度真菌性角膜炎效果优于 0.25％和 0.5％那特真眼药水,尤其对镰刀菌感染有效,对曲霉菌感染效果较差,眼局部耐受性良好,未见组织毒性反应,而且价格低廉易得。尤其对于病原菌尚不明确或可疑混合感染的患者,可将氯己定溶液作为一线药物选择。

6.联合用药

细菌感染时药物的选择及联合用药方案已研究得较为深入。对抗真菌药物联合应用的研究多限于体外试验和动物试验,人体试验观察极少。目前较为确定的是 5-氟胞嘧啶与两性霉素 B 或氟康唑联合应用有协同作用,能减少药物用量,降低毒性反应,并延缓 5-氟胞嘧啶耐药性的产生。分析为后两者破坏真菌细胞膜,从而利于前者穿透,进入真菌细胞发挥作用。利福平和两性霉素 B 合用亦有协同作用。伊曲康唑与两性霉素 B 或氟胞嘧啶合用治疗念珠菌、曲霉菌和隐球菌感染有协同作用,伊曲康唑与氟康唑合用与单用伊曲康唑效果相同。

(二)手术治疗

1.板层角膜移植术

所有真菌性角膜炎,除非合并穿孔或有穿孔趋势者,都应先联合多种抗真菌药物进行治疗,并可辅以 1～2 次局部清创处理,然后根据治疗的转归、病灶的大小、部位、深度及视力等因素决定是否需行角膜移植手术及选择手术的方式。选择部分板层角膜移植手术的适应证如下。

(1)药物治疗一周以上无效,同时不合并前房积脓的中浅层溃疡。

(2)对药物治疗有效,其中选择经治疗后前房积脓消失,病灶位于角膜基质的中浅层,视力严重下降至 0.1 以下者,尤其适宜于溃疡直径较大或偏中心的中浅层角膜溃疡。

2.穿透性角膜移植

真菌性角膜炎的穿透性角膜移植手术时机尚没有一个统一而明确的标准,术者多是根据当时的病情和结合自己的经验做出的。行穿透性角膜移植术基本掌握以下原则:①局部和全身联合应用抗真菌药物治疗 48～72 小时无明显疗效。②角膜溃疡直径＞6 mm,病变深度到达深基质层,视力低于 0.1,局部药物治疗疗效不明显或前房积脓不断增加者,或溃疡面有扩大趋势者。③角膜溃疡到达后弹力层或穿孔者。

(苏红玉)

第三节　病毒性角膜炎

一、单纯疱疹病毒性角膜炎

单纯疱疹病毒感染引起的角膜炎症称为单纯疱疹病毒性角膜炎(HSK)。它是由病毒感染、免疫与炎症反应参与、损伤角膜及眼表组织结构的复杂性眼病,也是当今世界上危害严重的感染性眼病之一,发病率占角膜病的首位,美国约有 50 万患者。此病的特点是多类型、易复发、发病与被感染的 HSV 株及机体的免疫状态有关。由于抗生素和皮质类固醇的广泛应用,其发病率有上升趋势。往往因反复发作而严重危害视功能,临床尚无有效控制复发的药物,因而成为一种世界性的重要致盲原因。

(一)病原学

HSV 分为两个血清型——Ⅰ型和Ⅱ型。Ⅰ型的感染部位是头颈部,大多数眼部疱疹感染是由此型病毒引起;Ⅱ型的感染部位是生殖器,偶或也引起眼部感染。近年的研究发现 HSV-1 型也可感染腰部以下部位,而 HSV-Ⅱ型也可感染腰部以上部位。人是 HSV 唯一的自然宿主。单疱病毒对人的传染性很强,人群中的绝大多数均被它感染过,血清抗体阳性率约为 90%,用分子生物学方法在 75%~94% 的人三叉神经节可发现病毒的潜伏。Ⅰ型的常见传播途径是带毒成人亲吻子女或与子女密切接触,青少年或成人间的接吻,偶可因性交而致生殖器感染。Ⅱ型则以性接触为主,同样也可因性交而致眼部感染,新生儿可经产道感染。新生儿的Ⅱ型感染除累及眼部,也可波及皮肤、血液、内脏和中枢神经系统,并可致命。两型病毒感染的潜伏期相似,为 2~12 天,通常为 3~9 天。

(二)发病机制

原发感染是指病毒第一次侵犯人体,仅见于对本病无免疫力的儿童,多为 6 个月至 5 岁的小儿。在此之后,病毒终生潜伏在三叉神经节的感觉神经元内,在一些非特异刺激(感冒、发热、疟疾、感情刺激、月经、日晒、应用皮质类固醇、退黯治疗及外伤等)下诱发。

近年的研究发现,当角膜病变静止后,单纯疱疹病毒既可潜伏在三叉神经节的感觉神经元内,也可潜伏在角膜内,角膜是 HSV 的另一潜伏地。HSK 复发的详细机制尚不清楚,复发时,HSV 可能来源于潜伏在神经节细胞内的病毒再活化,通过轴浆运输到达角膜,或潜伏在角膜内的病毒再活化。

HSK 的发生、复发及疾病在临床的表现类型主要与感染机体的 HSV 株有关,同时与机体的免疫状态也有一定的关系,因而 HSK 的复发常与机体的免疫功能状态发生变化有关。

浅层型的发病是 HSV 直接感染角膜上皮细胞,在细胞内增殖导致细胞变性坏死,脱落形成上皮缺损,形成典型的树枝状角膜炎,如进一步扩大加深,则可形成地图状角膜炎。

深层型的发病并非病毒的持续增殖,而主要是一种宿主对单疱病毒抗原的免疫反应,以细胞免疫为主的迟发性超敏反应。HSV 由上皮或内皮进入角膜实质后,炎症细胞、抗原抗体复合物或角膜实质内不断复制的病毒,致胶原板层溶解,产生不同类型的深层炎症,主要有免疫型和基质坏死性角膜炎。

(三)分类

单纯疱疹病毒性角膜炎目前仍无统一的分类方法,在不同的专著及文献其分类的方法不同,而且对同一病变的名称也不同。根据角膜的解剖及发病的病理生理分类对疾病的诊断及治疗均有较大的帮助,这种分类方法将 HSK 分为:①感染上皮性角膜炎,此型包括点状泡状角膜病变、树枝状角膜炎、地图状角膜炎及边缘性角膜炎。②神经营养性角膜炎,此型包括点状上皮糜烂及神经营养性溃疡。③角膜基质炎,此型包括坏死性或免疫性角膜基质炎。④角膜内皮炎,此型包括盘状、弥散或线状角膜内皮炎。根据机体的免疫状态及病毒的毒力,我们将 HSK 可分为角膜上皮型、溃疡型、免疫反应型及变应型。

(四)临床表现

1.原发感染

HSK 的原发感染主要表现为角膜上皮型,常有全身发热和耳前淋巴结肿痛,眼部主要表现为滤泡性或假膜性结膜炎,眼睑皮肤的水疱或脓疱,点状或树枝状角膜炎,其特点为树枝短、出现晚、存在时间短(1~3 天),偶也可导致盘状角膜炎。

2.复发感染

根据炎症的部位可分为浅层型和深层型。浅层型包括点状、树枝状、地图状及边缘性角膜炎;深层型包括角膜基质炎及角膜内皮炎。复发感染的特点是不侵犯全身,无全身症状。

(1)点状、树枝状和地图状角膜炎:在诱因之后的数天内,眼部出现刺激症状,根据病变的部位可影响视力或对视力影响较少。角膜上皮层出现灰白色、近乎透明、稍隆起的针尖样小疱,可表现为点状或排列成行或聚集成簇,是为角膜疱疹。此期为时甚短,一般仅数小时至十数小时,因此常被忽略,有些患者在就诊时已改变。有时误诊为"结膜炎"。如及时发现和处理,痊愈后几乎不留痕迹。排列成行的疱疹,不久即扩大融合,中央上皮脱落,形成条状溃疡,并向长度伸展,伸出分枝,末端有分叉,形成典型的树枝状溃疡。在溃疡的边缘,水肿的角膜上皮细胞有活的病毒存在。炎症继续发展,亦可形成边缘蜿蜒迂曲的地图样或星芒状溃疡。有时溃疡可有多个,排列成岛屿状。但不论形态如何,一般只做面的扩展,位于浅层。荧光素染色下,可清楚看到角膜溃疡上皮缺损处染成深绿色,而周围则被淡绿色渗透边缘所包围,说明这部分的上皮存在水肿、疏松现象,是为本病的特征。角膜感觉减退是疱疹性角膜炎的一个典型体征。感觉减退的分布取决于角膜病损的范围、病程和严重程度。病变部的角膜感觉常减低或消失,但其周围角膜的敏感性却相对增加,故主觉上有显著疼痛、摩擦感和流泪等刺激症状。多数浅层溃疡病例经积极治疗后,可在1～2周内愈合,但浅层实质的浸润需历时数周至数月才能吸收,留下极薄的云翳,一般影响视力较小。

树枝状或地图状溃疡愈合后,有时可见不透明的上皮细胞呈线条样或分枝崚状堆积,这种假树枝是在愈合过程中,更多的上皮愈合被先后从不同方向向病损区伸延并最终汇合的结果,此处的角膜上皮轻度隆起,但荧光素染色一般为阴性。随着时间推移,假树枝可变光滑并消失。不要误认为感染而继续应用抗病毒药物,因为药物的毒性可使之加重。事实上,长期抗病毒药物的应用本身就可产生假树枝和角膜炎。

少数未经控制的病例,病变可继续向深部发展,导致角膜实质层发生混浊。混浊主要是角膜实质的水肿和浸润,一般从溃疡底部开始,逐渐向深部蔓延,直至后弹力层。其色灰白,半透明,有时略带灰黄色调。由于水肿和细胞浸润,角膜可明显增厚。后弹力层及内皮层亦出现肿胀粗糙或条状皱纹。常伴有虹膜炎反应,由于角膜混浊、房水混浊和KP,常不能得到满意的观察,少数病例尚伴有前房积脓,此时瞳孔必须充分散大,防止后粘连。溃疡波及深部的病例,经积极治疗,溃疡愈合需2～4周时间,实质水肿及浸润的吸收,可长达数月。角膜长期处于炎症状态,可逐渐变薄,甚至溃疡穿孔。在溃疡阶段,极少数病例尚可继发细菌或真菌感染,应该引起注意。

由HSV感染引起的边缘上皮性角膜炎的溃疡灶与树枝状角膜溃疡相似,只是病灶位于角膜边缘,表现为相应处角膜缘充血,角膜基质浸润,并可有新生血管形成。患者的症状较重且对治疗的反应不理想。

(2)神经营养性角膜炎:神经营养性角膜炎可能由感染病毒或免疫反应引起,此种类型患者常伴有角膜的神经功能障碍或泪膜不正常,一般不是病毒感染的活动期,有些患者表现为无菌性溃疡。病灶可局限于角膜上皮表面及基质浅层,也可向基质深层发展,溃疡一般呈圆形、光滑的卷边,长时间变化不大。处理不正确可能会引起角膜穿孔。它的形成是多因素的,包括基底膜损伤,基质内活动性炎症,泪液功能紊乱及神经营养的影响。抗病毒药物的毒性作用常是此种溃疡持续存在的原因。无菌性溃疡难以愈合,它的治疗首先是保护角膜上皮,最简单的方法是包扎患眼(或用治疗性软镜),停用所有药物,包括含有毒性防腐剂的各种人工泪液。必要时需要手术治疗。

（3）角膜基质炎：角膜基质炎虽然只占 HSK 初发病例的 2%，但占复发病例的 20%～48%。角膜基质可被多种因素影响，角膜上皮及内皮的病毒感染均会影响到角膜基质，引起角膜基质的水肿，对角膜上皮及内皮引起的角膜基质改变，其治疗主要是针对角膜上皮及内皮。角膜基质炎在临床的表现主要有两种类型，一种是由于病毒的直接感染引起的基质坏死性角膜炎，另一种主要为基质内的免疫反应（有些患者可能合并病毒的作用）引起的免疫性角膜基质炎。

基质坏死性角膜炎常见于那些多次复发的树枝状角膜炎，正在局部应用皮质类固醇治疗的盘状角膜炎，角膜表现为严重的基质炎症，伴有炎性细胞浸润、坏死、新生血管、瘢痕、偶尔变薄和穿孔。同时发生虹睫炎，偶尔有继发性青光眼。它的自然病程是 2～12 个月，病情重，目前尚无有效治疗方案，预后极差。

免疫性角膜基质炎的临床表现多种多样，主要表现为角膜基质的浸润及水肿，一般角膜上皮完整，可伴有免疫环，免疫环是抗原抗体复合物的沉积，对于反复复发病例会出现新生血管，由于一些病例的角膜基质病变表现为圆盘形，所以许多学者将此型称为盘状角膜炎。根据其病理生理机制，盘状角膜炎主要是由于角膜内皮的病变导致的角膜基质水肿，因此我们现将其放在角膜内皮炎中叙述。

（4）角膜内皮炎：角膜内皮炎主要表现为视力下降、畏光、疼痛，检查可见结膜充血、角膜后 KP、角膜基质及上皮水肿及虹膜炎，角膜内皮炎患者一般不伴有角膜基质的浸润，这是与角膜基质炎相鉴别的重要体征，同时此类患者也很少有角膜新生血管形成，只有病程长，反复发作的患者才会出现角膜的新生血管。根据角膜后 KP 的分布及角膜基质、上皮水肿的形态可将角膜内皮炎分为盘状、弥散形及线形三种类型。

1）盘状角膜炎：盘状角膜炎绝大多数是由 HSV 的直接侵犯和局部的免疫反应所引起，也可见于带状疱疹、水痘、牛痘、流行性腮腺炎或化学损伤性角膜炎。患者大多以往有过复发的病史，初次发作者较少。充血及刺激一般较溃疡型轻，甚至可以毫无症状。患者就诊时常主诉视物模糊，眼部略有发胀感。

盘状角膜炎是位于角膜中央或近中央处的圆形水肿，直径为 5～8 mm，通常以 6～7 mm 者居多。灰白色，略带半透明，中央部位较淡，而边缘处较浓密，犹如"钱币"状。偶尔也可见到免疫环，是由中性粒细胞环绕盘状水肿的边缘形成。裂隙灯下检查，水肿在角膜实质深层为主，角膜增厚可达角膜厚度的 1/4 乃至一倍以上，伴有后弹力层皱纹及内皮粗糙增厚现象。大小不等的 KP 黏附于角膜内皮，少数病例尚有房水混浊或前房积脓。角膜上皮一般正常，荧光素不着色。但有些炎症严重的病例，角膜上皮呈现毛玻璃样水肿，滴荧光素后，在裂隙灯下检查，呈现细点状着色。除盘状混浊外，也可表面为地图形、弥漫性、局限性、环形、马蹄形等。形状虽有不同，但病理改变基本一致。

盘状角膜炎病程较长，通常为 2～6 个月。在炎症阶段，视力高度减退，但通过合理的使用抗病毒类药物与激素类药物，水肿大部分可以吸收，留下较淡的瘢痕，多数病例仍能保持有效视力。另一种情况是，在盘状角膜混浊的基础上，角膜表面可以出现树枝状或地图状溃疡，与深部炎症同时存在。有时，尚可并发单疱性葡萄膜炎，出现继发性青光眼，长期炎症的存在，又可促使新生血管长入。

2）弥散形及线形角膜炎的临床表现与盘状角膜炎基本相同，只是角膜后 KP 呈弥散分布或呈线形分布。

总之,HSK 的危害性在于炎症的反复发作和长期不愈。造成角膜细胞的严重破坏,最后为瘢痕组织所替代。大量的新生血管也是影响视力的主要因素。不恰当的使用激素,亦是促使病情恶化的另一原因。至于葡萄膜炎、继发性青光眼,和继发细菌或真菌感染等情况,它们的严重性更是不言而喻的。

(五)诊断

目前 HSK 的诊断多依靠病史和角膜病变的形态做临床诊断,反复发作史是重要的诊断依据。实验室诊断不是必需的临床诊断条件,常用的实验室诊断技术如下。

1.血清学检查

常用中和试验、补体结合试验。对原发感染可作肯定诊断,但不适用于复发感染。

2.免疫组织化学检查

使用 HSV-1 的单克隆抗体诊断药盒,进行包括免疫荧光染色和酶免疫测定,能在少于 4 小时内对上皮刮片做病原学快速诊断,结果极为可靠。

3.病毒分离

病毒分离是本病最可靠的病因诊断,常用方法有泪液拭子或角膜病变组织刮片,进行兔肾细胞(RK)培养,进行病毒分离。

4.电镜技术

寻找病毒颗粒。

5.核酸杂交技术

如 PCR 技术,敏感度较高,但有假阳性结果。

6.其他

尚有免疫功能状态和荧光素通透系数等检查。

(六)治疗

不同的病变阶段,采用不同的治疗方法。在角膜疱疹或浅层炎症早期阶段,应迅速控制炎症。

1.药物

(1)抗病毒药物:目前对 HSK 的治疗主要还是以抗病毒药物为主。①碘苷:又名疱疹净(IDU)。仅抑制 DNA 病毒,对 RNA 病毒无作用。1962 年首先应用于临床,只对浅层病变有效。该药毒性大、渗透性差,易产生耐药性,主要适用于初次发作病例。近年来新的抗病毒药物出现,使此药的应用减小。对多次复发病例,选用效果更好的药物为宜。②氟苷:又名三氟胸腺嘧啶核苷(F3T),抗病毒作用比阿糖胞苷及碘苷强,可用于治疗浅层及深层 HSK,眼内通透性好,全身应用毒性较大,仅局部应用,1%氟苷局部应用可引起角膜上皮病变。③阿糖胞苷:主要抑制 DNA 病毒,对 RNA 病毒作用不大。治疗 HSK 有一定效果,但对正常细胞毒性大,故常用它的衍生物环胞苷(CC),眼药水为 0.1%及 0.05%,眼膏 0.1%。④无环鸟苷:又名阿昔洛韦(ACV),为比较有效的选择性抗病毒药物,特别是对于疱疹病毒,有明显的抑制作用。1979 年起应用于临床,国内外文献报道,不但疗效好,且不良反应小。常用剂型为 3%眼膏和 0.1%阿昔洛韦眼药水。口服 ACV 是近年来研究较多的一种治疗方法,此方法不仅具有治疗 HSK 的作用,同时具有预防 HSK 复发的作用,一些学者在 HSK 患者行角膜移植手术后采用口服 ACV 一年以预防HSK 的复发。此外对于基质型 HSK,长时间口服 ACV 也能预防其复发。⑤丙氧鸟苷:又名更昔洛韦(GCV),对 HSV 的抑制作用与 ACV 相当,对于 HSK 具有较好的疗效,且对多种抗 HSV

药物产生耐药性病例也有治疗效果。眼药水的浓度是 0.1％～3％。⑥利巴韦林：又名病毒唑，为广谱抗病毒药，疗效较好，且对正常细胞毒性颇低。眼药水为 0.1％ 及 0.5％，眼膏 0.5％。⑦其他抗病毒药物：如阿糖腺苷（Ara-A）等，对治疗 HSK 也有一定效果，但临床尚需要观察。至于吗啉胍（ABOB），多数眼科医师认为疗效不佳。

（2）肾上腺皮质激素：因它有抑制角膜免疫反应和抗炎作用，常用于 HSK 的治疗，但应掌握如下原则。①感染上皮性角膜炎：此型包括点状泡状角膜病变、树枝状角膜炎、地图状角膜炎、边缘性角膜炎及神经营养性角膜炎禁用皮质激素，因其能激活病毒和胶原酶活性，促进病毒繁殖，使病变向深层发展。它还能抑制上皮再生，甚至造成溃疡穿孔。②坏死性或免疫性角膜基质炎：对于坏死性角膜基质炎应根据情况选择是否应用激素，如伴有免疫反应患者可应用激素，但以病毒感染引起者不应使用激素，如对此类患者使用激素可能会引起病情恶化。对于因免疫反应而导致的免疫性角膜基质炎患者，局部应用激素有治疗的意义。角膜内皮炎包括盘状、弥散或线状角膜内皮炎，此种类型 HSK 与免疫功能异常明确相关，可应用激素。但应用激素时应同时应用抗病毒药物。应用激素次数应根据病情的严重程度而确定，在发病的早期，抗病毒药及激素局部应用为每天 4～5 次，当病情控制后，通常 7～10 天，将抗病毒药及激素用药的次数改为每天 3 次，用一周后改为 2 次，再一周后改为 1～2 次维持约 3 个月。应用皮质激素期间，最好 1～2 天用荧光素着色一次，如有溃疡出现，立即停用，按溃疡处理。当炎症完全消退后，抗病毒药物和皮质激素的次数需逐步减少，最后完全停用。③过量的使用抗病毒药，不但无助于预防炎症的复发，而且会产生耐药性，影响复发时用药的疗效，同时抗病毒药物还会对眼表产生毒性；过量的使用激素也会导致眼表上皮细胞的毒性，有时会出现浅层 HSK。局部应用的皮质激素有：1％ 地塞米松眼药水、眼膏，均可每天 2～4 次。

（3）免疫调节剂：利用它试图调节机体的免疫功能或增强抵抗力，可用于治疗 HSK。常用药物有左旋咪唑、干扰素、转移因子等。

2.手术

对于 HSK 的手术治疗主要分为两种情况，一是药物治疗效果不明显、长时间不愈合或患者出现角膜明显变薄或穿孔，要进行治疗性角膜移植手术或用相应的手术方法促进愈合；二是角膜炎症已完全愈合，遗留角膜斑痕影响视力，应进行光学性角膜移植手术恢复视力。

在第一种情况下，可根据患者的病情及当地的医疗条件选择。①病灶清创术：其原理是通过物理或化学的方法来清除感染细胞和病毒。目前常采用的是机械清创，但注意尽量不要损伤 Bowman 膜，以减少瘢痕形成。化学清创目前已不提倡应用，因为它会损伤角膜基质，增加瘢痕组织，以及延缓上皮愈合和导致内皮变性。清创后，一般对患眼行加压包扎，这有利促进上皮愈合和减轻症状；此外，包扎升高了眼球表面温度，还能抑制病毒繁殖。②结膜瓣遮盖术：主要适用于患者长时间不愈合且溃疡灶位于光学区以外的患者，可很快使病情稳定。③羊膜覆盖手术：适用于病灶位于角膜中央及旁中央的长时间不愈合患者，羊膜覆盖手术能促进此类患者尽快愈合，但对于伴有细菌或真菌感染者不能用此方法。④治疗性角膜移植手术：当角膜已穿孔或将要穿孔时，应选用治疗性角膜移植手术，一般采用穿透性角膜移植，板层角膜移植只适合于周边极小穿孔患者。

对于第二种情况，采用光学性角膜移植手术恢复患者的视力，一般采用穿透性角膜移植，因为板层角膜移植不能完全清除角膜中的病毒。手术的时机一般在 HSK 病情稳定后进行，以炎症消退后 3 个月或以上较为稳妥。

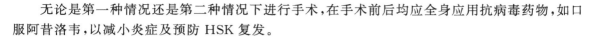

无论是第一种情况还是第二种情况下进行手术,在手术前后均应全身应用抗病毒药物,如口服阿昔洛韦,以减小炎症及预防 HSK 复发。

二、带状疱疹性角膜炎

眼部带状疱疹可合并眼睑炎、结膜炎、角膜炎、巩膜炎、葡萄膜炎、视网膜病变(急性视网膜坏死)、视神经炎、眼肌麻痹等。其中 60％可发生带状疱疹性角膜炎。

(一)病因

(1)本病是由水痘带状疱疹病毒(VZV)复发感染所致,病毒潜伏于三叉神经节中。当机体细胞免疫功能下降或在其他外界刺激诱导下,病毒即被激活、繁殖而发病。

(2)发病机制是下列某一种因素或共同作用的结果:①病毒对角膜的直接侵犯。②宿主对完整病毒或病毒抗原在角膜内发生炎性反应。③机体对改变了的自身组织发生自体免疫反应。④由于角膜知觉减退,眼睑异常及角膜表面泪液膜改变,发生继发性改变。和 HSV 性角膜病变不同的是,VZV 性角膜炎未能做出满意的动物模型,妨碍了对其进行进一步的深入研究。

(二)临床表现

1.全身表现

带状疱疹之前驱症状包括全身不适、发热、寒战及沿神经皮肤分布区疼痛,皮肤发生线状排列的小水泡;伴发神经痛,丛麻、刺感到极度持续疼痛。皮疹延续数月,神经痛可延续数年。带状疱疹与 HSV 不同,侵犯真皮,水泡治愈后残留永久性瘢痕。

2.角膜表现

眼带状疱疹中,大约有 60％可引起角膜病变,VZV 对三叉神经第一支极易侵犯,角膜炎的发生多在皮疹出现以后发生,尤其是鼻尖或鼻翼出现带状疱疹,为鼻睫状支神经受侵犯的征兆,随后必发生角膜炎与虹膜炎。其角膜炎的表现多种多样,主要有以下几种类型。

(1)表层粗点状角膜炎:是带状疱疹性角膜炎的最早期表现,皮疹出现后数天内发生。角膜表面呈现粗大的、略高出角膜表面的混浊点,多发生于角膜周边部,表面常附有黏性分泌物,对荧光素呈现不规则着色,虎红染色更为明显,脱落后不形成溃疡。这些不规则的混浊点是混浊的上皮细胞聚集而成,可能是病毒侵犯的结果,也可能是病毒在上皮细胞内繁殖的结果。有的病例可在其细胞核内查到病毒包涵体。

(2)上皮下浸润及钱币状角膜炎:表层点状角膜炎可在几天之内自行消退,有的很快互相结合形成上皮下浸润,并进一步形成钱状角膜炎。后者被认为是带状疱疹性角膜炎的典型病变。

(3)假树枝状角膜炎:伴随于眼带状疱疹出现的树枝状角膜炎,因其形态和 HSV 性树枝状角膜炎极为相似,其主要区别是:角膜病变轻微,略高起于角膜表面,轻、中度荧光素染色,而不像 HSK 呈沟状凹陷,染色明显;其树枝状病变的末端不像 HSK 那样有球形膨大。故称为假树枝状角膜炎而加以区别。

(4)黏斑性角膜炎:是一种慢性角膜炎的特殊类型,大约 5％的带状疱疹患者会出现此种角膜病变。发病时间差异很大,从出疹后 7 天至 3 年均可出现,但多数在 2~7 个月之间出现。其典型改变的角膜表面由微隆起的黏液物质构成的斑点状病灶,有时可出现线状或树枝状病变,边缘清楚,通常是多发性的,可出现于角膜表面的任何部位,其大小和形状每天都可改变。乙酰半胱氨酸可将其溶解。荧光素呈中等着色,虎红染色鲜艳。发病机制不很清楚,可能与泪液膜异常、角膜感觉神经麻痹及眼睑闭合不全等因素有关。

(5)神经麻痹性角膜炎:在剧烈的三叉神经痛的同时,角膜感觉全部消失,病愈后可延续数月至一年之久,甚至长期不恢复。长期感觉障碍大约有9%的患者可引起神经营养性角膜炎的发生。严重者可导致角膜溃疡、继发细菌感染,出现角膜脓疡或前房积脓。

(6)盘状角膜基质炎:数月后上皮下浸润可向基质深部发展,形成富于新生血管的角膜基质炎或盘状角膜基质炎。裂隙灯显微镜检查角膜后弹力膜皱褶,光切面浸润水肿增厚,混浊区角膜后壁常留有类脂质沉积物,经久不吸收,可能是角膜基质细胞的异常代谢产物,此点可与 HSK 及牛痘病毒所引起的盘状角膜基质炎相鉴别。有时还可出现角膜葡萄膜炎或角膜内皮炎(用镜面反射法检查,可以发现角膜内皮有滴状的改变)。

(三)诊断

1.临床诊断

出现皮肤、眼部和角膜的特有体征时,一般不难诊断。体征不典型、皮疹较少的病例,常误诊为 HSK。有学者认为当出现角膜炎或其他眼部体征,同时具备下列各特征时,应怀疑 VZV 所致。

(1)既往有单侧颜面部皮疹病史。

(2)该区皮肤残留瘢痕或茶褐色沉淀物。

(3)虹膜萎缩。

(4)前房角色素沉着(较其他葡萄膜炎色素浓厚)。

2.实验室诊断

(1)急性期取结膜及角膜上皮刮片查巨噬细胞及核内嗜酸性包涵体,但不能和 HSV 相区别。

(2)必要时从结膜囊内和取水泡内液体做病毒分离。兔角膜接种不致病,此点可与 HSV 相鉴别。

(3)血清中和抗体的测定:病后4天可测出,2周达高峰,一年后降至不能检测的水平。

(4)荧光抗体染色技术:取病变角膜上皮刮片,直接用荧光抗体染色检查,可证明被感染的细胞内有病毒感染。由于标记荧光抗体有特异性,故可与 HSV 相区别。

(四)治疗

1.表层点状角膜炎和树枝状角膜炎

抗病毒药物无环鸟苷(阿昔洛韦、ACV、0.1%眼药水和3%眼膏)、丙氧鸟苷(更昔洛韦、GCV、0.1%~3%眼药水)频繁滴眼,但疗效尚不能肯定。对伴有较重结膜炎的患者,可并用糖皮质激素滴眼。此外,还应滴抗菌药眼膏,以防混合感染。

2.盘状角膜基质炎

主要应用糖皮质激素(0.1%地塞米松、0.1%氟米龙)滴眼或结膜下注射。滴眼以能控制症状的最低浓度、最少滴眼次数为原则。

3.角膜葡萄膜炎或虹膜睫状体炎

除阿托品散瞳及糖皮质激素外,还应口服吲哚美辛等非甾体抗炎药,长期局部和全身应用糖皮质激素,可抑制免疫反应,促使病情恶化或病毒扩散,故必须慎用。

4.神经麻痹性角膜溃疡

停止使用抗病毒药物和糖皮质激素眼液,各种抗菌药眼液中因含有防腐剂也应禁止使用。局部滴用不含防腐剂的人工泪液或上皮生长因子(EGF、bFGF)等,纱布绷带包扎、佩戴软性角膜接触镜或暂时睑缘缝合均有一定效果。

5.黏斑性角膜炎

局部应用糖皮质激素药物可控制其进一步引起虹膜炎及角膜基质炎,同时应用胶原酶抑制剂滴眼(10％乙酰半胱氨酸)可融解黏斑,必要时局部滴用人工泪液或行睑缘临时缝合术。

(苏红玉)

第四节　角膜基质炎

角膜基质炎是指在角膜基质层的非溃疡性和非化脓性炎症,主要表现为角膜基质炎性细胞渗出、浸润,并常有深层血管化形成,角膜上皮和浅基质层一般不受影响。虽然本病远不如角膜溃疡性炎症多见,但也是损害视力的常见原因。

一、病因与发病机制

角膜基质炎可能与细菌、病毒、寄生虫感染有关。梅毒螺旋体、麻风杆菌、结核分枝杆菌和单纯疱疹病毒感染是常见的病因,虽然致病微生物可以直接侵犯角膜基质,但大多数角膜病变是由于感染所致的免疫反应性炎症。

二、临床表现

(一)一般临床征象

眼部有疼痛、流泪及畏光,伴有水样分泌物和眼睑痉挛。视力轻度到重度下降,睫状充血。

(二)角膜的病变取决于疾病所处的阶段及持续时间。

一般说来,上皮完整,但上皮常常处于水肿状态。早期,可有弥漫性的或扇形的、周边程度较低的基质浸润,内皮层伴有或不伴有KP。随着基质层炎症反应的加重,基质层和上皮层变得水肿加剧,常呈毛玻璃样外观。前房反应也可加重,患者的症状也加剧。新生血管常侵入基质层内。

根据严重程度,整个病变可能局限于角膜周边部,也可能向中央发展波及整个角膜。如果在几周甚至数月之后不进行治疗,基质炎的炎症和血管化将达到高峰,然后消退,逐渐地血管闭塞,角膜永久性瘢痕形成。

(三)特异性征象

1.梅毒性角膜基质炎

可分为三期:①浸润期;②血管新生期;③退行期。活动性梅毒性基质炎第一个显著的征象是轻微的基质层水肿,少量的内皮层KP。严重的疼痛,清亮透明的分泌物及畏光等,预示着炎症浸润的开始。

典型的间质性基质层炎症常常从周边开始,在上方呈扇形分布。稀疏的、灰白色的基质层浸润扩大并融合。在此期,上皮层水肿及小水泡形成。这个过程可能局限在角膜的某一部分或整个角膜变混浊,呈典型的毛玻璃样外观。在新生血管期,浸润变得更加浓密,血管从周边部侵入深基质层。血管内生和炎症可能局限在周边部呈扇形,或在几周甚至几个月后向中央发展侵犯整个角膜,使呈红色色调,称为 Hutchinson 橙红斑。一旦整个角膜血管化,病程可能已达到顶峰,预示进入吸收期。1～2 年后,如果不治疗,炎症开始消退,周边部开始变透明。角膜内血管闭塞、角膜瘢痕持续存在。内皮细胞层和后弹力层可能有持续性的皱褶、疣状赘生物、角膜后玻璃状的嵴状物及可延续进入前房的纤维束。通常这种现象只在病变静止期能看到。

先天性梅毒性角膜基质炎通常累及双侧角膜,75% 以上的患者在 1 年之内第 2 只眼开始发病。大约 9% 的患者有炎症复发。后天性角膜基质炎通常发病较轻,病灶较局限。

此外,先天梅毒性角膜基质炎,常同时伴有先天性梅毒其他典型的特征,即 Hutchinson 齿及重听(或耳聋)连同角膜基质炎,称为 Hutchinson 三联征。

2.细菌感染

结核分枝杆菌很少并发角膜基质炎,然而,应该排除这种细菌感染的可能性。这种基质角膜炎趋向于周边部,并且常呈扇形分布及伴有扇形角巩膜炎。不像梅毒性角膜炎,这种角膜炎的炎症影响前中基质层,浓密的浸润占主导地位,有时呈现结节状、脓肿样浸润。血管化通常限于前基质层;然而,通常血管管径较大,且呈弯曲状。病程迁延,残余的角膜瘢痕较厚,原因是严重的炎症反应导致了比较重的角膜细胞坏死。

3.麻风以多种方式累及角膜

因颅神经功能失调或眼睑结构的变化导致了角膜暴露。表层无血管性的角膜炎是麻风具有特征性的损害,通常从颞上象限开始。开始小而分散的上皮下混浊或前基质层混浊,以后融合变成弥散性的前基质层混浊。最后,血管侵入,向角膜混浊区延伸,形成特征性的麻风血管翳。

三、诊断

角膜基质炎的病因诊断主要取决于病史、眼部及全身检查。

(1)急性梅毒性角膜基质炎是先天性梅毒的晚期表现之一。大多数发生于 5～20 岁,但也可以早自出生时,晚至 50 岁。梅毒血清学检查阳性。眼部征象包括"胡椒盐"状的脉络膜视网膜炎或视神经萎缩,或其他先天性梅毒晚期症状的出现,均提示本病的存在。一些其他的晚期梅毒表现,包括 Hutchinson 牙齿和骨骼的畸形、第Ⅷ对脑神经受累导致耳聋、精神发育迟缓及行为异常等。性病史、中枢神经系统症状加上梅毒血清学检查阳性,即可确诊后天性梅毒。

梅毒血清学检查常用的有补体结合试验(如 Wassermann 试验)和沉淀试验(如 Kahn 试验)等。这些试验对于各期梅毒的诊断、治疗效果的判断及发现隐性梅毒均有重要意义。

(2)结核性角膜基质炎的病因诊断取决于眼部所见、梅毒血清学检查结果阴性、结核菌素试验阳性,以及全身性结核感染的病史。

(3)麻风性角膜基质炎的病因学诊断,眼科医师难以做出初诊,要依据皮肤科医师的协助。面部有典型的"狮样面容",眼睑皮肤增厚,秃睫,面神经麻痹是常见的晚期征象,可形成兔眼和睑外翻。角膜神经可发生节段性的增粗,形成"串珠"状。虹膜表面可以出现小砂石状的乳白色结节,在睑裂处角巩膜缘的巩膜侧有黄色胶样结节及角膜颞侧浅层血管翳等可确定诊断。

四、治疗

(一)梅毒性角膜基质炎

梅毒性角膜基质炎是全身梅毒病症的局部表现,应从全身进行驱梅治疗。WHO 已提出了全身驱梅治疗的原则。

局部使用 0.1% 地塞米松眼药水滴眼,2 小时 1 次,炎症消退后减量,但应继续维持滴眼数周后逐渐减量停药,以防复发,还可用 1% 环孢素 A 眼药水,每天 4 次。为预防葡萄膜炎及其并发症的发生,应使用 1% 阿托品溶液滴眼散瞳。通过早期适当的治疗,85% 以上的患者视力恢复或提高。对于角膜炎症消退后遗留的瘢痕,视力低于 0.1 者,可考虑行穿透性角膜移植术,这种手术的成功率较高,约 90% 以上的患者术后有明显的视力改善。

(二)结核性角膜基质炎

首先应用全身抗结核治疗。同时,眼部治疗基本同梅毒性角膜基质炎。

(三)麻风性角膜基质炎

WHO 已制定了治疗麻风的标准。因为这种病原生长极其缓慢,患者可能需要长时间甚至终生的治疗。角膜病变的治疗基本同梅毒性角膜基质炎,但穿透性角膜移植术并非总是治疗该病的适应证,特别是对于严重的眼睑畸形,面神经麻痹或干眼症的患者应慎重考虑。

(苏红玉)

第五节　棘阿米巴性角膜炎

病原体是棘阿米巴,其存在方式有两种——活动的滋养体和休眠的包囊。大多数病例与佩戴角膜接触镜有关,其他危险因素包括外伤、接触污染的水及角膜移植等。

一、临床表现

(一)临床症状

主要有剧烈眼痛,疼痛的严重程度常与客观检查不相符合,还伴有异物感、畏光、流泪等眼部刺激症状。

(二)裂隙灯检查

早期可发现角膜上皮和/或上皮下浸润,病变呈稍隆起的线状混浊——与 HSK 不同;放射状神经炎;环形基质浸润;盘状基质浸润;晚期角膜基质溶解、穿孔。

(三)实验室检查

角膜刮片细胞学检查,可查见棘阿米巴滋养体、包囊;棘阿米巴培养阳性。

(四)共焦显微镜检查

共焦显微镜可查见棘阿米巴滋养体、包囊。

二、诊断

诊断不能仅依靠病史、临床表现,共焦显微镜或实验室角膜刮片查见棘阿米巴滋养体、包囊可帮助确诊。

三、鉴别诊断

主要和其他感染性角膜炎鉴别,其中早期要和 HSK 鉴别,鉴别点包括:是否有佩戴角膜接触镜病史;是否伴有严重程度常与客观检查不相符合的剧烈眼疼;角膜浸润形态。

四、治疗

(一)药物治疗

1.药物种类

(1)阳离子防腐剂:0.02％氯己定、0.02％聚六甲撑双胍(PHMB)。

(2)芳香族双脒:0.1％羟乙磺酸丙氧苯脒。

(3)氨基糖苷类抗生素:新霉素。

(4)咪唑类:氟康唑等。

(5)糖皮质激素:可以抑制包囊形成或脱包囊,但同时能使包囊对药物产生耐药性,不作为常规治疗。

2.给药方式

联合用药。0.02％氯己定或 0.02％聚六甲撑双胍联合 0.1％羟乙磺酸丙氧苯脒点眼,前3天,昼夜每小时 1 次;4～7 天,白天 2 小时,夜 4 小时 1 次;7～21 天,4 小时 1 次;3周后减药,可单独或联合,每天 3～4 次,共持续 4 个月左右。

(二)手术治疗

1.清创

在病变早期对受损上皮层进行清创有一定效果。

2.治疗性角膜移植术

主要用于角膜感染药物控制不佳或角膜穿孔病例。

(苏红玉)

第六节　神经麻痹性角膜炎

神经麻痹性角膜炎是角膜上皮愈合障碍的一种变性疾病,特点是角膜感觉丧失,进而导致角膜上皮长期缺损,基质溶解形成溃疡,最终发展为穿孔。其最常见的病因是疱疹病毒感染和三叉神经眼支损伤。

一、临床表现

(1)症状主要是视物模糊,可有眼红。

(2)裂隙灯检查早期发现角膜上皮干燥粗糙、点状脱落,荧光素染色阳性;持久性角膜上皮片状缺损;进一步发展为角膜溃疡,溃疡呈椭圆形,基底平整干净,边缘呈灰白混浊隆起;如无有效治疗最终发展为穿孔。

(3)角膜知觉检查发现明显减退或丧失。

二、诊断

详细询问病史可发现疱疹病毒感染、手术或外伤引起的三叉神经眼支损伤、糖尿病、引起角膜感觉下降的各种眼药等病因,角膜体征以上皮脱落缺损、特征性溃疡为主,角膜知觉检查发现明显减退或丧失。

三、鉴别诊断

应主要与感染性角膜病变鉴别。本病眼部刺激症状较轻,角膜体征主要为上皮脱落缺损,而无炎症性角膜浸润。

四、治疗

(一)药物治疗

早期可滴用角膜上皮生长因子、角膜润滑剂,并滴用抗生素眼药预防感染。

(二)手术治疗

如出现持久性角膜上皮缺损、角膜溃疡,则需行永久性睑缘缝合术。如出现角膜穿孔可行结膜瓣遮盖术。由于角膜感觉的缺失,角膜移植术的成功率较低。

(苏红玉)

第七节 暴露性角膜炎

暴露性角膜炎是角膜失去眼睑保护而暴露在空气中而引起干燥、上皮脱落、溃疡等。常见的病因主要有各种原因引起的眼睑缺损、眼睑闭合不全,主要见于外伤、甲状腺相关眼病、面神经麻痹、上睑下垂手术过矫等。

一、临床表现

(1)症状主要是视物模糊,可伴有眼红、流泪等轻度刺激症状。

(2)裂隙灯检查早期发现暴露区角膜上皮干燥粗糙、点状脱落,荧光素染色阳性;角膜上皮点状脱落逐渐融合成片状上皮缺损,严重的可形成溃疡、引起角膜穿孔。

二、诊断

根据病史、眼睑闭合不全及暴露区上皮干燥粗糙、无炎症浸润等临床表现即可诊断。

三、治疗

去除暴露因素,涂大量眼膏保护角膜。如病因无法立刻去除,可首先行睑裂缝合术。如眼睑缺损,可行植皮术。

(苏红玉)

第八节　角膜软化症

一、定义

角膜软化症是由于维生素 A 缺乏引起的一种角膜溶化及坏死的致盲眼病。

二、临床表现

患儿消瘦,精神萎靡,皮肤干燥粗糙呈棘皮状,声音嘶哑,由于消化道及呼吸道的上皮角化,患儿可伴有腹泻或咳嗽。早期症状主要是夜盲,但因幼儿不能诉述,常被忽略。

三、诊断

(1)患儿消瘦,精神萎靡,皮肤干燥粗糙,声音嘶哑。

(2)夜盲:夜间视力不好,暗适应功能差。但因幼儿不能诉述而不被发现。

(3)结膜干燥,在睑裂部近角膜缘的球结膜上出现三角形的尖端向外眦部的干燥斑,称 Bitot 斑。

(4)角膜早期干燥无光泽,呈雾状混浊,继之溶化坏死形成溃疡、感染,进而穿孔。

四、治疗

(1)病因治疗:积极治疗内科疾病,改善营养。维生素 A 每次 0.5～1.0 mL,每天 1 次,连续 10～15 次。

(2)用抗生素眼药水或眼膏抗感染。

(3)用 1‰阿托品眼膏散瞳防虹膜粘连。

(4)若角膜已穿孔,可行结膜遮盖术或角膜移植术。如眼内容脱出,可行眼球摘除术或眼内容剜除术。

(苏红玉)

第九节　角膜扩张性病变

一、球形角膜

球形角膜是一种出生时即存在以角膜变薄并呈球形隆起的先天性角膜病变,临床上罕见,多为常染色体隐性遗传。

(一)病因

目前病因不明。一般认为是与扁平角膜发病原因相反的一种发育异常,也有人认为该病是大角膜的一种异型或水眼病变过程中止所致。还有人认为,此病与圆锥角膜的发病有着密切的关系,临床上有双眼球形角膜的父亲其儿子患双眼圆锥角膜的报道。

(二)临床表现

角膜均匀变薄并呈球状隆起,尤其在周边部,约为正常角膜厚度的1/3,有时合并巩膜组织变薄而形成蓝色巩膜。但角膜透明,直径一般正常。如有后弹力层破裂,可发生角膜水肿、混浊。病变为静止性,一般不发展,无明显自觉症状,可有屈光不正存在。

(三)诊断

(1)角膜均匀变薄呈球状隆起,但透明,直径正常。

(2)后弹力层破裂时,角膜急性水肿、混浊。

(3)如合并巩膜组织变薄可形成蓝色巩膜。

(四)鉴别诊断

1.圆锥角膜

角膜中央部进行性变薄并向前呈圆锥状突出;进行性视力减退和严重的不规则散光。裂隙灯检查可见圆锥底部角膜浅层有 Fleischer 环,如角膜后弹力层破裂,角膜水肿、混浊。

2.先天性前葡萄肿

出生后即可见角膜混浊,并向前膨隆,葡萄膜黏附于角膜背面,嵌顿的虹膜隐约出现于菲薄的角膜之后,使角膜发蓝色。

(五)治疗

目前尚无治疗方法,但应嘱患者注意保护眼球,防止外伤,以免引起眼球破裂。

二、后部圆锥角膜

后部圆锥角膜为罕见的角膜后表面异常,单眼发病,迄今报道的所有病例均为女性,无遗传倾向。

(一)病因

病因不明,可能是胚胎期由于某种原因使中胚叶发育不良所致。

(二)临床表现

患者出生时即存在角膜后表面弧度增加,甚至呈锥状,但前表面弧度则保持正常,使角膜中央区相对变薄。角膜基质层可能透明,也可能混浊。如不伴有角膜基质层混浊者,尚能保持较好视力。根据角膜受累的范围可分为局限型和完全型。病变常为静止性,用裂隙灯光学切面检查可明确诊断。患者常有不规则散光,用检影法检查呈现剪动影。

(三)诊断

主要根据患者角膜后表面弧度增加而前表面弧度正常,角膜中央区相对变薄。患者有不规则散光,检影法验光检查呈现剪动影而诊断。

(四)鉴别诊断

本病主要应与圆锥角膜鉴别。后者表现为青少年时期起病,角膜中央部进行性变薄并向前呈圆锥状突出,角膜前后表面弧度均增加。伴有进行性视力减退和严重的不规则散光。裂隙灯检查可见圆锥底部角膜浅层有 Fleischer 环,严重者角膜后弹力层破裂,角膜水肿、混浊。

(五)治疗

目前尚无治疗方法。

三、Terrien 角膜边缘变性

Terrien 角膜边缘变性是一种发生于角膜边缘部的非炎性缓慢进展的角膜变薄性疾病。

(一)病因

本病被认为可能与神经营养障碍或角膜缘部毛细血管的营养障碍有关。近来被认为是一种自身免疫性疾病。

(二)病理

本病被主要是基质层纤维变性,同时有胶原纤维脂质浸润,上皮细胞增生,基底膜和前弹力膜破坏,甚至消失。

角膜基质层变薄,纤维板层结构数目明显减少,新生的肉芽组织及新生的血管伸入。后弹力膜撕裂、缺损或增厚,内皮细胞数天减少,细胞变性。

病变区各层组织均有明显的类脂沉着,常可见到淋巴细胞与浆细胞浸润。

(三)临床表现

10～30 岁发病,多为双眼发病,但病程进展不一致,从发现病变致角膜变薄有时可达20 年以上。男性多于女性。

病变多发生于上半周角膜缘部,也可发生于其他部位或波及全周。早期可无自觉症状,随着病变的发展,可出现轻度刺激征和异物感,但不影响视力。病变晚期,由于病变区角膜膨隆,产生明显的散光而导致不同程度的视力下降。

根据病变的发展,可分为四期。

1.浸润期

角膜周边部出现宽 2～3 mm 的混浊带,伴有新生血管生长,病变区球结膜轻度充血。

2.变性期

病变区角膜变薄,形成一沟状凹陷。

3.膨隆期

病变区角膜继续变薄,出现单个或多个菲薄囊泡样膨隆区,多位于 10 点、1 点及 5 点处。

4.圆锥角膜期

病变区角膜张力下降,在眼压的作用下病灶向前膨出。并波及中央出现圆锥角膜样改变。严重者组织变薄如纸,当压力过猛或咳嗽时,病变区破裂,导致角膜穿孔,虹膜膨出,继而发生粘连性角膜瘢痕。

裂隙灯下,病变区角膜明显变薄,有新生血管伸入,正常角、结膜结构消失,而上皮层增厚,其他各层模糊不清。

(四)诊断

(1)典型者需具备角膜周边有灰白色浸润、新生血管、脂质沉着、角膜变薄、角膜沟、角膜膨隆及散光。

(2)非典型者假性翼状胬肉、复发性边缘性角膜炎及中央角膜混浊变薄。

(五)治疗

目前尚缺乏有效药物治疗。早期散光可以用光学眼镜矫正。反复发作的炎性改变,可用类固醇皮质激素治疗,亦可试用三氯醋酸烧灼或其他方法烧灼,以减轻散光。

病变晚期,可行结膜瓣遮盖术或板层角膜移植术,手术范围必须大于角膜病变,否则术后仍

有复发和继续发展的可能。

四、角膜边缘透明变性

角膜边缘透明变性是一种发生于角膜下方周边部的少见的非炎症性疾病。由于角膜变薄隆起,可引起高度不规则散光,同时可使后弹力膜破裂导致角膜水肿。

(一)病因

病因不明。因其组织学和超微结构的改变与圆锥角膜相似,故有人认为该病变是局限于周边部的圆锥角膜。

(二)临床表现

本病多发生于20~40岁年龄的中青年,男女发病率相近,病程进展缓慢,病变可持续数十年。通常有与高度不规则散光有关的视力下降。多在出现畏光、流泪而就诊。

本病多发生在双眼角膜下方,可见宽约1.2 mm呈新月形的基质变薄区,与角膜缘之间有1~2 mm的正常区域。紧靠变薄区之角膜上皮可出现微小囊样水肿和基质层水肿,可累及视轴区。水肿区后弹力膜可呈灶性、旋涡性或斜行破裂或脱离。

Rodrigues发现角膜上皮层有不规则增厚,前弹力膜有瘢痕形成,基质层变薄且内皮缺损。部分患者可发生急性角膜水肿。

角膜边缘透明样变性发生角膜水肿的机制,是因为内皮屏障功能丧失而导致后弹力膜破裂或脱离的结果,这可能是由于角膜扩张变形所致。

(三)治疗

因本病可引起高度不规则性散光,可戴用角膜接触镜矫正视力。部分病例需行板层或大口径的穿透性角膜移植术。

(苏红玉)

第十节 角膜营养不良

角膜营养不良是一组非炎症性、遗传性疾病,病变首先累及角膜中央,向周边发展。按解剖部位可分为三大类:前部、基质、后部角膜营养不良。

一、前部角膜营养不良

(一)概述

前部角膜营养不良包括上皮基底膜营养不良即地图-点状-指纹状角膜营养不良、Meesmann角膜营养不良、Reis-Bücklers角膜营养不良等。

(二)临床表现

1.Reis-Bücklers角膜营养不良

患者自青春期起出现双眼反复发作的眼部刺激症状,视力逐渐下降。体征为角膜前弹力层灰白混浊,混浊呈线状、地图样、蜂巢样或指环样。病变位于中央角膜,周边角膜不受累。

2.地图-点状-指纹状角膜营养不良

患者在儿童时出现双眼反复发作眼部刺激症状,视力影响较轻。体征为角膜上皮反复糜烂,出现地图样、点状灰色病灶及指纹样条纹。

(三)诊断

根据双眼对称发病及角膜中央非炎症性的特征性角膜混浊即可诊断。

(四)鉴别诊断

主要和单纯疱疹病毒性角膜炎鉴别,其表现为角膜上皮点状、树枝状、地图状浸润,双眼对称发病较少,部位可在周边部角膜。

(五)治疗

早期不需要特殊治疗,有眼部刺激症状时可滴用眼部润滑剂改善症状;在视力受到明显影响时,可行准分子激光治疗性角膜切削术或板层角膜移植术。

二、基质角膜营养不良

(一)概述

基质角膜营养不良包括颗粒状角膜营养不良、Avellino 角膜营养不良、格子样角膜营养不良、斑状角膜营养不良等。颗粒状角膜营养不良、Avellino 角膜营养不良、格子样角膜营养不良Ⅰ型为常染色体显性遗传,致病基因为 $BIGH3$ 基因。斑状角膜营养不良常染色体隐性遗传,致病基因为 $CHST6$ 基因。

1.颗粒状角膜营养不良

青春期发病,早期无任何症状,在中年以后可出现视力下降。体征为在青春期开始出现双眼对称的角膜中央基质层的点状灰白混浊,呈"面包屑样",混浊间角膜透明。

2.Avellino 角膜营养不良

Avellino 角膜营养不良又称为混合性格子-颗粒状角膜营养不良。青春期发病,早期无任何症状,晚期出现视力下降。体征为双眼角膜中央基质内环状、盘状、星形、雪花状混浊。另外还发现有线形混浊。混浊间角膜透明。

3.格子样角膜营养不良

青春期发病,早期无任何症状,晚期出现视力下降和眼部刺激症状。体征为双眼角膜基质内线形混浊,呈网格状,混浊间角膜透明。上皮可有糜烂。

4.斑状角膜营养不良

童年发病,双眼对称性进展,视力呈进行性减退并可伴有刺激症状。体征为角膜基质弥漫性雾状混浊,间以局灶性斑块或结节状白色混浊,境界不清,中央部位于前基质层并可向上皮面突出,周边部位于深基质并可向内皮面突出。

(二)诊断

主要根据角膜基质特征性混浊进行诊断,进行分子遗传学检查可帮助确诊。

(三)鉴别诊断

主要和角膜基质炎鉴别。角膜基质炎临床表现为角膜基质的水肿和浸润,多单眼发病。

(四)治疗

不需要药物治疗。斑状角膜营养不良由于影响视力较早,因此往往在 30 岁左右即需行穿透性角膜移植术,而颗粒状、Avellino 和格子样角膜营养不良在晚期影响视力时可行准分子激光治疗性角膜切削术、板层或穿透性角膜移植术。

三、后部角膜营养不良

（一）概述

后部角膜营养不良包括先天性遗传性角膜内皮营养不良、后部多形性角膜内皮营养不良、Fuchs 角膜内皮营养不良等。

1.先天性遗传性角膜内皮营养不良

先天性遗传性角膜内皮营养不良为常染色体显性或隐性遗传。出生即发病，视力影响严重。体征为双眼对称性全角膜水肿、混浊。

2.后部多形性角膜内皮营养不良

后部多形性角膜内皮营养不良为常染色体显性遗传。多数患者无症状，只是在裂隙灯检查时偶然发现，也有先天性，出生时即表现为角膜水肿。角膜内皮改变有 3 种基本形式：泡状病灶、带状病灶或弥漫性混浊。

3.Fuchs 角膜内皮营养不良

中老年发病，早期无任何症状，晚期出现角膜水肿后可表现为视力下降和眼部刺激症状。早期裂隙灯检查可发现角膜中央内皮面滴状赘疣，并可有细小点状色素沉积。进一步发展，可出现角膜基质水肿、上皮水肿和水疱。晚期出现角膜致密混浊。

（二）诊断

主要根据角膜内皮病灶特征性改变进行诊断。

（三）鉴别诊断

1.角膜内皮炎

通常单眼发病，表现为局部角膜深基质水肿浸润，羊脂状 KP，可伴有轻度虹膜睫状体炎。

2.继发性角膜内皮失代偿

通常单眼发病，有外伤、内眼手术史等诱因，表现为角膜基质和上皮水肿，无特征性内皮改变。

（四）治疗

先天性遗传性角膜内皮营养不良需要在童年行穿透性角膜移植术。后部多形性角膜内皮营养不良和 Fuchs 角膜内皮营养不良在早期不需要治疗，当出现上皮水疱引起刺激症状时可滴用高渗剂和佩戴治疗性角膜接触镜；晚期角膜水肿混浊严重影响视力时可行穿透性角膜移植或内皮移植术。

（苏红玉）

第十一节　丝状角膜病变

一种慢性角膜疾病，特点是角膜表面悬挂一条或多条丝状物。常继发于多种疾病，主要包括干眼、神经营养性角膜炎、药物毒性角膜炎、佩戴角膜接触镜、角膜外伤及手术等。

一、临床表现

（1）症状主要为反复发作的异物感、畏光、流泪等眼部刺激症状。

（2）裂隙灯检查发现角膜表面丝状物，一端与上皮相连，上皮附着点下面有点状灰白色混浊。

二、诊断

根据角膜表面丝状物特征性临床表现即可诊断。

三、鉴别诊断

主要是鉴别引起丝状角膜病变的原发病。

四、治疗

（1）机械去除丝状物在表面麻醉下，在裂隙灯下用棉签或镊子器械去除丝状物。

（2）除去致病原因，局部滴用角膜润滑剂。

（3）对于干眼引起的病变，可行泪小点栓塞或佩戴治疗性角膜接触镜。

（苏红玉）

第十二节　角膜缘免疫性疾病

一、泡性角膜结膜炎

（一）概述

泡性角膜结膜炎是一种局限性的非感染性的眼表炎症性改变，以结膜和/或角膜上皮下结节为特点。发病机制是对某种细菌源性抗原的变态反应，金黄色葡萄球菌、结核分枝杆菌是与本病相关的最常见的微生物。

（二）临床表现

（1）症状包括眼红、畏光、流泪、异物感等，持续 1～2 周，经常复发。

（2）裂隙灯下可见角膜缘或附近球结膜粉红色或灰色的结节，直径为 1～2 mm，周围结膜充血，结节表面中央可见溃疡。角膜缘血管可长入角膜，形成血管翳。

（三）诊断

主要根据角膜缘或附近球结膜粉红色或灰色的水疱的特征性临床表现。

（四）鉴别诊断

主要和春季角结膜炎与结节性巩膜外层炎鉴别。

1.春季角结膜炎

季节性双侧发病，症状以眼痒为主，角巩膜缘乳头呈凝胶状肥大型外观，上睑结膜可出现大量"铺路石样"乳头。

2.结节性巩膜外层炎

结节常常极微小,不迁移,也不会发生溃疡,同时伴巩膜表层充血。

(五)治疗

局部滴用糖皮质激素的同时应用适当的抗生素治疗,合并睑缘炎者可涂用抗生素眼膏于眼睑边缘。

二、金黄色葡萄球菌性边缘性角膜炎

(一)概述

金黄色葡萄球菌性边缘性角膜炎是金黄色葡萄球菌抗原引起的抗原-抗体反应。

(二)临床表现

(1)症状为轻到中度的眼疼、畏光、流泪、异物感等。

(2)裂隙灯下可见角膜周边的斑点状浸润,可单发或多发,平行于角膜缘扩展,浸润与角膜缘之间有1~2 mm透明区,浸润可融合。可逐渐发展为角膜溃疡,角膜缘血管长入。

(3)常有葡萄球菌性睑缘炎的体征。

(4)睑缘和结膜可培养出金黄色葡萄球菌。

(三)诊断

主要根据临床表现,角膜周边浸润并与角膜缘之间有 1~2 mm 透明区,同时常合并有溃疡性睑缘炎。

(四)鉴别诊断

主要与其他角膜缘免疫性疾病鉴别。

(五)治疗

局部滴用糖皮质激素的同时联合应用抗生素。可涂用夫西地酸眼膏于眼睑边缘。

三、蚕食性角膜溃疡

(一)概述

蚕食性角膜溃疡也称为 Mooren 溃疡,是一种自身免疫性疾病,病因和确切的免疫发病机制尚不完全清楚。临床上分为两型:Ⅰ型是良性型,单眼发病,进展慢,多见于老年患者;Ⅱ型是恶性型,多双眼发病,常见于青年患者,对各种治疗疗效差。两型均为特发性。继发性蚕食性角膜溃疡常见于各种角膜损伤后,如角膜外伤、白内障术后、角膜移植术后等,临床表现类似于良性型,对疗效较好。

(二)临床表现

(1)症状为剧烈眼痛、畏光、流泪、视力下降等。

(2)裂隙灯下早期可见斑点状角膜周边基质浸润,常出现在内、外侧象限;随后出现上皮缺损形成角膜周边溃疡,溃疡向中央角膜的进行缘呈穿凿样,溃疡可向中央角膜、周边角膜扩展,但不会超过角膜缘而侵犯巩膜。在溃疡进行缘后方,角膜可再上皮化伴新生血管长入,形成角膜瘢痕,角膜变薄。

(3)可合并轻度虹膜睫状体炎,极少有前房积脓,1/3 患者可发生角膜穿孔。

(三)诊断

根据患者剧烈眼痛症状、具有穿凿样进行性边缘的周边角膜溃疡来诊断,同时必须排除全身结缔组织/胶原血管性疾病可能。

（四）鉴别诊断

1.金黄色葡萄球菌性边缘性角膜炎

患者眼部刺激症状轻度，无剧烈眼痛，角膜周边的斑点状浸润与角膜缘之间有 1～2 mm 透明区，平行于角膜缘扩展，不向角膜中央发展。

2.Terrien 边缘性角膜变性

无眼痛等眼部刺激症状，角膜边缘部基质变薄，上皮完整，无溃疡形成。

3.合并有全身结缔组织/胶原血管性疾病的周边性溃疡性角膜炎

患者合并有类风湿关节炎、Wegener 肉芽肿、复发性多软骨炎或结节性多动脉炎等，周边角膜溃疡表现类似于蚕食性角膜溃疡，但病变侵犯巩膜。

（五）治疗

1.药物治疗

局部滴用糖皮质激素，对单眼良性型患者疗效较好，如使用一周无效或溃疡较深者，会存在一定危险性，需要密切观察，防止病情加重或角膜穿孔可能。目前局部滴用 1% 环孢素疗效较好，对于双眼患者可全身使用免疫抑制剂，但注意其毒性反应。

2.手术治疗

用于药物治疗无效的患者。如溃疡较浅位于周边，可行新鲜羊膜移植术。如溃疡累及范围较大、较深，可行球结膜切除联合新鲜板层角膜移植术。由于有复发的危险，术后应继续使用免疫抑制剂。

（苏红玉）

第十三节　角膜肿瘤

一、角结膜皮样瘤

角结膜皮样瘤是由一种类似肿瘤的先天性异常脂肪组织构成，来自胚胎性皮肤，属典型的迷芽瘤。

（一）临床表现

出生就存在的肿物，随年龄增长和眼球发育略有增大。肿物多位于角巩膜颞下方，少数侵犯全角膜。外表色如皮肤，边界清楚，可有纤细的毛发存在。较大皮样瘤常可造成角膜散光，视力下降。中央部位的皮样瘤可造成患眼的弱视。Goldenhar 综合征伴有上睑缺损、副耳或眼部其他异常。

（二）治疗

角结膜皮样瘤治疗以手术切除为主，肿物切除联合板层角巩膜移植是最理想的手术方式。手术前后应及时验光配镜，对矫正视力不良者应配合弱视治疗，以期达到功能治愈。

二、上皮内上皮癌

上皮内上皮癌又称角膜原位癌或 Bowen 病病程缓慢的上皮样良性肿瘤。

（一）临床表现

多见于老年,单眼发病,病程缓慢。病变多好发于角膜结膜交界处,为缓慢生长的半透明或胶冻样新生物,微隆起呈粉红色或霜白色,表面布满"松针"样新生血管,界限清楚,可局限生长。活检及组织病理学可确诊。

（二）治疗

可行肿瘤切除联合板层角膜移植术。博莱霉素结膜下注射亦有较好的疗效。

三、角结膜鳞癌

角结膜鳞癌是一种原发性上皮恶性肿瘤,也可由上皮内上皮癌迁延多年,恶变而来。

（一）临床表现

多发于中老年男性。通常睑裂区角膜缘为好发部位,尤以颞侧常见。肿瘤呈胶样隆起,基底宽富有血管。肿瘤可向球结膜一侧深部发展,或在角膜面扁平生长迁延。少数向眼内蔓延甚至侵犯眼眶组织。亦可沿淋巴管向全身其他部位转移。继发感染时,可有浆液脓性分泌物,淋巴引流区淋巴结肿大压痛。组织病理学检查可以确诊。

（二）治疗

病变早期未突破前弹力层时,行广泛的结膜和角膜板层切除。施行"非接触"的病灶切除,即在肿瘤侵犯区域边缘外 1～2 mm 的正常结膜及角膜处划界,然后开始剥离,使肿瘤完全游离后切除,可达到根治目的。眼内组织或眼眶组织被肿瘤侵犯者需行眼球摘除或眶内容剜除术。

（苏红玉）

第六章　结膜疾病

第一节　结　膜　炎

一、细菌性结膜炎

正常情况下结膜囊内可存有细菌,大约90％的人结膜囊内可分离出细菌,其中35％的人更可分离出一种以上的细菌,这些正常菌群主要是表皮葡萄球菌(＞60％),类白喉杆菌(35％)和厌氧的痤疮丙酸杆菌,这些细菌可通过释放抗生素样物质和代谢产物,减少其他致病菌的侵袭。当致病菌的侵害强于宿主的防御功能或宿主的防御功能受到破坏的情况下,如干眼症,长期使用类固醇皮质激素等,即可发生感染。患者眼部有结膜炎症和脓性渗出物时,应怀疑细菌性结膜炎。按发病快慢可分为超急性(24小时内)、急性或亚急性(几小时至几天)、慢性(数天至数周)。按病情的严重情况可分为轻、中、重度。急性结膜炎患者均有不同程度的结膜充血和结膜囊脓性、黏液性或黏脓性分泌物。急性结膜炎通常有自限性,病程在2周左右,局部有效治疗可以减少发病率和疾病持续时间,给予敏感抗生素治疗后,在几天内痊愈。慢性结膜炎无自限性,治疗较棘手。

(一)病因

常见的致病细菌见表6-1。

表 6-1　各型细菌性结膜炎的常见病原体

发病快慢	病情	常见病原菌
慢性(由数天至数周)	轻至中度	金黄色葡萄球菌 Morax-Axenfeld 双杆菌 变形杆菌 大肠埃希菌 假单胞菌属
急性或亚急性 (几小时至几天)	中至重度	流感嗜血杆菌 肺炎链球菌 Koch-Week 杆菌 金黄色葡萄球菌

续表

发病快慢	病情	常见病原菌
超急性（24 小时内）	重度	淋病奈瑟菌 脑膜炎奈瑟菌

其他较少见的细菌有结核分枝杆菌、白喉杆菌等。

慢性结膜炎可由急性结膜炎治疗不当演变而来，也可能为 Morax-Axenfeld 双杆菌、链球菌或其他毒力不强的菌类感染后一开始就呈慢性炎症过程，发病无季节性。还可由不良环境刺激如粉尘和化学烟雾等、眼部长期应用有刺激性的药物、屈光不正、烟酒过度、睡眠不足等引起。很多患者同时存在睑内翻倒睫，以及慢性泪囊炎、慢性鼻炎等周围组织炎症。

（二）临床表现

急性乳头状结膜炎伴有卡他性或黏脓性渗出物者是多数细菌性结膜炎的特征性表现。起先单眼发病，通过手接触传播后波及双眼。患者眼部刺激感和充血，晨间醒来睑缘有分泌物，起初分泌物呈较稀的浆液性，随病情进展变成黏液性及脓性。偶有眼睑水肿，视力一般不受影响，角膜受累后形成斑点状上皮混浊可引起视力下降。细菌性结膜炎乳头增生和滤泡形成的严重程度取决于细菌毒力包括侵袭力。白喉杆菌和溶血性链球菌可引起睑结膜面膜或假膜形成。

1.超急性细菌性结膜炎

超急性细菌性结膜炎由奈瑟菌属细菌（淋病奈瑟菌或脑膜炎奈瑟菌）引起。其特征为，潜伏期短（10 小时至 2～3 天不等），病情进展迅速，结膜充血水肿伴有大量脓性分泌物。有 15％～40％患者可迅速引起角膜混浊，浸润，周边或中央角膜溃疡，治疗不及时几天后可发生角膜穿孔，严重威胁视力。其他并发症包括前房积脓性虹膜炎、泪腺炎和眼睑脓肿。淋病奈瑟菌性结膜炎成人主要是通过生殖器-眼接触传播而感染，新生儿主要是分娩时经患有淋病奈瑟菌性阴道炎的母体产道感染，发病率大约为 0.04％。脑膜炎奈瑟菌性结膜炎最常见患病途径是血源性播散感染，也可通过呼吸道分泌物传播。成人淋病奈瑟菌性结膜炎较脑膜炎球菌性结膜炎更为常见，而脑膜炎球菌性结膜炎多见于儿童，通常为双眼性，潜伏期仅为数小时至 1 天，表现类似淋病奈瑟菌性结膜炎，严重者可发展成化脓性脑膜炎，危及患者的生命。两者在临床上往往难以鉴别，两种致病菌均可引起全身扩散，包括败血症。特异性诊断方法需要培养和糖发酵试验。近年来，奈瑟菌属出现青霉素耐药菌群，因此药物敏感试验非常重要。

2.新生儿淋病奈瑟菌性结膜炎

新生儿淋病奈瑟菌性结膜炎潜伏期 2～5 天者多为产道感染，出生后 7 天发病者为产后感染。双眼常同时受累。有畏光、流泪，眼睑高度水肿，重者突出于睑裂之外，可有假膜形成。分泌物由病初的浆液性很快转变为脓性，脓液量多，不断从睑裂流出，故又有"脓漏眼"之称。常有耳前淋巴结肿大和压痛。严重病例可并发角膜溃疡甚至眼内炎。感染的婴儿可能还有并发其他部位的化脓性炎症，如关节炎、脑膜炎、肺炎、败血症等。

3.急性或亚急性细菌性结膜炎

急性或亚急性细菌性结膜炎又称"急性卡他性结膜炎"，俗称"红眼病"，传染性强多见于春秋季节，可散发感染，也可流行于学校、工厂等集体生活场所。发病急，潜伏期 1～3 天，两眼同时或相隔 1～2 天发病。发病 3～4 天时病情达到高潮，以后逐渐减轻，病程多＜3 周。最常见的致病菌是肺炎双球菌、金黄色葡萄球菌和流感嗜血杆菌。病原体可随季节变化，有研究显示冬天主要是肺炎双球菌引起的感染,流感嗜血杆菌性结膜炎则多见于春夏时期。

(1)金黄色葡萄球菌:通过释放外毒素和激活生物活性物质如溶血素、溶纤维蛋白溶酶、凝固酶等引起急性化脓性结膜炎。患者多伴有睑缘炎,任何年龄均可发病,晨起由于黏液脓性分泌物糊住眼睑而睁眼困难,较少累及角膜。表皮葡萄球菌引起的结膜炎少见。

(2)肺炎双球菌:肺炎双球菌性结膜炎有自限性,儿童发病率高于成人。潜伏期大约2天,结膜充血、黏脓性分泌物等症状在2～3天后达到顶点。上睑结膜和穹隆结膜可有结膜下出血,球结膜水肿。可有上呼吸道症状,但很少引起肺炎。

(3)流感嗜血杆菌:流感嗜血杆菌是儿童细菌性结膜炎的最常见病原体,成人中也可见。潜伏期约24小时,临床表现为充血、水肿、球结膜下出血,脓性或黏液脓性分泌物,症状3～4天达到高峰,在开始抗生素治疗后7～10天症状消失,不治疗可复发。流感嗜血杆菌Ⅲ型感染还可并发卡他性边缘性角膜浸润或溃疡。儿童流感嗜血杆菌感染可引起眶周蜂窝织炎,部分患者伴有体温升高、身体不适等全身症状。

(4)其他:白喉杆菌引起的急性膜性或假膜性结膜炎,20世纪初开始使用白喉杆菌类毒素后发病率明显下降,如今白喉杆菌性结膜炎偶见于儿童咽白喉患者,最初,眼睑红、肿、热、痛,可有耳前淋巴结肿大,严重病例球结膜面可有灰白色-黄色膜和假膜形成,坏死脱落后形成瘢痕。角膜溃疡少见,但一旦累及很容易穿孔。白喉毒素可致眼外肌和调节麻痹,干眼、睑球粘连、倒睫和睑内翻是白喉杆菌性结膜炎的常见并发症。本病有强传染性,需全身使用抗生素。

其他少见的急性化脓性结膜炎有摩拉克菌结膜炎在免疫力低下和酗酒人群中可见,假单胞菌属、埃希菌属、志贺菌和梭菌属等偶可引起单眼感染,眼睑肿胀,球结膜水肿,可有假膜形成,极少累及角膜。

4.慢性细菌性结膜炎

慢性细菌性结膜炎可由急性结膜炎演变而来,或毒力较弱的病原菌感染所致。多见于鼻泪管阻塞或慢性泪囊炎患者,或慢性睑缘炎或睑板腺功能异常者。金黄色葡萄球菌和摩拉克菌是慢性细菌性结膜炎最常见的两种病原体。

慢性结膜炎进展缓慢,持续时间长,可单侧或双侧发病。症状多种多样,主要表现为眼痒,烧灼感,干涩感,眼刺痛及视力疲劳。结膜轻度充血,可有睑结膜增厚、乳头增生,分泌物为黏液性或白色泡沫样。摩拉克菌可引起眦部结膜炎,伴外眦角皮肤结痂、溃疡形成及睑结膜乳头和滤泡增生。金黄色葡萄球菌引起者常伴有溃疡性睑缘炎或角膜周边点状浸润。

(三)诊断

根据临床表现、分泌物涂片或结膜刮片等检查,可以诊断。结膜刮片和分泌物涂片通过Gram和Giemsa染色可在显微镜下发现大量多形核白细胞和细菌。为明确病因和指导治疗,对于伴有大量脓性分泌物者、结膜炎严重的儿童和婴儿及治疗无效者应进行细菌培养和药物敏感试验,有全身症状的还应进行血培养。

(四)治疗

去除病因,抗感染治疗,在等待实验室结果时,医师应开始局部使用广谱抗生素,确定致病菌属后给予敏感抗生素。根据病情的轻重可选择结膜囊冲洗、局部用药、全身用药或联合用药。切勿包扎患眼,但可佩戴太阳镜以减少光线的刺激。超急性细菌性结膜炎治疗应在诊断性标本收集后立即进行,以减少潜在的角膜及全身感染的发生,局部治疗和全身用药并重。成人急性或亚急性细菌性结膜炎一般选择滴眼液。儿童则选择眼膏,避免滴眼液随哭泣时眼泪排除,而且其作用时间更长。慢性细菌性结膜炎治疗基本原则与急性结膜炎相似,需长期治疗,疗效取决于患者对治疗方案的依从性。各类型结膜炎波及角膜时应按角膜炎治疗原则处理。

1.局部治疗

(1)当患眼分泌物多时,可用无刺激性的冲洗剂如3%硼酸水或生理盐水冲洗结膜囊。冲洗时要小心操作,避免损伤角膜上皮,冲洗液勿流入健眼,以免造成交叉传染。

(2)局部充分滴用有效的抗生素眼药水和眼药膏。急性阶段每1~2小时1次。革兰阳性菌所致者可局部使用:5 000~10 000 U/mL青霉素、15%磺胺醋酰钠、0.1%利福平、杆菌肽、甲氧苄啶-多黏菌素 B、0.5%氯霉素等眼药水频点和红霉素、杆菌肽-多黏菌素 B 眼膏等抗生素眼药膏。革兰阴性菌所致者可选用氨基糖苷类或喹诺酮类药物,如 0.3%庆大霉素、0.3%妥布霉素、0.3%环丙沙星、0.3%氧氟沙星眼药水或眼药膏。在特殊情况下,可使用合成抗生素滴眼液。如甲氧苯青霉素耐药性葡萄球菌性结膜炎可使用 5 mg/mL 万古霉素滴眼液。慢性葡萄球菌性结膜炎对用杆菌肽和红霉素反应良好,还可适当应用收敛剂如 0.25%硫酸锌眼药水。

2.全身治疗

(1)奈瑟菌性结膜炎应全身及时使用足量的抗生素,肌内注射或静脉给药。淋病奈瑟菌性结膜炎角膜未波及,成人大剂量肌内注射青霉素或头孢曲松钠(商品名:菌必治)1 g 即可,如果角膜也被感染,加大剂量,1~2 g/d,连续 5 天。青霉素过敏者可用大观霉素(商品名:淋必治)(2 g/d,肌内注射)。除此之外,还可联合口服 1 g 阿奇霉素或 100 mg 多西环素,每天 2 次,持续7 天;或喹诺酮类药物(环丙沙星 0.5 g 或氧氟沙星 0.4 g,每天 2 次,连续 5 天)。

新生儿用青霉素 G 100 000 万 U/(kg·d),静脉滴注或分 4 次肌内注射,共 7 天。或用头孢曲松钠(0.125 g,肌内注射)、头孢噻肟钠(25 mg/kg,静脉注射或肌内注射),每 8 小时或 12 小时1 次,连续 7 天。

大约 1/5 外源性(原发性)脑膜炎球菌性结膜炎可引起脑膜炎球菌血症,单纯局部治疗患者发生菌血症的概率比联合全身用药患者高 20 倍。因此必须联合全身治疗。脑膜炎球菌性结膜炎可静脉注射或肌内注射青霉素。青霉素过敏者可用氯霉素代替。2 天内可有明显疗效。和脑膜炎球菌性结膜炎患者接触者应进行预防性治疗,可口服利福平每天 2 次持续 2 天,推荐剂量是成人 600 mg,儿童 10 mg/kg。

(2)流感嗜血杆菌感染而致的急性细菌性结膜炎,或伴有咽炎或急性化脓性中耳炎的患者,局部用药的同时应口服头孢类抗生素或利福平。

(3)慢性结膜炎的难治性病例和伴有酒糟鼻患者需口服多西环素 100 mg,1~2 次/天,持续数月。

(五)预防

(1)严格注意个人卫生和集体卫生。提倡勤洗手、洗脸和不用手或衣袖拭眼。

(2)急性期患者需隔离,以避免传染,防止流行。一眼患病时应防止另眼感染。

(3)严格消毒患者用过的洗脸用具、手帕及接触的医疗器皿。

(4)医护人员在接触患者之后必须洗手消毒以防交叉感染。必要时应戴防护眼镜。

(5)新生儿出生后应常规立即用 1%硝酸银眼药水滴眼 1 次或涂 0.5%四环素眼药膏,以预防新生儿淋菌性结膜炎和衣原体性结膜炎。

二、衣原体性结膜炎

衣原体是介于细菌与病毒之间的微生物,归于立克次纲,衣原体目。具有细胞壁和细胞膜,以二分裂方式繁殖,可寄生于细胞内形成包涵体。衣原体目分为二属。属Ⅰ为沙眼衣原体,可引起沙眼、包涵体性结膜炎和淋巴肉芽肿;属Ⅱ为鹦鹉热衣原体,可引起鹦鹉热。衣原体性结膜炎包括沙眼、包涵体性结膜炎、性病淋巴肉芽肿性结膜炎等。衣原体对四环素或红霉素最敏感,其次是磺胺嘧啶、利福平等。

(一)沙眼

沙眼是由微生物沙眼衣原体感染所致的一种慢性传染性结膜角膜疾病,潜伏期为5～12天,双眼发病,儿童少年时期多发。因其在睑结膜表面形成粗糙不平的外观,形似沙砾,故名沙眼。全世界有3亿～6亿人感染沙眼,感染率和严重程度同当地居住条件及个人卫生习惯密切相关。20世纪50年代以前该病曾在我国广泛流行,是当时致盲的首要病因,70年代后随着生活水平的提高、卫生常识的普及和医疗条件的改善,其发病率大大降低,但仍然是常见的结膜病之一。

1.病因

有关沙眼的病原学,曾有"立克次体、病毒、颗粒性野口杆菌、包涵体"等学说。1956年沙眼衣原体由我国病毒研究所汤非凡教授和北京市眼科研究所张晓楼教授共同合作采用鸡胚培养方法在世界首次成功分离,并将TE55(标准株)推广在世界范围内使用。沙眼衣原体的发现,明确了沙眼病原学,并促进了敏感药物的研创。1981年国际沙眼防治组织授予"国际沙眼金质奖章"予以表彰。

沙眼衣原体种内有3个生物变种(或亚种):眼血清型包括A、B、Ba、C四个血清型;生殖血清型包括D、Da、E、F、G、H、I、Ia、J、K十个血清型;性病性淋巴肉芽肿血清型包括L1、L2、L2a、L3四个血清型。在自然条件下,沙眼衣原体仅感染人,地方性致盲沙眼通常由4个眼血清型A、B、Ba和C引起。我国有学者用微量免疫荧光试验对中国华北沙眼流行地区沙眼衣原体免疫型进行检测,结果表明我国华北地区沙眼流行以B型为主,C型次之。沙眼通过直接接触或污染物间接传播,节肢昆虫也是传播媒介。易感危险因素包括不良的卫生条件、营养不良、酷热或沙尘气候。热带、亚热带区或干旱季节容易传播。

2.临床表现

沙眼一般起病缓慢,临床症状轻重不等,病情因反复感染而加重,感染频次不同致使病程长短不一,或自愈,或持续数月,或延绵数年甚至数十年之久。急性沙眼感染主要发生在学前和低年学龄儿童,但在20岁左右时,早期的瘢痕并发症才开始变得明显。成年后的各个时期均可以出现严重的眼睑和角膜并发症。男女的急性沙眼的发生率和严重程度相当,但女性沙眼的严重瘢痕比男性高出2～3倍,推测这种差别与母亲和急性感染的儿童密切接触有关。幼儿患沙眼后,症状隐匿,可自行缓解,不留后遗症。成人沙眼为亚急性或急性发病过程,早期即出现并发症。

沙眼患者早期无自觉症状,或仅有轻微异物感,似有灰尘侵入眼内等眼部异物和不适感,表现为滤泡性慢性结膜炎,以后逐渐进展到结膜瘢痕形成。

急性期症状包括畏光、流泪、异物感,较多黏液或黏液脓性分泌物。可出现眼睑红肿,结膜明显充血,乳头增生,上下穹隆部结膜满布滤泡,可合并弥漫性角膜上皮炎及耳前淋巴结肿大。

慢性期无明显不适,仅眼痒、异物感、干燥和烧灼感。结膜充血减轻,结膜污秽肥厚,同时有乳头及滤泡增生,病变以上穹隆及睑板上缘结膜显著,并可出现垂幕状的角膜血管翳。病变过程中,结膜的病变逐渐为结缔组织所取代,形成瘢痕。最早在上睑结膜的睑板下沟处,称之为 Arlt 线,渐成网状,以后全部变成白色平滑的瘢痕。角膜缘滤泡发生瘢痕化改变临床上称为 Herbet 小凹。沙眼性角膜血管翳及睑结膜瘢痕为沙眼的特有体征。血管翳是发生在角膜上缘,由球结膜经过角膜上缘伸到角膜表面半月形的一排小血管,血管翳的底是灰色的,充血时则血管翳变厚,显而易见。最严重的可成全血管翳。角膜血管翳是沙眼最重要的一个特异性特征。倒长的睫毛持续地摩擦角膜引起角膜各种形状的不透体如薄翳、斑翳或白斑。

重复感染时,并发细菌感染时,刺激症状可更重,且可出现视力减退。晚期发生睑内翻与倒睫、上睑下垂、睑球粘连、角膜混浊、实质性结膜干燥症、慢性泪囊炎等并发症。症状更明显,可严重影响视力,甚至失明。

3.分期和诊断标准

多数沙眼根据乳头、滤泡、上皮下角膜炎、血管翳(起自角膜缘的纤维血管膜进入透明角膜形成)、角膜缘滤泡、Herbert 小凹等特异性体征,可以做出诊断。由于睑结膜的乳头增生和滤泡形成并非为沙眼所特有,因此早期沙眼的诊断在临床病变尚不完全具备时较困难,有时只能诊断"疑似沙眼",要确诊须辅以实验室检查。WHO 要求诊断沙眼时至少符合下述标准中的 2 条:①上睑结膜 5 个以上滤泡;②典型的睑结膜瘢痕;③角膜缘滤泡或 Herbert 小凹;④广泛的角膜血管翳。

中华医学会眼科学会制订的沙眼分期和诊断标准:1979 年第二届中华医学会眼科学会制订了统一的沙眼分期和诊断标准,临床沿用至今。

(1)沙眼诊断:①上穹隆部和上睑板结膜血管模糊充血,乳头增生或滤泡形成,或二者兼有。②放大镜或裂隙灯显微镜下检查可见角膜血管翳。③上穹隆部和上睑结膜瘢痕。④结膜刮片有沙眼包涵体。在第一项的基础上,兼有其他 3 项中之一者可诊断沙眼。疑似沙眼者:上穹隆部及眦部睑结膜充血,有少量乳头增生或滤泡,并已排除其他结膜炎者。

(2)沙眼分期。①Ⅰ期——进行期:即活动期,乳头和滤泡同时并存,上穹隆结膜组织模糊不清,有角膜血管翳。②Ⅱ期——退行期:自瘢痕开始出现至大部分为瘢痕,仅残留少许活动性病变为止。③Ⅲ期——完全瘢痕期:活动性病变完全消失,代之以瘢痕,无传染性。

(3)沙眼分级标准:根据活动性病变(乳头和滤泡)占上眼睑结膜总面积的多少分为轻(+)、中(++)、重(+++)三级。占 1/3 面积以下者为轻(+),占 1/3~2/3 者为中(++),占 2/3 面积以上者为重(+++)。

(4)角膜血管翳分级:将角膜分为四等份,血管翳侵入上 1/4 以内为(+),1/4~1/2 者为(++),1/2~3/4 者为(+++),超过 3/4 者为(++++)。

为便于所有卫生工作者(包括基层医院)易于识别沙眼体征及其并发症,仅使用双筒放大镜(×2.5)和足够的照明(日光或者手电筒)即可进行检查,在社区内也可对沙眼的流行状况能够进行简单的调查和评估。1987 年世界卫生组织(WHO)介绍了一种新的简单分期法来评价沙眼严重程度,如下。①沙眼性滤泡(TF):上睑结膜 5 个以上滤泡,滤泡直径不小于 0.5 mm。②沙眼性剧烈炎症(TI):弥漫性浸润,上睑结膜明显炎症性增厚,遮掩睑结膜深层血管,乳头增生、血管模糊区>50%。③沙眼性瘢痕(TS):典型的睑结膜瘢痕形成。④沙眼性倒睫(TT):倒睫或睑内翻,至少一根倒睫摩擦眼球。⑤角膜混浊(CO):角膜混浊,部分瞳孔区角膜变得模糊不清致明显的视力下降(视力<0.3)。

其中 TF、TI 是活动期沙眼,要给予治疗,TS 是患过沙眼的依据,TT 有潜在致盲危险需行眼睑矫正手术。CO 是终末期沙眼。

4.实验室诊断

包括检测沙眼衣原体除结膜涂片、Giemsa 染色、Lugol 碘染色光镜下查包涵体。用荧光素标记的抗沙眼衣原体单克隆抗体直接染色,荧光显微镜下检查衣原体颗粒已广泛应用,另为酶联免疫吸附法(ELISA)检测衣原体抗原,如 ELISA 诊断试剂盒。微量免疫荧光技术(MIF)用以检测血清、泪液、分泌液中衣原体特异抗体型别及水平,还可监测 IgA、IgM、IgG 用于流行病学调查。

(1)结膜细胞学检查方法是实验室检查沙眼衣原体最传统的方法,沙眼细胞学的典型特点是可检出淋巴细胞、浆细胞和多形核白细胞。结膜刮片后行 Giemsa 染色可显示位于核周围的蓝色或红色细胞质内的包涵体。改良的 Diff-Quik 染色将检测包涵体的时间缩短为几分钟,操作简便,假阳性率高。

(2)衣原体分离培养:是诊断衣原体感染的金标准。4 种衣原体均可用鸡胚卵黄囊接种分离,分离阳性率为 20%～30%,可用于初代培养但费时较多,较适宜用以恢复衣原体毒力。用细胞培养分离衣原体是目前分离衣原体最常用的方法。沙眼衣原体可在 McCoy、HeLa-229、HL、FL 等传代细胞生长。肺炎衣原体易在 H292、Hep-2、HeLa-229、McCoy、HL 细胞生长。采用 DEAE-葡聚糖、放线菌酮、细胞松弛素 B、胰酶和 EDTA、聚乙二醇等预处理细胞,标本离心接种等方法可提高分离阳性率。沙眼衣原体培养需要放射线照射或细胞稳定剂(如放线菌酮)预处理,通常在生长 48～72 小时后用碘染色单层细胞,或通过特殊的抗衣原体单克隆抗体检测,但技术要求高,广泛应用较难。

(3)分子生物学技术检测衣原体核酸有 DNA 探针核酸杂交法、PCR 法、巢式 PCR 法、连接酶链反应法(LCR)等都有高度敏感和高特异性,近年有快速诊断试剂盒等问世,费用昂贵。

5.鉴别诊断

需和其他滤泡性结膜炎相鉴别。

(1)慢性滤泡性结膜炎:原因不明。常见于儿童及青少年,皆为双侧。下穹隆及下睑结膜见大小均匀,排列整齐的滤泡,无融合倾向。结膜充血并有分泌物,但不肥厚,数年后不留痕迹而自愈,无角膜血管翳。无分泌物和结膜充血等炎症症状者谓之结膜滤泡症。一般不需治疗,只在有自觉症状时才按慢性结膜炎治疗。

(2)春季结膜炎:本病睑结膜增生的乳头大而扁平,上穹隆部无病变,也无角膜血管翳。结膜分泌物涂片中可见大量嗜酸性细胞增多。

(3)包涵体性结膜炎:本病与沙眼的主要不同在于:滤泡以下穹隆部和下睑结膜显著,无角膜血管翳。实验室可通过针对不同衣原体抗原的单克隆抗体进行免疫荧光检测来鉴别其抗原血清型,从而与之鉴别。

(4)巨乳头性结膜炎:本病所致的结膜乳头可与沙眼性滤泡相混淆,但有明确的角膜接触镜佩戴史。

6.治疗

包括全身和眼局部药物治疗及对并发症的治疗。

(1)局部抗生素治疗:局部可选用 0.1% 利福平眼药水、0.1% 酞丁胺眼药水或 0.5% 新霉素眼药水及红霉素类、四环素类眼膏,疗程最少 10～12 周。

目前对感染性沙眼的推荐治疗方法有两种：①连续性治疗，1％的四环素眼膏每天 2 次，共 6 周；②间断性治疗，每天 2 次，每月连续 5 天，每年至少连续用药 6 个月；或者每天 1 次，每月连续 10 天，每年至少连续用药 6 个月。

（2）全身抗生素治疗：急性期或严重炎症性沙眼的患者应全身应用抗生素治疗，一般疗程为 3～4 周。可口服四环素 1～1.5 g/d，分 4 次服用；或者多西环素 100 mg，2 次/天；或红霉素 1 g/d 分 4 次口服。7 岁以下儿童和孕期妇女忌用四环素，避免产生牙齿和骨骼损害。一些研究显示，成年人一次性口服 1 克阿奇霉素在治疗沙眼衣原体病中是有效的。该药物在组织中的药物浓度可保持 8 天。相对来说，阿奇霉素没有严重的不良反应，可以在 6 个月以上的儿童中使用。但孕期禁用。

为了达到长期消除致盲性沙眼的目的，WHO 建议不同沙眼检出率的治疗原则见表 6-2。

表 6-2　不同沙眼检出率的治疗原则

检出情况	基本治疗	附加治疗
TF：低于 5％	个体局部抗生素治疗	无附加治疗
TF：5％～20％	群体或个体/家庭局部抗生素治疗	对严重患者进行选择性全身抗生素治疗
TF：20％或以上或 TI：5％或以上	群体局部抗生素治疗	对严重患者进行选择性全身抗生素治疗

注：群体治疗：患病群体的全部家庭中所有成员都接受治疗；家庭治疗：家庭中有一或一个以上成员患有 TF 或 TI，全部家庭成员都接受治疗。

手术矫正倒睫及睑内翻，是防止晚期沙眼致盲的关键措施。

7.预防及预后

沙眼是一种持续时间长的慢性疾病，现在已有 600 万～900 万人因沙眼致盲。相应治疗和改善卫生环境后，沙眼可缓解或症状减轻，避免严重并发症。在流行地区，再度感染常见，需要重复治疗。预防措施和重复治疗应结合进行。WHO 提出了有效控制沙眼的 4 个要素：手术、抗生素、眼部清洁和环境改善（SAFE 战略）。具体内容如下。

（1）手术矫正沙眼倒睫最有效预防沙眼性盲的重要手段。

（2）抗生素治疗显著减少活动性沙眼感染人群。

（3）增加洗面和清洁眼部次数可有效防治沙眼相互传播。

（4）环境的改善，尤其水和卫生条件的改善是预防沙眼长期而艰巨的工作。

（二）包涵体性结膜炎

包涵体性结膜炎是 D～K 型沙眼衣原体引起的一种通过性接触或产道传播的急性或亚急性滤泡性结膜炎。包涵体结膜炎好发于性生活频繁的年轻人，多为双侧。衣原体感染男性尿道和女性子宫颈后，通过性接触或手-眼接触传播到结膜，游泳池可间接传播疾病。新生儿经产道分娩也可能感染。由于表现有所不同，临床上又分为新生儿和成人包涵体性结膜炎。

1.临床表现

（1）成人包涵体性结膜炎：接触病原体后 1～2 周，单眼或双眼发病。表现为轻、中度眼红、刺激和黏脓性分泌物，部分患者可无症状。眼睑肿胀，结膜充血显著，睑结膜和穹隆部结膜滤泡形成，并伴有不同程度的乳头增生，多位于下方。耳前淋巴结肿大。3～4 个月后急性炎症逐渐减轻消退，但结膜肥厚和滤泡持续存在，3～6 个月之后方可恢复正常。有时可见周边部角膜上皮或上皮下浸润，或细小表浅的血管翳（＜2 mm），无前房炎症反应。成人包涵体性结膜炎可有结膜瘢痕但无角膜瘢痕。从不引起虹膜睫状体炎。可能同时存在其他部位如生殖器、咽部的衣原体感染征象。

（2）新生儿包涵体性结膜炎：潜伏期为出生后 5～14 天，有胎膜早破时可在出生后第 1 天即出现体征。感染多为双侧，新生儿开始有水样或少许黏液样分泌物，随着病程进展，分泌物明显增多并呈脓性。结膜炎持续 2～3 个月后，出现乳白色光泽滤泡，较病毒性结膜炎的滤泡更大。严重病例假膜形成、结膜瘢痕化。大多数新生儿衣原体结膜炎是轻微自限的，但可能有角膜瘢痕和新生血管出现。衣原体还可引起新生儿其他部位的感染威胁其生命，如衣原体性中耳炎、呼吸道感染、肺炎。沙眼衣原体可以与单纯疱疹病毒共感染，除了注意全身感染外，检查时还应注意眼部合并感染的可能性。

2.诊断

根据临床表现诊断不难。实验室检测手段同沙眼。新生儿包涵体性结膜炎上皮细胞的胞质内容易检出嗜碱性包涵体。血清学的检测对眼部感染的诊断无多大价值，但是检测 IgM 抗体水平对于诊断婴幼儿衣原体肺炎有很大帮助。新生儿包涵体性结膜炎需要和沙眼衣原体、淋病奈瑟菌引起的感染鉴别。

3.治疗

衣原体感染可波及呼吸道、胃肠道，因此口服药物很有必要。婴幼儿可口服红霉素 [40 mg/(kg·d)]分 4 次服下，至少用药 14 天。如果有复发，需要再次全程给药。成人口服四环素(1～1.5 g/d)或多西环素(100 mg，2 次/天)或红霉素(1 g/d)，治疗 3 周。局部使用抗生素眼药水及眼膏如 15% 磺胺醋酸钠、0.1% 利福平等。

4.预后及预防

未治疗的包涵体结膜炎持续 3～9 个月，平均 5 个月。采用标准方案治疗后病程缩短，复发率较低。

应加强对年轻人的卫生知识特别是性知识的教育。高质量的产前护理包括生殖道衣原体感染的检测和治疗是成功预防新生儿感染的关键。有效的预防药物包括 1% 硝酸银、0.5% 红霉素和 2.5% 聚烯吡酮碘。其中 2.5% 的聚烯吡酮碘点眼效果最好、毒性最小。

（三）性病淋巴肉芽肿性结膜炎

性病淋巴肉芽肿性结膜炎是一种由衣原体 L_1、L_2、L_3 免疫型性传播的结膜炎症。常由试验等意外感染所致，亦见于生殖器或淋巴结炎急性感染期经手传播。

起病前多有发热等全身症状。局部淋巴结(耳前淋巴结、颌下淋巴结等)肿大、触痛。眼部典型症状为急性滤泡性结膜炎及结膜肉芽肿性炎症，睑结膜充血水肿，滤泡形成，伴有上方浅层角膜上皮炎症，偶见基质性角膜炎，晚期累及全角膜，形成致密角膜血管翳。重症者伴有巩膜炎、葡萄膜炎、视神经炎。淋巴管闭塞时，发生眼睑象皮病。

实验室诊断可用 Frei 试验，皮内注射抗原 0.1 mL，48 小时后局部出现丘疹、浸润、水疱甚至坏死。结膜刮片可见细胞内包涵体，并可做衣原体分离。治疗方案参见包涵体性结膜炎。

（四）鹦鹉热性结膜炎

鹦鹉热性结膜炎少见，鸟类是鹦鹉热衣原体的传染源，人类偶然感染。最常见的感染人群是鸟类爱好者、宠物店店主和店员、家禽行业的工人。感染者最早出现肺部症状，表现为干咳和放射线影像肺部呈斑片状阴影，患者还有严重的头痛、咽炎、肌肉痛和脾大。眼部表现为上睑结膜慢性乳头增生浸润、伴上皮角膜炎。结膜上皮细胞内见包涵体，衣原体组织培养阳性，治疗同上。

三、病毒性结膜炎

病毒性结膜炎是一种常见感染,病变程度因个体免疫状况、病毒毒力大小不同而存在差异,通常有自限性。临床上按病程分为急性和慢性两组,以前者多见包括流行性角结膜炎、流行性出血性结膜炎、咽结膜热、单纯疱疹病毒性结膜炎和新城鸡瘟结膜炎等。慢性病毒性结膜炎包括传染性软疣性睑结膜炎、水痘-带状疱疹性睑结膜炎、麻疹性角结膜炎等。

(一)腺病毒性角结膜炎

腺病毒感染性结膜炎症是一种重要的病毒性结膜炎,主要表现为急性滤泡性结膜炎,常合并有角膜病变。本病传染性强,可散在或流行性发病。腺病毒是一种脱氧核糖核酸(DNA)病毒,可分为 31 个血清型。不同型别的腺病毒引起的病毒性结膜炎可有不同的临床表现,同样的临床表现也可由几种不同血清型的腺病毒所引起。腺病毒性角结膜炎主要表现为两大类型,即流行性角结膜炎和咽结膜热。

1.流行性角结膜炎

流行性角结膜炎是一种强传染性的接触性传染病,由腺病毒 8、19、29 和 37 型腺病毒(人腺病毒 D 亚组)引起。潜伏期为 5～7 天。

(1)临床表现:起病急、症状重、双眼发病。主要症状有充血、疼痛、畏光、伴有水样分泌物。疾病早期常一眼先发病,数天后对侧眼也受累,但病情相对较轻。急性期眼睑水肿,结膜充血水肿,48 小时内出现滤泡和结膜下出血,色鲜红,量多时呈暗红色。假膜(有时真膜)形成后能导致扁平瘢痕、睑球粘连。发病数天后,角膜可出现弥散的斑点状上皮损害,并于发病 7～10 天后融合成较大的、粗糙的上皮浸润。2 周后发展为局部的上皮下浸润,并主要散布于中央角膜,角膜敏感性正常。发病 3～4 周后,上皮下浸润加剧,形态大小基本一致,数个至数十个不等。上皮下浸润由迟发性变态反应引起,主要是淋巴细胞在前弹力层和前基质层的浸润,是机体对病毒抗原的免疫反应。这种上皮下浸润可持续数月甚至数年之久,逐渐吸收,极个别情况下,浸润最终形成瘢痕,造成永久性视力损害。结膜炎症最长持续 3～4 周。原发症状消退后,角膜混浊数月后可消失。患者常出现耳前淋巴结肿大和压痛,且于眼部开始受累侧较为明显,是和其他类型结膜炎的重要鉴别点,疾病早期或症状轻者无此表现。需注意儿童睑板腺感染时也可有耳前淋巴结肿大。儿童可有全身症状,如发热、咽痛、中耳炎、腹泻等。

(2)诊断:急性滤泡性结膜炎和炎症晚期出现的角膜上皮下浸润是本病的典型特征,结膜刮片见大量单核细胞,有假膜形成时,中性粒细胞数量增加。病毒培养、PCR 检测、血清学检查可协助病原学诊断。

(3)鉴别诊断。①流行性出血性结膜炎:70 型肠道病毒(偶由 A24 型柯萨奇病毒)感染引起,潜伏期短 18～48 小时(病程短 15～7 天),除具有结膜炎一般性症状和体征外,主要特征为结膜下出血呈片状或点状,从上方球结膜开始向下方球结膜蔓延。少数人发生前葡萄膜炎,部分患者还有发热不适及肌肉痛等全身症状。②慢性滤泡性结膜炎:原因不明。常见于儿童及青少年,皆为双侧。下穹隆及下睑结膜见大小均匀,排列整齐的滤泡,无融合倾向。结膜充血并有分泌物,但不肥厚,数年后不留痕迹而自愈,无角膜血管翳。③急性细菌性结膜炎:又称"急性卡他性结膜炎",临床表现为患眼红、烧灼感,或伴有畏光、流泪。结膜充血,中等量黏脓性分泌物,夜晚睡眠后,上下睑睫毛常被分泌物黏合在一起。结膜囊分泌物培养细菌阳性。

(4)治疗:必须采取措施减少感染传播。所有接触感染者的器械必须仔细清洗消毒,告知患者避免接触眼睑和泪液，经常洗手。当出现感染时尽可能避免人群之间的接触。治疗无特殊，局部冷敷和使用血管收缩剂可减轻症状，急性期可使用抗病毒药物抑制病毒复制如干扰素滴眼剂、0.1%碘苷、0.1%利巴韦林、4%吗啉双胍等，每小时 1 次。合并细菌感染时加用抗生素治疗。出现严重的膜或假膜、上皮或上皮下角膜炎引起视力下降时可考虑使用皮质类固醇眼药水，病情控制后应减少皮质类固醇眼药水的点眼频度至每天 1 次或隔天 1 次。应用中要注意逐渐减药，不要突然停药，以免复发；另外还要注意激素的不良反应。

2.咽结膜热

咽结膜热是由腺病毒 3、4 和 7 型引起的一种表现为急性滤泡性结膜炎伴有上呼吸道感染和发热的病毒性结膜炎，传播途径主要是呼吸道分泌物。多见于 4～9 岁儿童和青少年。常于夏、冬季节在幼儿园、学校中流行。散发病例可见于成人。

(1)临床表现：前驱症状为全身乏力，体温上升至 38.3～40.0 ℃，自觉流泪、眼红和咽痛。患者体征为眼部滤泡性结膜炎、一过性浅层点状角膜炎及上皮下混浊，耳前淋巴结肿大。咽结膜热有时可只表现出 1～3 个主要体征。病程 10 天左右，有自限性。

(2)诊断：根据临床表现可以诊断。结膜刮片中见大量单核细胞，培养无细菌生长。

(3)治疗和预防：无特殊治疗。可参考流行性角结膜炎的治疗和预防措施。发病期间勿去公共场所、泳池等，减少传播机会。

(二)流行性出血性角结膜炎

流行性出血性结膜炎是由 70 型肠道病毒(偶由 A24 型柯萨奇病毒)引起的一种暴发流行的自限性眼部传染病，又称"阿波罗 11 号结膜炎"。1969 年在加纳第一次暴发，1971 年曾在我国大范围流行。该病在许多国家和岛屿发生过流行。

1.临床表现

潜伏期短 18～48 小时(病程短 15～7 天)，常见症状有眼痛、畏光、异物感、流泪、结膜下出血、眼睑水肿等。结膜下出血呈片状或点状，从上方球结膜开始向下方球结膜蔓延。多数患者有滤泡形成，伴有上皮角膜炎和耳前淋巴结肿大。少数人发生前葡萄膜炎，部分患者还有发热不适及肌肉痛等全身症状，印度和日本曾报道个别病例出现类似小儿麻痹样下肢运动障碍。

2.诊断

急性滤泡性结膜炎的症状，同时有显著的结膜下出血，耳前淋巴结肿大等为诊断依据。

3.治疗和预防

无特殊治疗，有自限性，加强个人卫生和医院管理，防止传播是预防的关键。

四、免疫性结膜炎

免疫性结膜炎以前又称变态反应性结膜炎，是结膜对外界变应原的一种超敏性免疫反应。结膜经常暴露在外，易与空气中的致敏原如花粉、尘埃、动物羽毛等接触，也容易遭受细菌或其他微生物的感染(其蛋白质可致敏)，药物的使用也可使结膜组织发生变态反应。由体液免疫介导的免疫性结膜炎呈速发型，临床上常见的有花粉症、异位性结膜炎和春季角结膜炎；由细胞介导的则呈慢性过程，常见的有泡性结膜炎。眼部的长期用药又可导致医源性结膜接触性或过敏性结膜炎，有速发型和迟发型两种。还有一种自身免疫性疾病，包括干燥性角结膜炎、结膜类天疱疮、Stevens-Johnson 综合征等。

(一)春季角结膜炎

春季角结膜炎又名春季卡他性结膜炎、季节性结膜炎等。青春期前起病,持续5～10年,多为双眼,男孩发病率高于女孩。该病在中东和非洲发病率高,温带地区发病率低,寒冷地区则几乎无病例报道。春夏季节发病率高于秋冬两季。

1.病因

尚不明确,其免疫发病机制是 Ⅰ 型和 Ⅳ 型超敏反应。很难找到特殊的致敏原。通常认为和花粉敏感有关。各种微生物的蛋白质成分、动物皮屑和羽毛等也可能致敏。近来,发现春季角结膜炎患者角膜上皮表达细胞黏附分子 ICAM-1。泪液中可分离出特异性的 IgE、IgG,组胺和类胰蛋白酶升高,血清中组胺酶水平下降。因此发病机制和体液免疫(IgG、IgE)及细胞免疫都有关。春季角结膜炎也见于 IgE 综合征的患者。

2.临床表现

临床上把春季性角结膜炎分为睑结膜型、角结膜缘型及混合型3种。患者眼部奇痒,黏丝状分泌物,夜间症状加重。可有家族过敏史。

睑结膜型的特点是结膜呈粉红色,上睑结膜巨大乳头呈铺路石样排列。乳头形状不一,扁平外观,包含有毛细血管丛。下睑结膜可出现弥散的小乳头。严重者上睑结膜可有假膜形成。除非进行冷冻、放疗和手术切除乳头等创伤性操作,一般反复发作后结膜乳头可完全消退,不遗留瘢痕。

角结膜缘型更常见于黑色人种。上下睑结膜均出现小乳头。其重要临床表现是在角膜缘有黄褐色或污红色胶样增生,以上方角膜缘明显。

混合型睑结膜和角膜同时出现上述两型检查所见。

各种类型春季角结膜炎均可累及角膜,文献报道角膜受损发生率3％～50％。以睑结膜型更为常,主要是由于肥大细胞及嗜酸性细胞释放炎症介质引起。角膜受损最常表现为弥漫性点状上皮角膜炎,甚至形成盾形无菌性上皮损害,多分布于中上 1/3 角膜称为"春季溃疡"。部分患者急性期可在角膜缘见到白色 Horner-Trantas 结节。结膜分泌物涂片和 Trantas 结节活检行 Giemsa 染色,可见大量嗜酸性粒细胞和嗜酸性颗粒。角膜上方可有微小血管翳,极少全周角膜血管化。该病和圆锥角膜可能有一定关系。

3.诊断

根据男性青年好发,季节性反复发作,奇痒;上睑结膜乳头增生呈扁平的铺路石样或角膜缘部胶样结节;显微镜下结膜刮片每高倍视野出现超过 2 个嗜酸性粒细胞,即可做出诊断。

4.治疗

春季结膜炎是一种自限性疾病,短期用药可减轻症状,长期用药则对眼部组织有损害作用。治疗方法的选择需取决于患者的症状和眼表病变严重程度。物理治疗包括冰敷,以及在有空调房间可使患者感觉舒适。患者治疗效果不佳时,可考虑移居寒冷地区。

局部使用糖皮质激素具有抑制肥大细胞介质的释放,阻断炎症细胞的趋化,减少结膜中肥大细胞及嗜酸性粒细胞的数量,抑制磷脂酶 A2,从而阻止花生四烯酸及其代谢产物的产生等多种功能。对迟发性超敏反应亦有良好的抑制作用。急性期患者可采用激素间歇疗法,先局部频繁(如每 2 小时 1 次)应用激素5～7 天,后迅速减量。顽固的睑结膜型春季角结膜炎病例可在睑板上方注射 0.5～1.0 mL 短效激素如地塞米松磷酸钠(4 mg/mL)或长效激素如曲安西龙奈德(40 mg/mL)。但要注意长期使用会产生青光眼、白内障等严重并发症。

非甾体抗炎药是环氧化酶的抑制剂,它可以抑制前列腺素的产生及嗜酸性粒细胞的趋化等,在过敏性疾病发作的急性阶段及间歇阶段均可使用,对缓解眼痒、结膜充血、流泪等眼部症状及体征均显示出一定的治疗效果。

肥大细胞稳定剂通过抑制细胞膜钙通道发挥作用。它可以阻止因抗原与肥大细胞膜上 IgE 交联而引起的炎症介质的释放。常用的有色甘酸二钠及奈多罗米等。最好在接触变应原之前使用,对于已经发作的患者治疗效果较差。目前多主张在春季角结膜炎易发季节每天滴用细胞膜稳定剂色甘酸钠或新一代药物萘多罗米钠肥大细胞稳定剂 4~5 次,预防病情发作或维持治疗效果,待炎症发作时才短时间使用激素进行冲击治疗。

抗组胺药(富马酸依美斯汀)可拮抗已经释放的炎症介质的生物学活性,减轻患者症状,与肥大细胞稳定剂联合使用治疗效果较好,可减轻眼部不适症状。

经过一系列药物治疗(抗组胺药、血管收缩剂)仍有强烈畏光以至于无法正常生活的顽固病例,局部应用 2% 的环孢素 A 可以很快控制局部炎症及减少激素的使用量。但是在停药后 2~4 个月后炎症往往复发。0.05%FK506 可以抑制 IL-2 基因转录及 IgE 合成信号传递通路,对顽固性春季结膜炎有良好的治疗效果。

人工泪液可以稀释肥大细胞释放的炎症介质,同时可改善因角膜上皮点状缺损引起的眼部异物感,但需使用不含防腐剂的剂型。对花粉和其他变应原进行脱敏治疗效果尚不肯定。春季结膜炎伴发的葡萄球菌睑缘炎和结膜炎要给予相应治疗。

(二)过敏性结膜炎

过敏性结膜炎是由于眼部组织对变应原产生超敏反应所引起的炎症。本节专指那些由于接触药物或其他抗原而过敏的结膜炎。有速发型和迟发型两种。引起速发型的致敏原有花粉、角膜接触镜及其清洗液等;药物一般引起迟发型,如睫状肌麻痹药阿托品和后马托品,氨基糖苷类抗生素,抗病毒药物碘苷和三氟胸腺嘧啶核苷,防腐剂硫柳汞和乙二胺四醋酸及缩瞳剂等。

1.临床表现

接触致敏物质数分钟后迅速发生的为Ⅰ型超敏反应,眼部瘙痒、眼睑水肿和肿胀、结膜充血及水肿。极少数的患者可表现为系统性过敏症状。在滴入局部药物后 24~72 小时才发生的为迟发Ⅳ型超敏反应。表现为眼睑皮肤急性湿疹、皮革样变。睑结膜乳头增生、滤泡形成,严重者可引起结膜上皮剥脱。下方角膜可见斑点样上皮糜烂。慢性接触性睑结膜炎的后遗症包括色素沉着、皮肤瘢痕、下睑外翻。

2.诊断

根据有较明显变应原接触史,脱离接触后症状迅速消退;结膜囊分泌物涂片发现嗜酸性粒细胞增多等可以诊断。

3.治疗

查找变应原,Ⅰ型超敏反应经避免接触变应原或停药即可得到缓解。局部点皮质类固醇眼药水(如 0.1% 地塞米松)、血管收缩剂(0.1% 肾上腺素或 1% 麻黄碱),伴有睑皮肤红肿、丘疹者,可用 2%~3% 硼酸水湿敷。近年来,研制的几种新型药物(如非甾体抗炎药 0.5% 酮咯酸氨丁三醇、抗组胺药 0.05% 富马酸依美斯汀及细胞膜稳定剂萘多罗米钠)点眼,可明显减轻症状。严重者可加用全身抗过敏药物,如氯苯那敏、阿司咪唑、抗组胺药或激素等。

(三)季节性过敏性结膜炎

季节性过敏性结膜炎又名枯草热性结膜炎,是眼部过敏性疾病最常见的类型,其致敏原主要为植物的花粉。

1.临床表现

该病主要特征是季节性发作(通常在春季);通常双眼发病,起病迅速,在接触致敏原时发作,脱离致敏原后症状很快缓解或消失。最常见的症状为眼痒,几乎所有的患者均可出现,轻重程度不一。也可有异物感、烧灼感、流泪、畏光及黏液性分泌物等表现,高温环境下症状加重。

主要体征为结膜充血及非特异性睑结膜乳头增生,有时合并有结膜水肿或眼睑水肿,小孩更易出现。很少影响角膜,偶有轻微的点状上皮性角膜炎的表现。

许多患者有过敏性鼻炎及支气管哮喘病史。

2.治疗

(1)一般治疗:包括脱离变应原,眼睑冷敷,生理盐水冲洗结膜囊等手段。

(2)药物治疗:常用的有抗组胺药、肥大细胞稳定剂、非甾体抗炎药及血管收缩剂,对于病情严重,使用其他药物治疗无效的患者可以考虑短期使用糖皮质激素。多采用局部用药,对于合并有眼外症状者可以全身使用有抗组胺药、非甾体抗炎药及糖皮质激素。

3.脱敏治疗

如果致敏原已经明确,可以考虑使用脱敏治疗。对于因植物花粉及杂草引起的过敏性结膜炎其效果相对较佳。但对于许多其他原因引起的过敏性结膜炎患者,其治疗效果往往并不理想。

4.预后

预后良好,多无视力损害,很少出现并发症。

(四)常年性过敏性结膜炎

常年性过敏性结膜炎远比季节性过敏性结膜炎少见。致敏原通常为房屋粉尘、虫螨、动物的皮毛、棉麻及羽毛等。

1.临床表现

临床表现与季节性过敏性结膜炎相似。由于抗原常年均有,故其症状持续存在,一些患者有季节性加重现象。眼部症状通常比季节性结膜炎轻微。

检查时常发现结膜充血、乳头性结膜炎合并少许滤泡、一过性眼睑水肿等。一些患者可能没有明显的阳性体征。

2.治疗

治疗手段基本同季节性过敏性结膜炎。

由于致敏原常年存在,因此通常需要长期用药。常用的药物为抗组胺药物及肥大细胞稳定剂,糖皮质激素仅在炎症恶化其他治疗无效时才使用,且不宜长期使用。

脱敏治疗效果往往很不理想,故很少采用。

3.预后

预后良好,多无视力损害,很少出现并发症。

(五)巨乳头性结膜炎

巨乳头性结膜炎发生与抗原沉积及微创伤有密切的关系,为机械性刺激与超敏反应共同作用的结果。

1.临床表现

该病多见于戴角膜接触镜(尤其是佩戴材料低劣的软性角膜接触镜者)或义眼,以及有角膜手术病史(未埋线)或视网膜脱离手术史(填充物暴露)的患者。患者常首先表现为接触镜不耐受及眼痒,也可出现视矇(因接触镜沉积物所致),异物感及分泌物等。

检查最先表现为上睑结膜轻度的乳头增生,之后被大的乳头(>0.3 mm)替代,最终变为巨乳头(>1 mm)。

巨乳头结膜炎很少累及角膜,少数患者可以出现浅点状角膜病变及 Trantas 斑。

2.治疗

(1)一般治疗:更换接触镜,选择高透气性的接触镜或小直径的硬性接触镜,缩短接触镜佩戴时间;加强接触镜的护理,避免使用含有防腐剂及汞等具有潜在抗原活性的护理液;炎症恶化期间,最好停戴接触镜。义眼必须每天用肥皂清洗,在清水中浸泡,置于干燥的地方备用。对有缝线及硅胶摩擦者,如情况许可应加以拆除。

(2)药物治疗:常用的药物有肥大细胞稳定剂、糖皮质激素及非甾体抗炎药。糖皮质激素应尽量避免使用,但对于佩戴义眼患者可以放宽使用范围。

3.预后

尽管治疗过程中症状及体征消退缓慢,但一般预后良好,很少出现视力受损。

(六)泡性结膜炎

泡性角结膜炎是由微生物蛋白质引起的迟发型免疫反应性疾病。常见致病微生物包括结核分枝杆菌、金黄色葡萄球菌、白色念珠菌、球孢子菌属,以及 L_1、L_2、L_3 血清型沙眼衣原体等。

1.临床表现

多见于女性、青少年及儿童。有轻微的异物感,如果累及角膜则症状加重。泡性结膜炎初起为实性,隆起的红色小病灶(1~3 mm)周围有充血区。角膜缘处三角形病灶,尖端指向角膜,顶端易溃烂形成溃疡,多在 10~12 天内愈合,不留瘢痕。病变发生在角膜缘时,有单发或多发的灰白色小结节,结节较泡性结膜炎者为小,病变处局部充血,病变愈合后可留有浅淡的瘢痕,使角膜缘齿状参差不齐。初次泡性结膜炎症状消退后,遇有活动性睑缘炎、急性细菌性结膜炎和挑食等诱发因素可复发。反复发作后疱疹可向中央进犯,新生血管也随之长入,称为束状角膜炎,痊愈后遗留一带状薄翳,血管则逐渐萎缩。极少数患者疱疹可以发生于角膜或睑结膜。

2.诊断

根据典型的角膜缘或球结膜处实性结节样小泡,其周围充血等症状可正确诊断。

3.治疗

治疗诱发此病的潜在性疾病。局部类固醇皮质激素眼药水点眼如 0.1% 地塞米松眼药水,结核菌体蛋白引起的泡性结膜炎对激素治疗敏感,使用激素后 24 小时内主要症状减轻,继用 24 小时病灶消失。伴有相邻组织的细菌感染要给予抗生素治疗。补充各种维生素,并注意营养,增强体质。对于反复束状角膜炎引起角膜瘢痕导致视力严重下降的患者可以考虑行角膜移植进行治疗。

(七)特应性角结膜炎

特应性角结膜炎好发于有特应性皮炎病史的患者,在发生 I 型速发超敏反应同时还伴有细胞介导的免疫抑制。因此患者容易合并单纯疱疹病毒或金黄色葡萄球菌感染。

1.临床表现

该病患者通常终年患病,好发于老年人。睑结膜中等大小的乳头,伴有上皮下纤维化,晚期形成结膜瘢痕,有时会发展成睑球粘连。慢性上皮病变损害角膜缘干细胞后,形成广泛的角膜新生血管。部分患者伴有晶状体后囊混浊。

2.治疗

避免接触变应原。药物治疗同春季角结膜炎相似。合并病毒或细菌感染时给予相应治疗。极少数患者局部的药物治疗通常不能有效控制病情,需局部使用免疫抑制剂(如环孢素 A)。

(八)自身免疫性结膜炎

自身免疫性结膜炎可引起眼表上皮损害、泪膜稳定性下降,导致眼表泪液疾病的发生,严重影响视力。主要有 Sjögren 综合征、结膜类天疱疮、Stevens-Johnson 综合征等疾病。

1.Sjögren 综合征

Sjögren 综合征(Sjögren's syndrome,SS)是一种累及全身多系统的疾病,该综合征包括干眼症、口干、结缔组织损害(关节炎)。三个症状中两个存在即可诊断。绝经期妇女多发。泪腺有淋巴细胞和浆细胞浸润,造成泪腺增生,结构功能破坏。

(1)临床表现:SS 导致干眼症状。睑裂区结膜充血、刺激感,有轻度结膜炎症和黏丝状分泌物,角膜上皮点状缺损,多见于下方角膜,丝状角膜炎也不少见,疼痛有朝轻暮重的特点。泪膜消失,泪液分泌试验异常,结膜和角膜虎红染色及丽丝胺绿染色阳性有助于临床诊断。

(2)诊断:唾液腺组织活检有淋巴细胞和浆细胞浸润,结合临床症状可确诊。

(3)治疗:主要为对症治疗,缓解症状,治疗措施要有针对性。可采用人工泪液,封闭泪点,湿房镜等措施。

2.瘢痕性类天疱疮

瘢痕性类天疱疮病因未明,治疗效果不佳的一种非特异性慢性结膜炎,伴有口腔、鼻腔、瓣膜和皮肤的病灶。女性患者严重程度高于男性。部分有自行减轻的趋势。

(1)临床表现:常表现为反复发作的中度、非特异性的结膜炎,偶尔出现黏液脓性的改变。特点为结膜病变形成瘢痕,造成睑球粘连,特别是下睑,以及睑内翻、倒睫等。根据病情严重程度可分为Ⅰ期结膜下纤维化,Ⅱ期穹隆部缩窄,Ⅲ期睑球粘连,Ⅳ期广泛的睑球粘连而导致眼球运动障碍。

结膜炎症的反复发作可以损伤杯状细胞,结膜瘢痕阻塞泪腺导管的分泌。泪液中水样液和黏蛋白的缺乏最终导致干眼。合并睑内翻和倒睫时,出现角膜损伤,角膜血管化、瘢痕加重、溃疡、眼表上皮鳞状化生。

(2)诊断:根据临床表现,结膜活检有嗜酸性粒细胞,基膜有免疫荧光阳性物质(IgG、IgM、IgA)等可诊断。在某些类天疱疮患者的血清中可以检测到抗基膜循环抗体。

(3)治疗:治疗应在瘢痕形成前就开始,减少组织受损程度。口服氨苯砜和免疫抑制剂环磷酰胺等对部分患者有效。近年有研究认为静脉注射免疫球蛋白可以治疗包括类天疱疮在内的自身免疫性疾病。病程长者多因角膜干燥,完全性睑球粘连等严重并发症失明,可酌情行眼表重建手术。

3.Stevens-Johnson 综合征

Stevens-Johnson 综合征发病与免疫复合物沉积在真皮和结膜实质中有关。部分药物如氨苯磺胺,抗惊厥药,水杨酸盐,青霉素,氨苄西林和异烟肼;或单纯疱疹病毒、金黄色葡萄球菌、腺病毒感染可诱发此病。

(1)临床表现:该病的特征是黏膜溃疡形成和皮肤的多形性红斑,该病好发于年轻人,35 岁以后很少发病。患者主诉有眼疼刺激,分泌物和畏光等。双眼结膜受累。最初表现为黏液脓性结膜炎和浅层角膜炎,晚期瘢痕形成导致结膜皱缩,倒睫和泪液缺乏。继发角膜血管瘢痕化后影响视力。

（2）治疗：全身使用激素可延缓病情进展，局部激素使用对眼部损害治疗无效，还可能致角膜溶解、穿孔。结膜炎分泌物清除后给予人工泪液可减轻不适症状。出现倒睫和睑内翻要手术矫正。

五、药物性结膜炎

长期滴用缩瞳剂、抗生素（如庆大霉素、新霉素等），以及含有刺激性防腐剂的其他滴眼液均可导致药物性结膜炎。

（一）临床表现

（1）眼痒，流泪。可有少量分泌物。

（2）结膜充血，有滤泡。

（3）氨基糖苷类抗生素、抗病毒成分及防腐剂的滴眼液，可引起下睑结膜的乳头反应。

（4）滴用阿托品、缩瞳剂、肾上腺素制剂、抗生素和抗病毒药物时，可出现滤泡反应。

（5）可伴有浅层点状角膜炎。

（二）诊断

根据眼部长期用药史和结膜的改变，可以诊断。

（三）鉴别诊断

沙眼：沙眼睑结膜乳头大小不一，结膜滤泡和角膜血管翳。而药物性结膜炎在停止用药数周后，症状和体征可消退。

（四）治疗

停止用药。

（尉　伟）

第二节　结　膜　变　性

一、翼状胬肉

翼状胬肉是一种慢性炎症性病变，因形状似昆虫翅膀而得名，俗称"攀睛"或"胬肉攀睛"。多在睑裂斑的基础上发展而成。近地球赤道部和户外工作的人群（如渔民、农民）发病率较高，地理纬度与翼状胬肉有较大的关系，Cameron（1965）发现翼状胬肉发病最高的地区为纬度 30°～35°。具体病因不明，可能与紫外线照射、烟尘等有一定关系。局部角膜缘干细胞受损，失去屏障作用可能也是发病基础。近年用免疫荧光法发现翼状胬肉组织内存在 IgE、IgG，而 IgE 的存在可能与Ⅰ型变态反应有关，组织学检查在翼状胬肉基质中有浆细胞和淋巴细胞浸润。也有学者认为是结膜组织的增殖变性弹力纤维发育异常而产生的弹力纤维变性所致。

（一）临床表现

多双眼发病，以鼻侧多见。一般无明显自觉症状，或仅有轻度异物感，当病变接近角膜瞳孔区时，因引起角膜散光或直接遮挡瞳孔区而引起视力下降。睑裂区肥厚的球结膜及其下纤维血管组织呈三角形向角膜侵入,当胬肉较大时,可妨碍眼球运动。

按其发展与否,可分为进行性和静止性两型。进行性翼状胬肉头部隆起、其前端有浸润,有时见色素性铁线(Stocker线),体部充血、肥厚,向角膜内逐渐生长。静止性翼状胬肉头部平坦,体部菲薄,静止不发展。

(二)诊断与鉴别诊断

检查见睑裂区呈翼状的纤维血管组织侵入角膜即可诊断。需与睑裂斑和假性胬肉相鉴别。睑裂斑通常不充血,形态与胬肉不同,底部方向相反,且不向角膜方向发展。假性胬肉通常有角膜溃疡或创伤病史,与附近结膜组织粘连,可在任何方位形成。

(三)治疗

减少外界环境的刺激因素对于预防翼状胬肉的发生有一定作用,毕竟日光中的紫外线与翼状胬肉的发生有密切关系,流行病学发现,在长期佩戴眼镜的人群中,翼状胬肉的发生率较低,因此,佩戴防护镜应该是预防翼状胬肉发生的简便易行的方法。胬肉小而静止时一般不需治疗,但应尽可能减少风沙、阳光等刺激。胬肉进行性发展,侵及瞳孔区,可以进行手术治疗,但有一定的复发率。手术方式有单纯胬肉切除或结膜瓣转移术,胬肉切除+球结膜瓣转移、移植或羊膜移植术。联合角膜缘干细胞移植、自体结膜移植、β射线照射、局部使用丝裂霉素等,可以减少胬肉复发率。近期研制出的 TGF-β 抑制剂可以通过抑制细胞增殖、胶原合成及炎症细胞浸润来控制翼状胬肉的发展。

二、睑裂斑

睑裂斑为睑裂区角巩膜缘连接处水平性的、三角形或椭圆形、隆起的、灰黄色的球结膜结节。鼻侧发生多且早于颞侧,多为双侧性。外观常像脂类渗透至上皮下组织,内含黄色透明弹性组织。一般是由于紫外线(电焊等)或光化学性暴露引起。目前眼睑闭合对睑裂区球结膜造成的重复性损伤也被认为是一个致病因素。

(一)临床表现

睑裂部接近角膜缘处的球结膜出现三角形隆起的斑块,三角形基底朝向角膜。睑裂斑通常是无症状,至多是美容的问题。偶尔睑裂斑可能会充血、表面变粗糙,发生睑裂斑炎。

(二)治疗

一般无须治疗。发生睑裂斑炎给予作用较弱的激素或非甾体消炎药局部点眼即可。严重影响外观、反复慢性炎症或干扰角膜接触镜的成功佩戴时可考虑予以切除。

三、结膜结石

结膜结石是在睑结膜表面出现的黄白色凝结物,常见于慢性结膜炎患者和老年人。组织病理学检查显示结膜结石为充满上皮和角质素残留的上皮性包涵性囊肿,并非真正的"结石"。

(一)临床表现

(1)结膜上皮深层或表面白色细小硬结,单个或数个。

(2)如结石突出结膜表面时可磨损结膜或角膜上皮,从而引起异物感,角膜荧光素染色呈阳性。

(3)上睑结膜的结石多于下睑结膜。

（二）诊断

根据睑结膜表面白色坚硬小结节，可以诊断。

（三）鉴别诊断

睑结膜异物：不呈坚硬的小结节，可以拭去，在裂隙灯下检查易与结膜结石鉴别。

（四）治疗

（1）患者一般无自觉症状，无须治疗。

（2）突出结膜面结石，可在表面麻醉下用异物针或针头剔除。

（尉　伟）

第三节　结膜下出血

结膜下出血是球结膜下血管破裂或渗透性增加引起的眼病。常单眼发生，可发生于任何年龄，但易发生于年龄较大的动脉硬化、糖尿病、血液病、外伤和某些传染性疾病（如败血症、伤寒）患者。腹内压增高（如咳嗽、打喷嚏或便秘）导致静脉压增高，可突然引起球结膜小血管破裂而引起出血。

一、临床表现

（1）出血部位色鲜红，范围不等，以后随着血液的吸收逐渐变为棕色。

（2）出血一般在 7～12 天内自行吸收。

（3）无明显症状。当患者不明病情时会造成精神紧张。

二、诊断

根据临床表现进行诊断。

三、鉴别诊断

急性出血性结膜炎：传染性极强，表现为急性滤泡性结膜炎的症状，同时有显著的结膜下出血，伴耳前淋巴结肿大。

四、治疗

（1）患者常因鲜红的片状出血而严重忧虑和关切，应向患者解释，消除其顾虑。

（2）寻找出血病因，针对原发病进行治疗。

（3）出血后可局部冷敷，两天后热敷，每天 2～3 次，可促进出血吸收。

（4）反复双眼出血时应除外血液病。

（尉　伟）

第四节 结膜色素沉着

结膜色素沉着可分为外源性和内源性两类。外源性色素沉着常与滴用金属盐类药物有关，内源性色素沉着多与全身疾病引起的代谢异常或黑色素增殖有关。

一、临床表现

(一)结膜银沉着症

长期滴用硝酸银制剂，可在睑结膜及球结膜上出现暗色的色素沉着，整个结膜被染成暗灰蓝色，以结膜穹隆部明显。裂隙灯显微镜下可见角膜基质深层、后弹力层有棕黄色点状银质沉着。

(二)结膜铜沉着症

长期应用铜制剂治疗后，铜剂细粒为弹性组织吸收，除角膜铜沉着症外，结膜也可发生铜沉着症，呈淡绿色。

(三)结膜黑色素沉着

某些结膜疾病，如结膜干燥症、春季结膜炎，球结膜上常出现黑色素沉着。全身疾病，如Addison病时，围绕角膜缘有一黑色素环。维生素 A 缺乏症的患者，常在球结膜上出现褐色色素沉着。

二、诊断

根据眼部用药史和结膜的色素改变，可以诊断。

三、鉴别诊断

结膜色素痣：结膜色素痣的球结膜黑色斑边界清楚。

四、治疗

停用引起色素沉着的药物。

(尉　伟)

第五节 结膜囊肿及良性肿瘤

一、结膜囊肿

结膜囊肿在临床上并不少见。结膜囊肿应当定义为由结膜上皮组织构成囊壁、其中充填了液体物质。引起结膜囊肿的原因很多，大多数是由于手术、外伤、感染、慢性炎症刺激等造成的植入性上皮性囊肿，发生于结膜穹隆部囊肿的体积可以较大；部分囊肿是先天性的。在分类中，部分学者习惯将位于结膜下的包裹性囊肿也列入结膜囊肿的范畴。

临床常见的结膜囊肿按病因分类分为以下 2 种。

(一)先天性结膜囊肿

先天性结膜囊肿较少见。较小者见于结膜痣,痣本身含有小的透明囊肿。较大的结膜囊肿见于隐眼畸形,眼眶内有一发育很小的眼球及较大的囊肿,囊肿大时可充满眼眶。

1.症状

患者无特殊不适。

2.体征

先天性小眼球伴囊肿患者多无视力;部分患者眼窝表面找不到眼球,或很小的眼球位于下方穹隆部,余部为囊肿充填。结膜痣患者出生时结膜有隆起病灶,生长缓慢。

3.辅助诊断

无特殊,病理切片为诊断的金标准。

4.鉴别诊断

与结膜的实质性肿物相鉴别。与相邻组织的囊肿鉴别。

5.治疗

本病药物治疗无效,根据患者美容的需要,选择手术摘除,局部美容手术。

(二)获得性囊肿

获得性囊肿是结膜囊肿临床上最常见的类型,根据病因,有各种不同的临床表现。多数患者就诊原因为发现眼表肿物,部分囊肿是患者由于其他原因检查眼睛时偶然被发现。①上皮植入性结膜囊肿:由于结膜外伤、手术等原因,结膜上皮被植入到结膜下,这些上皮细胞增生成团,继之在中央部分发生变性,形成囊腔,囊壁由结膜上皮细胞组成,菲薄而透明,其中可见杯细胞。囊内为透明液体及黏液,囊肿的一侧与巩膜表面或有粘连不易移动,周围组织炎症反应轻;当在囊腔内存在细菌等微生物时,囊肿周围组织可能有急慢性炎症。②上皮内生性结膜囊肿:由于结膜受到长期慢性炎症刺激,上皮细胞向内层生长,伸入到结膜下组织。新生的上皮细胞团,中央部变性而形成囊肿,充以液体。囊肿好发于上睑及穹隆部结膜,也见于泪阜、半月皱襞、下穹隆及下睑结膜。③腺体滞留性结膜囊肿:由于慢性炎症浸润刺激,使结膜本身腺体的排泄口阻塞、封闭,腺体分泌物不能排出,滞留而形成囊肿。这种囊肿一般很小,多见于穹隆部结膜,也可见于泪阜处。

1.症状

患者无特殊不适,部分患者有结膜炎症表现,眼部异物感、流泪等。

2.体征

半透明或不透明的结节状、半球形隆起,周围结膜血管或充血;位于穹隆部的囊肿可以较大,表面淡紫色,可使用暴露穹隆法使囊肿突起入结膜囊。

3.辅助诊断

无特殊,病理切片为诊断的金标准。

4.治疗

本病药物治疗无效,选择手术摘除,当怀疑结膜囊肿为感染性,切除肿物时尽量保证肿物完整,根据病理诊断报告,考虑术后是否使用抗感染药物;当手术中囊肿壁有破溃时,尽量取囊内容物(液)涂片,确定有无病原体以便于进一步的治疗。

5.随诊

依据病理诊断结果采取相应治疗,为减轻手术后结膜反应,术中建议使用单股尼龙或丙纶线缝合,拆线时间为缝合后5～7天。当伤口有感染时,据伤口愈合状况预约复诊。

6.自然病程及预后

穹隆部的结膜囊肿会生长较快,体积较大;继发感染多见,手术摘除后复发较少。

7.患者教育

确定囊肿的原因很重要,发现囊肿,建议首选切除组织送病理检查。

二、结膜良性肿瘤

结膜肿瘤主要源于结膜上皮或黑色素细胞病变,结膜固有层的间质组织病变亦可引起瘤样增生。与其他部位的肿瘤类似,结膜肿瘤包括错构瘤与迷芽瘤两类。除原发外,炎症等因素也可以导致组织肿瘤性生长。结膜肿瘤的主要组织类型见表6-3。

表 6-3 结膜肿瘤的主要组织类型

上皮性源性	鳞状细胞、基底细胞、黑色素细胞
间质性	血管、神经、纤维、脂肪、淋巴、肌肉
多种组织源性	迷芽瘤

(一)鳞状细胞乳头状瘤

结膜上皮增生,外生性生长。

1.症状

大部分患者没有症状,以发现眼球表面肿块或色素为主诉。

2.体征

多为暗粉红色,略隆起于结膜表面,桑葚状或菜花状,位于结膜表面,有时基底呈蒂状。

3.辅助诊断

裂隙灯角膜显微镜检查,肿瘤表面不平,似有多数小的乳头状结构,半透明,可以隐约看到瘤体内含扩张弯曲血管。

4.实验室诊断

手术切除标本送病理检查,诊断。

5.鉴别诊断

对所有结膜良性肿瘤来说,重要的是判断肿物的性质,除外恶性肿物。临床医师根据肿瘤的外观、生长速度等可以对病灶性质进行初步诊断,帮助确定手术方案,病理检查是诊断的金标准。

6.治疗

手术切除为首选治疗手段。目前有学者推荐局部冷冻与手术切除联合的治疗方案。

7.随诊

依据病理诊断结果采取相应治疗,为减轻手术后结膜反应,术中建议使用单股尼龙或丙纶线缝合,拆线时间为缝合后5～7天;当伤口有感染时,据伤口愈合状况预约复诊。

8.自然病程及预后

当肿瘤体积较大时,继发感染多见,手术摘除后可能复发,部分肿瘤恶变。

9.患者教育

确定肿物性质很重要,建议首选切除组织送病理检查。

(二)色素痣

属于良性黑色素细胞瘤。有先天性与获得性两类,病理学家 Peter 和 Folberg 博士,将成年人罹患的色素痣,归为原发性获得性结膜黑变病(PAM)的范畴。

1.症状

结膜色素性病灶,多无自觉不适。

2.体征

结膜表面棕黑色、蓝黑色或棕红色病灶,境界清晰,微隆起,表面平滑无血管。痣好发部位为角膜缘附近及睑裂部球结膜,缓慢增长。

3.辅助检查

无特殊。

4.实验室诊断

如手术切除,标本做病理诊断。

5.鉴别诊断

同前。

6.治疗

体积小,患者无感不适(包括生理与心理)的色素痣可以无须治疗。当痣突然增生,表面不平滑者或有出血、破溃等恶变的迹象时,应选择手术切除肿物。对于色素性肿物,临床上务求病灶一次性、全部、完整切除,切除病灶送病理检查。

7.自然病程与预后

色素痣大部分稳定,终生不变或极缓慢生长。部分病例有恶性变的倾向。

8.患者教育

发现结膜色素性肿物,要到医院就诊。切忌自行处理,建议不要使用刺激性药物和方法治疗。

(三)血管瘤

血管瘤有毛细血管瘤和海绵状血管瘤。毛细血管瘤为先天性瘤,出生后生长缓慢或停止生长。一般范围较小,有时也波及眼睑、眼眶等邻近组织。海绵状血管瘤一般范围较广,位置较深,常为眼眶、眼睑或颜面血管瘤的一部分。有时合并青光眼,称为 Sturge-Weber 综合征。

(四)皮样瘤

皮样瘤为先天性良性瘤。好发于睑裂部角膜缘处。部分位于角膜浅层,部分位于结膜侧。瘤体与其下结角膜组织粘连牢固,呈淡红黄色,表面不平呈皮肤样、有纤细毛发。组织学检查含有表皮、真皮、毛囊、皮脂腺、汗腺等,手术切除,角膜部分做板层角膜移植修补。

(五)皮样脂瘤

皮样脂瘤为先天性瘤,因含大量脂肪故瘤体呈黄色,质软。好发于颞上侧近外眦部结膜下,与眶内组织相连。手术切除时,慎勿损伤外直肌。

(六)骨瘤

骨瘤为先天性瘤。很少见,好发于颞下侧外眦部结膜下,质硬,多呈圆形,如黄豆大小。应与畸胎瘤区别。

（尉　伟）

第六节 结膜恶性肿瘤

一、鳞状细胞癌

临床并不常见,本病变属于结膜鳞状上皮的病变,目前有部分学者将其归类为眼表鳞状细胞肿瘤(OSSN),可能与紫外线辐射有关。好发于上皮细胞性质移行的结合部。

(一)临床表现

患者开始时并无特殊不适,以后可能有眼干涩、局部充血等;病变通常发生在睑裂部,发生在角巩膜缘处的病变,病灶外观类似泡性角膜结膜炎。病灶表面有血管,增长较迅速,可表现为菜花状、鱼肉状、或胶冻状外观。结膜鳞状细胞癌病灶表面及周围结膜经常发生角化。在较少情况下,肿瘤可浸润进入眼内,并经淋巴转移到耳前淋巴结、颌下淋巴结及颈部淋巴结。

(二)诊断

病理诊断为本病诊断的金标准。

(三)治疗

临床首选手术切除病灶。在切除时,选用肿瘤非接触切除原则(NO TACHE),意为在手术中,切除缘距肿瘤肉眼病灶 2～3 mm。肿瘤的复发率与肿瘤切除缘是否无肿瘤细胞相关。目前也有采用手术切除病灶联合局部冷冻、局部化疗和局部放疗法抑制肿瘤复发。

二、恶性黑色素瘤

这一名称在目前国际通用的教科书中已经很少使用,常用的名称是结膜黑色素瘤。

结膜黑色素瘤占眼表恶性肿瘤的约 2%。其大部分来源于原发性获得性黑变病(primary acquired melanosis,PAM),1/5 源于色素痣恶变,仅很少量为原发性黑色素瘤。

(一)临床表现

患者发现结膜表面黑色或灰褐黑色实质性病灶,伴有扩张的滋养血管;非色素性病灶呈现为表面平滑、鲜鱼肉样外观的结节。肿瘤的好发部位为角巩膜缘处的结膜表面。

(二)鉴别诊断

1.较大的色素痣

痣生长慢,不侵犯周围组织,如角膜。

2.眼内黑色素瘤穿破眼球壁

瘤体增长迅速,色黑,表面不平呈分叶状,结膜病灶与其下组织粘连牢固。

3.色素细胞瘤

少见,先天性黑色病灶,通常不易在眼表移动。

4.有色素的鳞状细胞癌

表面粗糙,隆起较明显的结节。

(三)治疗

根据肿瘤状态,采取单纯切除、局部化疗或扩大切除、放疗等手段。色素性肿瘤常早期血行扩散,切除后复发率高,易发生全身转移。制定手术切除治疗方案要慎重、考虑周全并与患者良好沟通。

三、卡波西肉瘤

发生于艾滋病(AIDS)患者。临床表现为孤立或多发,扁平斑状或结节状。瘤体呈红色、暗红或青紫色,常见的生长部位为下睑和下穹隆部,易被误诊为结膜下出血。

(尉 伟)

第七章　　巩　膜　疾　病

第一节　巩膜外层炎

巩膜外层炎即为巩膜表面的薄层血管结缔组织的炎症反应,具有自限性。好发于年轻人,30～40岁起病,女性患病率是男性的3倍,2/3的患者单眼受累,容易复发。病因不明,1/3的患者有局部或全身疾病,如酒渣鼻、痛风、感染、血管结缔组织病。

一、临床表现

患者主诉为无痛性的眼红,可持续24～72小时后自然缓解,视力一般不受影响。病变常位于睑裂区即角膜缘至直肌附着线之间的区域内,可在同一部位或其他部位复发。约1/3的患者双眼同时或先后发病。少数患者还可出现畏光及伴有水样分泌物。临床上将巩膜外层炎分为单纯性和结节性两种类型,单纯性炎症局限,约占70%,结节性病灶侵及整个表层巩膜,约占30%。

巩膜外层炎有两种典型的表现。第一种为在症状开始后的24小时达到高峰。随后在5小时至10天内缓慢进展,2～3周内完全恢复。这种类型易在同一眼或另一眼复发,可以为单纯性也可为结节性巩膜外层炎。据报道复发率为60%,通常在首次发作后的2个月内复发,复发可持续3～6年,但不伴有全身表现。另一种巩膜外层炎的表现比较缓和,持续较长时间,两次发作的间隔不规律,常伴有全身症状。

巩膜外层炎急性期在巩膜表面可见结节状、扇形、弥漫性充血,其下巩膜没有炎症和水肿,浅表放射状血管丛仍保持正常走行。巩膜外层炎通常不累及角膜,若出现严重的流泪、畏光及视力下降则提示炎症波及角膜。在结节性巩膜外层炎中,结节可变化发展,10%的患者在邻近表层巩膜的炎症部位可见到小的角膜混浊。巩膜外层炎通常预后不会造成对眼组织的长期损害。

(一)单纯性巩膜外层炎

单纯性巩膜外层炎又称周期性巩膜外层炎,40%单纯性巩膜炎表现为双眼发病,其主要特点为急性起病,患者通常能够指出疼痛开始的具体时间。周期性发作,每次持续1至数天,间隔1～3个月,病变部位表层巩膜和球结膜弥漫性充血水肿,可侵犯一两个象限甚至全周,可伴有神经血管性眼睑水肿。一般不影响视力。妇女月经期发作多见。

(二)结节性巩膜外层炎

起病更加隐匿,较单纯性巩膜外层炎症状更重,病程更长。13%的结节性巩膜外层炎为双眼起病。主要表现为急性发生的 2～3 mm 大小的局限性结节样隆起,最大可达 6 mm,可单发或多发,2～3 天内逐渐增大,持续存在 2 个月左右,平均 4～5 周,可自行消退但多有复发。结节不出现坏死。

二、诊断和鉴别诊断

根据上述临床表现一般可做出诊断。本病需和结膜炎和巩膜炎相鉴别。

结膜炎无局限性、充血性质为由角膜缘向穹隆部逐渐明显,其睑结膜也受累。泡性结膜炎易与结节性巩膜外层炎混淆,结节性巩膜外层炎的结膜在结节之上滑动,而泡性结膜炎病变则发生于结膜本身,另外,泡性结膜炎可形成浅表溃疡。

巩膜外层炎可被误诊为巩膜炎,其临床鉴别要点为巩膜外层炎其下巩膜没有炎症和水肿,结节可移动。自然光线下巩膜外层炎为鲜红色充血,而巩膜炎为紫红色充血。局部滴用 10% 去氧肾上腺素可使浅层结膜血管和巩膜浅层毛细血管收缩,但不能收缩巩膜深层血管。如果血管走行迂曲,应怀疑巩膜炎的可能。根据以上要点,从而鉴别巩膜外层炎与巩膜炎。

三、治疗

本病具有自限性,1～2 周内自愈,一般无须特殊治疗。但局部或口服非甾体消炎药吲哚美辛(75 mg,2 次/天)或氟比洛芬(100 mg,3 次/天)可减轻患者的疼痛症状。冷敷、血管收缩剂、人工泪液可减轻眼红症状。在疾病初期或自限期尽可能局部少用类固醇皮质激素,炎症严重或频繁发作者可用 0.5% 可的松或 0.1% 地塞米松滴眼液短期点眼治疗,必要时可全身应用糖皮质激素。伴发其他疾病者给予相应治疗。

(尉　伟)

第二节　巩　膜　炎

巩膜因血管和细胞少,又没有淋巴管,绝大部分由胶原组成,其表面为球结膜及筋膜所覆盖,不与外界环境直接接触,因此巩膜自身的疾病很少见。绝大部分巩膜炎是由相邻的组织或全身疾病而引起。据统计其发病率仅占眼病总数的 0.5% 左右。巩膜炎具有以下临床特征:①病程较长,易复发。②与眼部邻近组织或全身自身免疫性疾病相关。③对特异性及综合性治疗个体反应的差异较大。

巩膜炎的发病率女性多于男性,女性约占 70% 以上,双侧巩膜炎占 50% 左右,而后巩膜炎占 10% 左右。发病年龄常见于中年,35 岁以上者多见。

一、巩膜炎的病因

巩膜炎的病因多不明,尤其与全身疾病有关的巩膜炎,原因更难确定,甚至连炎症的原发部位是在巩膜、上巩膜、球筋膜或是在眶内其他部位也不清楚。

(一)外源性感染

临床不多见,可为细菌、真菌和病毒等通过结膜、眼内感染灶、外伤口、手术创面等引起感染。

（二）内源性感染

临床上很少见，如全身的脓性转移灶或非化脓性肉芽肿（结核、麻风、梅毒等）。

（三）自身免疫性疾病

特别是血管炎性免疫病，是最常见引发严重巩膜炎的病因。

此类型巩膜炎的发生、发展与病变程度与自身免疫性疾病的性质、持续状态和严重程度有关。如常见的原发性中、小血管炎性病变，并伴结缔组织炎的疾病，如类风湿性关节炎、系统性红斑狼疮和复发性多软骨炎。

另一类为血管炎症伴肉芽肿性疾病，如结节性多动脉炎、Behcet 病和 Wegener 肉芽肿病等。另外还有与皮肤或代谢有关的疾病，如酒糟鼻、痛风等。所以临床上医师要诊断巩膜炎时，需要对患者眼及全身做全面的检查，找出可能的全身病因，以便眼病和全身病同时治疗，以达到良好的疗效。

二、巩膜炎的组织病理

巩膜炎的组织病理学研究不多，目前的结果多见于摘除眼球和术中切下病变组织的观察结果。巩膜炎时出现的浸润、肥厚及结节是一种慢性肉芽肿改变，具有炎性纤维蛋白坏死及胶原纤维破坏的特征。常在血管进出部位见局限性炎症。

肉芽肿性炎症表现为被侵犯的巩膜为慢性炎症，有大量的多核白细胞、巨噬细胞和淋巴细胞浸润，这些细胞与炎症组织形成结节状及弥漫性肥厚的病灶。肉芽肿被多核的上皮样巨细胞和血管包绕，有的血管有血栓形成。类风湿性结节性巩膜炎除表现为有巩膜肉芽肿样改变外，血管周围炎表现突出；而非风湿结节性巩膜炎，则表现为巩膜明显增厚，结缔组织反应性增生，但很少坏死，血管周围炎表现不明显，而以淋巴细胞浸润为主。

浅层巩膜炎表现为浅层巩膜血管充血，淋巴管扩张，炎症控制后多不留痕迹。前巩膜炎常会波及角膜，而近角膜缘的角膜基质炎也常累及前段巩膜。

坏死性巩膜炎时，病灶中央区出现纤维蛋白坏死，严重时见炎症细胞浸润中心有片状无血管区，造成组织变性坏死，继而可出现脂肪变性或玻璃样变性、钙化等。坏死组织逐渐吸收，此局部巩膜变薄而扩张。眼内色素膜组织膨出，形成巩膜葡萄肿样改变。有的则形成纤维增生，形成"肥厚性巩膜炎"。

三、巩膜炎的临床类型及临床表现

巩膜炎的临床类型，按侵犯巩膜的部位分为前部、后部及全巩膜炎三大类。按病变性质又分为单纯性、弥漫性、结节性、坏死穿孔性四大类，而临床上的诊断是把病变部位和病变性质这两种分型结合起来进行分类，如以弥漫性前部巩膜炎最为常见，约占 50%，其次为结节性前部巩膜炎，前部坏死穿孔性巩膜炎相对较少，后巩膜炎约占 10%。由于后部巩膜炎易被临床医师忽视，实际发病率可能高于 10%。

（一）巩膜外层炎

1.单纯性巩膜外层炎

常见于睑裂区靠近角巩膜缘至直肌附着之间的区域，表现为表层巩膜及其上方球结膜发生弥漫性充血，充血为暗红色，巩膜表浅血管怒张、迂曲、无深层血管充血的紫色调，也无局限性结节。常有眼胀痛、刺痛感，不影响视力，本病可周期性发作，一般发作时间较短，有的女患者与月经周期有关。

2.结节性巩膜外层炎

较常见,以局限性巩膜充血、结节为特征的一种巩膜外层炎,结节可为1个或数个,直径为2～3 mm,结节位于巩膜表层组织内,可被推动,同时病灶处的球结膜充血、水肿。病程约2周左右,结节由红色变为粉红色,形态也由圆形或椭圆形隆起逐渐变小和变平,最后可完全吸收。一般不影响视力。结节在反复发作时可出现于不同部位,最后可形成环绕角膜、巩膜的环形色素环。

有些患者可引起周边部角膜基质炎或虹膜睫状体炎。

(二)巩膜炎

巩膜炎比表浅巩膜炎严重,也少见,是巩膜本身的炎症。常发病急,伴发角膜和葡萄膜的炎症。由于反复发作,常导致巩膜变薄及相邻组织的炎症而引起并发症,故预后不佳。

巩膜炎主要与全身血管性自身免疫性疾病、胶原和代谢性疾病关系密切。免疫反应的类型以Ⅲ、Ⅳ型抗原抗体复合物或迟发性超敏反应为主,如原发坏死性前巩膜炎患者对巩膜可溶性抗原是迟发型超敏反应,但多数患者难找出原因。

(三)前巩膜炎

病变位于赤道前,可分为结节性、弥漫性和坏死穿孔性巩膜炎3种。

1.弥漫性前巩膜炎

本病是巩膜炎中最良性的一种,只有约20%合并有全身性疾病。临床上也可见病变处巩膜弥漫性充血,上方球结膜常轻度充血,但水肿较明显,在结膜充血、水肿看不清下方巩膜时,滴1∶100肾上腺素收缩球结膜血管后,便易发现下方巩膜血管的充盈情况和巩膜的病变范围。病变范围可局限于一个象限,严重者也可占据全眼前段。

2.结节性前巩膜炎

临床上起病缓慢,但逐渐发展。眼胀痛、头痛、眼球压痛为最常见症状。炎性结节呈深或暗色完全不能活动,但与上方浅层巩膜组织分界清楚。结节可单发,也可多发,有的可以形成环形结节。病程较长,有的可达数年。常合并有角膜基质炎或前葡萄膜炎,而影响视力。

3.坏死性前巩膜炎

坏死性前巩膜炎亦称坏死穿孔性前巩膜炎,是最具破坏性的一种,也常是全身严重血管性疾病或代谢病的先兆,病种迁延,常累及双眼。临床上早期表现为巩膜某象限局灶性炎症浸润,可见病变区充血、血管怒张迂曲,典型表现为局限性片状无血管区,在此无血管下方或附近巩膜表现为水肿。病变的区域开始很小,随着病程进展,可见大面积坏死或从原发病处向周围扩展,也可见几个不同象限同时有病灶存在,最后可侵及全巩膜。当炎症控制后巩膜仍继续变薄,可见到下方的葡萄膜色素。当眼压升高时,易出现巩膜葡萄肿。Foster(1992)观察的172例巩膜炎患者中,有34%为坏死性前巩膜炎,其中4例为成人类风湿患者。巩膜炎的加重与类风湿的活动有密切关系,从弥漫性或结节性巩膜炎向坏死性巩膜炎进展时,也通常意味着身体其他部位有类风湿血管炎。坏死性巩膜炎还可见于巩膜外伤后。系统性红斑狼疮患者中有1%出现巩膜炎,其出现是系统性红斑狼疮全身活动期的体征。全身疾病恶化时,巩膜炎同步加重并有复发性,有时可见到弥漫性或结节性前巩膜炎转化成坏死性巩膜炎。

(四)后巩膜炎

后巩膜炎指发生于赤道后部及视神经周围巩膜的炎症。著名巩膜炎专家Watsor指出:"后巩膜炎是眼科中最易误诊而又具可治性疾病之一。"由于临床表现变化多样,常导致临床上误诊或漏诊。本病在未合并前巩膜炎,外眼又无明显体征时,最易造成漏诊。在检查一些被摘出的眼球后,发现患过原发性后巩膜炎或前巩膜炎向后扩散的眼球并不少见,表明后巩膜炎在临床上的隐蔽性。

1.症状

后巩膜炎最常见的症状有眼胀痛,视力下降,眼部充血等,疼痛程度与前部巩膜受累程度成正比。有些患者除主诉眼球痛以外还放射到眉部、颧部等。也有一些患者没有症状或仅有这些症状中的一种。严重患者可伴有眼睑水肿,巩膜表面血管怒张、迂曲,球结膜水肿,眼球突出或出现复视。有时症状和体征与眼眶蜂窝织炎难以区别。其鉴别为巩膜炎的球结膜水肿较蜂窝组织炎明显,而眼球突出又较蜂窝组织炎轻。

视力下降是最常见的症状,其原因是巩膜的炎症引起相应视网膜的炎症,有时可造成渗出性视网膜脱离,黄斑部的后巩膜炎性渗出,可致黄斑囊样水肿,还可直接导致视神经炎发生。由于后巩膜弥漫性增厚导致眼轴缩短。有些患者主诉近视度数减轻或远视明显增加,而引起视疲劳。

临床和病理方面的研究结果显示,后巩膜炎患者常有前部巩膜受累,表现有高隆部浅层巩膜血管扩张,弥漫或结节性前巩膜炎。在重症后巩膜炎的患者,同时伴有巩膜周围炎。这些炎症常扩散到眼外肌或眼眶,导致眼球突出,上睑下垂和眼睑水肿等表现。由于眼外肌炎症,也可见有眼球转动痛或复视。

2.体征

除部分有前巩膜炎的表现外,大部分为眼底的改变,如视盘水肿,黄斑囊样水肿,浆液性视网膜脱离,视神经炎或球后视神经炎的表现。概括起来有以下几个方面:①局限性眼底肿胀,常见于结节性后巩膜炎引起的脉络膜隆起,有些患者并无明显症状,只是在检查时才被发现,有些患者有眼眶周围痛。隆起处视网膜色泽一般与正常眼底网膜无差异,但常见为周边的脉络膜皱褶或视网膜条纹。②脉络膜皱褶、视网膜条纹和视盘水肿。这是后巩膜炎的主要眼底表现。③环形脉络膜脱离。在邻近巩膜炎病灶处可见略显球形的脉络膜脱离,但环形睫状体脉络膜脱离更常见,易导致虹膜隔前移,致房角前移造成眼压升高。④渗出性黄斑脱离常见于年轻女性患者。后巩膜炎可致后极部血-视网膜屏障破坏,而出现渗出性视网膜脱离,这种脱离只限于后极部。眼底荧光血管造影可见多处小的荧光渗漏区,超声波检查可助于诊断。因此,对原因不明的闭角型青光眼、脉络膜皱褶、视盘水肿、局限性眼底肿块、渗出性视网膜炎等患者,均应想到此病的可能。

四、巩膜炎的眼部并发症

巩膜炎的眼部并发症较多,常见于坏死或穿孔性巩膜炎,在炎症或继发眼内炎症时,合并有周边角膜炎(37%)、白内障(7%)、葡萄膜炎(30%)、青光眼(18%)、巩膜变薄(33%)等。

前节巩膜炎症扩散引起前节葡萄膜炎,后巩膜炎则常造成后葡萄膜炎。虽然有1/3的巩膜炎患者有巩膜变薄,巩膜玻璃体变性等,但只有严重坏死型和巩膜软化症时才可见到巩膜穿孔的发生。

(一)硬化性角膜炎

常为女性发病,年龄较大,多累及双眼,反复发作,可波及全角膜及虹膜、睫状体,造成闭角型青光眼的发作。

临床表现为病变的边缘角膜白色纤维化样混浊,脂质沉着,相应的巩膜血管怒张,巩膜与发病角膜之间边界不清。角膜纤维化混浊区可见较强的反光和似有棉花颗粒的聚积。随着病情的进展,角膜混浊区逐渐扩大,并向角膜中央延伸,病变的角膜区常为新生血管化。结节性巩膜炎表现为较局限的角膜炎症,这些角膜炎也常伴有角膜的带状疱疹感染。

还有的表现为角膜中央的表面或浅中基质层混浊,与巩膜部位无关系,角膜混浊区开始呈灰白色或灰黄色,以后变为白色,典型的呈舌状或三角形,尖端向角膜中央。炎症控制后,在角膜基质板层内常残留线状混浊,外观如陶瓷状。这些混浊一般不消失,严重患者的角膜混浊可以逐渐发展成环状,仅角膜中央留有透明区,进而发展成全角膜混浊。

(二)前葡萄膜炎

巩膜炎可造成葡萄膜炎,其炎症几乎都是由巩膜的炎症扩散或伸延而造成的。Foster 报道了 32 例类风湿性巩膜炎患者中,14 例有前葡萄膜炎。并发前葡萄膜炎的患者中,7 例为坏死性巩膜炎,5 例为弥漫性巩膜炎,2 例为结节性前巩膜炎。还有些患者可同时伴有后葡萄膜炎。

(三)青光眼巩膜炎

尤其前巩膜炎的各阶段,均可发生眼压升高,类风湿巩膜炎青光眼的发生率为 19%,而摘除眼球的组织学研究发现其发生率可增加到 40% 以上,其原因:①睫状体脉络膜渗出导致虹膜-晶状体隔前移致房角关闭。②房水中炎症细胞浸润阻塞小梁网及房角。③表层巩膜血管周围炎症浸润后组织增厚,致巩膜静脉压上升。④Schlemm 管周围淋巴管增生,影响房水流出速度。⑤全身及眼局部长期应用糖皮质激素,诱发皮质激素性青光眼。

(四)视网膜和视神经炎

后巩膜炎时常伴发后极部视网膜水肿、渗出性脱离,视盘水肿和黄斑部水肿,还可见眼底网膜上有絮状渗出。还有报到见双侧坏死性巩膜炎与双侧缺血性视神经病变和边缘性角膜溃疡同时发生。

(五)眼球运动障碍

约有 10% 的巩膜炎患者有眼球运动障碍,主要为后巩膜炎症波及眼外肌所致,主要症状和体征为疼痛、视力下降、复视,检查时常见眼睑水肿和球结膜水肿,为炎症累及眼肌致运动受限性眼位的表现。

五、巩膜炎的全身检查及实验室检查

由于巩膜炎常与自身免疫性疾病有关,在诊断时除全身与局部的特征外,进行全身和实验室检查是十分必要的。

(一)全身检查

胸、脊柱、骨骼关节 X 线片。

(二)实验室检查

1.血常规

如类风湿性关节炎有贫血、血小板增多,嗜酸性粒细胞增多等。红细胞沉降率加快是巩膜炎的共同表现,还可表现为补体水平下降。肝功能、肾功能、血清肌酐和尿素氮检查也有助于鉴别诊断。

2.免疫学指标

(1)类风湿因子是一种自身抗体,通常为 IgM,约 80% 的典型类风湿性关节炎患者血清类风湿性因子阳性,尤其在坏死性巩膜炎的患者,抗体溶度明显升高。

（2）循环免疫复合物,与类风湿性巩膜炎等有密切关系,有时类风湿因子阴性的患者循环免疫复合物可为阳性。

（3）抗核抗体,约 40％的类风湿性关节炎患者的血清抗核抗体为阴性,在巩膜炎患者中约有10％表现为此抗体阳性。

（4）其他如补体,冷球蛋白等也可作为血清学的辅助诊断。

（三）特殊检查

1.荧光血管造影

（1）典型的弥漫型或结节型巩膜炎,荧光血管造影显示血管床的荧光增强与通过时间减低,血管充盈形态异常,异常吻合支开放,血管短路,深部巩膜组织中早期荧光素渗漏。

（2）荧光眼底血管造影,早期可见脉络膜背景光斑,继而出现多个针尖大小的强荧光区,晚期这些病灶的荧光素渗漏。但这些表现并不是后巩膜炎的特异性表现。

2.超声波检查

主要用于后巩膜炎的诊断,一般认为厚度在 2 mm 以上考虑异常。另外可见球后组织水肿、视盘水肿、视神经鞘增宽和视网膜脱离等。对于后巩膜炎,眼前节无任何炎症体征者,B 型超声波的检查尤为重要,是诊断的重要手段。

3.CT 扫描

此项检查的特异性不如超声检查,但 CT 除可显示巩膜厚度外,还可显示视神经前段和相邻眼外肌的变化。

4.MRI 扫描

有报告此项检查在诊断后巩膜炎时不如 CT 可靠,目前正在研究中。

六、诊断和鉴别诊断

根据病史、眼部及全身表现、实验室和特殊检查,一般诊断并不困难,但应与以下的疾病进行鉴别。

（一）眼眶炎性假瘤

尤其眼眶急性炎性假瘤,有许多症状和体征与后巩膜炎相似,如均有急性发作,中或重度疼痛,眼睑水肿,上睑下垂,结膜充血和水肿,眼球运动障碍等,B 型超声波检查均显示巩膜增厚和结膜囊水肿。但 CT 显示眼眶炎性假瘤时眶内多可见到炎性肿块,还可从 B 型超声波检查和 CT 检查结果判断是巩膜增厚还是眼球壁周围炎症引起的水肿。

（二）脉络膜黑色素瘤

除了较典型的眼底表现外,超声显示肿块呈低反射,无球后水肿等。有后巩膜炎误诊为脉络膜黑色素瘤摘除眼球的报告。

（三）脉络膜皱纹和黄斑水肿

如甲状腺相关眼病,眶肿瘤等也可出现这些体征。

七、巩膜炎的治疗

巩膜炎的治疗原则,首先应明确病因,对因治疗的同时进行眼部对症治疗。

（一）巩膜外层炎

巩膜外层炎是一种良性复发性眼病，有自限性，如不行治疗，1～2 周可自愈，如局部应用糖皮质激素或非甾体类眼药可迅速缓解症状，减轻炎症，如巩膜炎合并虹膜睫状体炎时，按虹膜睫状体炎的治疗原则进行处理。

（二）巩膜炎

局部和全身应用糖皮质激素或非甾体激素抗炎药物常可使炎症迅速减轻和控制。但对深层巩膜炎，结膜下注射糖皮质激素类药物后可造成巩膜穿孔，应视为禁忌。目前眼用制剂工艺已有很大改善，药物对眼球的穿透性较好，故完全可用滴眼药水的方法来取代结膜下注射。

局部应用糖皮质激素眼药水。首次应用时，需较高浓度的激素眼药水并频繁滴眼 15 分钟至半小时一次，共 4～6 次。当结膜囊内药物达到一定浓度后，改为 2 小时一次，1～3 天如症状明显控制后，改为每天 4 次。为巩固疗效和防止发生糖皮质激素青光眼，用低浓度的眼药水如 0.02% 氟美瞳等以维持和巩固疗效。当局部用药效果不佳或巩膜炎较严重时，则应联合全身应用糖皮质激素，如强的松 1.0～1.5 mg/kg，视病情变化，1～2 周后开始逐渐减量。在口服糖皮质激素时，均应采用生理疗法，即在早上 8 点钟左右一次性口服，并且适当补钾及钙，以减少全身的不良反应。

严重病例，如坏死性巩膜炎，为单眼发病时，进展较缓慢，可每周 2 次加用环磷酰胺联合糖皮质激素治疗。而当坏死性巩膜炎为双眼发病，病情进展快时，在严格检测肾功能后，加大环磷酰胺的药量，每天 2 mg/kg。用药期间，一定要注意血象的变化。

环孢素 A 作为一种强效免疫抑制剂，开始主要用于组织和器官移植术后的抗免疫排斥，并已用于治疗自身免疫性疾病，包括眼葡萄膜炎，视网膜血管炎等眼部疾病，近 10 年有很多应用环孢素 A 治疗巩膜炎成功的报道。其作用机制为选择性作用于 CD4 细胞、抑制抗原诱导下的 T 细胞激活过程，因此能中断 T 细胞的早期激活反应，而对已激活的 T 杀伤性细胞影响较小，且无骨髓毒性。眼科应用，有 1% 环孢素眼药水，2% 眼膏，严重患者可口服环孢素胶囊 2～3 mg/(kg·d)，还有报道糖皮质激素联合环孢素 A 治疗重度巩膜炎比联合环磷酰胺疗效好，不良反应少。

手术治疗：只适用于坏死穿孔性巩膜炎时，切除坏死组织行同种异体巩膜修补术，术后还需行全身和局部的药物治疗。

（尉　伟）

第三节　特殊类型的巩膜炎

特殊类型的巩膜炎几乎均与全身的某些疾病有关，很多为全身病在眼部的一种表现，如类风湿性关节炎，其巩膜炎的发病率为 10%～30%，系统性红斑狼疮的巩膜炎发生率在 1%。另外复发性多软骨炎、关节炎、结节性多动脉炎、Behcet 病等均报道与巩膜炎的发病有关，以下重点叙述发病率较高，病程较重的几种特殊巩膜炎。

一、Wegener 肉芽肿病

Wegener 肉芽肿(Wegener Granulomatosis,WG)是一种病因不明的全身性疾病,主要为全身胶原血管病的眼部表现,最初可为眼部表现。全身表现为上、下呼吸道肉芽肿性炎症,全身坏死性血管炎及肾小球肾炎三大主征。本病发病率并不高,为散在性,发病年龄多在 40～60 岁。

(一)病因与发病机制

近年的研究显示,Wegener 肉芽肿可能是一种由 T 细胞介导的迟发性超敏反应,发病机制主要为免疫复合物,抗血管内皮细胞抗体淋巴细胞和抗溶酶体抗体介导的组织损伤,其中淋巴细胞介导的损伤可导致形成离合 T 细胞和巨噬细胞的肉芽肿,且对软组织损伤的作用较大。

组织病理改变主要为实质性组织损伤、小血管炎和肉芽肿性炎症,还有报道认为此病与某些病毒感染造成的病理损坏有关。

(二)临床表现

Wegener 肉芽肿病眼部表现较多,包括巩膜炎、角膜炎、缺血性视神经病变、视网膜血管阻塞及全葡萄膜炎等,严重者还有眼眶炎性假瘤、眼眶蜂窝织炎等表现,多为双眼先后发病,伴有眼部疼痛。

坏死性巩膜炎和边缘性角膜溃疡是 Wegener 肉芽肿最严重的眼部表现,常引起眼球穿孔,许多本症的角膜损害在开始很难与 Mooren 溃疡相区别,特别是 Mooren 溃疡(恶性型)就更难区别。一般来说后者的角膜溃疡为主要发病过程,而 Wegener 肉芽肿则以巩膜的炎症为主。大约10％的 Wegener 肉芽肿患者双眼视力丧失,其原因有严重角、巩膜炎症致眼球穿孔,全巩膜炎致的葡萄膜炎,视网膜炎,新生血管性青光眼等,还有呼吸道肉芽肿侵入眶内等一系列病理损坏所致。

由于自身免疫导致的实质性组织损伤和广泛的小血管炎,可以导致肾小球的严重损害,故早期可检查到尿中有红细胞,后期可有肾功能异常。由于全身的抵抗力减低,再加上全身应用免疫抑制剂,肺部容易继发其他感染,而被误诊为肺炎或肺结核病。鼻部的软骨破坏,可以形成鼻梁塌陷和马鞍鼻。

国内有学者报告 1 例 Wegener 肉芽肿,除双眼角巩膜缘溃疡,还合并两下肺大小不等斑片状密度增生阴影,双肘及膝部皮肤对称性结节。另有学者报告 2 例 Wegener 肉芽肿,初诊被误诊为 Mooren 溃疡而 10 余次行板层角膜移植手术,当发现患者鼻梁塌陷和出现明显肺部似其他感染的症状和体征时才确诊此病。

(三)诊断

(1)临床上有眼部特异性表现。

(2)鼻或口腔炎症,胸部 X 片异常。

(3)肾功能异常。

(4)受累组织活检可见典型实质性组织损伤、血管炎和肉芽肿改变等。进行综合判断。近年有报道,抗中性粒细胞胞质全身抗体的增高与 Wegener 肉芽肿的发病关系密切,所以应用对此抗体的检测是目前诊断本病一种较为敏感的实验室手段。

(四)治疗

(1)全身和局部应用免疫抑制剂治疗全身应用环磷酰胺和糖皮质激素,或环孢素 A 联合糖皮质激素,均可以获得一定疗效。局部用 1％CSA 眼药水或眼膏,同时滴用糖皮质激素。为了防止组织的自溶和感染,配合应用 3% 半胱氨酸眼药水和抗生素眼药水滴眼。

(2)对疗效欠佳者,可以行结膜切除术联合板层角膜移植术,手术原则同 Mooren 溃疡。

二、类肉瘤病

类肉瘤病又名结节病,是一种病因不明的侵犯多系统的全身病。主要侵犯胸内脏器,占90%。眼部受累占本病 20%～50%,眼部首发结节病症状者较少见,而巩膜受累者则更为罕见。一般预后较好,但也有预后不良者。

(一)病因与发病机制

近年免疫学研究发现,本病可能是属于迟发型变态反应,T 细胞无反应性和细胞免疫障碍,淋巴细胞增生伴 B 细胞活性增高,体液免疫亢进。这种类型的肉芽肿性改变,可能与个体免疫机制失调的自身免疫性疾病有关。病变组织表现为肉芽肿性改变。主要由类上皮细胞构成的结节,无干酪样变和周围淋巴细胞浸润。

(二)临床表现

眼结节病中眼球各部分组织均可受累,其中葡萄膜炎是主要的表现,占 40%～72%。急性前部葡萄膜炎的特征为羊脂状 KP,约 1/4 患者可见虹膜结节及脉络膜大而粉红的结节。视网膜蜡样渗出或小圆形结节,视盘也可受累。玻璃体病变呈雪球样混浊。严重病例,晚期可继发青光眼及后巩膜炎而失明。

全身体征:皮肤病变多见于女性,面部红斑、丘疹、结节、涎腺肿大,但此病主要为肺部病变及肺门淋巴结肿大等。

(三)诊断

可依据全身的特征性表现、胸部 X 线片、化验室免疫指标、组织活检、眼部 B 超、CT 扫描等检查有助于诊断。

(四)治疗

尚无特异疗法,因部分患者有自愈倾向。局部对症治疗及全身免疫抑制剂,或全身应用环孢素 A、FK-506 等免疫抑制剂,可能会使病情缓解。

(尉　伟)

第四节　巩膜葡萄肿

各种原因致巩膜变薄,在眼压作用下变薄的巩膜连同深层葡萄膜组织向外扩张膨出,透过巩膜呈现葡萄膜的颜色,称为巩膜葡萄肿。根据发生部位分为前部、赤道部、后葡萄肿。根据发生的范围分为部分性、全巩膜葡萄肿。

一、临床特征

(一)前巩膜葡萄肿

膨出位于睫状体区或者角巩膜缘与睫状体区之间。常见于继发性青光眼、巩膜炎、眼内肿瘤或外伤之后。

（二）赤道部巩膜葡萄肿

发生在涡状静脉穿出巩膜处,呈深紫色或暗黑色局限性隆起。常见于巩膜炎或者绝对期青光眼。

（三）后部巩膜葡萄肿

位于眼底后极部及视盘周围。多见于高度近视眼,偶见于先天性疾病。后部巩膜葡萄肿可伴随脉络膜萎缩及脉络膜新生血管形成。

二、治疗

（1）应针对原发病治疗。

（2）控制眼压,以缓解葡萄肿的发展和扩大。

（3）若患眼视功能已经丧失,可考虑眼球摘除,植入义眼台。

（尉　伟）

第八章　白　内　障

第一节　老年性白内障

老年性白内障即年龄相关性白内障,是指中老年开始发生的晶状体浑浊,随着年龄增加,患病率明显增高。由于其主要发生于老年人,以往习惯称之为老年性白内障。本病的发生与环境、营养、代谢和遗传等多种因素有关。

一、病因

白内障的发生是多种因素综合作用的结果,比如放射和自由基损伤;营养物质、化学物质缺乏和抗生素的使用;葡萄糖、半乳糖等代谢障碍;脂质过氧化产物损伤等。此外,其他因素如衰老、遗传基因等因素也是一个重要方面。其中最具有普遍意义的环节便是氧化损伤。

二、临床表现

(一)症状

1.视力减退

视力减退的程度与晶状体浑浊的程度与部位有关。眼部不充血,无肿痛及刺激症状。患者往往自觉视力逐渐下降,严重者仅有眼前手动或光感。

2.单眼复视或多视

由于晶状体纤维肿胀、断裂、变性及晶状体核硬化变形、屈光力改变,造成棱镜样作用,出现单眼复视或多视。

3.近视

由于晶状体吸收水分后体积增加,屈光力增强,核部屈光力增高,可出现近视现象,患者自觉老视程度减轻,视远方时需佩戴近视眼镜或原有近视度加重。

4.飞蚊症

如瞳孔区的晶状体有点状浑浊,可在眼前出现点、片状阴影,其位置固定不变,而玻璃体浑浊的阴影则是经常飘浮不固定的,并随眼球转动而飘动。

5.虹视

晶状体吸收水分后,不规则纤维肿胀致注视灯光时有五彩晕轮,此时需与青光眼及结膜炎所致的虹视相鉴别。

6.夜盲、昼盲或色觉异常

部分患者因白内障位于周边而发生夜盲,位于中央可致昼盲,由于硬化之晶状体核吸收短波光线,可引起紫色及青蓝色色觉障碍,而晶状体摘除后,患者短期内可有蓝视等现象。

(二)体征

白内障的体征根据眼科专科检查所见晶状体浑浊形态的临床表现,可分为如下三型。

1.老年性皮质性白内障

这是临床上最为常见的类型,按其发展过程可分为初发期、膨胀期、成熟期和过熟期。

(1)初发期:在裂隙灯显微镜下可见晶状体赤道部皮质有空泡、水裂和板层分离等晶状吸水后的水化现象。水裂以后发展为辐轮状浑浊。可以保持多年不变,亦可迅速发展。

楔形浑浊是老年性皮质性白内障最常见的浑浊形态,其基底朝周边,尖向中央,呈辐射排列,如果散瞳检查,透照眼底红光反射,能看到辐轮状、楔形或花环样阴影。只有当楔形尖端发展到瞳孔区,视力才受到影响,一般位于晶状体周边部的浑浊,可以多年不影响视力。

(2)膨胀期或未成熟期:晶状体浑浊继续加重,原有的楔形浑浊向瞳孔区发展并互相融合,视力显著下降。由于渗透压改变,晶状体吸收水分,体积膨胀、增大,前房变浅,少数患者可以诱发急性青光眼,此时裂隙灯显微镜检查可见空泡、水裂和板层分离。因晶状体前囊下仍有透明皮质,斜照法检查仍可见虹膜投影。此期可以持续数月至数年不等。做散瞳检查时应慎重,一旦发生继发性青光眼,必须及时摘除膨胀的晶状体。

(3)成熟期:晶状体经膨胀期以后逐渐致完全浑浊,膨胀消退,前房深度恢复正常。裂隙灯显微镜下可见晶状体内水分溢出,浑浊已到达囊膜下,斜照法检查虹膜投影为阴性。部分患者可见前囊膜表面有白色斑点或皮质钙化。患者视力高度障碍,只存手动或光感。临床上此期为最佳手术时机。

(4)过熟期:成熟白内障久不手术摘除,晶状体逐渐脱水,体积缩小,前房加深,虹膜震颤,皮质乳化,核下沉,此时视力可好转,晶状体囊膜更脆、皱缩、通透性增加或自行破裂,溶解的晶状体皮质可呈现闪光的特点和胆固醇结晶,称为 Morgangnian 白内障。晶状体核可以脱位到前房和玻璃体内,伴随晶状体的蛋白颗粒游移到前方,组织碎片积聚在前房角,阻塞小梁网,引起的继发性青光眼称为晶状体溶解性青光眼。同时进入前房的晶状体物质具有抗原性,可诱发自身免疫反应,导致严重的前葡萄膜炎-晶状体过敏性眼内炎。上述两种并发症药物治疗一般无效,采用手术摘除白内障是唯一有效的治疗措施。

2.老年性核性白内障

发病年龄较早、进展较慢,没有明显分期。核浑浊从胚胎核或成人核开始,初起时核呈黄色浑浊,以后逐渐为浅黄色、浅红或浅黑色,由于核密度增加致屈光指数增加而产生核性近视,可达5～10个屈光度。因晶状体周边部屈光力不变,所以在瞳孔扩大与不扩大时,视力程度不同。

3.老年性后囊下白内障

早期在晶状体后核部囊下皮质呈棕黄色浑浊,形如茶盘,故又名盘状白内障。裂隙灯显微镜下,外观如锅巴样,浑浊呈细小点、小空泡和结晶样颗粒。早期视力受影响是因为浑浊位于视轴区,而晶状体皮质和核保持透明,后期合并核性或皮质性白内障,才发展为成熟白内障。

(三)常见并发症

(1)继发青光眼。

(2)继发葡萄膜-晶状体过敏性眼内炎,多发生在过熟期白内障。

(3)晶状体脱位,整个晶状体可进入玻璃体腔内或瞳孔区。

(4)白内障手术后并发症有后发性白内障、继发青光眼、眼内炎、虹膜睫状体炎、继发视网膜脱离、眼内出血以及人工晶体植入后的偏位、脱出、下沉、角膜水肿、炎症等。

三、实验室和其他辅助检查

(一)视力检查

远、近视力,指数、手动或光感、光定位的检查记录。

(二)斜照法检查

斜照虹膜(瞳孔)、晶状体,如虹膜投影消失则为白内障已成熟,如阳性则晶状体仍有透明皮质。

(三)透照法检查

当瞳孔散大,通过透照,由眼底红光反射,可见晶状体早期的楔形或花环样浑浊。

(四)裂隙灯显微镜

眼前段、晶状体前后囊及皮质、核的浑浊均可使用裂隙灯显微镜检查。

(五)血压、眼压的检查

按照血压、眼压的标准施行相关检查。

(六)色觉检查

如红绿色难辨或辨认不清,往往提示手术后视力仍可能不能改善。

四、诊断要点

(一)年龄

患者在 50 岁以上。

(二)视力

视力渐降,视物昏蒙或眼前黑影。

(三)症状

眼部无充血,无痛无肿,可有黑花飞舞。

(四)体征

(1)外观端好,瞳孔、眼底均未见异常。

(2)晶状体呈不同程度浑浊,有的甚至完全浑浊。

(3)视力仅存光感时,光定位检测,红绿色觉正常,眼压正常。

(4)排除全身及局部外伤、感染、中毒及其他因素所致白内障。

五、鉴别诊断

根据年龄、病史、症状及局部检查晶状体浑浊体征,较容易明确诊断,但对其他类型的白内障及其并发症必须鉴别。

（一）外伤性白内障

有外伤史或眼局部伤。

（二）发育性白内障

年龄不符或晶状体浑浊多呈现点状、局限性、较小，不发展或不影响视力。

（三）糖尿病性白内障

有血糖升高病史或伴相关糖尿病性眼底改变。

（四）老年性晶状体核硬化

晶状体核硬化是晶状体老化现象、多不影响视力，从形态上透照法检查眼底可见核硬化为均匀红光，而核性白内障者可见核呈不均匀圆形暗影。

（五）中毒性白内障

常见有三硝基甲苯（TNT）、二硝基酚、萘、氯丙嗪等，可通过病史及晶体浑浊形态相鉴别。

（六）并发性白内障

由眼局部炎症、肿瘤、感染等原因所引起白内障均可见眼局部病灶体征；由全身因素如药物、肌强直性，低血钙性白内障及先天遗传因素等均有相关病史。老年性膨胀期的白内障常与青光眼发作混淆，二者可同时存在，也可先后发病，无论青光眼并发白内障，还是膨胀期白内障继发青光眼，均应及时考虑行白内障摘除为安全。

（七）葡萄膜炎

老年性皮质性白内障的过熟期如因继发葡萄膜炎常需与葡萄膜炎相鉴别，前者前段检查可见晶状体缩小、核下沉或晶状体囊膜破裂，前房内可见游离晶状体蛋白物质体葡萄膜炎症；后者往往晶状体形态完整。

六、治疗

（一）药物治疗

在药物治疗方面，通过多年的临床与试验研究，人们针对白内障病因机制的几种学说，提出了相应的药物，主要以滴眼液为主，针对早期白内障或不适合手术的患者，进行临床试用。

1.辅助营养类药物

如维生素 E、核黄素、利眼明等。

2.与醌型学说有关的药物

根据生化与药理试验研究发现老年性白内障患者色氨酸、酪氨酸等代谢异常，尿也可分离出其代谢异常产物——醌亚氨酸，而此物质可以诱发老年性白内障的发生。根据"醌型学说"理论，认为对晶状体使用可溶性蛋白质亲和力比醌体还强的物质可以使其不发生变性，从而防止白内障的发生。如法可林、吡诺克辛等。

3.抗氧化损伤类药物

在晶状体代谢中可产生活性氧而氧化损伤，因老年晶状体中一些与氧化有关的酶活性下降，谷胱甘肽的浓度也较年轻人低，当晶状体细胞膜被氧化损伤后，通透性发生改变，晶状体蛋白变性而发生浑浊。如谷胱甘肽等。

4.其他抗白内障药物

改善新陈代谢，调整囊膜通透性药物，如腮腺素、视明露等眼药水。

(二)手术治疗

手术治疗是治疗白内障的最基本、最有效的方法。目前主要采用白内障超声乳化联合人工晶体植入技术。

（朱俸林）

第二节　代谢性白内障

许多全身性疾病，特别是内分泌障碍性疾病，多合并不同类型的白内障，即代谢性白内障。内环境生化异常导致白内障形成，在先天性代谢异常情况下更为常见。因此，对于与代谢疾病有关的白内障的认识，不仅是眼科，而且对整个临床取证及鉴别诊断均具有重要的意义。

一、病因

根据各种代谢紊乱可将代谢性白内障分为以下几种病因。

（一）糖尿病性白内障

糖尿病性白内障指并发于糖尿病患者的晶状体浑浊。临床分为两种，一种为合并老年性皮质型白内障，一种为真性糖尿病性白内障。临床上比较少见，一般来说，以中青年糖尿病患者发病最高。而对于中年以后发生的白内障，很难在糖尿病因素和老年因素之间做出准确鉴别。但在形态学上，有很多证据支持这样一种现象，即糖尿病因素可以使老年性白内障提早出现或加速其发展。

糖尿病性白内障发生机制至今尚无最后定论，但对试验性糖尿病性白内障动物模型进行深入研究发现，晶状体内糖代谢紊乱，使白内障形成的重要生化和病理基础。晶状体通过四个代谢通路利用葡萄糖，其中三个通路（糖酵解、戊糖之路、三羧酸循环）取决于由葡萄糖向 6-磷酸葡萄糖转化，由已糖激酶催化。作为补充代谢通路，在醛糖还原酶催化下，使葡萄糖转化成山梨醇，山梨醇在多元醇脱氢酶催化下，进一步生成果糖。在正常情况下，由于已糖激酶较醛糖还原酶的活性高，山梨醇通路几乎不发挥作用。而在糖尿病患者中，血糖水平增高，通过房水迅速扩散到晶状体内，使已糖激酶活性达到饱和，并激活醛糖还原酶，过多的葡萄糖则通过山梨醇通路转化成山梨醇和果糖。这类糖醇一旦在晶状体内产生，使不易通过囊膜渗出，从而造成山梨醇在晶状体内积聚，增加了晶状体的渗透压。过多水分进入晶状体以维持渗透性平衡，结果形成囊泡，水隙和板层分离等一系列病理改变。这一过程如进一步加重，则个别晶状体纤维破裂，钠离子释放进入晶状体，引起进一步吸水。同时，晶状体内成分外漏，使钾、谷胱甘肽、氨基酸和小分子蛋白部分丧失，一次产生皮质和核浑浊。

（二）半乳糖性白内障

半乳糖性白内障与半乳糖代谢异常有关。半乳糖和葡萄糖同为乳糖代谢产物，半乳糖在半乳糖激酶催化下变成 1-磷酸半乳糖，后者在磷酸半乳糖尿苷转化酶的催化下，同尿苷二磷酸葡萄糖反应，形成尿苷二磷酸半乳糖和磷酸葡萄糖，参与糖酵解和三羧酸循环等能量代谢。典型的半乳糖血症是由于半乳糖尿苷转移酶缺乏引起的。此酶缺乏，阻碍半乳糖衍生物向葡萄糖衍生物正常转化。在醛糖还原酶的催化下，通过旁路代谢形成甜醇。同山梨醇一样，不能透过细胞膜,引起晶状体纤维渗透性膨胀,从而导致晶状体水化、浑浊。据统计,妊娠妇女此酶缺乏时,如对半乳糖不加限制,则 75% 婴儿将合并有白内障,患病新儿,最初几天内用裂隙灯即可见白内障形成,且可以是本病最早期症状。典型的半乳糖性白内障,是在前后囊膜下出现簇状分布的水滴样浑浊,如不进行全身治疗,浑浊范围逐渐扩大并加重,最后形成绕核性白内障。

(三)低钙性白内障

低钙性白内障常合并婴儿期肌强直、甲状旁腺机能不全,或其他年龄组的佝偻病。肌强直是一种遗传性退变性疾病,病因尚未十分明了。其发病可能与多种分泌功能失调有关。而甲状旁腺功能不全引起的晶状体变化,主要出现在甲状旁腺摘除后所引起的明显手足搐搦症患者。两者形态学上有共同特点,在囊膜下可见散在或密集分布的点状浑浊,时而又夹杂天蓝色结晶样反光颗粒;甲状旁腺摘除后的手足搐搦症在皮质浅层出现形似鱼骨样放射条纹状浑浊,更具特点。本病早期轻度白内障时并不影响视力,并可长期保持稳定不变;晚期则浑浊逐渐加重,形态学上又各种复杂的表现形似,可发展为全白内障。

(四)营养障碍性白内障

营养障碍性白内障意指晶状体浑浊性变化与特定的营养成分缺乏直接相关。给试验动物以缺乏氨基酸或缺乏维生素的饮食饲养,很容易诱发产生白内障。微量元素铁、铜、锌、锰、硒是各种抗氧化酶的成分。在动物试验中,硒长期严重缺乏引起白内障已有充分的证据。核黄素是 FAD 辅助因子的前体,是 GR 酶的必需部分。在试验性核黄素缺乏症中可发现白内障,但是人类白内障中核黄素缺乏的作用还没有确定。维生素 C 是水溶性抗氧化剂,维生素 E 和胡萝卜素是亲脂性抗氧化剂。尽管缺乏试验动物白内障与其相关的直接证据,但就其可以减轻各种因素引起的氧化损伤的病理结果,建议常规补充一定量的维生素 E 和维生素 C,对于确保晶状体免受氧化损伤是有益的。但应该指出,这些物质中没有任何一种能够恢复晶状体浑浊区的透明性,而且任何化学物质的大剂量应用都是危险的。尽管人类对某种营养成分缺乏有较大耐受性,但已有证据表明,神经性厌食可导致肉眼可见的囊膜下浑浊;而长期大量饮酒导致早期囊膜下白内障发生亦不为罕见。以上情况,从预后的严重程度来讲,同全身严重营养不良状态比较,远不具更多的临床意义,因此常不引起人们的注意。

(五)Wilson 病合并晶状体浑浊

Wilson 病即肝豆状核性变,临床上并非罕见。本病系由于进行性的铜代谢障碍而引起脑内基底节的壳核和豆状核软化变性,常合并肝硬化。角膜色环为本病咽部特征性改变之一。典型色素环出现在角膜内弹力膜下,距缘部尚有一透明区,呈铜锈的橙绿色调,形成规整的环形。

(六)其他代谢疾病

除以上所列特殊情况外,尚有许多代谢性疾病可以引起白内障。其中大多数以综合征形式出现。临床上常见的有:新生儿低血糖症、氨基酸尿症、高胱氨酸尿症、Fabry 病(先天性半乳糖苷酶缺乏症)、6-磷酸葡萄糖脱氢酶缺乏症、Hurler 病(黏多糖病第 2 型)、Lowe 综合征、Fanconi 综合征等。此外,慢性肾功能不全也当属此列。以上病症,临床均比较少见,多数遗传性疾病,且常伴有严重的心、脑、肾功能障碍。相比之下,眼部表现,特别是白内障改变,作为附属体征,常不被人们摆到应有的重视程度。

二、临床表现

(一)症状

视力障碍是各类白内障的共同症状。糖尿病性白内障一般有糖尿病史,多为双眼视力不同程度下降,眼前飞蚊或伴闪光感。其他类型白内障因病史不同而有不同临床表现。代谢性白内障多发生于老年者,与老年性白内障相似,只是发病率较高,发生较早,进展较快,容易成熟,此型多见。真性糖尿病性白内障多发生于严重的青少年糖尿病(1 型)患者。多为双眼发病,发展迅速,甚至可于数天、数周或数月内发展为晶状体完全浑浊。开始时在前后囊下出现典型的白点状或雪片状浑浊,迅速扩展为完全性白内障。常伴有屈光变化,血糖升高时,血液内无机盐含量减少,渗透压降低,房水渗入晶状体内,使之变凸形成近视;血糖降低时,晶状体内水分渗出,晶状体变扁平形成远视。

(二)体征

1.糖尿病性白内障

糖尿病性白内障是从密集的囊下小空泡形成开始。在年轻的患者中,这些小空泡迅速发展成典型灰色斑片浑浊,在前后囊膜下皮质前层,并随病情发展使晶状体全面浑浊,年龄较大患者则进展缓慢。这一过程特征性病理变化是基质高度水肿,水隙大量形成,晶状体体积因膨胀而增大。在任何一糖尿病患者,尤为年轻人无论是否存在晶状体浑浊,血糖迅速增高可导致明显近视,而如将血糖迅速降至正常,则可产生远视。这些变化可在数天内达到高峰,而恢复到正常屈光状态则需要数周时间。

2.半乳糖性白内障

半乳糖性白内障为常染色体隐性遗传,由于患儿缺乏半乳糖-1-磷酸尿苷转移酶和半乳糖激酶,使半乳糖在体内积聚无法转化成葡萄糖,却被醛糖还原酶还原为半乳糖醇。醇的渗透性很强,又不能透过细胞膜,引起晶状体纤维渗透性肿胀,而导致晶状体水化、浑浊。较为典型的是前后囊膜下出现簇状分布的水滴样浑浊,如不治疗,最后形成绕核性白内障。

3.低钙性白内障

由于血清钙过低引起,较易合并婴儿期肌强直,其他年龄组佝偻病或甲状旁腺机能不全。肌强直与内分泌失调有关,为遗传性退变性疾病。甲状旁腺功能不全主要表现为甲状旁腺摘除后的明显手足搐搦症。两者共同可见囊膜下散在或密集分布的点状浑浊,时而有天蓝色结晶样反光颗粒夹杂其间,甲状旁腺摘除后的手足搐搦症在皮质浅层可见鱼骨样放射条纹浑浊。本病早期轻度时并不影响视力,晚期浑浊加重,可发展为全白内障。

4.营养障碍性白内障

有许多代谢性疾病可以引起白内障,临床常伴有严重的心、脑、肾功能障碍占相比之下,眼部表现,特别是白内障改变,作为附属体征,常常不被人们摆到应有的重视程度。

5.Wilson 病合并晶状体浑浊

常见于晶状体前囊下区域出现局限浑浊,浑浊呈明亮色彩,葵花样分布,通常为红色,对视力一般不产生影响。就其本质而言,它代表了金属铜离子在这一部位的沉积,而并非晶状体本身的浑浊。

三、诊断要点

(1)糖尿病性白内障多双眼同时发病,进展迅速,由密集的囊下小空泡发展为前后囊膜下皮质浅层的灰白色斑点状浑浊,终至晶状体全浑浊。患者有屈光改变,受血糖影响。

(2)半乳糖性白内障典型表现是前后囊膜呈簇状水滴样浑浊,进行发展后形成绕核性白内障。

(3)低钙性白内障浑浊为囊膜下夹有彩色结晶的点状浑浊,可进行性发展。婴幼儿易引起板层浑浊。

(4)营养代谢性白内障多见于各种维生素的缺乏,以及微量元素(铜、硒、锌等)在体内的异常积聚。

(5)肝豆状核性变多由于进行性的铜代谢障碍而引起脑内基底节的壳核和豆状核软化变。

四、实验室和其他辅助检查

(一)视力检查

应分别检查双眼远、近视力,以大致估计白内障所致视力损害程度。对视力低下者,应例行光感、光定位、色觉检查。在暗室内,遮盖健眼,患眼前 5 m 持一蜡烛光源,让患者辨别出烛光是否存在以确定是否有光感,尔后从不同的九个方向,测定其个方向的光的定位能力(患眼始终正视前方)。最后以红、绿玻片置于眼前,确定辨色能力是否正常。双点光源分辨试验,即辨别眼前相距很近的两个点光源的能力,对于判断视网膜功能亦有很重要的意义。一旦发现视力结果无法用白内障程度解释时应作进一步特殊检查。视力检查一般是在高对比度下进行的,并不代表低对比度下和视近处物体的视力。比如,一个视力检查结果很满意的患者,有可能在夜间驾驶时视力显得力不从心。

对视力检查结果的评价,需结合患者的职业、受教育程度、经济条件甚至社会人文环境来进行。欧美国家以 Snellen 视力表测试作为评价视功能的标准。大多数临床医师认为 Snellen 视力 20/40 或更好是好视力。美国大多数州允许视力 20/40 或更佳的人驾驶机动车,而老年人最佳矫正视力低于 20/40 不允许驾驶。因此,在美国,大多数矫正视力在 0.5,甚至 0.5 以上的白内障患者迫切要求手术已不足为奇。对于轻度或中等程度的白内障,作准确的视野检查,必要时行 Ammsler 屏检查,以确定是否有中心暗点或视物变形,对于提示可能同时存在的青光眼或其他眼底病是极有意义的。周边视野也可通过数指法大致确定,一般说来,除非视力极度低下(如成熟期白内障),应能在固视点周围 45°范围内作准确数指。

(二)视野检查

对于轻度或中度白内障患者,准确的视野检查可以确定有无中心暗点或视物变形,对青光眼和其他同时存在的眼底病诊断具有非常重要的意义。

1.视觉电生理检查

视网膜电流图(ERG)对于评价黄斑部视网膜功能具有重要价值。闪光 ERG(FERG)可用于低视力眼的检查。闪光 VEP(FVEP)反映视路传导和视皮质功能,黄斑部病变和视神经损害时,其振幅均降低。FVEP 是屈光间质浑浊时检查视功能的理想方法。临床上可将两种检查结合起来预测术后视力。

2.晶状体核硬度分级

主要是根据裂隙灯检查结果,根据其核颜色进行判断之后分为五级,来确定其属于哪种类型的白内障,以及选择适合超声乳化手术的核硬度的白内障,并确保手术顺利。这五级分别是:一级(软核),透明或灰白色;二级(软核),灰或灰黄色;三级(中等硬度核),黄色或浅棕黄色,是超声乳化最主要的适应证;四级(硬核),深黄或琥珀色;五级(极硬核),棕褐色或黑色,不宜做超声乳化手术。

(三)斜照法检查

斜照虹膜(瞳孔)、晶状体如虹膜投影消失则为白内障已成熟,如阳性则晶状体仍有透明皮质。

(四)透照法检查

当瞳孔散大,通过透照,由眼底红光反射,可见晶状体早期的楔形或花环样浑浊,则提示白内障。

(五)裂隙灯显微镜

裂隙灯显微镜对正常晶状体及白内障的检查方法主要有如下几种。

1.弥散光照明法

用于检查前后囊膜表面或较明显的浑浊。

2.后照法

主要用于观察前囊膜改变。直接后照明也可明显勾勒出后囊膜及后皮质区内浑浊轮廓。应用镜面反射法,则可对前囊膜浑浊、隆起及凹陷做出判断,即出现所谓鱼皮样粗糙面上的黑色斑。同时亦可根据囊膜表面发光色彩推测白内障发展程度。

3.直接焦点照明

直接焦点照明即光学切面检查法。可明显显示晶状体内光学不连续区。在前囊膜和分离带之间存在一真正的光学空虚区,代表由上皮最新形成的纤维。这一空虚区如消失,往往是晶状体代谢变化或白内障形成最早出现的征象之一。

(六)眼压的检查

测定眼内压并非绝对必要,但术前了解眼内压,判断是否存在继发于膨胀期白内障、晶状体溶解、晶状体半脱位、葡萄膜炎、进行性房角狭窄等的青光眼,进而决定采取何种术式,可提供重要参考,特别是人工晶状体植入术前,更应对青光眼因素对手术可能产生的影响做出明确的判断。

检查方法包括指测法、眼压记测量法等。

1.指测法

让被检者向下看,检者用两手示指在上睑上部外面交替轻压眼球,检查双眼,以便对比两眼的眼压,眼压高者触之较硬,眼压低者触之柔软,也可和正常的眼压相比较。此法可大概估计眼压的高低,所得结果可记录为正常、较高、很高、稍低或很低。

2.眼压计测量法

修兹(压陷式)眼压计测量法,为常用的测量法,测量前应先向被检者做适当的说明,取得被检者的合作,然后让被检者仰卧,两眼滴 0.5% 丁卡因溶液 2~3 次面部麻醉。

(1)测量前应校正眼压计(把眼压计竖立在小园试板上,指针指向零度时方为准确),用 75%的乙醇消毒眼压计足板,等乙醇干后即可使用。

(2)检查时被检者两眼自然睁开,向天花板或某一固定目标点(常用被检者自己的手指)直视,勿转动,检者用左手指轻轻分开上、下眼睑并固定在上、下眶缘,切勿压迫眼球,右手持眼压计的把手,将眼压计垂直下放,将足板轻轻放在角膜正中央(使眼压计自身重量完全压在角膜上,但注意切不可施加任何其他压力),迅速记录眼压计指针所指刻度,将此刻度对照眼压计换算表,查出眼压值。此种眼压计一般有三种不同重量的砝码5.5 g、7.5 g及10 g。通常先用5.5 g检查，如指针刻度小于3，则应加重砝码重测，一般先后测5.5 g及10 g两个砝码，以便相互核对及校正眼压。

（3）测完后滴抗生素眼药水，拭净眼压计足板。记录方法一般以眼压计的砝码为分子，指针所指之刻度为分母，即眼压计砝码/指针所指之刻度—眼压值，如5.5/(4.0~2.7)kPa。此种眼压计测得的正常眼压为1.3~2.8 kPa。低于1.3 kPa者为低眼压，超过2.8 kPa时。经多次测量时仍高者，应做排除青光眼的检查。

检查目的：如晶状体囊膜破裂，晶状体皮质落入前房阻塞房角，使之房水引流发生障碍，导致眼压增高。如挫伤眼内睫状体，房角受损也会眼压发生变化，从而发生继发性青光眼。

（七）色觉检查

如红绿色难辨或辨认不清，往往提示手术后视力仍可能不能改善。

（八）虹膜新月影投照试验

这是检查白内障成熟程度最简单易行的方法。从集中光源自测面照射于瞳孔区，如白内障已形成，则由于光反射面使瞳孔区呈白色的反光。如果浑浊已扩展到前囊膜（成熟期白内障），则白色反光区与瞳孔应相一致，视为虹膜新月影投照试验阴性；反之，如浑浊处于晶状体某一定深度（未成熟白内障），则由于浑浊层次与瞳孔平面尚有一定厚度的透明皮质，因此，当自侧方投照时，与光照方向同侧瞳孔缘内形成的阴影，以典型的新月姿态，投映在晶状体浑浊背景上。新月影程度与白内障成熟程度成反比。虹膜新月影投照试验阳性代表进展期白内障，阴性代表成熟期白内障。对于晶状体局限性浑浊及周边部浑浊，本方法将失去诊断价值。

检眼镜可用于晶状体浑浊的探测，用直接检眼镜＋10 D透镜，以后部反光照明法可在瞳孔红色反光背景下观察晶状体浑浊形态。然而，单眼观察、有限的放大倍率，以及较短的工作距离，使得这种检查不足以对白内障进行分级、分类。间接检眼镜有时可用于评价包括晶状体在内的屈光间质浑浊程度的工具，有经验的临床医师可从检查结果预测视力功能损害与白内障程度是否一致。

五、鉴别诊断

根据年龄、病史、症状及局部检查晶状体浑浊体征，较容易明确诊断，但对其类型的白内障及其并发症必须鉴别。代谢性白内障常伴有各具特点的全身症状，其晶状体浑浊虽不同，但大同小异，现分述如下。

（一）糖尿病性白内障与低钙性白内障鉴别

1.糖尿病性白内障

分为两种类型，即真性糖尿病性白内障和糖尿病患者的老年性白内障。一般来说，对于中年以后发生的白内障，很难在糖尿病因素和老年因素之间做出准确鉴别，但糖尿病患者的白内障要比同龄人早；典型的糖尿病症状"三多"即多饮、多尿和多食。病情严重可累及全身多个器官病变。真性糖尿病白内障多发于30岁以下的Ⅰ型糖尿病患者，晶状体浑浊是以密集的囊膜下小空泡形成开始的，这些小空泡可迅速发展成典型的灰白色斑片状浑浊，位于晶状体前膜下皮质浅层。

随着病情的发展，晶状体发生全浑浊。在糖尿病患者，血糖的波动可引起晶状体屈光度的改变，血糖升高可导致近视，而将血糖降至正常，又可引起远视。

2.低钙性白内障

有甲状腺手术史或营养障碍史,血钙过低血磷升高;手足抽搐、肌肉痉挛、毛发脱落,骨质软化等典型症状;囊膜下散在的或密集分布的点状浑浊,有时伴有蓝色结晶样反光颗粒。早期白内障不影响视力,晚期则浑浊逐渐加重,当血钙下降至 1.75 mmol/L 以下时,浑浊加速,重者在短期内可发展为完全浑浊。婴幼儿者多为绕核性白内障。

(二)半乳性白内障与肝豆状核变性(Wilson 病)鉴别

1.半乳糖性白内障

半乳糖性白内障为常染色体隐性遗传病,可在初生后数天或数周发生,多为绕核性白内障;新生儿出生后不久即可发生呕吐、腹泻、黄疸、肝脾大、生长发育迟缓,重者夭折;晶状体前囊膜下有油滴状浑浊,如不治疗,晶状体浑浊将逐渐扩大为全白内障,部分可出现绕核性白内障。

2.肝豆状核变性(Wilson 病)

儿童或青少年期起病,开始为四肢震颤、肌张力增强,逐渐发展为言语不清、吞咽困难、肝功能不正常、肝硬化;由于过量的铜在眼部沉积,可在角膜上形成 K-F 环,表现为周边角膜后弹力层内形成宽 1～2 mm 褐色或蓝绿色环。铜在晶状体前囊膜沉积并在晶状体中央形成盘状或放射状浑浊,形成类似于葵花样的内障,对视力影响不大。

六、并发症

糖尿病性视网膜病变主要并发于糖尿病性白内障,由于糖代谢发生紊乱,而导致全身各个器官,包括视网膜发生病变,眼底病变随糖尿病病程加长发病率逐年升高。也随病程加长而逐渐加重,增生型随病程加长而增多。有学者观察病程 5 年以下者增生型竟占 17.1%,而病程在 10 年以上者上升至 45% 或以上。如同时合并高血压和高脂血症,则眼底病变率增高。

七、治疗方法

(一)营养类药物

维生素类药物虽具有抗氧化作用,但许多报道将其列为营养因子,可能因人们通过饮食能够得到补充有关。维生素类药物对防治或延缓白内障的发生发展有作用,大多数资料来自国外流行病学。由于他们采用的调查方法和收集人群的居住区域不同,其获得的结果难免不一致。但大多数资料认为长期服用维生素或维生素 C、维生素 E 等具有推迟白内障发生发展的作用。

1.维生素 C

(1)主要作用:维生素 C 具有抗氧化作用,能清除晶状体内自由基,通过抗氧化作用可升高血清中维生素 C 含量,从而延缓白内障发生、发展。加拿大和美国流行病学调查资料反映:单独使用人群可减少 50%～70% 白内障手术。

(2)临床应用:饭后口服,每天 1 次,剂量为 144～290 mg。

2.维生素 B_2

(1)主要作用,核黄素具有很强的抗氧化作用,最新研究指出,它具有拮抗白内障的作用。

(2)临床应用,口服,英、美国家每天服 16～74 mg。

3.维生素 E

(1)主要作用,本品具有很好的抗氧化作用,服用维生素 E 能提高血清中维生素 E 水平,减少核性或皮质性白内障发生、发展。

(2)临床应用,近年美国和意大利研究表明,接受白内障手术的患者,平常摄取的维生素 E 水平很低。长期服用 500 U/d,可减少白内障的发病率。

4.滴眼药物

(1)碘化钾 0.3 g,碘化钠 0.05 g,氯化钾 0.6 g,维生素 C 0.3 g,维生素 B_{10} 1 g,硼酸 1.1 g,硼砂 0.19 g,羧甲基纤维素钠 0.15 g,硫代硫酸钠 0.05 g,尼泊金 0.3 g,蒸馏水加至 1 000 mL。

主要作用:本品可增加眼的局部代谢,补充金属离子及维生素。

临床应用:点眼:每次 2~3 滴,每天 3~4 次,用于早期白内障。

(2)视明露(雪莲叶汁):本品采用西印度群岛产的新鲜雪叶莲全草浸出液 20% 和北美全梅叶的热水浸出液 50% 为主要成分,再加甘油 20%,硼酸 5% 混合而成的一种有焦糖味、呈黑褐色水溶液。

主要作用:可促进眼内组织血液循环、增强晶状体新陈代谢及促进晶状体浑浊的吸收。

临床应用:滴眼每次 1~2 滴,每天 2~3 次,此药曾是美国应用最广的抗白内障药。

(3)昆布眼液:本品由中药昆布的提取液配制而成。

主要作用:具有软坚散结,促进晶状体浑浊吸收及维持晶状体透明度的作用。

临床应用:滴眼每次 1~2 滴,每天 3~4 次,用于白内障的治疗。

5.仙诺林特或仙诺灵

本品是一种复合制剂,主要成分为从牛眼晶状体中提取的晶状体蛋白等与抗坏血酸、核黄素和碘化钾复合制剂。

主要作用:有人认为白内障成因之一是特殊的代谢产物细胞毒素所致,利用晶状体蛋白具有组织特异性,应用本品后,可在毒素尚未进入眼内时,先将其灭活,从而达到防治白内障的目的。

临床应用:片剂,饭后舌下含化,每次 1 片,每天 3 次,用于治疗各种白内障。

(二)防治糖尿病性白内障药物

1.醛糖还原酶抑制剂

(1)Sorbinil。①主要作用:Sorbinil 是较强的醛糖和还原酶抑制剂。动物试验证明,每天口服 200~400 mg,可抑制晶状体醛糖还原酶的全部活性,改善晶状体纤维细胞内的高渗状况,防治晶状体蛋白聚合物增加。②临床应用:1% 滴眼液每次 2~3 滴,每天 3~4 次。用于糖尿病性白内障。

(2)Pyrazinoylguanidine(PZG)。①主要作用:PZG 也是属于醛糖还原酶抑制剂类,但与以往的此类药不同,是目前新的抗高血糖和抗高血脂药物。动物试验表明,每天口服 2 次,每次 35 mg/kg,连用 24 周,发现 PZG 不仅明显降低血糖、血脂和甘油三酯水平,而且能阻止 STZ-糖尿病性白内障的发展。国内已证明 PZG 能够降低高血压、高胰岛素糖尿病患者血清中的血糖、胰岛素和甘油三酯的含量,到目前为止,尚未证明 PZG 能否抑制糖尿病性白内障。②临床应用:用于治疗高血压或高胰岛素糖尿病患者的剂量,每次 300 或 600 mg,连续 3 周。

(3)Sulindac。①主要作用:Sulindac 是一种非激素类抗炎药,已发现它对醛糖还原酶具有很强的抑制作用,它能使老年糖尿病性白内障患者的视力上升。②临床应用:1% Sulindac 滴眼液(将 Sulindac 溶解在 pH 8.0 的 0.05 mol/L 磷酸缓冲液中),每天 4 次,每次 1~2 滴。

2.抗氧化类药物

(1)卡他灵(Catalin,我国生产的称白内停)。①主要作用:本品是以"醌体学说"为基础的化学合成药物。因醌型物质能与晶状体中羟基发生反应形成不溶性复合物,而导致晶状体浑浊。

本品对羟基的亲和力比醌型物质更强,可以制止醌型物质对晶状体溶性蛋白的氧化变性作用,值得注意,1991 年 10 月 7 日由卫生健康委员会医疗卫生国际交流中心主办的白内障学术讨论会上对卡他灵的药效质疑时,日本金泽医科大眼科佐佐木一教授和德意志波思大学试验眼科 Otto Hockwin 教授在会上均指出卡他灵仅对糖尿病性白内障有效。②临床应用:滴眼剂(0.7～1.0 mg/15 mL):每次 1～2 滴,每天 5～6 次,适用于糖尿病性白内障。注意此溶液不稳定,宜新鲜配制。

(2)法可林或法可立辛。①主要作用:本品已溶于水,水溶液稳定。它是以醌类学说为基础而合成的另一药物。易透过晶状体囊膜而进入晶状体,组织醌体对晶状体可溶性蛋白的氧化、变形和浑浊化作用;能抑制醛糖还原酶活性,阻止糖尿病性白内障发生。②临床应用:主要用于治疗糖尿病性、老年性、外伤性白内障等。滴眼剂(含片剂)0.75～1.00 mg/15 mL,每天滴眼 3～5 次,每次 1～2 滴。

3.糖基化抑制剂

糖基化抑制剂又称阿司匹林,别名乙酰水杨酸,是一种抗感染药物,用它治疗风湿性关节炎和糖尿病患者中发现长期服用阿司匹林达 8 年的患者,白内障发生率明显低于同样条件的未服药患者。

(1)主要作用:动物试验证明,阿司匹林借助乙酰化作用能保护晶状体蛋白拮抗氰酸盐诱发的晶状体浑浊,拮抗因其他因素(葡萄糖、半乳糖、氨基葡萄等)所致晶状体蛋白的聚合作用,降低晶状体蛋白基化作用等。在英国、美国、德国和印度认为阿司匹林有拮抗白内障作用,但也有人持反对意见。

(2)临床应用:每天服 1 次,剂量 325～500 mg。

八、并发症的治疗

糖尿病性视网膜病变的治疗可采用以下几种方法。

(一)控制血糖

血糖控制情况与糖尿病的进展和视力预后有很大关系。如血糖长期控制不良,则不仅糖尿病增多,而且发展为增生型者也会增多。

(二)光凝治疗

糖尿病不同时期光凝治疗的目的不同,其方法也不同。

1.黄斑水肿的光凝治疗

当黄斑毛细血管渗漏加重,黄斑水肿明显,甚至产生囊样水肿,视力持续下降,可采用氩激光作局部格栅光凝,可防止视力下降。

2.增生期的光凝治疗

当视网膜积血和棉絮状斑增多,广泛微血管异常,毛细血管无灌注区加多,则提示有产生新生毛细血管进入增生期的危险,可做散在或全视网膜光凝。如果视网膜和/或视盘已有新生血管积血则应立即做全视网膜光凝,以防止新生血管积血和视力进一步下降。

3.冷冻治疗

对视网膜进行冷冻,在赤道部前后四个限分别作冷冻点,在每个象限用视网膜冷冻头冷冻 5～7 点,同样可使虹膜和视网膜新生血管消退。

4.其他治疗

(1)导升明,可减低毛细血管的通透性和基膜增厚,从而减少视网膜毛细血管荧光素渗漏,并可降低血黏度,减少红细胞和血小板聚集及其释放反应。抑制血管病变和血栓形成,故而使视网膜积血、渗出和为血管瘤减少。口服剂量视病情而定。

(2)活血素,可改善脑血流量,降低毛细血管通透性,降低血黏度,抑制血小板和红细胞聚集,抑制血栓形成。从而减少视网膜血管病变,减少渗出和改善视网膜缺血状态。剂量每次 2~4 mL,每天 2 次,饭前服用。或口服片剂,每次 0.5~2.0 片,每天 2 次,饭前服用。可连续服用 3 个月,可服用 1~2 年。其他药物如口服阿司匹林,肌内注射普罗碘胺等促进积血吸收。

(朱俸林)

第三节 后发性白内障

白内障囊外摘除或晶状体外伤后,残留的皮质和脱落在晶状体后囊上的上皮细胞增生,在瞳孔区形成半透明的膜称为后发性白内障。由于抽吸术、囊外术及超声乳化术的日益推广,后发性白内障也较为常见。

一、病因病机

白内障术后残留的晶状体上皮细胞的增殖、迁移、纤维化生是形成后发性白内障的主要原因。可能增殖的细胞是立方形前部上皮细胞和赤道弓部具有丝分裂活性的细胞。晶状体囊残留的晶状体上皮细胞在囊袋内表面增生以及从前部晶状体囊切开口边缘向人工晶状体(IOL)视区前表面扩展。参与后发性白内障的病理变化有巨噬细胞介导的异物反应,众多巨噬细胞融合形成异物巨细胞;晶状体上皮细胞参与的创伤愈合反应;晶状体上皮细胞在赤道部转化为扁豆状纤维,形成 Soemmoring 环;后囊部晶状体上皮延伸,形成纤维原细胞样或者形成 Elschnig 珠样。

二、临床表现

(一)症状
白内障术后视物模糊。

(二)体征
白内障手术摘除后或外伤性的白内障部分皮质吸收后,在瞳孔区残留晶体皮质火星城纤维机化膜的特殊形态。残存囊下上皮细胞增殖,形成特殊形空泡样 Elschnig 珠样小体,使后囊膜浑浊,为后发性白内障。机化膜组织若与虹膜广泛粘连,使瞳孔偏位或闭锁易引发继发性青光眼。晶状体周边残存皮质较多,前囊膜粘连,包裹皮质而变浑浊,形成周边浑浊,中央透明的环,称为梅氏晶体突或 Soemmoring 环形白内障,还有囊膜纤维和混合型等。

三、诊断要点

(1)有明确的晶体外伤或者见于白内障手术。

（2）眼检镜透照时瞳孔区较大范围后囊膜浑浊影响眼底检查。

（3）裂隙灯下，可见后囊膜残存的上皮细胞增殖形成的 Elschnig 珠以及机化膜相似膜组织和由于残存皮质引起的 Soemmring 环形白内障，如位于前囊膜切口处边缘与后囊膜粘连处的环形隆起，前方深。

（4）有时可有虹膜后粘连。

（5）不透明膜多位于虹膜后瞳孔区，因残存物的多少和性质的不同，其质地差别大，厚薄不一。轻者细若薄纱，成半透明状，对视力影响轻微，重者色白，质地较硬，严重影响视力。

（6）眼部损伤严重或伴有炎症反应后形成。

四、实验室和其他辅助检查

（一）视力检查

1.利用国际标准视力表和对数视力表

应分别检查双眼远近视力，以大致估计白内障所致视力损伤程度。对视力低下者，应另行光感、光定位、色觉检查，在暗室内遮盖健眼，患者站在 5 m 外，置一蜡烛光源，让患者辨别出蜡烛是否存在，已确定是否有光感，尔后，从不同的角度测定其光定位能力，最后以红、绿玻片置于眼前，确定辨色能力，是否正常，双点光源分辨试验，即辨别眼前相距很近的两个点光源的能力，对于判定视网膜功能亦有很重要意义。对于轻度或中度的白内障，准确的视野检查，必要实行 Amsler 屏检查，以确定是否有中心暗点或视物变形对于提示可能同时存在的青光眼或其他眼底疾病是有意义的。

2.潜在视力仪检查

潜在视力仪检查是一种测定后发性白内障潜在视力的方法，潜在视力必须安装在裂隙灯上进行，此方法属于新理物理学检查方法，其结果有患者主观成分，有试验表明，对于中等程度的白内障，激光干涉条纹检查和潜在视力仪检查，对于预测术后视力的准确性为 100%。

（二）视觉电生理检查

1.视网膜电图

视网膜电图对于评价黄斑部视网膜功能有重要的价值，致密浑浊的晶状体由于对光的吸收和散射作用而影响检查效果，闪光 ERG 可用于低视力眼的检查、视网膜脱离，特别是视网膜遗传性疾病的 ERG 检查具有肯定的临床意义。研究表明，后发性白内障患者，闪光 ERG 反应相当于弱光刺激正常眼。

2.视诱发电位

视诱发电位是判断视功能的重要指标，其中闪光 VEP 反映视路传导和皮质功能，当后发性白内障黄斑部病变和视神经损害时，其振幅均可降低。

五、鉴别诊断

（一）外伤性白内障

有明显的外伤史或眼部局部伤。眼的机械性损伤（挫伤、穿孔伤）、化学伤、电击伤和辐射均可引起晶体浑浊，统称外伤性白内障。

1.挫伤性白内障

挫伤后，虹膜瞳孔缘色素印在晶体表面，相应部位的晶体囊下出现环形浑浊，损伤前囊下晶体上皮时可引起局限性花斑样浑浊,可静止不再发展或向纵深发展。可能合并有晶体半脱位或脱位。

2.穿孔性外伤性白内障

眼球穿孔同时伴有晶体囊破裂,房水进入囊内,晶体纤维肿胀,变性、导致浑浊。微小的囊破裂可自行闭合,浑浊局限在破口处。但多数破裂过多者晶体纤维肿胀,皮质进入前房和房角,引起继发性青光眼,需要及时手术。

3.辐射性白内障

辐射性白内障是由红外线、X射线、γ射线、快中子辐射等引起。主要表现在后囊下皮质盘状及楔形浑浊,边界清楚,渐渐发展到全部皮质。前囊下有空泡或点状浑浊,若有上皮细胞增生可形成致密的膜。

4.电击性白内障

发生于雷击、触电后,致白内障的电压多为500~3 000 V。雷击白内障多为双侧性,触电白内障多为单侧性,与触电部位同侧。浑浊位于囊下皮质,逐渐发展为完全浑浊。常伴有电弧光黄斑灼伤,中心视力较差。

(二)低钙性白内障

(1)视力下降。

(2)晶状体浑浊为无数白点或红色、绿色、蓝色微粒结晶分布于产前后皮质,可呈现辐射状或条纹状,浑浊区与晶状体囊之间有一透明边界,严重者可迅速形成晶状体全浑浊。婴幼儿常有绕核型白内障。

(三)老年性白内障

一般起于40岁以后,可双眼同时发病,也可双眼先后发病。老年性白内障的临床表现除了晶体浑浊外,对视力的影响随浑浊部位及程度而不同。老年性白内障患者常在早期自觉眼前有固定不动的黑点,并常出现单眼复视或多视现象,由于浑浊的部位不同,视力障碍出现的时间亦有不同,随浑浊的进展,视力障碍逐渐加重,最后可降低至指数以下,或仅有光感。

(四)并发性白内障

典型的浑浊最早发生在晶体囊膜下。由眼前节炎症形成的虹膜后粘连附近可出现局限性的晶体前囊下浑浊;由眼后节炎症或营养障碍可出现后囊下浑浊。囊膜下出现灰黄色颗粒浑浊,逐渐加深并向四周扩展,形成如同玫瑰花形状,其间有许多红、蓝、绿彩色点状结晶,囊下也有空泡形成或钙化,病程较长,早期影响视力。

(五)代谢性白内障

(1)发生于老年者与老年性白内障相似,只是发病率较高,发生较早,进展较快,容易成熟,此型多见。

(2)真性糖尿病性白内障多发生于严重的青少年糖尿病患者。多为双眼发病,发展迅速,甚至可于数天、数周或数月内发展为晶状体完全浑浊。开始时在前后囊下出现典型的白点状或雪片状浑浊,迅速扩展为完全性白内障。常伴有屈光变化,血糖升高时,血液内无机盐含量减少,渗透压降低,房水渗入晶状体内,使之变凸形成近视;血糖降低时,晶状体内水分渗出,晶状体变扁平形成远视。

(六)青光眼

目前对于原发性开角型青光眼的诊断必须具备眼压升高以及由于眼压升高所造成的视盘损

害和视野缺损,而且房角开放。眼压升高、视神经功能障碍引起。如闭角性青光眼发作前常有生气、劳累等诱因,引起眼压急骤升高,出现虹视、眼痛、头痛、恶心、呕吐、视力下降、眼充血和流泪等症状。

六、并发症

(一)青光眼

早期往往无任何自觉症状,当病症发展到一定程度时,偶有轻微的眼胀,头痛或视物不清,中心视力不受影响,而视野逐渐缩小。中晚期因视野狭窄而有行动不便,定位不准等症状,尤以夜间为甚。有些晚期病例有虹膜和视物模糊不清。最后视力完全丧失。

(二)黄斑囊样水肿

中心视力缓慢减退,可有相对或难解难分对中心暗点,眼底可见黄斑区水肿呈蜂窝状或囊样外观,甚至形成裂孔。

七、治疗方法

(一)药物治疗

1.仙诺林特或仙诺灵

仙诺林特或仙诺灵是一种复合制剂,主要成分为牛眼晶体中提取的晶体蛋白素与抗坏血酸、核黄素和碘化钾符合制成。舌下含服 1 片,3 次/天,用于治疗各种白内障。

2.苄吲酸-赖氨酸

苄吲酸-赖氨酸能保护晶状体和血清蛋白免受热力和紫外线、酸或碱作用所引起的变性。它清除自由基的能力弱,但可以保护晶状体蛋白拮抗自由基损伤,在临床上用于治疗白内障患者,能明显改善视力,甚至可逆转浑浊透明。口服 500 mg,3 次/天;滴眼 0.1%。

3.肝素

肝素可以抑制成纤维细胞的生长,减少人眼晶体囊外摘除术后眼内组织表面纤维蛋白的沉积和后囊细胞的生长,从而阻止后发性白内障形成,提高视力。用 5% 肝素滴眼剂,术后每天 3 次,连续用 4 个月。

4.曲尼司特(利喘贝)

本品是由日本 KI-SSOI 药品株式会社研发的一种抗过敏药物,在日本广泛用它治疗过敏性结膜炎。据日本东京(医科大学及日本名古屋皇家眼科医院)对白内障囊外手术植入人工晶体的患者,进行双盲试验证实有防治后发性白内障的作用,其主要作用机制为本品可以减少晶状体上皮细胞化生时 FGF-β 生成和释放,防止胶原合成而防治后发性白内障。在治疗中用 0.5% 曲尼司特滴眼剂,术后每天滴 4 次,连续用 3 个月,无不良反应。

5.免疫毒素

进行了临床试验在白内障外摘除患者中,用 50 U 免疫毒素灌洗囊袋连续观察 24 个月,可有效抑制后发性白内障的发生。

(二)手术治疗

在膜性的白内障切开或剪除的同时,可实行人工晶状体植入术。适应证为瞳孔由膜性白内障遮盖,视力收到明显影响,而基本视功能正常者。

1.Nd：YAG 激光治疗后发性白内障

使用美国科以人公司的 EPIC 型 Nd：YAG 激光机,术眼散瞳至 6 mm,表面麻醉后置 Abraham 接触镜,Nd：YAG 激光以单脉冲击射。

(1)十字形切开法:在视轴区中央行十字形切开,孔直径为 4 mm。

(2)环形切开法:以视轴中心为圆心。半径 1.52 mm,环形切开,但保留 5～7 点后囊膜不切开,完成后中央后囊膜略下沉并向后翻转。平均单脉冲能量(2.8±0.48)mJ,平均脉冲总数(27±15.1),平均总能量(50.5±15.8)mJ。术后常规滴抗生素、激素眼液和 0.5％噻吗洛尔眼液。共 5～7 天,术后 1 周、1 个月、3 个月复查。

2.儿童后发性白内障合并人工晶状体固定性瞳孔夹持的手术治疗

常规消毒铺巾后,做颞侧透明角膜切口或上方巩膜隧道切口,前房注入足量的黏弹剂后,先用冲洗针头分离虹膜与 IOL 粘连。对虹膜后粘连严重难以分离者可将黏弹剂注入虹膜后用囊膜剪剪开粘连处。分离粘连后如发现囊袋内有再生皮质将再生皮质吸除,游离虹膜与晶体后囊间的空间,以便 IOL 复位。由于后囊膜的严重浑浊增殖,用破囊针刺穿后囊膜一个小孔后向后注入黏弹剂,囊膜剪剪开浑浊的后囊膜,直径不超过光学面 4～5 mm。此时如有玻璃体脱出则进行前段玻璃体切割术。对伴有瞳孔膜闭者将其行虹膜周边切除后从周切口注入黏弹剂后将瞳孔区机化膜剪除或将瞳孔缘部分虹膜环形切除以进行瞳孔成形术;在完成虹膜与晶状体囊粘连分离后,将 IOL 光学部复位。此时瞳孔如不规则者,可用尼龙线将瞳孔缘缝合 1 针。术毕透明角膜切口一般不需缝合,巩膜隧道切口因患儿巩膜硬度低可缝合 1 针。

3.经睫状体平坦部切口行晶状体后囊膜切开术治疗后发性白内障

常规麻醉,于距上角巩膜缘 4 mm 处作以角巩膜缘为基底的球结膜瓣,充分止血后于此处作垂直于角巩膜缘的巩膜穿透切口 1 mm,向上弯曲切囊针尖,垂直穿过切口伸入人工晶体后方的瞳孔区由 6 点处向 12 点处撕破光轴处的晶状体后囊膜,根据需要可缝合巩膜切口一针,如有软性残存皮质可以同时吸出,如遇较致密的机化膜可以用切囊针在瞳孔区后囊膜钩 2～3 个孔,扩大巩膜切口,用囊膜剪剪除机化膜,切口缝合 2 针。术毕给予地塞米松 2.5 mg＋庆大霉素 2 万 U,涂典必殊眼膏单眼包扎。

(朱倬林)

第四节　并发性白内障

并发性白内障是由于眼部的炎症或退行性病变,使晶状体发生营养或代谢障碍而变浑浊。多为囊膜下浑浊,呈玫瑰花瓣状、网状、点状、条状或弥漫性,常有水疱及水裂,后皮质有彩虹样光泽。常见于葡萄膜炎、视网膜色素变性、视网膜脱离、晚期青光眼、眼内肿瘤、眼压过低、高度近视等。

一、病因

由于其他眼病引起的白内障称为并发性白内障,或全身性疾病如糖尿病、甲状旁腺机能不适所引发的双眼性白内障,都是引发并发性白内障的原因。

(一)炎症

严重角膜炎、视网膜脉络膜炎、葡萄膜炎等。

(二)肿瘤

眼内肿瘤。

(三)变性

视网膜色素变形、视网膜血管变形、高度近视等。

(四)眼压变化

绝对期青光眼、眼压过低、视网膜脱离。

二、临床表现

患者常在原有眼病所造成视力减退的基础上,视力进一步减退。晶状体的浑浊表现为白色或黄白色,分布不均匀,常可分为两类:一类是并发于眼前部炎症,在炎症引起的虹膜后粘连附近出现局限性晶体囊下浑浊。另一类是眼后段炎症、积血、退行性病变致长期循环障碍与营养不良,而晶状体后囊下颗粒状黄色浑浊,浑浊向晶状体中心及四周发展,后囊下皮质出现放射性带状浑浊,行如梅花,分布不均匀,边界不清,呈蜂窝样。浑浊继续扩展,先向前皮质蔓延,再扩展至全皮质,继之水分吸收,囊膜变厚,整个晶状体收缩,以晶状体钙化。由高度近视并发者多为核性浑浊,而青光眼并发者多由前皮质及核开始浑浊。眼内肿瘤的毒性产物可导致晶状体迅速浑浊。并发性白内障一般发生在原来眼病的后期,其发展与原发病眼病病情的发展成正比。

三、诊断要点

(1)视力下降。

(2)晶状体后囊锅底状浑浊,后囊下皮质菊花状浑浊及较多的空泡变性,晶体全浑浊。

(3)超声波检查排除晶状体后组织异常。

(4)晶体不均匀浑浊,形态多样,均为囊下浑浊。

(5)由原发眼病史,晶体浑浊出现于原发眼病之后,其浑浊程度与原发眼病的轻重成正比关系。

四、实验室和其他辅助检查

(一)视野检查

对于轻度或中度白内障患者,准确的视野检查可以确定有无中心暗点或视物变形,对青光眼和其他同时存在的眼底病诊断具有非常重要的意义。

(二)视觉电生理检查

视网膜电流图(ERG)对于评价黄斑部视网膜功能具有重要价值。闪光 ERG(FERG)可用于低视力眼的检查。闪光 VEP(FVEP)反映视路传导和视皮质功能,黄斑部病变和视神经损害时,其振幅均降低。FVEP 是屈光间质浑浊时检查视功能的理想方法。临床上可将两种检查结合起来预测术后视力。

(三)晶状体核硬度分级

主要是根据裂隙灯检查结果,根据其核颜色进行判断之后分为五级,来确定其属于哪种类型的白内障,以及选择适合超声乳化手术的核硬度的白内障,并确保手术顺利。这五级分别是:一级(软核),透明或灰白色;二级(软核),灰或灰黄色;三级(中等硬度核),黄色或浅棕黄色,是超声乳化最主要的适应证;四级(硬核),深黄或琥珀色;五级(极硬核),棕褐色或黑色,不宜做超声乳化手术。

五、鉴别诊断

(一)糖尿病性白内障
有血糖升高病史或伴相关糖尿病性眼底改变。

(二)中毒性白内障
常见有三硝基甲苯、二硝基酚、萘、氯丙嗪等,可通过病史及晶状体浑浊形态相鉴别。

六、并发症

继发性青光眼是变性的晶体蛋白从晶体囊膜漏出后,在前房角激惹巨噬细胞反应,这些巨噬细胞可以阻塞小梁网,导致眼内压升高。

七、治疗

(1)治疗原发病:虹膜睫状体炎引起的并发性白内障,用阿托品类药物散瞳,如阿托品不能扩大瞳孔时,可加用1%可卡因和0.1%肾上腺等量混合液0.3 mL,在粘连附近的结膜下注射,即所谓强力扩瞳。另外,使用皮质激素(地塞米松、氢化可的松等)、非激素性消炎剂(水杨酸钠保泰松、吲哚美辛、阿司匹林等)、抗生素、免疫抑制剂(环磷酰胺、荷包牡丹碱)或免疫增强剂(左旋咪唑)等药物有效控制炎症。

(2)严重影响视力者,在眼部炎症稳定3个月后手术治疗。手术疗法有经后房晶体前囊开窗术,视网膜脱离并发白内障的三联手术,穿透性角膜移植、白内障摘除及人工晶体植入联合术等手术式。

(3)白内障术后,继续控制原发病,术后激素用量大且时间长。

(4)根据情况决定是否植入人工晶体。

(5)视力预后与原发病的种类及程度密切相关。

八、并发症治疗

(1)针对各眼原发眼病及全身病进行治疗。

(2)抗青光眼治疗:①药物以全身用药为主,辅以局部用药。②药物治疗和病因治疗均无法控制眼压者,考虑白内障摘除术,根据不同情况选择不同术式。

(朱俸林)

第五节 外伤性白内障

外伤性白内障指眼部受锐器刺伤或钝器及伤,或头部遭受剧烈震击,以及辐射、电击等损伤所引起的晶状体的浑浊。临床上除晶状体发生浑浊外,常同时发生眼部或其他组织器官的损伤。

晶状体遭受伤害后发生浑浊的时间长短不等,预后的好坏多与损伤程度有关。外伤性白内障患者多见于儿童、青壮年男性和战士。

一、发病机制

外伤致晶状体囊膜破裂,房水进入晶状体内,使其纤维浑浊、肿胀;或因机械性外力损伤睫状体和脉络膜,使晶状体代谢发生障碍而致其浑浊;辐射、电击又可对晶状体及眼内组织产生热、电等作用而变浑浊。晶体受伤特别是穿孔伤之后,房水由囊膜的破口进入晶体,晶体内水溶性蛋白,特别是 γ-晶体蛋白大量丢失,谷胱甘肽显著减少,DNA 合成以及细胞分裂减慢。晶体在受伤部位浑浊之后,很快水化,形成液泡、水肿。浑浊很快波及晶体的周边部,最后导致整个晶体的浑浊。

二、临床表现

钝器伤致晶状体浑浊者,可见虹膜瞳缘色素即附于晶状体表面,成断续之环状,相应部晶状体囊下出现环形浑浊,或挫伤之外力通过房水传导直接作用于晶状体引致浑浊。锐器伤致晶状体浑浊者,可见眼球壁穿孔,或皮质碎片堵塞房角,可能继发青光眼。辐射或电击致晶状体浑浊者,浑浊常开始于后囊、后囊下皮质,或前后囊及其下皮质均受累。无论何种致伤原因,患者均视力下降,下降程度视外伤情况而不同。

(一)钝挫伤白内障

可因拳击或是球类和其他物体撞击眼球所致。挫伤性白内障有不同的临床表现,主要分为以下 5 类。

1.Vossius 环状浑浊

在晶体表面有环状浑浊,并有 1 mm 宽的色素,这些浑浊和色素斑可在数天后逐渐消失,但也可长期存在。

2.玫瑰花样白内障

由于晶体受到打击后,其纤维和缝的结构被破坏,液体向缝间和板层间移动,形成放射状浑浊,如玫瑰花样。此型白内障可在伤后数小时或数周内发生,部分患者的浑浊可以吸收;另外一些患者受伤后数年才发生,多为永久性的。30 岁以下的患者,晶体浑浊可保持多年不变,直至50 岁以后浑浊加重,视力逐渐减退。

3.点状白内障

许多细小浑浊点位于上皮下,一般在受伤后经过一段时间才出现,很少进展,对视力影响不大。

4.绕核性白内障

因晶体囊膜完整性受到影响,渗透性改变,引起浅层皮质浑浊。

5.全白内障

眼部受到较严重的挫伤能使晶体囊膜破裂,房水进入皮质内,晶体可在短时间内完全浑浊,经过一段时间后,皮质可以吸收。

眼受挫伤后除了外伤性白内障,还可同时伴有前房积血,前房角后退,晶状体脱位或移位,眼压升高以及眼底改变,加重视力障碍。

（二）穿通伤引起的白内障

成人的穿通伤白内障多见于车工和钳工，有铁异物穿进眼球；儿童的穿通伤性白内障多见于刀剪和玩具刺伤。白内障可为局限的浑浊，也可静止不再发展，但多数是晶体囊膜破裂后，房水进入皮质引起晶体很快浑浊，可同时伴发虹膜睫状体炎，继发性青光眼及眼内感染。

（三）爆炸伤引起的白内障

矿工因采矿时的爆炸、儿童眼部的爆竹伤，均可造成类似于穿通伤性白内障，一般情况下眼组织的损害均较严重。

外伤性白内障的发生与伤害的程度有关。如果瞳孔区晶体受伤，视力减退很快发生；位于虹膜后的晶体外伤，发生视力下降的时间就较慢；囊膜广泛破坏，除视力障碍以外，还伴有眼前节明显炎症或继发性青光眼。在检查外伤性白内障患者时，必须高度注意有无眼内异物。有时巩膜的伤口不易发现而造成误诊。

（四）晶体铁锈沉着症

铁是最常见的眼内异物，在晶体内的异物可形成局限性白内障。如果铁异物很小，可在晶体内存在多年而无明显的反应。铁在眼内能氧化，并逐渐在眼内扩散，形成眼球铁锈沉着症。包括角膜、虹膜、晶状体、视网膜的铁锈沉着，最终导致失明。眼球的铁锈沉着与眼内异物的大小和位置有关，较大的和眼后部铁异物容易向眼后节游移。

初期晶体前囊下有细小棕黄色小点，后期在前囊下有棕色的铁锈斑，初期必须扩大瞳孔后始可查见。晚期晶体纤维变性，逐渐发展为全白内障。最终晶体卷缩，或者由于悬韧带变性造成晶体脱位。铁锈沉着症之所以有白内障发生，是由于晶体上皮细胞吸收铁后变性，新的纤维生长受阻。此时即便摘除白内障，视力也不能很快恢复。

（五）晶体铜质沉着症

若含铜量多于 85%，对眼组织有很明显的损害。纯铜可以引起眼的化脓性改变。在晶体内的铜异物造成的白内障，在前房内可引起虹膜睫状体炎，在后极部可对视神经、视网膜和脉络膜造成损害。铜离子沉着在眼内各组织即为铜锈症，沉积在角膜后弹力层可有蓝绿色的环（Kayser-Fleisher 环）。虹膜变淡绿色，玻璃体内有多色彩小体，视网膜有绿色素。晶体因铜沉积而发生葵花样白内障，在瞳孔区有彩虹样改变，晶体表面如天鹅绒样，晶体后囊如绿鲨草。葵花样白内障对视力的影响不很严重。如果发现晶体内有铜异物，必须尽快取出。因为即便有组织将异物包绕，也会引起眼组织的坏死，造成失明，这是与晶体内铁异物不同之处。

三、诊断要点

（1）眼部受锐器、钝器挫伤史，或头部曾遭剧烈震击史。

（2）同时伴有头面部外伤，或无明显外伤。

（3）晶状体在受伤当时或潜伏期后发生浑浊。

四、实验室和其他辅助检查

（一）了解病史

了解受伤的情况，检查并记录损伤物的性质、大小、受伤时间及地点。

（二）就诊时的远视力、近视力、矫正视力检查

视力检查主要以测远视力为准，采用小数视力记录法。为了检查方便，可将视力表代表 0.1

及 0.3 的 E 字剪下,做成硬纸板卡,检查者可随身携带。

1.检查方法

检查应用此二卡,在足够明亮处被检查者与视力卡相距 5 m,遮盖一眼看 0.3 卡,E 字方向任意调换,若有一眼能看到 0.3,即不属视力残疾人。若被检查者不能分辨 0.3 卡,则用针孔镜矫正再看,若仍不能分辨 0.3 卡,则改用 0.1 卡,若好眼通过矫正能看到 0.1 卡,则属二级低视力。若被检查者好眼通过矫正在 5 m 距离看不到 0.1,则嘱被检查者向前移动,每向视力表移动 1 m,则由 0.1 减去 0.02,即患者视力为 0.08,如被检者向视力表移动 2 m,则视力为 0.06(0.1-0.02×2),属一级低视力。移动 3 m 为 0.04,为二级盲,以此类推。

2.近视力检查法

常用的有标准近视力表或 Jaeger 近视力表。在充足的照明下,距眼睛 30 cm,分别查双眼,例如 J1 或标准近视力表 1.0。如患者有屈光不正,可以让其自行改变距离,例如 J1(20 cm),把改变的距离一并记录即可。

3.矫正视力

一般而言矫正视力是指戴眼镜后的视力,检查方法见远视力检查法。

(三)裂隙灯检查

1.检查目的

检查角膜、结膜及巩膜是否有伤口。

2.检查方法

裂隙灯活体显微镜,简称裂隙灯,是由光源投射系统和光学放大系统组成,为眼科常用的光学仪器。它是以集中光源照亮检查部位,便与黑暗的周围部呈现强烈的对比,再和双目显微放大镜相互配合,不仅能使表浅的病变观察得十分清楚,并且可以利用细隙光带,通过眼球各部的透明组织,形成一系列"光学切面",使屈光间质的不同层次、甚至深部组织的微小病变也清楚地显示出来。在双目显微镜的放大下,目标有立体感,增加了检查的精确性。因此,裂隙灯检查在眼科临床工作中占有重要的地位。

检查在暗室进行。首先调整患者的坐位,让患者的下颌搁在托架上,前额与托架上面的横档紧贴,调节下颏托架的高低,使睑裂和显微镜相一致。双眼要自然睁开,向前平视。光源投射方向一般与显微镜观察方向呈 30°～50°,光线越窄,切面越细,层次越分明。反之,光线越宽,局部照明度虽然增强了,但层次反而不及细隙光带清楚。为了使目标清晰,检查时通常都是将投射光的焦点和显微镜的焦点同时集中在需要检查的部位上,在做特别检查时(如侧照法、后照法等),则两者间的关系必须另行调整。如需检查晶状体周边部、玻璃体或眼底时,应事先将瞳孔充分放大,光源与显微镜的角度应降至 30°以下,显微镜随焦点自前向后移动,被检查的部位可从角膜一直到达眼底。但在检查后部玻璃体、视网膜以及眼底周边部时,如果加用前置镜或三面镜,光线射入角应减少至 5°～13°或更小。

(四)眼眶 X 线摄片、无骨摄片或 CT 检查

对怀疑有异物者,应该做此项检查,以了解异物与晶状体的关系。

(五)眼部 B 超

了解由于外伤导致晶状体后囊破裂,晶状体皮质碎片脱向玻璃体腔,以及磁性异物及非磁性异物与晶状体的关系。

（六）眼压检查

眼压检查是必要的检查。

1.检查目的

如晶状体囊膜破裂，晶状体皮质落入前房阻塞房角，使之房水引流发生障碍，导致眼压增高。如挫伤眼内睫状体，房角受损也会眼压发生变化，从而发生继发性青光眼。

2.检查方法

检查方法包括指测法、眼压记测量法等。

（1）指测法：让被检者向下看，检者用两手示指在上睑上部外面交替轻压眼球，检查双眼，以便对比两眼的眼压，眼压高者触之较硬，眼压低者触之柔软，也可和正常的眼压相比较。此法可大概估计眼压的高低，所得结果可记录为正常、较高、很高、稍低或很低。

（2）眼压计测量法：修兹（压陷式）眼压计测量法，为常用的测量法，测量前应先向被检者做适当的说明，取得被检者的合作，然后让被检者仰卧，两眼滴 0.5% 丁卡因溶液 2～3 次面部麻醉。

测量前应校正眼压计（把眼压计竖立在小圆试板上，指针指向零度时方为准确），用 75% 的乙醇消毒眼压计足板，等乙醇干后即可使用。

检查时被检者两眼自然睁开，向天花板或某一固定目标点（常用被检者自己的手指）直视，勿转动，检者用左手指轻轻分开上、下眼睑并固定在上、下眶缘，切勿压迫眼球，右手持眼压计的把手，将眼压计垂直下放，将足板轻轻放在角膜正中央（使眼压计自身重量完全压在角膜上，但注意切不可施加任何其他压力），迅速记录眼压计指针所指刻度，将此刻度对照眼压计换算表，查出眼压值。此种眼压计一般有三种不同重量的砝码 5.5 g、7.5 g 及 10 g。通常先用 5.5 g 检查，如指针刻度小于 3，则应加重砝码重测，一般先后测 5.5 g 及 10 g 两个砝码，以便相互核对及校正眼压。

测完后滴抗生素眼药水，拭净眼压计足板。

记录方法一般以眼压计的砝码为分子，指针所指之刻度为分母，即眼压计砝码/指针所指之刻度＝眼压值，如 5.5/4.0＝2.7 kPa（20.55 mmHg）。此种眼压计测得的正常眼压为 1.3～2.8 kPa（10～21 mmHg）。低于 1.3 kPa（10 mmHg）、者为低眼压，超过 2.8 kPa（21 mmHg）时。经多次测量时仍高者，应作排除青光眼检查。

五、鉴别诊断

（一）发育性白内障

年龄不符或晶状体浑浊多呈点状、局限性、较小，不发展，影响视力。

（二）青光眼

目前对于原发性开角型青光眼的诊断必须具备眼压升高以及由于眼压升高所造成的视盘损害和视野缺损，而且房角开放。

（三）糖尿病性白内障

多双眼同时发病，进展极快，常几天即可成熟，伴随血糖升高，并有糖尿病"三多一少"等其他临床表现。

（四）药物及中毒性白内障

此类白内障诊断与药物接触史密切相关。

(五)肌强直性白内障

见于强直性肌萎缩患者,多见于 29～30 岁青少年,同时合并多种内分泌腺功能失调而出现的脱发、指甲变脆、过早停经、睾丸萎缩等现象,眼部除白内障外,还可侵犯眼内外各肌而出现上睑下垂、下睑外翻、瞳孔对光反射不良以至眼球运动障碍等。

六、并发症

(一)继发性青光眼

变性的晶体蛋白从晶体囊膜漏出后,在前房角激惹巨噬细胞反应,这些巨噬细胞可以阻塞小梁网,导致眼内压升高。

(二)虹膜炎

外伤致病毒感染等因素可并发此病。

七、治疗方法

年龄在 30 岁以上炎症不明显,未继发青光眼,可以观察,有自行吸收之可能。如未能吸收仍影响视力者,先保守治疗,待炎症平复后 3 个月再行手术。继发青光眼者,如药物不能控制眼压,应立即手术。如患者年龄较大,考虑核硬化者,手术治疗时,切口应稍大,否则核不易摘出。钝挫伤所致晶体局限性浑浊,不影响视力者,暂不考虑手术。

外伤性白内障如虹膜炎症反应明显,应局部滴可的松和阿托品,并积极治疗眼底的损伤。如需手术治疗,应行白内障囊外摘除术。术后为矫正视力需佩戴接触镜,以获得双眼视觉。凡有条件者均应行人工晶体植入术,以便术后早期得到视力的矫正,特别是对儿童患者可防止弱视的发生。

外伤性白内障由于致伤原因复杂,引起晶状体浑浊的程度及范围也不同,治疗上应根据晶状体的具体情况,选择最佳的手术时机及手术方法,一般应注意以下几个问题。

(1)对眼球穿孔伤引起的晶状体囊膜大破口,由于房水进入晶状体内,使其很快膨胀,呈灰白色浑浊,有时晶状体皮质突入前房内,引起眼压升高或反应性的虹膜睫状体炎,这时应尽快施行白内障吸出术。

(2)对一些锐器扎伤(如铁丝),晶状体囊膜破口小,破口自行封闭后,仅出现局限性团块状浑浊,团块周围晶状体透明,对视力影响不大者,可行保守治疗,定期观察晶状体的变化,不急于行手术治疗。

(3)幼儿或儿童外伤性白内障,如晶状体囊膜破口较大,大量皮质流入前房,在没有眼压升高的情况下,可以让其自行吸收,不必行手术治疗。如晶状体皮质吸收后,残留机化膜,正好遮挡瞳孔区,影响患儿视力,则需做白内障截囊吸出术或用 YAG 激光治疗。

(4)40 岁以上的成年人或老年人外伤性白内障,由于其晶状体核心部硬化,不能吸收,需行晶状体囊外摘除术。

八、并发症治疗

(一)继发性青光眼

1.病因治疗

针对各眼原发眼病及全身病进行治疗。

2.抗青光眼治疗

(1)药物以全身用药为主,辅以局部用药。

(2)药物治疗和病因治疗均无法控制眼压者,考虑白内障摘除术,根据不同情况选择不同术式。

(二)虹膜炎

服水杨酸钠、碘剂钙剂等,必要是使用激素疗法,对顽固性病例激素治疗无效时,可用免疫抑制剂进行治疗亦可与激素合并应用。中药葛根汤、败毒汤亦有肯定疗效。

（朱倬林）

第六节　药物及中毒性白内障

沉淀应用或接触对晶状体有毒性作用的药物或化学品,可导致晶状体浑浊,称为药物及中毒性白内障。常见的药物有糖皮质激素、氯丙嗪、缩瞳剂等,化学药品有三硝基甲苯、二硝基酚、萘和汞等。

一、病因病机

有文献报道,药物性白内障是由于长期使用激素类药物,或二异丙基氟磷酸缩瞳剂,引起晶状体后皮质区的浑浊性变化,如慢性青光眼长期应用缩瞳剂,慢性过敏性结膜炎长期点用可的松类药物等。引起晶状体浑浊的发病机制还有待进一步研究。

中毒性白内障指过量应用某些药物或蓄积中毒引起晶状体的浑浊性变化。常见中毒药物:二硝基酚、三硝基甲苯、铊等。中毒性白内障,除可以问出与毒性物质接触史以外,晶状体浑浊的形态也具一定特征,应用裂隙灯检查十分重要。一般在发病早期,晶状体周边部有大小不等的灰黄色小点聚集,多呈环状排列,可伸至晶状体成人核和前后皮质内,在晶状体中央部也可出现环状浑浊。此种白内障的发病率与工龄、年龄成正比,接触有毒物质时间越长,发病率也越高,脱离接触后,此种白内障可稳定在某一阶段或缓慢进展。中毒性白内障的特征是双眼受累,发生白内障的时间距药物中毒时间较长,可达数月至数年;组织病理学检查除晶状体本身空泡、液化、蛋白或结晶沉积外,还常见到睫状体、脉络膜和视网膜肿胀。

很多物质可以使试验动物发生白内障已经得到公认。在人类,长期接触有毒化学物质,或长期口服麦角碱、碳酸酐酶抑制剂、肾上腺皮质激素、局部长期点用可的松,均可引起中毒性白内障。局部或全身用药以及毒性物质诱发产生白内障,慢性肾功能不全及血液透析患者也可发生。临床已经有诸多报道,并引起人们的重视。与眼科临床有直接关联的中毒性白内障主要由以下几种药物引起。

(一)糖皮质激素

长期全身或局部应用大量糖皮质激素,可以产生后囊膜下浑浊,其形态与放射性白内障相似。最初在后囊膜下出现微细点状或条纹状浑浊,裂隙灯下检查可见点彩样反光,间有囊泡样改变,此时如不停药,浑浊将进一步扩大加重,最终形成典型的淡棕褐色盘状浑浊。白内障一旦形成,在大多数病例减量或停药均不能使其消退。白内障的发生与用药剂量和持续时间有关,用药剂量越大时间越长,白内障的发生率就越高。有报道指出大剂量服用泼尼松 1~4 年,白内障发生概率可达 78%;而中等剂量服用 1~4 年,其发生率为 11%。

(二)缩瞳剂

长期使用抗胆碱酯酶类缩瞳剂,特别是长效缩瞳剂如碘解磷定,可以引起前囊膜下产生维系囊泡,晚期可以引起后囊膜下和晶状体核的改变。使用碘解磷定超过 1 年,约 50%病例可以产生白内障,停药可以减缓或逆转白内障发展过程。短小缩瞳剂,比如阿司匹林也可以产生同样的结果。应用毛果芸香碱超过 2 个月的青光眼患者,约 10%会诱发产生不同程度的晶状体浑浊。

(三)氯丙嗪

长期给予氯丙嗪,可以在前囊和皮质浅层出现微细的白色点状浑浊,往往可以在瞳孔区形成典型的星形浑浊外观。

(四)三硝基甲苯(TNT)

TNT 中毒性白内障常见于铸药、粉碎、制片、包装、搬运等工种。工龄愈长发病率愈高。工龄在 1 年以内者很少见到晶体的改变。因病变起始于晶体周边部,且病变过程缓慢,所以在较长时间内中央视力不受影响,患者多在体格检查时被检出。

TNT 中毒性白内障起始于双眼晶体周边部,检查时必须散大瞳孔,晶体的浑浊形态具有特征性。以直接检眼镜透照法或裂隙灯后部反光照明法检查,可见晶体周边部呈环形浑浊,环为多数尖向内、底向外的楔形浑浊融合而成。浑浊的环与晶体赤道部之间有一窄的透明区,视力不受影响。白内障进一步发展,除晶体周边部浑浊外,晶体中央部出现环形浑浊,位于晶体瞳孔区,环的大小近似瞳孔直径,轻的可见不完整的环,重者浑浊致密,呈花瓣状或盘状,视力可能减退。再发展,周边浑浊与中央部浑浊融合,视力明显减退。以裂隙灯直接焦点照明法观察,晶体浑浊为密集的大小不等的灰黄色小点聚集而成,周边部浑浊位于晶体前后成人核和前后皮质内,中央部浑浊位于前成人核和前皮质内。

(五)白消安

用于治疗骨髓性白血病的药物,服用后可以引起晶状体浑浊。

(六)Amiodarone

一种治疗心律失常的药物。患者使用中等剂量及大剂量时可在晶状体前囊膜下观察到皮质浑浊,发生率为 50%。

(七)金制剂

用于治疗类风湿关节炎的药物,约 50%患者用药超过 3 年后晶状体前囊膜下皮质出现浑浊。

(八)血液透析

慢性肾功能不全及血液透析患者其红细胞己糖激酶被抑制,此为晶状体代谢的重要物质,同时有钙代谢障碍;血液透析时血浆与房水间形成梯度,房水中尿素延迟排出肝素对于血钙浓度有影响。因上列原因发生双侧晶状体浑浊,先是后囊下彩虹反光样浑浊,前皮质可见水裂。白内障发生在血液透析 1 个月后,或可更早。

(九)金属氧化物

金属氧化物可沉着在晶状体,见于眼内异物、长期服药、职业接触。铁为囊下棕色斑点,铜、金及汞沉着于前皮质,铅沉着于后皮质,银沉着于前囊下。

其他制剂抑制有丝分裂的药物,如白消安,硝基化合物如二硝基酚、二硝基邻甲酚。此外尚有萘、丁卡因、铊制剂等也可以诱发,易引起白内障的全身用药有皮质类固醇、毛果芸香碱等。

二、临床表现

(一)症状

1.皮质类固醇性白内障

后极部分囊下皮质出现小点状浑浊,掺杂空泡和黄蓝等彩色结晶,停药后浑浊可以逐渐消失,如发现晚、长期用药可以发展为完全性白内障。

2.缩瞳剂型白内障

浑浊位于前囊下、呈玫瑰花或者苔藓状、有彩色反光,一般不影响视力,停药后可以逐渐消失。有些病例发现过晚浑浊可以扩到后囊下及核,停药后浑浊不易消失,但可以停止进展。

3.氯丙嗪性白内障

瞳孔区晶状体前囊下出现浅棕色或灰白色小点状浑浊,重者呈盘状或花瓣状浑浊,并可以向皮部深部发展。

4.三硝基甲苯(TNT)性白内障

由多数尖向中心的楔形浑浊连接构成环形。环与晶状体赤道间有窄透明区。继而中心部出现小的环形浑浊,大小与瞳孔相当。重者浑浊致密,呈花瓣状或盘状或发展为完全浑浊。

(二)体征

光镜和电镜检查显示晶体纤维细胞变性。光镜下可见皮质浅层与深层的纤维细胞透明变性,深层纤维细胞之间可见深嗜伊红色类似血红蛋白的沉积物,核部纤维排列紊乱,也有透明变性。电镜下显示,皮质部纤维细胞的细胞膜模糊不清,断裂、消失,呈裂隙状及髓鞘样结构,核部纤维细胞结构也有破坏。

三、诊断

关于 TNT 中毒性白内障诊断分期,苏联学者分为四期,他们认为 TNT 白内障的形成是证明 TNT 侵入的首先和唯一的症状。国内文献报道了相当多的分期标准,由北京医科大学第三附属医院负责研制起草的《职业性三硝基甲苯白内障诊断标准及处理原则》作为中华人民共和国国家标准。标准内容如下。

(一)诊断原则

根据密切的职业接触史和以双眼晶体浑浊改变为主的临床表现,结合必要的动态观察,参考作业环境调查,综合分析,排除其他病因所引起的晶体损害后,方可诊断。

(二)诊断及分级标准

有下列一项表现者,列为观察对象。

(1)透照法检查,晶体周边部有环形或近成环形的点状暗影。

(2)裂隙灯显微镜检查,晶体周边部皮质内有散在的细点状浑浊。

一期白内障:透照法检查时,晶体周边部有环形暗影。但最大环宽不超过晶体半径的 1/3。环由多数楔形浑浊连接而成,楔底向周边,尖端指向中心,或做裂隙灯显微镜检查见晶体周边聚集多数大小不等的灰黄色细点状浑浊,位于前后皮质和成人核内,皮质透明度降低。分布范围同前。

二期白内障:周边部环状浑浊范围超过晶体半径的 1/3,但不超过 2/3。部分病例可表现为晶体中央部出现相等于瞳孔直径大小的完全或不完全的环状浑浊,此浑浊位于前成人核或前皮质内。

三期白内障:晶体周边部浑浊超过晶体半径 2/3 以上,或中央部有致密点状或盘状浑浊,视功能(视力和视野)受到明显影响。

(三)诊断要点

(1)有用药或与化学药物的接触史。

(2)多为双侧发病。

(3)晶状体各具不同形态和部位的浑浊。

(4)视力障碍。

四、实验室和其他辅助检查

(1)必要时进行视网膜视力,视网膜电流图及视觉诱发电位检查。

(2)无法看清眼底者,需行眼部超声波检查,测量眼轴及排除眼内疾病。

(3)注意全身肝功能及造血系统的检查。

五、鉴别诊断

TNT 中毒性白内障虽具有特征的晶体浑浊形态,但对于青年眼科医师或非专门研究职业性眼病的眼科医师做出正确的诊断尚有困难。常见晶体周边部浑浊的有花冠状白内障、蓝色点状白内障及初起期老年性白内障。在确诊 TNT 中毒性白内障时,需与下面三种类型白内障相鉴别。

(一)花冠状白内障

花冠状白内障为一种较常见的先天性发育性白内障,在正常人群查体时常可见到。多在青春期后出现,常为双眼对称。浑浊位于晶体周边部深层,呈短棒状、柱状、仙人掌状、水滴状、圆点状等,所有浑浊组合成整齐的放射状形如花冠而得名。晶体中央部透明,不影响视力,临床上不做散瞳检查常被忽略。此种白内障为静止性。

(二)蓝色点状白内障

蓝色点状白内障也为较常见的先天性发育性白内障。一般多在 20 岁左右发现,细小的灰白色点状浑浊,略带蓝色,散在分布于晶体周边部深层皮质,不影响视力,散瞳后方可发现,亦不进展。

(三)老年性白内障

老年性白内障多见于 40 岁以上的老年人。晶体浑浊起始于三个部位:晶体周边部皮质、晶体核及后囊下皮质。这三种类型中,周边部皮质型最为普遍,TNT 中毒性白内障需与该型相鉴别。老年性白内障多起始于鼻下方周边部皮质,呈楔形,尖端指向晶体中心部。以后在上部及两侧也出现楔形浑浊,则组合成辐状浑浊。应该注意的是老年性白内障的楔形浑浊不是由金黄色的细点组合而成,有别于 TNT 中毒性白内障。

六、并发症

(一)TNT中毒性白内障并发的眼部中毒症状

三硝基甲苯为国防工业和矿山建设常用的炸药,在生产使用过程中不仅可以发生接触性损伤,TNT还可以通过皮肤,呼吸道和消化道吸收而引起中毒性病变。眼睑、结膜及角膜暴露于空气中,可以直接接触TNT粉;眼球内有丰富的血管,也可因TNT中毒发生病变。晶体为TNT中毒眼部组织最易发病的部位,眼部其他组织也可因TNT中毒发生病变。

1.眼睑

可发生TNT中毒性皮炎。眼睑皮肤出现红斑和丘疹,疹后屑。慢性者呈苔藓样改变,也可发生湿疹性皮炎。

2.结膜与巩膜

球结膜与巩膜的睑裂外露部分出现黄染。应与肝炎黄染及睑裂斑相鉴别。肝炎黄染表现为整个巩膜发黄。睑裂斑为睑裂部角膜缘附近球结膜肥厚并略带黄色,呈三角形,其基底面向角膜缘。

3.角膜

角膜缘可见明显的色素沉着,可能为TNT粉尘的慢性刺激所致。

4.视网膜与视神经

TNT中毒可引起视网膜积血,视神经炎与球后视神经炎,导致视野缩窄及中心暗点。长期在TNT高浓度车间劳动,血内高铁血红蛋白增高,出现"青紫面容",这时整个眼底也呈暗紫红色,脱离TNT工作岗位后皮肤与眼底颜色均恢复正常。

(二)TNT中毒性白内障并发症的全身症状

关于TNT白内障与TNT全身中毒尤其是中毒性肝损伤的关系,一直是人们力求探讨的问题。有些学者的调查认为两者之间有相关关系,但多数学者的调查结果持否定意见。文献报道,TNT中毒晶体损害的发生率高于肝脏损害,其原因可能由于TNT中毒性白内障是一种特异性不可逆的改变,且病变进展,而肝脏代偿功能强大,肝脏的损伤具有可复性。加之传染性肝炎的干扰不易排除,这些可能是TNT中毒性白内障与TNT中毒性肝损伤诊断不一致的原因,所以难于推出两者之间的肯定关系。

七、治疗方法

(1)针对病因,注意合理用药及预防中毒,定期检查,早期发现后停止用药或中止接触,如早期发现,部分患者可逆转白内障的发展。

(2)白内障的药物治疗,包括防止晶体代谢异常与蛋白质变性的一类药物,如维生素 B_2、维生素C等,醛糖还原酶抑制剂与中医辨证用药。

(3)局部滴卡他灵、白可停(法可林)等治疗白内障药物。

(4)如患者因病情需要服用上述药物,则视情况而决定停药或逐渐减少用量,或用其他药物代替。服用糖皮质激素应除去安全剂量这一误区,因为这类白内障的发生虽然和用药剂量有关,但仍然有个体差异。患者一旦出现晶状体浑浊,应将激素减量或降到最小剂量,如有可能,改为隔天用药,因为晶状体浑浊很少发生于间断治疗方法中。

(5)判断患眼的视力下降是否与晶体浑浊的程度一致,若不一致,应行验光或查明其他影响视力的眼病。

（6）当白内障引起的视力下降已影响患者的生活,学习与工作时(一般术前矫正视力在 0.3 以下),而患者又要求提高视力时,可以手术摘除白内障或在摘除白内障的同时植入后房型人工晶体。

（7）单纯摘除白内障手术后,应及时戴合适的矫正眼镜。幼儿或儿童,双眼已摘除白内障者或独眼手术者应在出院时就戴合适的眼镜,不必等术后 3 个月才配镜。

（唐 恺）

第七节 白内障囊内摘除术

随着显微眼科手术的发展,现代白内障囊内摘除术与传统的囊内摘除术相比有了很大不同,如在手术显微镜下,使用显微手术器械进行手术操作,现代缝合技术和缝合材料以及现代可控式冷冻技术的应用,良好的球后麻醉联合各种软化眼球的方法,术中使用药物控制瞳孔的大小以彻底清除前房内的玻璃体,使用黏弹性物质保护角膜内皮和其他眼内组织,玻璃体切割器对术中并发症的处理等。这些先进医疗器械的应用及手术技术的不断进步,使现代白内障囊内摘除术逐渐淘汰了传统白内障囊内摘除术。

一、手术适应证

白内障囊内摘除术只适用于极个别特殊情况。晶状体完全脱位于前房,可行白内障囊内摘除术;V 度核的晶状体完全脱位于玻璃体腔,可联合玻璃体切除注入重水后摘出晶状体。

二、手术操作

（一）开睑

为了减少术中玻璃体脱出的机会,应尽可能减少引起眼压升高的因素,可选用缝线开睑或拉开式开睑器开睑。球后麻醉后如眼球制动良好,可不布置上直肌固定缝线。

（二）结膜瓣

为了便于操作,可采用以穹隆部为基底的结膜瓣,沿角膜缘剪开结膜,切口范围 150°～180°,暴露角膜缘及 3～4 mm 宽的巩膜表面,并做巩膜表面烧灼止血。

（三）角膜缘切口

多采用上方角膜缘切口,由于需将整个晶状体摘出,角膜缘切口范围从 10 点至 2 点方位,最好采用三面形阶梯式切口。外切口做在角膜缘后 1 mm 的巩膜上,1/2 巩膜厚度,向前分离至角膜缘前界透明角膜处,由此位置进入前房。用角膜剪或穿刺刀向两侧扩大切口,切开时剪刀必须与虹膜面平行,保证切口斜向进入前房,形成阶梯式切口,预置缝线可选择性使用。

若患眼术前已有玻璃体脱入前房,在切开前房后,将黏弹剂注入前房,保护角膜内皮,用玻璃体切割头对前房内的玻璃体进行只切割不注水的"干性"切除,如玻璃体前界膜完整,可注射黏弹剂将玻璃体疝复位。在完成前房玻璃体切除后扩大角膜缘切口至 150°。

(四)娩出晶状体

娩出晶状体前应进一步检查切口是否足够大,瞳孔是否充分散大,眼压是否合适,必要时向前房内注射1∶(10 000～50 000)肾上腺素灌注液,以减少娩出晶状体时出现并发症的可能。

(1)借助晶状体套圈娩出法:现代囊内摘除术多采用套圈法。向前房内和晶状体下方注射黏弹剂以保护角膜内皮和玻璃体前界膜,将晶状体套圈置于晶状体的后囊下面,托起晶状体从切口娩出。如玻璃体液化、晶状体已完全坠入玻璃体腔内,则只能采用后段玻璃体切除术,通过用眼内导光纤维及角膜接触镜,在直接观察晶状体位置的条件下,进行晶状体切割术或者晶状体超声粉碎术。

(2)冷冻摘出法:传统囊内摘除术采用冷冻法。助手提起角膜瓣暴露晶状体前表面,并用海绵拭子吸去晶状体表面水分,水分过多可影响冷冻向皮质扩散,导致提起冷冻头时撕破前囊。助手或术者将上方虹膜拉开,冷冻头进入前房,黏附于晶状体上方前表面,位于晶状体前囊上1/3与下2/3交界处,停顿数秒后冷冻头周围出现白色圆圈并结成冰球表示晶状体已被黏结牢固,向后上方提起冰球使之离开虹膜,轻轻摇动,使上方晶状体悬韧带离断,然后左右摇摆拉断两侧悬韧带,一旦悬韧带松解虹膜即塌陷至晶状体后,然后将晶状体完整摘出。冷冻时晶状体周围组织有向冷冻头趋附的可能,注意冷冻头不可接触晶状体以外的其他眼内组织,以免造成组织的严重损伤,如发生误粘,应立即用灌注液冲洗冷冻头解冻。冷冻源采用CO_2或液氮,冷冻设备可采用能调节制冷温度的冷冻摘除器,或采用便携式半导体冷冻器、干冰冷冻器、氟利昂白内障冷冻摘除器等。

(3)晶状体已完全坠入玻璃体腔内者,可用后段超声粉碎直接将晶状体摘除。对于Ⅴ度核,建议联合玻璃体切除注入重水后浮起晶状体再予以摘出。术时先将脱位晶状体周围的玻璃体切除,在前房内注射黏弹剂保护角膜内皮,在晶状体和视网膜之间注入重水(过氟化碳),使晶状体浮起至瞳孔区,然后从角膜缘切口娩出晶状体,最后将玻璃体腔内的过氟化碳吸出。

(五)缩瞳、周边虹膜切除及清除前房内玻璃体

晶状体娩出后,收紧中央预置缝线,关闭切口。然后向前房注入眼内用毛果芸香碱或卡米可林缩瞳,如瞳孔不是正圆,可能前房内有玻璃体存在,可在相应部位做"干性"玻璃体切除,再做周边虹膜切除。

(六)关闭切口

用10-0尼龙线间断缝合切口7～9针或做连续缝合,最后拆除切口预置缝线。关闭结膜切口将结膜复位后,用电透热法将结膜切口固定。必要时也可用缝线固定结膜切口。

术毕结膜下常规注射抗生素及皮质激素,涂抗生素眼膏后包扎遮盖术眼。

三、手术操作要点

(一)切口位置选择

手术切口不能过于靠后,否则可能会出现大出血,并使睫状体暴露,或使虹膜受损伤。手术刀刺入前房时应与虹膜平行,以避免损伤虹膜。

(二)虹膜切除

虹膜切除的目的主要是预防发生瞳孔阻滞。多数情况下,小范围的基底部周边虹膜切除即可足够。充分散瞳之后可出现虹膜中心部位被黏着的现象,在进行虹膜切除时,应注意切除面积比预计的要大,甚至靠近瞳孔括约肌。所以,最好是在缩瞳后进行周边虹膜切除。如基底部虹膜切除过小,可能会出现只切除了虹膜基质层,而色素上皮却未能切除。这时,可使用楔形海绵将色素上皮穿透。为了避免在虹膜切除过程中损伤睫状体,切除位置不宜过于靠后,应在睫状体边缘前 0.5 mm 处施行虹膜切除。

四、ICCE 的并发症

(一)术中并发症

术中并发症包括晶状体囊膜破裂、玻璃体脱出、虹膜或角膜冻伤、切口错误、角膜后弹力层撕脱、虹膜根部离断、前房积血、瞳孔括约肌撕裂、玻璃体脱出和暴发性脉络膜出血等。

(二)术后并发症

术后并发症包括伤口裂开、脉络膜脱离、前房出血、继发性青光眼、黄斑囊样水肿、视网膜脱离、虹膜炎和瞳孔改变等。较常见的术后并发症有如下两种。

1.瞳孔阻滞性青光眼

瞳孔阻滞性青光眼治疗上首先使瞳孔散大,解除瞳孔阻滞。其次使用 Nd:YAG 激光做周边虹膜切除术和玻璃体前界膜切开术解除瞳孔阻滞。一旦切穿虹膜,前房即可恢复正常深度。激光治疗无效时可考虑行前段玻璃体切除术,解除玻璃体与虹膜的粘连。当房角已发生粘连,范围已超过两个象限时,必须做抗青光眼滤过性手术。在预防上,应减少术中对虹膜的刺激,以及术中做确切的周边虹膜切除术,有时甚至做 2 个周边虹膜切除口。

2.大泡性角膜炎

大泡性角膜炎治疗上可行穿透性角膜移植及联合前段玻璃体切除术。在预防上只有及早发现,及早处理前房内的玻璃体疝,才能防止大泡性角膜病变的发生。

(唐　恺)

第八节　现代囊外白内障摘除术

一、现代囊外白内障摘除术的基本条件

(一)显微镜

眼科的手术显微镜为双目显微镜,基本组成结构包括观察系统、照明系统、控制系统、支架系统和附属设备。

1.观察系统

观察系统包括目镜、变倍镜片组、物镜、助手镜以及分光器和镜身倾斜及旋转装置等。

2.照明系统

眼科手术显微镜的照明系统有 3 种方式。①倾斜光照明系统:光线与被照物体呈 20°。②斜裂隙光照明:裂隙光线与被照物体呈 35°。③同轴照明:光线与被照物体垂直。

3.控制系统

控制系统包括同轴旋转装置、X-Y 运动调节装置以及焦距及放大率控制装置。

4.支架系统

有通用式、电动升降式、固定式、便携式和平衡式等。

5.附属系统

附属系统包括示教镜、视频和摄影的连接、倒像镜等。

眼科手术显微镜的选择,理想的眼科手术显微镜(图 8-1)应具备以下条件:①良好的光学质量。②同轴光照明:同轴照明是形成红光反射的必要条件。③足够的景深:景深越大,获得清晰物象的深浅范围就越大。④无极变倍:术中可以随时根据需要更换放大倍率。⑤X-Y 轴调节准确灵敏。⑥主镜与助手镜同轴。

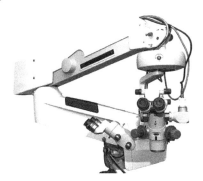

图 8-1　眼科手术显微镜

手术显微镜的调节主要包括以下几个步骤。①0 位调整:先按下 X-Y 轴 0 位按钮,使镜头恢复到中心起始位置,再将聚焦微调系统调节至 0 位,以获得最大的双向调整范围。②目镜调整:根据术者及助手的屈光状态调整好目镜屈光度及瞳距。③倍率调整:为达到精细聚焦,应在高倍率下清晰聚焦,然后切变到实际应用倍率。④工作距离:是指物镜到焦点平面的距离。白内障手术的工作距离一般以 175 mm 为宜。⑤观察角度调整:适当调整观察和照明角度,以获得最佳红光反射状态,对于白内障手术至关重要(图 8-2)。⑥照明亮度的调整选择不影响手术操作的最低照明强度为佳。

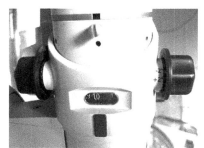

图 8-2　照明角度±2°角调节

(二)黏弹剂

黏弹剂是一种具有一定黏弹性、无毒、无抗原性的透明大分子胶体物质。在白内障手术中,起着维持前房、保护角膜内皮以及润滑的作用。

1.黏弹剂必须具备的特点

(1)无任何颗粒和杂质,无热源及抗原性。

（2）为中性物质,具有等渗性。

（3）无色透明。

（4）具有适中的黏滞性、假可塑性和弹性。

（5）具有一定的亲水性、可稀释。

（6）对角膜内皮及其他眼内组织无任何毒性及损伤作用。

（7）理化性质稳定。

2.黏弹剂的物理特性

（1）黏滞性(假可塑性):是指黏弹剂随切割率增加而黏度下降的特性。理想的黏弹剂在静止时具有较高的黏度,高速切割时具有较低的黏度,当人工晶状体及其他手术器械从中划过时具有中等黏度。

（2）弹性:指黏弹剂伸展后回到正常形态的趋势。

（3）内聚性和弥散性:内聚性指分子之间因引力而聚集在一起,形成和保持一定形态的特性。分子量越大,内聚性越强,小分子量的黏弹剂表现为弥散性。

3.黏弹剂的分类

（1）透明质酸钠:透明质酸广泛存在于动物的各种组织,如皮肤、脐带、玻璃体、软骨等组织中,其钠盐是葡萄糖醛酸钠和乙酰氨基己糖的聚合物,具有极好的假可塑性。

（2）硫酸软骨素:属于黏多糖物质,它不像透明质酸钠那样具有很好的假可塑性和内聚性,市面上的 Viscoat 是含硫酸软骨素的混合型黏弹剂,其中含透明质酸钠和硫酸软骨素分别为 3.0% 和 4.0%。

（3）甲基纤维素:是一种与葡萄糖有关的大分子聚合物,化学性质稳定,其假可塑性较差,在手术剪切率范围内主要表现为黏性。

4.黏弹剂在白内障手术中的作用

（1）充填前房和晶状体囊袋,使前房有足够的操作空间。

（2）保护角膜内皮。

（3）润滑作用:有助于人工晶状体的植入。

（4）分离及推压组织:有助于分离及推压粘连的组织,有"软器械"之称。

（5）止血作用:手术中发生小的前房出血时,黏弹剂可起到止血作用。

（6）产生清晰的光学界面。

(三)显微手术器械

白内障囊外摘除联合人工晶状体植入术所需器械主要有以下几种。

（1）显微有齿镊:可有效夹持结膜及角巩膜组织并可结扎线结(图 8-3)。

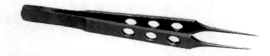

图 8-3　显微有齿镊

（2）Vannas 剪:有直、弯两种,在白内障术中用于剪开结膜、剪除囊膜和剪线。

（3）角膜剪:具有一定的弯曲度,剪尖呈钝头,以防损伤眼内组织。

（4）显微持针器：有直、弯头两种，术中缝合使用。

（5）3.2 mm前房穿刺刀、巩膜隧道刀、15°侧切刀。

（6）囊膜剪头部纤细、坚韧锋利，适宜眼内操作，如剪除前囊膜、进入前房的玻璃体及剪开后囊膜。

（7）人工晶状体镊：其前部弯曲30°～45°，对合面光滑、严密，人工晶状体镊能稳定夹持人工晶状体光学部和襻部。

（8）人工晶状体钩：用于旋转和调整人工晶状体在眼内的位置，还可用于分离眼前节粘连。有直、弯两种。此外，有些钩的前端呈T字形或Y字形状，用前端分叉处抵住上襻将其植入后房内，或调位。

（9）截囊针：可使用一次性注射器针头自行制作，方法：将针头斜面置于显微镊的平坦部，双手示指对压住针头斜面向反方向弯曲，使之成为约0.5 mm长、60°～90°倾斜的针尖，套在注射器上使用。

（10）撕囊镊：与晶状体镊相似，顶端向下弯曲以夹持晶状体前囊膜进行撕囊。

（11）注吸针头：通常使用弯曲、并列式注吸针头，注水管为侧管，吸水管上面开口（图8-4）。

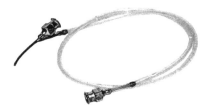

图8-4 注吸针头

二、经典现代囊外白内障摘除术

（一）麻醉与软化眼球

1.麻醉

根据患者情况选择合适的麻醉方式。

2.软化眼球

白内障术前软化眼球目的在于降低眶内压及眼内压使手术得以顺利进行避免术中玻璃体脱出等并发症发生。软化眼球方法包括高渗剂降压法和压迫降压法。

（1）高渗剂降压法：常用的高渗剂为20%甘露醇和50%甘油，前者于术前20分钟通过静脉快速滴注，用量为1 g/kg体重，甘油制剂以1 g/kg体重剂量口服，两者降压作用相似。

（2）压迫降压法：其原理是压迫使滞留在眶内的血液特别是大静脉内的血液减少，降低眶内压，有利于麻醉剂弥散，使麻醉效果更加充分；同时房水排出量增加，眼内压降低，并且外力的作用使玻璃体的体积、后房压力下降，外力解除后，后房水可很快恢复，玻璃体的体积恢复很慢，使前房加深，有助于手术顺利进行。

压迫降压法包括指压法和球压法。①指压法：嘱患者闭合眼睑，以手指或鱼际、小鱼际压迫眼球，正对眼球向下加压。需要注意的是应间断加压，防止压力过高导致眼底血管阻塞，或由于压力过大造成的眼-心反射而危及生命。②球压法：包括橡皮球压迫法和Honan球形压迫器压迫法，将橡皮球压在眼睑皮肤上胶带松紧要适度，期间要定期放松。

(二)开睑与上直肌固定缝线

1.开睑

常使用简易的钢丝开睑器,避免了开睑器对眼球造成的压迫。对小睑裂者可行外眦切开,便于手术操作。

2.上直肌固定缝线

用闭合的有齿镊从 12 点处角膜缘沿球结膜向后伸入约 6 mm,下压并垂直张开镊子,再合拢镊子,夹住上直肌肌止端后使眼球固定向下,在上直肌止点后约 3 mm 穿过缝线(进针时针尖勿穿透巩膜)。将缝线固定在布巾上,眼球保持在水平位置。注意缝线不要穿透肌肉或肌肉附着点,以免损伤肌肉血管造成出血,或造成附着点的损伤,术后会出现复视。

(三)手术切口

1.结膜瓣

结膜瓣有保护切口及减少感染机会的作用。白内障囊外摘除手术常做的结膜瓣有两种:以角膜缘为基底的结膜瓣和以穹隆部为基底的结膜瓣。

(1)角膜缘为基底的结膜瓣:距角膜缘 5～6 mm 剪开上半周结膜及筋膜囊,用剪子钝性分离至角膜缘。这种结膜瓣的优点是切口覆盖好,切口愈合快,术后伤口极少渗漏。缺点是在术中影响对前房的观察,在缝合角巩膜切口时结膜下组织容易卷入前房。目前较少应用。

(2)穹隆部为基底的结膜瓣(图 8-5):用镊子夹起 10 点处角膜缘后的结膜及眼球筋膜用剪尖作一小切口,通过小切口钝性分离球结膜及筋膜,然后沿角膜缘剪开,尽量减少破坏结膜组织,重复该动作,直到切口够大。其优点是术野暴露充分,便于术中操作。缺点是对于结膜瘢痕化的患者易造成结膜退缩缝线暴露、上皮植入、眼内感染等。

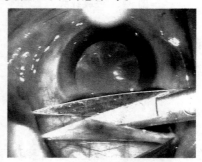

图 8-5　穹隆为基底的结膜瓣

2.止血

水浴下烧烙止血,不要过度烧灼巩膜组织,以防止焦痂或巩膜纤维瘢痕收缩。禁忌烧灼角膜缘,以避免对角膜缘干细胞的损伤或增加术后散光。

3.手术切口

白内障手术切口的类型有角膜切口、巩膜隧道切口及角巩膜缘切口。

(1)角膜切口:分为垂直切口、斜面切口以及两平面的切口。①垂直切口:切口平面与角膜平面垂直,操作简单,但易渗漏,现已淘汰。②斜面切口(图 8-6):切口平面与角膜平面呈一定角度,切口不易发生渗漏。③两平面的切口(图 8-7):临床常用的切口。先在周边角膜上做一深1/3～1/2 角膜厚度、宽约 1 mm 的板层隧道,然后改变进刀方向,将刀尖对着前房方向斜刺进入前房。由于切口边缘对合整齐、密闭性良好,多用于不缝合的白内障囊外摘除术。

（2）巩膜隧道切口（图8-8）：隧道外切口可以是直线形，弧形或反眉弓形，其顶点距角巩膜缘约2 mm，深约1/2巩膜厚度，以半月形隧道刀做巩膜隧道，长约4 mm，然后用穿刺刀穿刺入前房并扩大内切口，切口长度根据晶状体核的大小来决定。

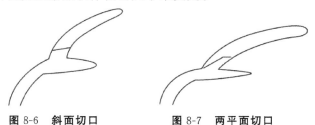

图8-6　斜面切口　　　　图8-7　两平面切口

图8-8　巩膜隧道切口

（3）角巩膜缘切口：沿角膜缘灰线稍后，平行切开巩膜板层，深达1/2厚度，范围为10点至2点，斜面向下穿刺进入前房后，用穿刺刀扩大角巩膜切口，也可以截囊后，用角膜剪直接进入前房做10点至2点的角膜切开。

（四）前囊切开

前囊切开时前房注入黏弹剂以维持前房深度，前囊切开的方式包括开罐式截囊和连续环形撕囊。

1.开罐式截囊

沿瞳孔缘在前囊膜周边做20～40个表浅的小切口，顺时针或逆时针方向延伸，组成环形，环的直径约6 mm，使每孔之间有小的囊膜连接，形成邮票孔状切口完成后，用针尖自6点处钩住前囊牵拉致12点处，前囊即可完全剥离（图8-9）。如未剥离者可从4点或8点处分别向上牵拉囊膜。其优点是操作难度小；缺点是可影响悬韧带和晶状体囊周边部的完整性，对于晶状体核过大、过熟期白内障娩核时可能造成囊膜周边赤道部裂开。

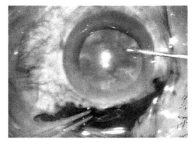

图8-9　开罐式截囊

2.连续环形撕囊(continuous circular capsulorhexis,CCC)

CCC 的主要优点:①无残留前囊膜游离片。②无放射状撕裂口,囊袋的受力均匀,减小对悬韧带的张力。③操作良好的前囊口,囊膜连续,在进行较复杂的手术操作时,不会产生放射状撕裂。④保证人工晶状体囊袋内植入。⑤后囊破裂发生时,为睫状沟植入提供良好的支撑。

完成 CCC 的基本条件:①瞳孔充分散大。②有良好的红光反射。③正常的前房深度。④正常的囊膜结构。

CCC 可以用截囊针(图 8-10)撕囊镊(图 8-11)来完成。先在前囊作一放射状小切口,将针尖抵住向后反转的前囊片,逐渐向前延伸前囊片的根部,多次向前移动着力点,最后完成一个环形撕囊;或者用撕囊镊夹住前囊膜完成撕囊。理想的撕囊直径在 6.0～6.5 mm。CCC 制作的边缘整齐坚韧,有一定的抗撕扯力,不致引起囊膜破裂,但如果晶状体核大而硬,就不容易娩出。过度施加压力,易造成悬韧带断裂或玻璃体脱出。

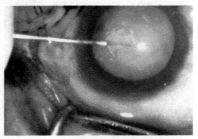

图 8-10　截囊针的连续环形撕囊

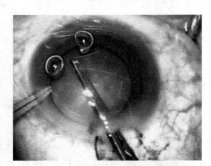

图 8-11　撕囊镊的连续环形撕囊

(五)游离晶状体核并脱入前房

用截囊针将晶状体核旋转,使晶状体核和周围皮质分开,再用晶状体钩或者截囊针将晶状体核的一侧从囊袋中旋转晶状体核,将整个核脱入前房(图 8-12)。

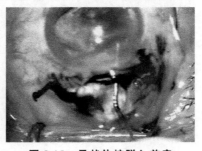

图 8-12　晶状体核脱入前房

(六)娩出晶状体核

晶状体核脱入前房后,在核的前方和后方注入黏弹剂,以保护角膜内皮及后囊膜。用圈套器伸入晶状体核后方,托住晶状体核,同时轻压切口后唇,将晶状体核娩出(图 8-13)。

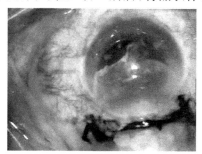

图 8-13 圈套器娩核

(七)清除皮质

娩核后,恢复虹膜,10-0 尼龙线间断缝合切口 2～3 针,使前房密闭,维持一定深度。

清除皮质的注吸器可选用 Simcoe 手动注吸器或自动注吸器。

1.手动注吸

Simcoe 注吸器一端连接于 5 mL 注吸器,另一端连接平衡盐液。右手持注吸器针头进入前房,灌注液进入前房维持其深度,左手持注射器,针头对准皮质,拇指缓慢拔出针芯,将皮质吸入注吸器,抽吸量依皮质量的多少来调整力量的大小。

注吸皮质时应注意以下事项。

(1)首先要维持前房的深度。

(2)先清除瞳孔中央松软的皮质,后清除周边皮质。

(3)注吸针头针孔向上放在前囊下方,轻轻吸住周边皮质,将皮质拉向瞳孔中央并加大抽吸力量,皮质可顺利吸出。注吸 12 点方位的皮质时比较困难,可从切口两端将注吸针头伸到 12 点方位的虹膜后方,增加灌注,将注吸孔吸住皮质轻轻拉向中央,加大注吸力量将皮质吸出;也可以在植入人工晶状体时旋转晶状体使皮质松动后再吸出。

(4)后囊抛光:后囊上残留少量皮质,可进行抛光。可用钝针头轻轻摩擦后囊,或借助黏弹剂推挤、松动残留皮质,并吸出皮质碎屑。

2.自动注吸

其原理与手动注吸相似,优点是节约手术时间,单手操作即可完成注吸。在瞳孔小时,另一只手可以协助,拉开虹膜便于注吸(图 8-14)。

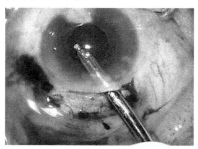

图 8-14 自动注吸吸除前房残余皮质

(八)清除前房及囊袋中的残余黏弹剂

用注吸头伸入前房,轻压晶状体,彻底清除前房及晶状体后的黏弹剂。

(九)闭合手术切口

关闭手术切口是重要的手术步骤之一。切口关闭不良可造成切口渗漏,引起浅前房、上皮植入、继发性感染等并发症。如伤口对合不齐、错位、重叠、间断缝线结扎过紧或过松、缝合张力不均、缝线太浅均可引起散光。

缝合方法包括间断缝合、连续缝合和两种方法结合。

1.间断缝合

缝针深度在 2/3 的切口深度,伤口内缘对合整齐,每针跨度不超过 0.5 mm,以增强张力,缝线间距约 1 mm。结扎缝线第 1 扣绕两下,第 2 和第 3 扣各绕一下。线结拉入伤口内剪除之。一般在囊外白内障摘除术时,缝合 5~7 针即可。结扎缝线松紧要适度,眼内压过低易造成缝线过紧,缝线过紧时角膜后弹力层出现条纹,放松缝线即可消失。眼内压过低,可在前房内注入平衡液,以维持正常眼内压。

2.间断"8"字形缝合

常规囊外白内障摘除人工晶状体植入手术后,可在切口间断缝合 3 针,然后在两侧各做一个"8"字缝线。

3.连续缝合

囊外白内障摘除术使用连续缝合不如使用间断缝合方便,线结埋藏在切口内。覆盖结膜瓣,缝合结膜瓣一针或使用电凝器烧灼。

三、非超声乳化不缝合白内障囊外摘除术

现代囊外白内障摘除人工晶状体植入术的发展之一是小切口白内障摘除术和无缝线白内障摘除术,其优点是手术方法简单,自闭式切口,术后反应小,伤口愈合快,术后散光相对较小,减少术中的暴发性脉络膜出血的发生率。其手术步骤主要是以下几步。

(1)结膜切开:做以穹隆部为基底的结膜瓣,向后钝性分离,其大小由晶状体核的大小决定。

(2)电凝止血后,角膜缘后 1 mm 做一字形巩膜板层切开,深达 1/2~2/3 巩膜厚度,以晶状体核的软硬程度决定手术切口的长度,一般长约 8 mm(图 8-15)。

(3)向角膜方向潜行分离巩膜瓣,形成角巩膜隧道切口,穿刺刀穿刺进入前房(图 8-16)。

(4)前房内注入黏弹剂(图 8-17)。

(5)开罐式截囊或环形撕囊(图 8-18)。

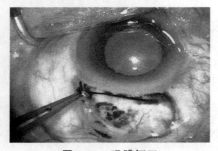

图 8-15 巩膜切口

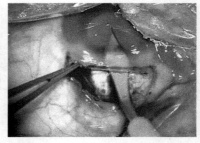

图 8-16 穿刺刀穿刺入前房

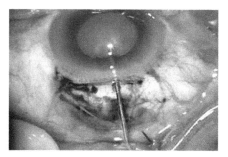

图 8-17 前房内注入黏弹剂

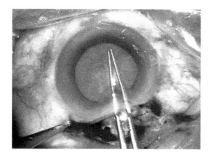

图 8-18 环形撕囊

(6)水分离或水分层是将晶状体分为皮质、表层核和硬核,使之易于自晶状体囊内娩出。其方法用 27 号钝针头安装在注射器上,将针头准确地在前囊下和皮质下缓慢注入平衡盐液,使硬核与皮质分离,好的水分离可以在核周围见到金色光环,也可在水分离的过程中轻轻压迫晶状体核,使平衡液缓慢流经皮质间隙。

(7)扩大角巩膜隧道切口:注意内切口应大于外切口 0.5~1.0 mm,利于核的娩出(图 8-19)。

(8)游离晶状体核:用晶状体钩进入前房挑起一侧晶状体核,旋转使其脱位到前房(图 8-20)。

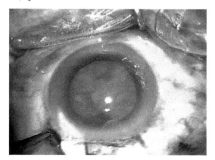

图 8-19 扩大角巩膜隧道切口

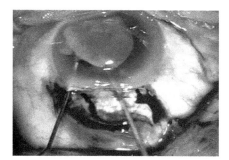

图 8-20 游离晶状体核

(9)娩核:用张开的显微镊放在 12 点方位切口处,伸入切口内 2 mm 左右的晶状体核后方轻压切口后唇,一边压一边向后退,同时用晶状体钩拨弄晶状体核边缘,娩出晶状体核(图 8-21)。

(10)注吸晶状体皮质(图 8-22)。

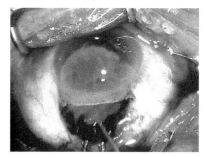

图 8-21 娩出晶状体核

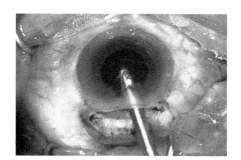

图 8-22 注吸晶状体皮质

(11)植入后房型人工晶状体并调位(图 8-23)。

(12)注吸前房内残留黏弹剂。

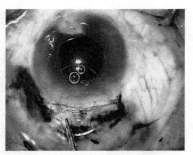

图 8-23　植入后房型人工晶状体

（13）检查切口自闭程度，自隧道切口两侧注入平衡盐液，升高眼内压，切口自动闭合。

（14）使球结膜瓣恢复原位遮盖角巩膜切口，无需缝合手术切口。

（15）结膜下注射庆大霉素 2 万单位和地塞米松 2.5 mg，或结膜囊涂妥布霉素地塞米松眼膏。

四、非超声乳化手法碎核小切口白内障摘除术

为进一步减少手术源性散光，提高患者远期视力及视觉质量，可采用手法碎核小切口白内障手术。其手术步骤主要为以下几步。

（1）巩膜隧道切口（图 8-24）：沿角膜缘 11～1 点剪开球结膜，12 点处角膜缘后 2 mm 巩膜面做标记，沿标记点做弦长 4～5 mm 长巩膜半层切开，呈反眉状，层间分离至透明角膜缘内 1.0～1.5 mm，1/2 角膜厚度呈活瓣状，大于外切口。

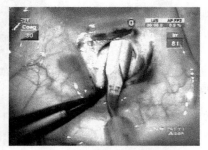

图 8-24　巩膜隧道切口

（2）于 9 点角膜缘处做 1 mm 侧切口，前房内注入黏弹剂，截囊或连续环形撕囊，直径 6.0～6.5 mm，用前房穿刺刀在上方主切口穿刺入前房（图 8-25）并将隧道内口向两侧扩大至约 7 mm。

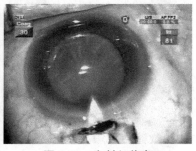

图 8-25　穿刺入前房

（3）水分离、拨核（图8-26）：充分进行水分离并将核浮起，用前端弯曲的冲洗针头自6点处前囊膜下钩住晶状体核赤道部顺时针旋转，将核旋拨至前房。

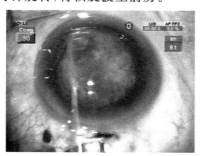

图 8-26 水分离、拨核

（4）手法切核（图8-27）：于晶状体核后方及表面注入黏弹剂，右手将晶状体核垫板伸入核与皮质之间，左手持切核刀或夹核器沿晶状体表面缓慢推进，直达核下方赤道部，两手相对缓慢用力直至核被切为两或三块为止。

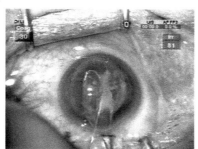

图 8-27 手法切核

（5）娩核（图8-28）：用椭圆形注水圈套器将分开的核娩出。

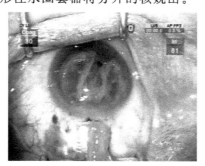

图 8-28 娩核

（6）吸除皮质：使用手动或自动灌注抽吸器吸除皮质，于前房及囊袋内注入黏弹剂。

（7）人工晶状体植入：后囊抛光后，将人工晶状体植入囊袋内或睫状沟内，并旋转人工晶状体至水平位。

（8）吸除前房内黏弹剂，向角膜侧切口及主切口角膜基质层间注水，使前房水密，眼压恢复正常。如有角巩膜缘伤口渗漏，则应缝合。

（9）结膜复位，上方结膜下注入庆大霉素及地塞米松混合液，覆盖巩膜切口。

五、白内障囊外摘除术的术中并发症及处理

(一)球后出血

常因球后麻醉时针头刺破眶内血管,突然出现眼球上浮,眼睑逐渐绷紧应迅速退针,用纱布压迫眼球,延迟手术,一般球后出血在1周左右可以吸收。

(二)手术切口不理想

(1)过于靠近角膜的手术切口:不利于晶状体核的娩出,切口愈合延迟,散光大。

(2)过于靠近巩膜的手术切口:切口断端易出血,房角损伤,虹膜易脱出。

(3)手术切口不整齐:容易导致术后切口渗漏,或因切口缝线张力不均匀导致散光。

(三)角膜后弹力层脱离

后弹力层脱离多见于患者年龄较大、手术器械反复进出前房及植入人工晶状体所致。局限性的小范围后弹力层脱离不需要处理,大而广泛的后弹力层脱离可向前房注入消毒空气泡或黏弹剂,使后弹力层复位。如脱离范围超过角膜面积的一半,可在前房内注入黏弹剂,用10-0尼龙线行后弹力层复位缝合术。如导致严重的角膜水肿、大泡性角膜病变,需行穿透性角膜移植术或角膜内皮移植术。

(四)前房出血

白内障术中及术后都可能发生出血,其原因有:术中伤口渗血至前房;术中误伤虹膜血管;全身有出血倾向或眼部有其他疾病(如糖尿病、血液系统疾病、虹膜表面新生血管等);近期使用抗凝剂。术中前房出血应仔细寻找原因,向前房注入黏弹剂压迫止血。术后前房出血患者取半卧位、服用止血药物,按前房出血常规处理。如出血不吸收、角膜血染并继发青光眼者可行前房冲洗术。

(五)虹膜损伤

用角膜剪扩大角巩膜手术切口或娩核时易造成虹膜根部离断,小的无须处理,大的应复位脱离的虹膜。

(六)前囊撕裂

无论是开罐式截囊还是环形撕囊,均可发生前囊线性裂开,严重者可放射至悬韧带及后囊,使之损伤。这时可用囊膜剪行前囊切开以改变囊膜裂开的方向。若在娩核时,晶状体核大于前囊切开口时,也可发生前囊撕裂,故娩核前应将前囊切口扩展至晶状体核的赤道部。虹膜后面的晶状体囊破裂不易发现,此时人工晶状体植入囊袋内比较困难,在一些可疑病例中,最好采取睫状沟植入。如果有大的前囊片游离,应去除人工晶状体光学区残存的前囊,如在人工晶状体后方存留较大的前囊片,术后易发生囊膜皱缩,可引起视力下降或眩光。

(七)悬韧带离断

1.发生原因和预防

术中晶状体悬韧带断裂并非罕见,多见于晶状体悬韧带本身脆弱、剥脱综合征的患者,也可由术中不当操作所致。常见原因主要有以下两种。

(1)截囊时过度牵拉晶状体,导致局部悬韧带离断,如果晶状体过度移动应高度警惕发生悬韧带断裂的可能。

(2)前囊切开范围较晶状体核小,娩核时可发生囊撕裂或悬韧带断裂。植入人工晶状体时,人工晶状体后襻过度下移光学部超过3~9点水平线可导致悬韧带离断。

2.处理

悬韧带断裂小于 1/4 象限,可将人工晶状体植入囊袋内;悬韧带断裂在 1/4 与 1/2 象限之间,建议先植入囊袋张力环,再将人工晶状体植入囊袋内;悬韧带断裂超过 1/2 象限者,可根据情况行人工晶状体睫状沟缝合固定或二期植入后房型人工晶状体。

(八)后囊破裂

后囊破裂是白内障囊外摘除术最常遇见的并发症之一,手术中最重要的是及时发现后囊破裂,及时处理,以免发生核坠入玻璃体腔等严重并发症。

1.发生原因

(1)前囊切开直径小、晶状体核过大、角巩膜切口小、娩核时用力不当及过熟期白内障囊膜脆弱,可使前囊线性裂开并发后囊破裂。

(2)注吸残余皮质及后囊抛光时,注吸针头误将后囊吸住,可发生后囊破裂。

(3)人工晶状体植入时晶状体襻将后囊划破。

2.处理

(1)小而规则的后囊破裂:玻璃体前界膜完整者,可将适量黏弹剂注入囊袋内向后推移玻璃体,将人工晶状体植入囊袋内。此时,应充分评估手术风险,人工晶状体襻的位置应避开后囊破孔的方向,与破孔的方向垂直。

(2)较大的后囊破裂:前囊膜足以支撑人工晶状体者,可行睫状沟植入人工晶状体。

(3)前囊和后囊均破裂:不能支撑人工晶状体者,如果玻璃体前界膜完整,应清除全部皮质。如玻璃体脱出,先行前部玻璃体切除,选择前房型人工晶状体植入或睫状沟缝合固定后房型人工晶状体。当瞳孔小时,后囊破裂的边界不清,又有玻璃体脱出,应行前部玻璃体切割并清除虹膜后方的残余皮质。可植入前房型人工晶状体或二期植入人工晶状体。

(九)晶状体核碎块坠入玻璃体腔

术中如果后囊裂口较大,晶状体核可从裂口坠入玻璃体腔内,术后可导致角膜水肿、青光眼、色素膜炎、眼内炎等,视力严重下降。处理:晶状体核块很小时,眼内炎症反应轻微者可暂时观察,同时应用激素及降眼压药物。若残留核块或皮质大于 1/4 晶状体体积,眼内炎症反应重或导致视网膜裂孔、脱离等应立即或争取在 2 周内行玻璃体切割手术,此时一般不宜植入前房型人工晶状体,必要时二期植入后房型人工晶状体。

(十)玻璃体脱出

玻璃体脱出与麻醉效果不好、眼压控制不佳、睑裂小术野暴露不充分手术操作不熟练、角膜切口过小、娩核过程压力大、高度近视玻璃体液化等有关。术中及早发现玻璃体脱出很重要,要注意早期体征,应警惕切口剪开后的虹膜脱出、伤口裂开前房消失、晶状体-虹膜隔前移等情况。对已经脱出的玻璃体应完成晶状体核的娩出娩核后发现玻璃体脱出者,可剪除玻璃体或行前部玻璃体切除术。

(十一)暴发性脉络膜上腔出血

1.发生率

文献报道暴发性脉络膜上腔出血的发生率在传统囊外白内障摘除术中为 0.05%~0.40%,在超声乳化白内障吸除术中为 0.03%~0.06%。

2.发病机制

目前脉络膜上腔出血的发病机制尚不明确,其发生与眼部和全身诸多因素有关。其发病机制的假说包括：①眼内压骤降导致睫状后长或后短动脉破裂。②眼内压过低导致脉络膜血管渗漏和扩张，从而使睫状后动脉破裂。

与脉络膜上腔出血相关的危险因素包括：①全身因素，患者高龄或合并动脉硬化、高血压病、出血性疾病、糖尿病等全身疾病。②局部因素，患者合并青光眼、高度近视、眼内炎症、术眼有近期手术史、无晶状体眼、对侧眼曾发生脉络膜上腔出血等。③手术因素，术中眼压骤降、晶状体后囊膜破裂，或患者屏气咳嗽等。

3.诊断

典型的驱逐性脉络膜上腔出血并不难诊断，但部分患者早期症状不明显或仅表现出部分临床症状，术者应给予高度重视。Payne等对术中脉络膜上腔出血进行分类：①非驱逐性无眼内容物脱出。②部分驱逐性眼内容物脱出，但无视网膜脱出。③完全驱逐性视网膜脱出。此外，超声检查可为诊断和鉴别诊断提供依据。

4.治疗

（1）应急处理：对于驱逐性脉络膜上腔出血者，应迅速关闭手术切口，全身和眼部给予大剂量糖皮质激素以减轻眼内炎性反应，使用高渗剂和碳酸酐酶抑制剂降低眼压是应急处理的关键措施。传统囊外白内障摘除术中一旦发生脉络膜上腔出血，应立即用具有足够张力的缝线紧密缝合关闭手术切口。若上述保守治疗不能止血，可考虑行以止血为目的一期玻璃体视网膜手术，但预后多欠佳。对于局限性脉络膜上腔出血者，可将低黏性高分子量黏弹剂注入前房以继续完成手术。

（2）二期手术：文献报道，二期手术，如玻璃体视网膜手术，不仅可挽救部分患者的眼球，而且可使部分患者获得有用视力，明显提高了驱逐性脉络膜上腔出血的疗效。有学者认为，二期手术时间应选择在脉络膜上腔出血后 7～13 天，此时积血液化，术后炎性反应已减轻。目前常用的二期手术方式包括：①单纯巩膜切开引流术，可清除脉络膜上腔积血并恢复正常眼压。手术可请眼后段医师参与，以减少并发症的发生。②巩膜切开引流联合玻璃体视网膜手术，可恢复眼后段正常解剖结构。

5.预防

白内障吸除术中脉络膜上腔出血的预防，应强调以下方面。

（1）术前：全面的眼科和全身检查，警惕是否存在有关危险因素，术前避免使用水杨酸类及其他影响凝血功能的药物，适当使用镇静剂。

（2）术中：手术采用隧道切口，术中避免眼压大幅波动，谨慎操作，尽可能避免晶状体后囊膜破裂等并发症发生，正确识别脉络膜上腔出血的前兆，及时妥善处理。

（3）术后：适当抬高头位，避免静脉压大幅增高，如避免闭口鼻深呼气动作、用力咳嗽等。如果术后术眼突然出现剧烈疼痛，应及时检查，警惕驱逐性脉络膜上腔出血发生。

六、白内障囊外摘除术的术后并发症及处理

（一）角膜水肿

角膜水肿患者主诉视物模糊和异物感，因术中角膜内皮损伤所致。手术器械对内皮的机械性损伤、灌注液冲洗时速度过快、娩核时晶状体核与角膜内皮接触时间过长、人工晶状体与角膜内皮接触、手术操作粗糙动作过大均可造成角膜内皮细胞的损伤。术后炎症反应也可引起角膜水肿。轻度角膜水肿一般可自行恢复，无须需特殊治疗。对症处理包括局部应用润滑剂、高渗

液、角膜营养剂等。严重的患者应考虑角膜移植,包括穿透性角膜移植和角膜内皮移植术。

(二)虹膜睫状体炎

1.病因

术后虹膜炎症反应的原因有以下几种。

(1)术中对眼组织的机械性损伤,引起血-房水屏障的破坏。

(2)人工晶状体、黏弹剂或进入眼内的灌注液质量不合格,可引起炎症反应。

(3)残存晶状体皮质碎片引起的变态反应。

(4)前房异物存留,如棉纤维。

(5)早期前房型人工晶状体和虹膜固定型人工晶状体对虹膜和房角的损害,导致葡萄膜炎-青光眼-前房出血综合征。

(6)术前有虹膜炎病史,术后出现虹膜炎复发。

2.预防和治疗

(1)要求术者手术技巧娴熟,术中维持前房一定的深度,减少器械反复进出前房所造成的损伤。

(2)选择合适的人工晶状体。

(3)有纤维素样渗出及出现虹膜后粘连者,可适当延长使用激素和散瞳药的时间。

(4)彻底清除残余的晶状体皮质,避免发生晶状体过敏性虹膜炎。

(5)有虹膜睫状体炎病史者,应控制稳定半年后再行手术,术前应使用类固醇激素、非甾体抗炎药物点眼,术后继续使用并增加类固醇激素滴眼液,必要时需结膜下注射类固醇激素或口服糖皮质激素及非甾体抗炎药。

(三)前房出血

绝大多数来自切口,多发生在术后2~5天,少量积血可自行吸收。如出血量多,并发角膜血染或青光眼,应行前房冲洗。

(四)虹膜脱出

通常是因眼球受碰撞、挤压或眼压增高所致,多在术后数天出现。切口闭合不好也可以出现,应及时进行手术将脱出的虹膜复位,如虹膜脱出时间超过6小时,虹膜表面已有纤维素样渗出,或虹膜表面已污染,应将脱出的虹膜剪除后行伤口修补术,局部使用抗生素、激素治疗。

(五)术后浅前房

如术后前房长期变浅或不恢复,可导致周边虹膜前粘连,出现继发性青光眼。其原因主要为以下两种。

1.术后切口渗漏

可能是由于玻璃体嵌顿于切口或切口对合不良所致。如怀疑切口渗漏,可通过 Seidel 试验证实:将荧光素滴在切口区,如有渗漏,荧光素将被流出的房水稀释成淡绿色,在裂隙灯下可见淡绿色液体流出。如无明显的切口裂开,予以加压包扎,如有切口裂开,应立即修补。

2.脉络膜脱离

主要表现为眼压低,前房浅,眼底可见脉络膜呈半球形隆起,表面光滑,呈深褐色,可有单个或多个病灶,多发于下方或颞侧,B超有助于诊断。其治疗方法包括睫状肌麻痹剂麻痹睫状肌,以减少葡萄膜组织的张力;使用高渗剂,利于脉络膜上腔液体吸收促进前房形成。必要时行巩膜纵行切开,放出脉络膜下液体,向前房内注入消毒空气,以恢复前房及眼压。

(六)上皮植入前房

上皮植入前房分 3 型:虹膜珍珠肿、虹膜囊肿以及前房内上皮生长。

1.虹膜珍珠肿

虹膜珍珠肿为灰白色实性肿物,有时会呈现珍珠样反光。由于生长缓慢,可长时期内不引起任何症状。

2.虹膜囊肿

早期囊肿较小,可仅有瞳孔变形和虹膜轻度移位或隆起,位于虹膜后或者房角的,常难以发现。当囊肿继续生长,可引起持续的虹膜炎症反应,当囊肿占据整个前房时,可引起继发性青光眼,此时患者因严重的虹膜炎及高眼压可出现畏光流泪、眼胀眼痛视力减退等症状。

3.前房内上皮生长

患者突然出现畏光、流泪、眼痛等症状,用糖皮质激素治疗可缓解。

(1)眼部检查:早期发现不规则的后弹力层皱褶,典型病例可出现角膜后薄纱样膜,自切口向下延伸,病变部位角膜可发生水肿、浑浊,并有新生血管长入,如侵犯虹膜可出现虹膜移位和变形,当侵犯房角时可出现继发性青光眼。

(2)预防:严密的切口闭合,避免任何组织或异物在切口内嵌顿,手术操作规范,严防上皮植入前房。

(3)治疗:对于虹膜囊肿,一经确诊立即手术,术中力求完整摘除囊壁,对可能残留者尽量切除。对于前房内上皮生长,手术切除或刮除难以彻底,容易引起角膜功能失代偿,术后常需做角膜移植。

(七)瞳孔不圆或不可逆性瞳孔散大

1.瞳孔不圆

瞳孔不圆多见于:①术中没有完全恢复虹膜,虹膜根部与伤口部分粘连。②残余前囊膜较大,术后前囊膜收缩牵引瞳孔缘。③术中行后囊膜切开时截囊针带出少量玻璃体,术后由于玻璃体条索收缩牵引所致。④前房人工晶状体膝部在前房角处使虹膜卷曲,或后房型人工晶状体襻的膝部抵住虹膜后方,造成椭圆形瞳孔或不规则形瞳孔。

如不影响视力,可不予处理。若虹膜根部与房角粘连,引起眼压升高,则应及时治疗。

2.不可逆性瞳孔散大

不可逆性瞳孔散大指白内障术后数天内,瞳孔逐渐散大,直径 6～8 mm,光反应消失,缩瞳剂不能缩小,一般不影响视力。可能与以下因素有关:①术后一过性高眼压,对于老年人即使非常轻微的眼内压升高也可导致瞳孔括约肌的损伤。②由于人工晶状体、黏弹剂或肾上腺素等眼内灌注液的毒性反应。③瞳孔括约肌由于机械、毒性、炎症或缺血造成的损伤。④球后麻醉导致睫状神经节的损伤。

处理措施:①人工晶状体位置正常者可试用缩瞳剂,如无效即停用,切不可长期使用,以免引起视网膜脱离。②可以使用美容性接触镜或佩戴墨镜,减少在光线刺激下引起的眩光。③对术后一过性高眼压患者应及时处理。④必要时行瞳孔缘荷包缝合。

(八)后发性白内障

后发性白内障是指白内障术后,残留在晶状体前囊膜下及赤道部的晶状体上皮细胞增生并向后囊中央迁徙、移行,上皮细胞转化为成纤维细胞并产生胶原及基底膜样物质,使后囊发生浑浊、皱褶。后发性白内障发生与术中血-房水屏障破坏导致炎症介质释放及人工晶状体材料、设计及植入位置等因素有关。多发生在术后 3～5 年,也有术后短期如几个月发生的病例,年龄越小者发生率越高,先天性白内障术后的患儿几乎都发生,外伤性白内障术后发生率也极高。

1.发病机制

(1)细胞学机制:晶状体上皮细胞内含有多种细胞框架成分,如肌动蛋白、中间丝、微管、肌球蛋白,这些结构的存在是晶状体上皮细胞移行和收缩,形成后囊膜浑浊的基础。

(2)分子生物学机制:在后囊膜浑浊的形成过程中,多种细胞因子,如白细胞介素、成纤维细胞生长因子、表皮生长因子、转化生长因子以及白细胞介素-1 可以促进晶状体上皮细胞的增殖及胶原的合成。

(3)细胞凋亡、细胞黏附分子以及转铁蛋白在晶状体上皮细胞增殖的病理过程和后发性白内障的形成过程中起着重要作用。

2.临床表现

患者自觉视物不清,视力下降的程度依后囊浑浊的部位及程度而定,眼底模糊的患者应排除眼底其他疾病。

后囊浑浊的形态,有以下几种。①珍珠样小体(Elschnig):是由赤道部上皮细胞增生所致。②晶状体上皮细胞增生纤维化。③珍珠样小体和纤维膜同时存在。④Soemmering 环:晶状体前后囊膜闭合,赤道部上皮细胞增生所致。

3.预防及治疗

(1)改善人工晶状体材料和外形设计:植入聚甲基丙烯酸甲酯人工晶状体和硅胶人工晶状体的患者术后后囊膜浑浊的发生率比植入 Acrysof 人工晶状体的患者术后后囊膜浑浊的发生率高,而植入硅胶人工晶状体的患者术后后囊浑浊的发生率比植入聚甲基丙烯酸甲酯人工晶状体者高 2 倍。Acrysof 人工晶状体的边缘不像其他晶状体那样钝圆,而是被制成了直角,这造成了人工晶状体与后囊膜的紧密接触,从而抑制了晶状体上皮细胞的增生,故后囊浑浊的发生率较低。

(2)改进白内障手术方式:基于白内障手术中残留的晶状体上皮细胞是导致后囊膜浑浊的主要原因,有些学者正在尝试通过手术清除残留的上皮细胞的方法来降低手术后后囊膜浑浊的发生率,但现在还没有足够的证据说明其防止后囊膜浑浊的有效性。目前又有学者认为,连续环形撕囊术联合人工晶状体囊袋内植入,可减少后囊膜浑浊的发生率,是预防后囊膜浑浊最理想的截囊术。

(3)药物抑制晶状体后囊膜浑浊:目前抑制晶状体上皮细胞的药物大多还处于离体和动物试验阶段,在用于人眼晶状体囊袋内之前还需做进一步的毒性试验,以及研究药物抑制其生长的机制。这方面的研究主要集中在以下几项。①免疫抗毒素:如 Polysine-Snporin;抑制细胞增殖的药物,如柔红霉素、氟尿嘧啶、丝裂霉素 C 等。②抗炎药:包括非甾体抗炎药和糖皮质激素,它们着重于抑制炎性反应和促进血-房水屏障的恢复。非甾体抗炎药可抑制组织中炎性介质的释放,减少花生四烯酸的产生,降低前列腺素的浓度。糖皮质激素除了可抑制炎性介质的合成和释放外,还可抑制巨噬细胞对抗原的吞噬和修饰,并抑制巨噬细胞的分裂和增殖,白内障术中或术后应用糖皮质激素可明显减轻虹膜炎性反应,降低后囊膜浑浊的发生。③抑制纤维生成的药物:目前研究较多的此类药物是肝素和组织型纤维蛋白溶酶原激活物。有学者研究发现,在白内障囊外摘除术中用肝素或组织型纤维蛋白溶酶原激活物做术中灌注,可减少人工晶状体表面细胞的沉积及纤维蛋白的形成,抑制后囊膜浑浊,提高术后视力。④抑制细胞黏附的药物:此类药物在于阻断晶状体上皮细胞与后囊膜的黏附作用,从而抑制后囊膜浑浊的发生,代表药物有EDTA(乙二胺四乙酸)、LCM 21910等。

(4)基因治疗:有学者成功地把重组腺病毒载体Rad 35导入器官培养的人晶状体上皮细胞中,为基因治疗后囊膜浑浊带来了希望,其体内应用有待进一步的试验研究。也有人认为腺病毒载体介导的单纯疱疹病毒胸苷激酶/丙氧鸟苷体系有可能成为后发性白内障的有效治疗手段。

(5)Nd:YAG激光后囊切开:激光前充分散瞳,用Nd:YAG激光切开后囊中央直径约3 mm的圆形切口。

(6)后囊切开术:术前充分散瞳,在角膜或角膜缘做很小的切口。截囊针自切口进入前房,在人工晶状体的边缘进针,瞳孔小者可在虹膜根部截一小孔到达人工晶状体与后囊膜之间的中轴区,截穿后囊并轻轻拉向12点处。在切开晶状体后囊同时,向后面注入黏弹剂或平衡盐溶液向后推玻璃体,以减少玻璃体脱出的概率,避免术后瞳孔不圆。对于先天性白内障的患儿,建议在一期术中常规行后囊切开术。

(九)术后高眼压

白内障摘除术后发生眼压升高常见有以下几种情况。

1.暂时性高眼压

白内障术后暂时性眼压升高,多发生在术后1周内。原因:①残存晶状体皮质或黏弹剂阻塞小梁网。②手术中创伤引起房角结构破坏或一过性小梁组织炎症水肿。③术后前房出血,血细胞阻塞小梁网而致眼压增高。④术中过度烧灼止血,破坏巩膜表面的外引流管或静脉等房水排出系统。多数患者可以自行缓解或经用抗青光眼药物如口服乙酰唑胺、静脉滴注甘露醇、眼局部使用β阻滞剂后恢复正常。

2.瞳孔阻滞型青光眼

瞳孔阻滞型青光眼是由于人工晶状体嵌顿于瞳孔、渗出物使瞳孔闭锁或瞳孔膜闭等诸多因素而导致前后房交通阻塞,房水无法由后房进入前房而汇集于后房,晶状体-虹膜隔前移导致房角关闭,眼压升高。

治疗:去除诱因,散瞳,抗炎治疗,渗出膜激光打孔,促进其吸收,以缓解瞳孔阻滞在瞳孔阻滞虹膜膨隆的情况下,行周边虹膜Nd:YAG激光打孔。

3.继发性青光眼

由于残存晶状体皮质引起免疫反应或晶状体皮质残留过多、色素颗粒游离引起房水排泄障碍;术后前房恢复延缓或处理不及时,会使房角发生粘连,阻碍房水排出;术后长期慢性炎症反应等均可引起继发性青光眼。

处理:清除残留的晶状体皮质,控制术后的炎症反应,如眼压仍控制不良,可考虑药物降眼压,必要时行手术治疗。

4.摩擦综合征

由于各种原因造成人工晶状体光学部边缘或襻与虹膜或睫状体表面摩擦,引起色素脱落,并伴有炎症。炎症反应的细胞及脱落的色素阻塞了小梁网可引起眼压升高导致继发性青光眼。轻度摩擦综合征可无症状,仅表现为在人工晶状体光学部边缘和襻处的虹膜在后方反光照射时出现透光现象。

预防和治疗:人工晶状体应选用高质量、光学部边缘及襻抛光良好的进行囊袋内植入可减少摩擦综合征。若已发生青光眼或人工晶状体毒性综合征,应更换植入高质量的人工晶状体合并抗青光眼的治疗。

5.激素性青光眼

多发生于白内障术后持续使用皮质类固醇眼药的2～6周,多见于对激素敏感的患者,如高度近视眼。故白内障术后随访期间,注意监测眼压,一旦发现眼压升高,及时停用或减量使用,眼压多可自行缓解。对于眼压控制不满意者可辅助应用房水生成抑制剂。此外,对高度近视患者,白内障术后可应用对眼压影响较小的激素类眼药如氯替泼诺,可降低眼压升高风险。

(十)黄斑囊样水肿

1.原因

临床上多见于术后有虹膜-玻璃体粘连者,推测是由于虹膜-玻璃体嵌塞或粘连造成慢性血-房水屏障破坏,引起炎症介质(如前列腺素、神经肽、缓激肽、组胺等)的产生和释放,从而促进黄斑囊样水肿的发生。

2.表现

大多发生于术后6周之后渐吸收,一年后只有约2%的患者视力继续受累,形成临床上典型的黄斑囊样水肿表现。少数人可伴视网膜前膜或出血,也有因中心凹囊肿致黄斑深层板层孔形成者。荧光造影表现为早期毛细血管扩张、渗漏,渐形成黄斑区囊样荧光池,晚期可见视盘着染。

3.处理

从预防着手,提高手术精细程度是减少黄斑囊样水肿发生的关键。发生于术后几个月内者大多能自行吸收。临床表现明显者可用以下药物治疗。①激素:最常用,有时需连用数周。②非甾体抗炎药:如布洛芬、吲哚美辛(消炎痛),近年有局部应用的眼药水,但停药后可能复发。③碳酸酐酶抑制剂:可能是通过增加色素上皮泵功能来减缓黄斑水肿,但不去除导致积液的原因,其长期效果不肯定。除药物治疗外,对瞳孔区的玻璃体牵拉或粘连可行激光处理,严重的玻璃体嵌顿或玻璃体-视网膜牵拉需行玻璃体切割手术。

(十一)晶状体蛋白过敏性眼内炎

晶状体蛋白过敏性眼内炎是指术中残留大量晶状体皮质,或部分皮质及核块坠入玻璃体腔后未及时清除,在晶状体皮质吸收的过程中出现过敏性眼内炎。患者主诉持续或间歇性眼痛、眼红,眼部检查可发现结膜水肿、混合充血、前房积脓、玻璃体浑浊或可见残留皮质和核块。糖皮质激素可以减轻症状,小块皮质残留可自行缓解,残留核块较大时,应及时行后部玻璃体切割术。

(十二)感染性眼内炎

眼内感染是危害患者术后视力的最严重的并发症之一,近十年来发生率呈明显上升趋势。

1.发病率

美国白内障的术后眼内感染的发病率为0.053%。国内的流行病学调查显示发病率为0.05%～0.13%。

2.致病菌

大多数是由细菌引起,真菌只占约3%。最常见的细菌是凝固酶阴性表皮葡萄球菌(约占70%),其次为金黄色葡萄球菌(10%)、链球菌(10%),其他革兰阳性菌及革兰阴性棒状杆菌(沙雷菌属、变形杆菌属及假单胞菌属)等。研究表明感染性眼内炎的病原体来自患者结膜囊内的细菌菌群。

3.危险因素

(1)患者因素。①局部因素:细菌性结膜炎、睑缘炎、严重倒睫、眼睑部及眼周组织小感染灶、泪道阻塞、泪囊炎、佩戴接触镜、另一眼眶内义眼以及二期人工晶状体植入等因素，均是导致内眼手术感染的局部危险因素。②全身因素：糖尿病患者，长期使用免疫抑制剂、糖皮质激素，接受透析、化疗时机体免疫力下降，容易发生感染。

（2）医护人员的因素：因眼内炎发生率极低，部分医护人员不够重视，患者术前准备时间短，不严格遵循操作规程，医护、患者、家属被污染的手或器械，极有可能污染眼部及周围组织，所以必须严格无菌操作制度和措施，做好患者及家属的卫生宣教工作，同时应熟知内眼手术的禁忌证，严格术前把关。

（3）术中危险因素。①手术间或器械污染，消毒不严格的手术间、灌注管道、灌注液、黏弹剂、超声乳化手柄、灌注抽吸手柄、进入眼内的手术器械或人工晶状体等。多引起严重的群发感染，对患者及家庭、医疗单位都是一场灾难、甚至造成极坏的社会影响。②术野结膜囊消毒不严格，眼部贴膜不到位，睫毛根部暴露。③手术方式：传统白内障囊外摘除术（extracapsular cataract extraction，ECCE）与超声乳化白内障手术相比，ECCE术中细菌更易进入前房，这是因为ECCE术中前房变浅甚至塌陷的情况时有发生，由于虹吸的作用，细菌容易随结膜囊内液体进入前房，而超声乳化手术中伤口较密闭，前房稳定，细菌不易随液体进入前房。④手术时间：手术操作时间愈长，感染概率愈大。术中后囊破裂需进行玻璃体切除或已有后囊缺损者，术后眼内炎发生概率增加5～10倍。正常情况下，白内障术中进入前房的毒力较低和/或数量较少的细菌易被清除，而后囊膜破损细菌进入玻璃体腔，不易被清除由于玻璃体无血管，代谢产物清除缓慢，是细菌及其他微生物的良好培养基，一旦感染，病原体易于在此繁殖。⑤人工晶状体的植入：联合人工晶状体植入较单独白内障摘除者眼内炎发生率显著增高，且眼内炎程度重持续时间长，而且不同材料的人工晶状体对病原菌的黏附性不同，一般硅凝胶型较丙烯酸酯型或PMMA型风险大，这与致病菌及人工晶状体生物学特性相关。

（4）术后危险因素：切口愈合不良或切口技术掌握不当增加感染机会；切口裂开或渗漏同样因低眼压的虹吸作用，结膜囊内的细菌会进入前房，特别是切口中有玻璃体嵌顿时。另外在拆除切口缝线时，暴露于外表的线结也可将致病菌带入眼内引起眼内炎。

4.分型及临床表现

（1）急性眼内炎：通常术后早期发生，为毒力强的细菌感染（革兰阴性、革兰阳性凝固酶阳性）如铜绿假单胞菌、金葡菌。临床表现来势凶猛、进展快。术眼红肿、疼痛，视力可迅速降至手动、光感，混合充血、角膜水肿、前房积脓、玻璃体浑浊，严重者迅速发展为全眼球炎、眼眶蜂窝织炎甚至角膜穿孔。

（2）慢性眼内炎：一般发病较晚、进展慢，甚至迁延不愈，为毒力较弱的细菌（革兰阳性凝固酶阴性）或真菌感染。真菌性眼内炎的潜伏期最长可达7个月。也可有术眼红、痛、畏光流泪、视力下降，但症状较急性眼内炎轻，角结膜充血水肿，前房积脓甚至晶状体囊袋内积脓虹膜睫状体及玻璃体炎等眼前后段炎症表现。但一般外眼表现相对安静，视力下降程度不等。较轻的患者可看到眼底的化脓病灶。

5.诊断

根据病史、临床表现和房水、玻璃体标本培养的阳性结果不难做出诊断。培养的阳性率房水为36%～40%，玻璃体为56%～70%，因此培养阴性亦不能排除眼内炎。有一些眼内炎病例房水穿刺培养阴性而玻璃体穿刺培养阳性，故联合房水和玻璃体培养可以提高阳性率。

6.预防

(1)术前:术前 3 天开始使用抗生素眼药水,每天 4 次或术前 1 天每天 6 次;术前 1 天泪道冲洗,不提倡手术当天冲洗;术前结膜囊内应用 0.25% 聚维酮碘消毒。

(2)术中:严格无菌操作;尽可能减少手术器械进入眼内的次数;减少人工晶状体暴露在外部环境中的时间;尽量避免后囊破裂等并发症的发生。

(3)术后:术后预防性使用抗生素,通常采用局部点眼。喹诺酮类药物及妥布霉素可作为预防眼内炎的首选局部用药。

7.治疗

眼内炎的早期诊断、早期治疗对其预后至关重要。一旦发现前房积脓等眼内炎迹象,应该立即做如下处理:取房水及玻璃体做涂片、细菌培养、真菌培养、药敏试验。

(1)药物治疗包括眼内注射、全身用药、抗生素点眼和结膜下、球旁注射。

1)眼内注射:前房及玻璃体腔注药是感染性眼内炎时使用抗生素最有效的途径。对前房积脓较多的患者多同时予以前房冲洗。大多数抗生素只能在玻璃体腔内 36~48 小时内维持高于 MIC(最低抑菌浓度)的浓度。由于激素能减少眼内炎症反应使血-眼屏障发生改变,使得玻璃体腔内注射的抗生素的半衰期延长,因此联合激素玻璃体腔内注射时,多次抗生素注射的时间可适当延长。

抗生素的选择:①第三代头孢菌素对革兰阳性菌作用不及第一、二代头孢菌素,但对革兰阴性菌包括肠杆菌属和铜绿假单胞菌及厌氧菌均有较强的作用,且其对 β-内酰胺酶有较高稳定性,可用于玻璃体腔注射。代表药物为头孢哌酮、头孢他啶。第四代头孢菌素对金黄色葡萄球菌等革兰阳性球菌的作用较第三代强,对超广谱 β-内酰胺酶的稳定性优于第三代头孢菌素,因此其抗菌谱更广,代表药物为头孢吡肟。②氨基糖苷类:氨基糖苷类的抗菌机制是阻碍细菌蛋白质的合成,对于各种需氧革兰阴性菌具高度抗菌活性,对铜绿假单胞菌也较敏感,但小剂量的庆大霉素也可造成视网膜毒性,不建议玻璃体腔注射。③多肽类抗生素:万古霉素是对革兰阳性球菌具有高效作用的多肽类抗生素,属于速效杀菌剂,可抑制细胞壁合成,迅速分解细菌。通常细菌对其不产生耐药性,且与其他抗生素无交叉耐药性。注射剂量<1 mg 不会产生视网膜毒性。④综上,眼内炎药物治疗时,首选药物应为革兰阳性菌敏感药物——万古霉素,革兰阴性菌敏感药物——头孢他啶,如不能确定细菌种类,则采用联合用药。

药物的联合应用:当发生严重混合感染、单一抗菌药物不能控制、病菌无法确定时应联合用药,发挥药物的协同抗菌作用以提高疗效。选择万古霉素(1.0 mg)+头孢他啶(2.25 mg)作为一线用药,主要针对致病菌为革兰阳性菌和革兰阴性菌。足量有效抗生素治疗的同时还应配合使用激素,有效抑制眼部炎症反应,有助于视功能的恢复。前房和玻璃体腔内可分别注入地塞米松 0.4 mg/0.1 mL。

注意事项:玻璃体腔内注射应从睫状体平坦部进针;注射药物后应嘱患者侧卧或保持直立位,以减少因重力作用使黄斑区药物浓度较高而损伤视网膜的可能;联合用药时应分开注射。

2)全身用药:全身用药不是眼内炎治疗的首选途径,但是一旦发生急性眼内炎,全身用药仍是必须的。一般首选万古霉素(1.0 g,一天 2 次)+头孢他啶(1.0 g,一天 2 次)。

3)抗生素点眼和结膜下、球旁注射:抗生素点眼和结膜下注射能够在前房内达到有效浓度,球旁注射对于控制眼前段炎症是必要和有效的手段。

(2)手术治疗:玻璃体切除可以去除致病菌及其毒素,去除浑浊的玻璃体,并为体外细菌培养提供足够标本。切除玻璃体对于感染的控制、药物的吸收、减少术后玻璃体腔炎症等都有好处。

出现以下情况时,应尽早进行玻璃体切除术:①严重的视力减退(低于手动/眼前)玻璃体明显浑浊或呈化脓性改变不能看到眼底时。②超声检查提示玻璃体明显受累者。③由毒性大的致病菌,如铜绿假单胞菌、链球菌等引起的急性眼内炎。④药物治疗病情无改善或反复发作或恶化时。⑤怀疑为真菌感染及玻璃体已受累者。

对于感染严重已发生全眼球炎的情况不主张行玻璃体切除术,否则容易导致感染扩散。

角膜浑浊的晚期患者不能在安全和较好的观察条件下进行经睫状体玻璃体手术者可考虑玻璃体腔内药物注射。

玻璃体切除术联合硅油填充术是有效的抗感染治疗。研究表明硅油在体外具有抗微生物的特性,其原因是硅油不含有任何微生物生长所需的营养物质,许多微生物在营养耗尽的介质中会逐渐死亡,由此抑制微生物生长。但由于硅油填充后有可能出现许多并发症,且硅油填充后不能再重复眼内注药及术后观察眼后段困难,下方易聚积脓液造成视网膜坏死等是否在玻璃体切除术后行硅油填充术要视病情需要而定。

(十三)视网膜脱离

白内障术后发生视网膜脱离的危险因素:①后囊破裂伴玻璃体脱出使视网膜脱离的发生率增加5倍以上。②高度近视无晶状体眼的视网膜裂孔发生率约为正视眼的2倍。③后囊切开术,使视网膜脱离发生率增加3.9倍。④其他:如格子样变性、外伤史、另一眼视网膜脱离史等。

白内障术后发生视网膜脱离的特点:一般为赤道部以前的小孔,可不止一个,常位于上方。术后6月以内者周边部孔和赤道部孔约各占一半,术后2年以后者主要为周边部孔,前者可能与急性玻璃体后脱离有关,后者可能与慢性玻璃体牵拉有关。

预防和处理:白内障术中注意保护后囊,避免或减少后囊破裂的发生,若合并玻璃体脱出应于术中彻底切除脱出玻璃体,避免玻璃体牵拉因素;对合并高度近视、眼外伤、另一眼视网膜脱离等患者,白内障术前应详查眼底,若存在视网膜格子样变性区、干洞、玻璃体牵拉区等应慎行白内障手术,必要时应进行预防性眼底光凝或冷凝治疗;对如上患者,术后应定期详查眼底,以便及时发现及治疗;已发生视网膜脱离者则根据眼底情况行常规复位术。

(唐 淼)

第九节 飞秒激光辅助白内障手术

一、早期激光白内障乳化技术

(一)铒激光和钬激光乳化仪

最早见于临床报告的激光白内障乳化设备,主要有铒激光(Er:YAG)和钬激光(Neo:YAG)乳化仪。Er:YAG 波长 2.94 μm,被水吸收后产生空穴效应,即在空穴泡塌陷时释放能量,使得晶状体物质乳化。Neo:YAG 的激光波长为 1 064 nm,通过钛金属板反射后产生大量等离子体,使晶状体物质裂解。激光乳化设备的最大优点是,工作时不产生能量,因而无热损伤发生。Er:YAG激光和 Nd:YAG 激光是一种多用途的激光,可用于眼内多种组织的切削及乳化。其在水中有最大吸收率,因此十分适合于对含水量较高的晶状体等组织的操作,激光对晶状体的乳化作用,主要是通过光切削和光声震效应来实现。

用于前囊膜切开,主要是利用光切削效应。即调整能量输出,使其高于前囊膜切开阈值,这样可以切出连续而光滑的前囊膜开口,以激光进行晶状体乳化,主要是利用光声震原理。光声震与超声振动产生的生物学效应是相似的。其中以空穴效应和直接破碎效应为主。

激光乳化仪器由激光发生器、导光纤维、激光乳化头及注-吸系统组成。激光发生器相当于超声发生器;导光纤维相当于超声手柄的动力线;激光乳化头则相当于手柄和乳化针头。当仪器开始工作后,激光以一定能量水平、脉宽和脉冲频率,通过导光纤维即乳化头释放,被乳化破碎的晶状体物质则可通过注-吸系统被吸出。

激光乳化头是一结构复杂的特殊激光释放系统,根据需要可设计成不同形式。无论何种类型的乳化头,其最重要的部分是导光纤维和反射镜片,两者的质量直接影响工作效率。早期为Nd:YAG激光设计的乳化头,其反射镜片为内反射式,通过 $300~\mu m$ 的导光纤维将激光导入头端,经钛制镜片反射,直接作用于被吸入的晶状体碎片,使其乳化(图8-29)。

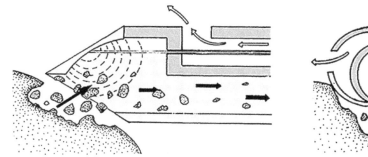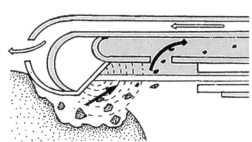

Er:YAG激光乳化针头　　　　　　　　　　　Paradigm激光乳化针头

图 8-29　早期激光乳化头工作原理

1.激光乳化与超声乳化的比较,其主要优点

(1)光导纤维输出:如与注-吸系统分置,则仅需 1.0 mm 切口即可完成手术。

(2)激光波长与水对光波的最高吸收峰一致:特别适于含水量高的晶状体组织破碎,同时最大限度减少了对周围组织的损伤。

(3)无热损伤:激光为脉冲输出,基本不会使靶组织温度升高,因此减少了眼组织热损伤的机会。

(4)可同时用来行前囊膜切开。

(5)组织穿透力限定在一定范围内,对后囊膜有最大安全性。

2.早期激光乳化手术也还存在一些缺点

(1)导光纤维极易衰减,特别是高能量输出条件下更是如此,因此导光纤维作为耗材,花费比较大。

(2)乳化时间长,由于激光的组织穿透力弱,乳化有效作用范围小,因此乳化效率尚不满意。

(3)目前与之相配的人工晶状体极少,因此超小切口的优势尚得不到充分显现。

(二)俄罗斯 LCE 手术技术

从 1994—1997 年,莫斯科眼科显微手术研究所的 Fyodorov 教授领导的团队开发了独特的激光白内障摘除(LCE)手术技术。据称这种技术可以破碎任何类型的核,包括最致密的白内障而不需要手动碎核。命名为 RAKOT 的激光仪为 Nd:YAG 激光,波长 1.44 μm,以脉冲模式发射,脉冲持续时间 250 nsec,脉冲能量范围5~500 mJ,频率 10~30 Hz。其灌注/抽吸系统不需要堵塞模式,也不需要压缩空气,是与以往不同的操作类型。

从 1997 起,经过了一系列试验研究,LCE 一直在莫斯科 S.Fyodorov 的眼科显微手术国家研究所以及俄罗斯联邦范围内 11 个国内分支机构使用;从 1998 年起开始在俄罗斯、乌克兰、吉尔吉斯斯坦,乌兹别克斯坦和塞浦路斯其他诊所使用。在 2008 年,这项激光白内障摘除手术获得俄联邦居民健康与社会发展监督部批准。截止 2005 年莫斯科主要的诊所完成了 20 000 多例手术。

研发者声称,对于任何级别密度的晶状体核,激光的安全性和有效性比超声要高 2~3 倍,不需要手动碎核。总的激光眼内操作时间没有限制。其基本操作技术是双手操作,抽吸管是一种对手术医师眼和激光辐射透明的材料制成,因此辐射不会破坏工作部分,不会在眼内残留细小的异物。抽吸管壁的特殊工艺可以将激光能量集中到抽吸头部。因此,晶状体物质是在灌注/抽吸头内外被破坏。这能够防止抽吸头腔堵塞。LCE 与 1.06 mcm Nd:YAG 和 2.94 mcm Er:YAG 不同,可以不使用劈核器和超声转换处理任何密度的核。手术中,使用激光的最大参数破坏晶状体和最中心最致密的部分。当做中央挖槽时,晶状体周边的宽脊保持完整,这样就能维持囊袋的自然形态,从而避免后囊膜活动和睫状突牵拉,虹膜和睫状体也没有受累,手术本身达到了一个新的安全和有效性水平。操作周边不太致密的晶状体核部分时,则会降低激光能量 2 倍。1.5~3.0 mm 宽的核周皮质则仅用单纯负压而不用能量清除。

技术推广者认为,作为一种更先进的容错的手术技术,LCE 的优势非常明显,尤其是在处理困难病例时——高密度核和复杂白内障;糖尿病,无玻璃体眼,假性囊膜剥脱综合征,晶状体半脱位,膨胀期和过熟期白内障,以及有病变的角膜。这种说法的客观证据是眼部液体动力学,睫状体 UBM,角膜厚度测量,电生理,角膜内皮镜,扫描和透射电镜的研究中发现有统计学显著性差异。

由于学术交流不畅,对这一技术的细节还需要进一步了解。

二、飞秒激光辅助的白内障手术

(一)基本工作原理

飞秒激光作为一种超短脉冲激光,具有瞬时功率大、聚焦精准,穿透性强,精密度高的优点,近年来逐渐被成功应用于屈光手术。其中包括白内障摘除、青光眼手术、老视矫治、角膜移植等领域,为眼科手术扩展提供了一种新的技术平台,标志着激光应用于白内障手术的一个新阶段。飞秒激光临床应用的最大优势,是靶向区域精准聚焦,不损伤周围组织,因此也称为精准手术。

目前,飞秒激光在白内障手术中,主要还限于几个特定步骤的完成,因此被称为飞秒激光辅助的白内障手术(FSL-assisted cataract surgery,FLACS)。其中,比较成熟、显示独到特色的手术操作,分别是制作透明角膜切口、前囊膜切开和核裂解。飞秒激光辅助的白内障手术强调相关参数的最优化设置,并要求在整个手术过程中,保持眼球的稳定性和患者良好的依从性。

用于白内障手术的飞秒激光仪,由频域 OCT 实时监控系统和激光发射系统组成。OCT 可以对角膜、虹膜和晶状体精确成像,术者可以通过触摸屏直观显示控制每个操作细节,确保对每个手术步骤精准完美(图 8-30)。

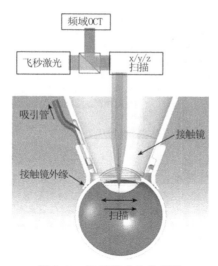

图 8-30　飞秒激光工作原理

飞秒激光前囊膜切开的最大特点,是撕囊的模式化,其质量不受术者的经验和技巧影响。撕囊开口在大小、形状、位置上,有非常好的可预测和可重复性,而且安全性可以得到绝对保障。这主要得益于飞秒激光量可以量化撕囊过程,从而形成光滑对称的撕囊口,并最大限度减少并发症的发生。有试验表明,飞秒激光制作的前囊膜开口的抗伸拉力(152±21)mN 显著高于手动撕囊(66±22)mN,这一结果提示,激光前囊膜切开可减少超声乳化和人工晶状体植入过程中囊膜口撕裂的可能性。特别是对于复杂病例,如晶状体脱位、悬韧带松弛、假性囊膜剥脱综合征等,由于不存在对晶状体的压迫和牵拉,最大限度排除了手法干扰,安全性大大提高。此外,飞秒激光可以进行精确定位,其制作的前囊膜开口精确度可达微米级,是手法撕囊无论如何无法比拟的。一项临床研究比较了飞秒激光和手法两种前囊膜切开方法对术后屈光影响发现,前者的屈光度误差(−0.18±0.515)D显著低于后者组(+0.41±0.40)D,证明其优越性(图 8-31)。

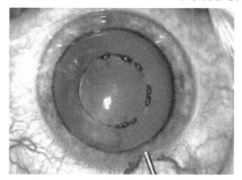

图 8-31　飞秒激光前囊膜切开术后

(二)晶状体前囊膜切开

一项超微结构研究显示,飞秒激光切开缘光滑平整,为前囊膜开口的稳定性提供了组织学基础(图 8-32)。

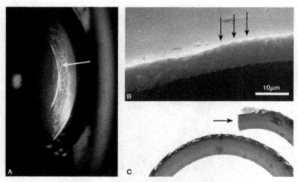

图 8-32　前囊膜切开超微结构观察

A.术后一天裂隙灯下所见；B.电子显微镜观察前囊膜切缘；C.组织学观察断面光滑均一

（三）晶状体核裂解

国内外学者先后尝试用不同波长的激光来进行晶状体核的乳化，包括准分子激光、Nd:YAG激光、Er:YAG激光等，但都表现出较多的并发症。而飞秒激光不同，高分辨率眼前节显像系统，可将浑浊的晶状体构建为一个清晰完整的立体影像，使手术过程更加直观，实现按预设深度和宽度进行精确切割。在辅助碎核过程中，可以根据晶状体核的部位、硬度不同，选择不同操作模式，进行格栅状、十字交叉或联合同心圆形状的任何几何切割。同时，程序化预设不同参数，可以最大程度简化其后操作步骤和所需能量，提高手术整体效率和安全性。很多研究也证实，由于精细化操作，使得飞秒激光对于眼内组织的损伤作用明显减少。直言不讳，在破碎晶状体核方面，飞秒激光也还有局限性，即对较硬的核质尚显力不从心，这也是飞秒激光尚不能完全取代超声乳化的重要原因。

（四）透明角膜切口

飞秒激光制作角膜切开并非一次完成，而是首先制做出角膜表面与基质中间的部分阶梯，然后先去完成碎核操作，再用显微器械进入切口隧道完成整个切口。在激光部分切开角膜到超声乳化手术过程间隔内始终保持眼球的密闭性。飞秒激光可在图像检测系统定位下设置不同的切口长度、深度等参数，从而构建最优形状的角膜切口，使切开的精确性、可预测性和安全性大为提高。此外，飞秒激光还可通过构建角膜缘松解切口（limbal relaxing incisions，LRIs）纠正最高达3.5 D 的角膜散光。

（五）飞秒激光辅助白内障手术优势和不足

飞秒激光辅助白内障手术的优势非常明显，并得到大多数临床医师的肯定。其优势主要是以下。

（1）精确的角膜切口：可以做到随心所欲，所设即所得；特别是角膜切口矫正散光有非常大的应用潜力。

（2）精准的撕囊：撕囊中心定位的能力是手动撕囊做不到的；同时也为今后设计新型注塑成型人工晶状体时，需要任何大小和部位的囊膜切口提供了技术条件。

（3）静态碎核：解除对悬韧带施加的任何压力；减少内皮细胞丢失；防止囊膜破裂；更好地控制 IOL 的位置。

（4）三维成像系统提供令人惊叹的处理致密核的能力，目前切割范围已经做到前囊膜后500 μm、后囊膜前 1 500 μm，即大约晶状体厚度的1/3。

飞秒激光白内障手术的意义,还在于可能创新一种全新的手术模式,即所谓"静态手术模式",这种手术模式要求手术中的每一个步骤,都是在没有任何机械干扰的情况下完成的。可以想象,这种几乎没有附加任何机械损伤的手术是多么的令人期待。

然而,要达到这一目标,还需要相当一段时间的摸索、总结和提高的过程。因为飞秒激光白内障手术还存在一些问题。从"辅助"的角度出发,也有一些临床情况限制其应用,比如角膜白斑、角膜营养不良,以及眼球震颤等术中不能固视,瞳孔散大小于 7 mm、瞳孔后粘连,硬核白内障等患者,还不得不排除在适应证之外。也有文献报道,手术并发症不容忽视,比如前囊膜片残留、激光后瞳孔收缩、前囊膜放射性撕裂等,提示飞秒激光辅助白内障手术学习曲线,并非简单的术式改变。此外,等离子体的产生,激光射线辐射等是否会引起眼组织损伤,尚需进一步证实。手术流程复杂化,即飞秒激光和超声乳化过程脱节,两者衔接和移动需要额外的时间和场地,以及医疗成本的高投入(激光仪和显像设备的高额费用)等,都还需要在技术发展的同时予以很好解决。

(唐　恺)

第十节　白内障超声乳化手术

一、术前沟通

一个完美的白内障手术应该是从术前的检查和沟通开始的,任何时候都不要忘记,我们面对的是"白内障患者",而不仅仅是"白内障"。

在决定为患者进行白内障手术前,要与患者有充分的沟通交流,特别应该就患者关心的以下方面做相应的检查、说明和充分沟通。

(1)患者是否有影响白内障手术的全身和局部疾病,注意白内障手术的禁忌证和相对禁忌证。全身疾病,如高血压、冠心病、心功能衰竭、糖尿病、风湿、呼吸系统疾病、感染性疾病出血性疾病如血友病等,应该先将全身疾病控制在手术要求的安全范围之内。手术眼的局部疾病,如患有外眼的感染性疾病如结膜炎、睑腺炎、慢性泪囊炎等疾病,应该在感染完全治愈后再行手术。对合并存在青光眼、葡萄膜炎、视网膜疾病等眼部其他疾病的情况,对治疗和手术方案要有所考虑并与患者充分沟通。

(2)要纠正患者认为白内障手术是个小手术的错误观念。目前由于各类媒体、特别是网络媒体不断宣传白内障是在 10 分钟左右甚至几分钟就可以完成的手术,就让不少患者误以为白内障手术是个简单的小手术,造成对手术效果的期望值过高,一旦术中出现并发症或术后视力恢复没有达到原先预期,极易出现纠纷。

(3)预测手术的预后,并与患者充分沟通。每个患者都希望白内障手术后能有 1.0 甚至更好的视力,但由于每个患者的具体情况不同,真正达到术后 1.0 视力的患者是有限的,对影响术后视力的种种情况要在详细了解术前病史和各类检查结果的基础上,进行充分的沟通。

(4)对可能发生的术中或术后潜在并发症要有充分的考虑和准备。这些内容一般在医院的格式化术前谈话中会有详细列出,但作为术者必须明白,对具体的每个患者,每种并发症可能发生的概率是不一样的,如果术前没有充分的考虑和准备,一旦术中出现问题会措手不及,影响手术的顺利进行。建议特殊病情的并发症在手术知情同意书上单独列出,如"患眼曾患黄斑变性,术后视力提高不理想的可能"等。

(5)对初学白内障手术的年轻眼科医师来说,要根据自己的手术技术选择合适的患者也是非常重要的,一般刚开始不要选择超出本人能力的手术,有难度的手术要在上级医师的指导下进行。

二、术前准备

(一)术前眼部其他疾病的治疗

对患有外眼的感染性疾病如结膜炎、睑腺炎、睑缘炎、慢性泪囊炎等疾病,应该在感染炎症完全治愈后再行手术。对存在睑内翻、倒睫、翼状胬肉的术眼,建议先行手术矫正或治疗后再行白内障手术,一般不主张同时进行这些外眼手术与白内障手术。对合并存在角膜病、青光眼、葡萄膜炎、视网膜疾病等眼部其他疾病的情况,要综合考虑治疗方案,避免只见白内障,不见其他疾病的情况。对合并青光眼或视网膜疾病的患者,手术方案的设计也要考虑到是分期手术还是联合手术,必要时请相关专科医师参加病例讨论来确定手术方案。

(二)术前用药

术前用药包括全身用药和眼局部用药。对存在全身慢性疾病如高血压、冠心病、糖尿病、血液病、呼吸系统疾病、泌尿系统疾病等的患者,要了解他们的全身用药情况,要控制相关指标达到手术要求,同时还要考虑到某些全身药物可能对手术产生的影响。如长期服用 α_1 受体拮抗剂如坦洛新的前列腺增生患者,术中可能会出现虹膜松弛综合征(intraoperative floppy iris syndrome,IFIS),造成瞳孔缩小,增加手术难度。对长期口服抗凝药物的患者,建议术前停用药物 1～2 周。

眼局部用药主要是术前一般常规使用广谱抗生素眼液(如喹诺酮类抗生素眼液),推荐用法:术前 3 天用药为每天 4 次,术前 2 天用药为两小时一次,术前一天用药为一小时一次,或当天手术前 15 分钟一次,共 4 次。另外,非甾体类药物也可以术前局部使用,可以减轻术中炎症反应,抑制术中瞳孔缩小并可以防治白内障术后的黄斑囊样水肿。

(三)泪道冲洗

一般在门诊就诊时应该进行双眼的泪道冲洗,如存在慢性泪囊炎的情况,应该先行治疗如泪囊鼻腔吻合术或泪囊摘术后再安排白内障手术。通常不建议手术当天冲洗泪道,如果冲洗泪道,对冲洗出泪道分泌物的患者,建议取消当天手术。

(四)结膜囊冲洗与消毒

术前用生理盐水冲洗结膜囊,并用 5% 或 10% 聚维酮碘(povidone-iodine,PVP-I)消毒结膜囊已是国际公认的有效结膜囊消毒方法,可有效预防术后眼内炎的发生。聚维酮碘是高分子聚维酮与碘的络合物,聚维酮具有亲水性,可以和细胞壁结合,起到载体的作用,将络合的碘带到细菌的细胞膜,然后释放出游离碘,游离碘与菌体蛋白的氨基酸结合,使其变性,同时氧化细菌原浆蛋白中的活性基团而使微生物死亡。国产的聚维酮碘基本是 5% 的浓度(50 g/L),进口的为 10% 浓度(5 g/L)。术前使用聚维酮碘原液可以点入结膜囊,然后用生理盐水冲洗。需要提醒注意的是,聚维酮碘对结膜和角膜还是有轻微的刺激和毒性,用之前应该先用表面麻醉剂。

（五）剪睫毛

剪睫毛仍然是内眼手术的标准术前准备程序,当然,由于很多患者抱怨睫毛剪除后的不适感,许多医师已经不再剪除术眼的睫毛,如果不剪除睫毛,需要对睫毛根部用聚维酮碘进行彻底消毒,并用手术贴膜完全隔离睑缘和睫毛。

三、麻醉方式的选择

麻醉是白内障手术的重要环节,可以选择的麻醉方式有全身麻醉、球后麻醉、球周麻醉、筋膜下麻醉、前房内麻醉和表面麻醉。表 8-1 中列出了每种局部麻醉方法的优缺点请参考。选择哪种麻醉方式要结合患者的具体情况、医院麻醉科的情况和医师的技术水平来选择。局部麻醉是白内障手术的主流麻醉方法,尤其是表面麻醉已被越来越多的眼科医师采用,具有便捷、术后恢复快、麻醉相关并发症少等优点。对于儿童白内障患者、存在精神疾病的患者及精神过度紧张不能配合手术的患者,应考虑全身麻醉。

表 8-1 白内障手术的局部麻醉方式

麻醉方式	优点	缺点
球后麻醉	麻醉剂用量少;良好的麻醉及眼球止动效果	球后出血;眼球穿通;视神经损伤;一过性黑矇
球周麻醉	安全;满意的麻醉以及眼球止动效果;良好的降眼压效果;麻醉维持时间长	麻醉剂用量大;术后黑矇
筋膜下麻醉	并发症少;麻醉剂用量少;恢复快;不易损及眼球、血管以及视神经	眼睑及眼球未止动;结膜下出血
前房内麻醉	麻醉剂用量少;眼内操作无疼痛感	对麻醉剂质量的要求严格;眼睑及眼球未止动;术中需要患者的密切配合
表面麻醉	术后并发症少;术后视觉功能恢复快	眼睑及眼球未止动;术中需要患者的密切配合

四、手术铺巾与手术贴膜

术前用 5% 或 10% 聚维酮碘对术眼周围上至额部、下至上唇、内要越过鼻中线、外达颞部发迹的范围行三遍皮肤消毒,然后规范的头部包裹,铺手术洞巾(注意核对手术是左眼还是右眼),最后用手术贴膜粘贴在术眼,要求置开睑器后,手术贴膜能完全隔离睑缘和睫毛(图 8-33)。

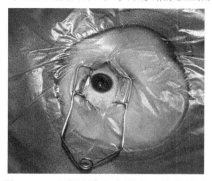

图 8-33 手术贴膜完全隔离睑缘和睫毛

五、白内障手术切口的制作

首先,让我们来认识一下用于制作白内障手术切口的常用手术刀:角膜穿刺刀(角膜刀)(图 8-34),宽度有 1.8、2.2、2.4、2.75、3.0、3.2 等,巩膜隧道刀(月形刀)(图 8-35)和 15°穿刺刀(图 8-36),材质为一次性钢刀及宝石刀。角膜穿刺刀用于主切口制作时穿刺进入前房,使用时注意刀的尺寸与切口大小和手术系统的配套。巩膜隧道刀常用于巩膜隧道切口中隧道的制作以及切口的扩大。15°穿刺刀用于制作侧切口,刀尖朝向瞳孔中央,切口内口约为 1.0 mm。

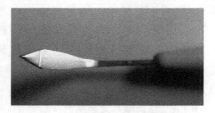

图 8-34　角膜穿刺刀(角膜刀)

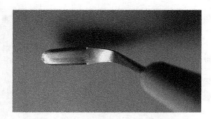

图 8-35　巩膜隧道刀(月形刀)

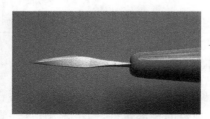

图 8-36　15°穿刺刀

理想的白内障超声乳化手术的切口应该满足以下条件:在手术过程中保持眼内液流稳定;无切口渗漏;不会增加角膜散光;不会造成术后疼痛;不会产生瘢痕导致眩光。

目前的白内障手术主切口一般为自闭式切口,省去了缝合切口的步骤,所以一个完美切口制作是常常关系到手术的成败以及手术后的恢复。自闭式切口的原理:依靠眼内压作用于角膜活瓣使切口发生机械性闭合,眼内压越高,切口的闭合越好。理论上,正方形的切口闭合最好,因此制作的切口应为正方形或者矩形,切口隧道需有一定的长度,内切口应进入透明角膜以形成角膜内活瓣。

根据患者条件和医师的习惯,主切口可以选择巩膜隧道切口、透明角膜切口或角膜缘切口。切口的位置可以选择在术眼的上方、右上方或颞侧水平方向。颞侧水平主切口更适合于睑裂小、眼窝深的患者,可以减轻或消除老年患者可能存在的逆规性散光,缺点是可能会增加眼内炎的机会。

（一）巩膜隧道切口的制作方法

（1）沿角膜缘剪开结膜，分离结膜下组织。

（2）距离角巩缘后 1 mm 处垂直切开 1/2 巩膜厚度。

（3）用隧道刀沿 1/2 巩膜深度向前分离至透明角膜内 1 mm。

（4）再用 3 mm 穿刺刀平行于虹膜表面进入前房，形成一个 3 mm×3 mm 或 3 mm×2 mm 的切口。具体见图 8-37、图 8-38、图 8-39。

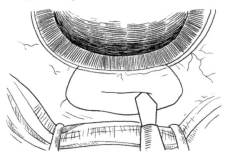

图 8-37　巩膜隧道切口的制作方法(1)

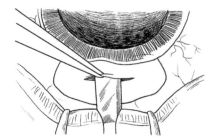

图 8-38　巩膜隧道切口的制作方法(2)

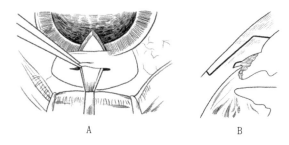

A　　　　　　　　　　　　　B

图 8-39　巩膜隧道切口的制作方法(3)

巩膜隧道切口的优点：切口自闭性最好；操作与热损伤风险较低；远离角膜，术后散光小，而且避免了与 RK、AK 或 LASIK 切口重叠；适合于初学白内障手术者以及复杂白内障病例，方便术中发生意外时可以随时更改术式；切口有结膜瓣覆盖，增强了局部抗感染能力，对全身条件较差的病例以及在卫生条件差的基层医院或大规模防盲手术时可有效减少发生感染或眼内炎的风险。

巩膜隧道切口的缺点：不适用于青光眼术后存在滤过泡的患者；需要 2～3 把不同手术刀制切口，制作时间较长；有出血，影响手术视野的清晰度；制作易受眉弓、眼眶、眼裂等解剖因素的影响；术后可能存在"红眼"情况，引发患者心理不适。

巩膜隧道切口制作注意事项:在隧道内分离至角巩缘时应略微抬起月形刀刀头后再向前分离板层以避免过早进入前房;切口深度要达到 1/2 巩膜厚度,要避免切口过浅,容易造成巩膜瓣薄或穿通、撕裂,影响伤口愈合;也要避免切口过深,易损伤睫状体,引起出血或提前进入前房,出现这种情况时应停止操作,必要时应缝合过深的切口,重新换一个部位做切口。巩膜隧道进入角膜的内切口位置最理想在 Schwalbe 线上及附近,内切口太前会损伤角膜内皮或后弹力层;内切口太后,会损伤 Schlemm 管。

(二)透明角膜切口的制作

(1)用有齿镊在切口对侧固定眼球,防止患者眼球移动,把角膜穿刺刀置于周边透明角膜位置。

(2)沿角膜板层前进,深度约为角膜厚度 1/2,至切口隧道长度达 2 mm 为止。

(3)手抬高,刀尖下压,进入前房,进入时控制力度,避开虹膜及晶状体前囊膜。具体见图 8-40、图 8-41、图 8-42。

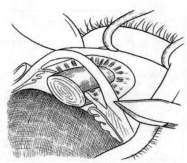

图 8-40　透明角膜切口(1)

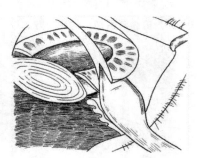

图 8-41　透明角膜切口(2)

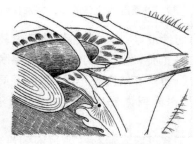

图 8-42　透明角膜切口(3)

透明角膜切口的优点:术中无出血或少量出血,适合接受抗凝治疗的患者;制作容易、省时,

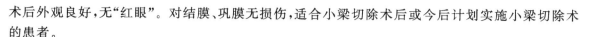

术后外观良好,无"红眼"。对结膜、巩膜无损伤,适合小梁切除术后或今后计划实施小梁切除术的患者。

透明角膜切口的缺点:恢复时间长;可能会造成热损伤,损伤角膜与后弹力层;一旦切口渗漏增加眼内炎风险;患者可能会有术后异物感;术中出现意外不方便扩大切口更换手术方式。透明角膜切口不适合经验不多的医师,特别是硬核白内障需要超声乳化的时间长,会使角膜切口水肿发白,影响手术者视线,增加操作难度,还会造成术毕切口闭合不良,增加感染机会。

透明角膜切口的制作注意事项:制作切口内口时确保可以形成第二个切口平面,角膜刀进入前房时应与虹膜平面平行。

(三)角膜缘切口的制作

制作方法类似透明角膜切口。由于切口起始部位由巩膜组织构成,开始手术时组织可以拉伸,对相邻角膜的损伤小;同时因为角膜缘包含血管组织,切口恢复迅速,术后不适感较轻。

(四)辅助切口(侧切口)的制作

在与主切口成90°夹角的角膜缘,用15°穿刺刀制作1 mm×1 mm的切口。要避免切口过大,否则会导致术中切口渗漏,前房不稳定,甚至虹膜脱出。也要避免切口过小,切口太紧,影响辅助器械的活动。

六、连续环形撕囊

晶状体囊膜在正常情况下各部位厚度不一,前囊膜最厚处距前极3 mm,后囊膜最厚处距后极4 mm。前后极较薄,后极最薄处2 μm,最厚处20 μm。老年白内障患者晶状体囊膜可有不同程度变薄或变性,甚至机化。先天性白内障患者囊膜较厚,韧性较大,过熟期白内障患者囊膜菲薄而脆。

连续环形撕囊(continuous circular capsulorhexis,CCC)是白内障手术成功的关键,成功的CCC可以有效减少术中术后并发症,适当大小的连续性的囊膜撕可以把IOL限制在囊袋中,可以保证IOL长期居中。

连续环形撕囊时首先要使用黏弹剂保持前房充盈并控制眼压,消除来自晶状体和玻璃体的正性压力,才能使撕囊容易完成。

连续环形撕囊一般采用撕囊镊或截囊针来制作。根据力学原理又分为水平撕囊法和剪切撕囊法,撕囊的顺序是逆时针还是顺时针可以根据个人习惯或晶状体情况而定。①水平撕囊法(又称为单平面撕囊法):在前囊膜做三角形或弧形切口,制作一个小囊膜瓣,尽量不要扰动晶状体皮质,然后仅仅平行牵拉前囊膜瓣,同时不断改变方向,保证首尾连续相连,完成圆形的撕囊。②剪切撕囊法(又称为双平面撕囊法):在前囊膜做三角形或弧形切口,制作一个小囊膜瓣,然后将前囊膜瓣翻折,用弧形向心力按预定轨迹撕出圆形的前囊开口,在结尾处要包绕住起始点,保证撕囊的连续性,并尽可能是正圆形(图8-43、图8-44、图8-45)。

CCC的注意事项:撕囊的直径一般为5.0～5.5 mm;撕囊边缘要与植入的IOL光学部略有重叠(0.5 mm);换手重新夹持囊膜瓣时应该靠近囊膜瓣根部;重新夹持囊膜瓣前,应在晶状体中央松开囊膜。

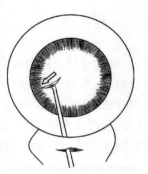

图 8-43　制作前囊膜切口

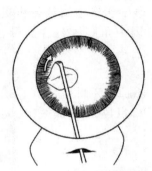

图 8-44　翻折前囊膜瓣

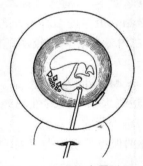

图 8-45　逐渐撕出圆形开口

对于全白白内障也可用台盼蓝或吲哚青绿(indocyanine green,ICG)进行囊膜染色后完成撕囊。对皮质液化膨胀的白内障因囊膜张力较大,撕囊时容易产生放射状裂口,关键技术是注入足量的黏弹剂压平前囊膜,以平衡晶状体内部的压力,在做好囊膜小瓣后也可以吸出液化的皮质以减轻囊膜的张力,然后再继续完成撕囊。

七、水分离

白内障超声乳化手术过程中水分离和水分层统称为水分离技术(图 8-46)。白内障尖峰技术已经可以省略此步骤了,但对大多数初学白内障手术的医师还是应该掌握这项技术。

水分层是将针头置于晶状体皮质与外核层间,借助水流力量使晶状体皮质与外、内核层分离。水分离(图 8-47)是将针头置于晶状体囊膜和皮质之间,借助水流力量将晶状体囊膜与皮质分离。

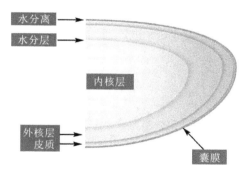

图 8-46 **晶状体结构示意图和水分离、水分层的相关解剖**

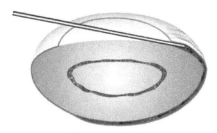

图 8-47 **水分离**

水分离的操作步骤如下。

(1)将冲洗针头置于前囊膜下,并轻轻挑起前囊膜(图 8-48)。

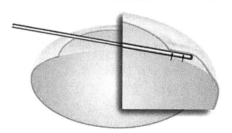

图 8-48 **水分离操作步骤**(1)

(2)缓慢注水,可以看到水波纹在后囊膜与皮质间流动(图 8-49)。

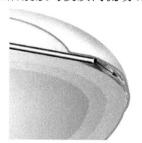

图 8-49 **水分离操作步骤**(2)

(3)向下轻压核,使液体从周边流出。旋转核块,确保水分离充分(图 8-50)。

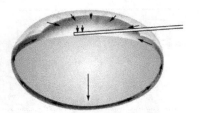

图 8-50　水分离操作步骤(3)

八、皮质的吸除

当超声乳化操作完成后,更换为注吸(I/A)手柄,然后进行皮质的吸除。操作时,保持I/A手柄头上的注吸孔始终保持向上,吸住皮质后拉向中心,并有旋转动作,用足够负压吸除(图 8-51A、图 8-51、图 8-51C)。

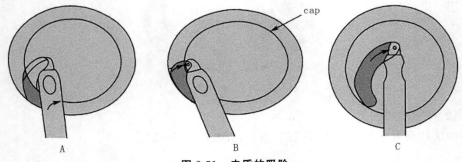

图 8-51　皮质的吸除

12点或主切口下方的皮质吸除可以选择弯头的注吸手柄,如仍不能吸除干净,可在注入人工晶状体后随着人工晶状体的旋转,残留的皮质就会松动,然后在人工晶状体的保护下,安全地将其吸除干净(图 8-52)。如果误吸了囊膜,囊膜会呈放射状皱褶(图 8-53),此时应立即停止操作,然后等待囊膜依靠自身的张力和弹性慢慢松开,或利用脚踏控制的回吐功能来松开囊膜,然后再继续操作,切忌此时紧张牵拉囊膜,会引起后囊膜破裂,并造成玻璃体脱出。

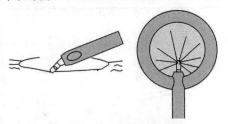

图 8-52　植入人工晶状体后吸除 12 点皮质

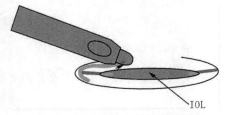

图 8-53　误吸后囊膜的放射状皱褶

九、人工晶状体(IOL)的植入

吸除干净皮质后,前房和晶状体囊袋内重新注入适量的黏弹剂,撑开囊袋的同时并保持前房的适当深度,就可以植入 IOL。折叠 IOL 已是目前 IOL 的主流,一般用配套的 IOL 推助器将 IOL 植入囊袋内,然后用调位钩顺时针适当调整 IOL 的位置,以保证 IOL 位于囊袋内并居中。

十、黏弹剂的吸除

植入 IOL 后,应将眼内的黏弹剂吸除干净,包括前房和 IOL 后房的黏弹剂。黏弹剂残留会引起术后一过性眼压升高,给患者造成不必要的痛苦。

十一、切口的密闭和前房形成

吸除干净黏弹剂后,观察前房的形成情况,一般要对主切口进行密闭操作。方法是用注射器和冲洗针头对切口两侧角膜基质层适当注水,造成轻度水肿,以达到密闭切口的目的。最后从辅助切口向前房内注入适量平衡盐灌注液形成前房,就可以放心结束手术了。

(唐　恺)

第九章 青 光 眼

第一节 原发性开角型青光眼

开角型青光眼的房角大多为宽角，少数为窄角，因眼压升高时房角是开放的，故此命名。这一型青光眼病情进展极为缓慢，且无明显症状，故不易早期发现。个别患者甚至双眼视野已呈管形或一眼已失明方来就医，所以必须对这种眼病提高警惕，以便早期发现，及时治疗。

一、慢性单纯性青光眼

慢性单纯性青光眼常在中年发病，40 岁以上的发病率为 0.4%～0.7%，但也有不少患者发病年龄较早。中华青光眼学组会议初步拟定 30 岁以上者为单纯性青光眼，30 岁以下者为发育性青光眼。单纯性青光眼的发病在性别上无明显差别。本病为遗传性疾病，可能为多因子遗传，有人认为是常染色体显性遗传或常染色体隐性遗传。

(一)病因

单纯性青光眼的眼压升高是由于房水排出通道的病变，使房水排出阻力增加所致。阻力的部位主要在于小梁网。病理检查可见小梁变性、硬化和内皮细胞增生，Schlemm 管和外集液管阻塞。电镜检查发现小梁的基膜增厚并有玻璃样变性，使小梁板变厚达正常人的 2 倍，因而使小梁孔变小。有人认为血管神经和大脑中枢对眼压的调节失调也可使房水排出阻力增加。总之，单纯性青光眼的病因比较复杂，其发病机制目前尚不确切明了。

(二)流行病学

原发性开角型青光眼在一般人群中的发病率，由于所调查的人群、诊断标准和普查方法不同，所报告的差别相当大。多数欧美的报告发病率小于 1%，40 岁以上的发病率为 0.4%～0.7%。我国 13 个省市普查结果，30 岁以上的发病率为 0.57%。欧美国家中原发性开角型青光眼是青光眼中最常见的一种。我国原发性开角型青光眼比原发性闭角型青光眼明显少，开角型青光眼与闭角型青光眼之比为 1：(5～7)。在未治疗的高眼压症中，一般观察 5～10 年开角型青光眼的发生率为 3.2%、6%、11% 及 35% 等，说明高眼压症人群中，易感性是有差别的。

1.年龄

许多调查研究表明，开角型青光眼的发病率随受检人口的年龄增加而升高，绝大多数患者发生在65岁以后。在一个3 000名的一般人口的观察中,开角型青光眼和低压性青光眼在各年龄组的发生率:40~49岁为0.22%,50~59岁为0.1%,60~69岁为0.57%,70~79岁为2.81%,80岁以上为14.29%。但是,开角型青光眼并不只发生在40岁以上者,也可能在20~30岁,甚至10岁发病。一般开角型青光眼较闭角型青光眼发病年龄较早。

2.种族

黑种人较白种人原发性开角型青光眼发病率高,且发病年龄较早,病情较重。由青光眼致盲者中,黑种人较白种人高7~8倍,我国及其他东方人的发病率较低。

3.遗传因素

原发性开角型青光眼是一种具有遗传性和家族性的疾病,其确切遗传方式尚不清楚,最可能的遗传方式是多基因多因子遗传。开角型青光眼患者近亲中青光眼的发病率高,有报告为5%~19%者,另一报告开角型青光眼中50%患者有家族史。

(三)临床表现

1.症状

单纯性青光眼为双眼疾病,发病隐蔽、进展缓慢。早期一般没有任何症状。当病变进展到一定程度时,可有轻度眼胀、视力疲劳和头痛。中心视力一般不受影响,而视野逐渐缩小。晚期当双眼视野缩小呈管状时,则出现行动不便和夜盲等症状。有些晚期病例有虹视或视物模糊,最后视力完全丧失。

2.眼前节检查

在发病早期眼前部可无任何改变,球结膜不充血,前房深度正常。晚期角膜可稍发乌,瞳孔稍开大,对光反应迟缓,虹膜萎缩。至绝对期,球结膜一般仍不充血,少数病例可有轻度前睫状支血管扩张,角膜上皮轻度水肿,知觉减退,晶状体浑浊。

3.眼压

测量眼压是检查青光眼的重要方法之一。眼压正常范围为1.3~2.8 kPa(10~21 mmHg)。正常人的眼压双侧相似或相等,两眼差值不应超过0.7 kPa(5 mmHg)。绝大多数正常人的眼压是在正常值范围以内,不致引起眼组织的损害。当眼压达病理值后,大多数患者容易产生组织损害,应引起警惕。但每个眼球对眼压的耐受程度差别很大,例如正常值范围内的眼压对某些患者可引起视盘损害,而另一些人眼压大于4.0 kPa(30 mmHg),经多年密切观察,视盘和视野均无病理改变。所以必须根据患者所不能耐受及能产生组织和功能损害的压力而确定其病理值。

眼压日曲线:正常眼压在一天之内是有波动的,不能仅凭少数几次测量来确定患者的眼压状况。这种改变情况名为眼压日曲线。测量方法:在24小时内,每4小时测量眼压一次。第一次最好是在起床前测量。如果患者不能耐受,也可在2~3天内于不同时间测量后凑成日曲线,但结果不如在一天内完成者准确。中华青光眼学组暂定的测量时间是上午5、7、10点,下午2、6、10点。眼压日差小于0.7 kPa(5 mmHg)者为正常,大于1.1 kPa(8 mmHg)者为病理性。大多数正常人早晨眼压最高,以后逐渐下降,夜间眼压最低,午夜后又渐升高;也有早晨眼压最低而下午眼压升高者。

早期房水排出系统的障碍是功能性的,临床表现为眼压不稳定,日曲线波动度大。根据日曲线可选择作激发试验和用药的时间。在眼压高峰时,房水排出的阻力最大,眼压最低时,房水排出的阻力不太大或正常。因此在眼压高峰时作激发试验阳性率较高。在眼压升高前用药则有利于控制眼压。单纯性青光眼的眼压波动幅度增大和眼压水平升高,波动幅度增大可能比眼压升高出现更早。

4.房水流畅系数降低

开角型青光眼房水流畅系数(C值)下降,在青光眼的早期C值可有自发性波动,随着时间的推移,最终发展为视野缺损的眼睛,C值下降常出现在明显眼压升高以前。但是单纯的C值测量对诊断的价值不大。由于对青光眼的概念的改变,眼压描记在临床诊断青光眼的作用也发生了变化,如同眼压升高不能诊断为青光眼,只是C值降低也不能作为诊断依据。眼压描记在对青光眼的发病机制和抗青光眼药物作用的了解方面,曾经是极有价值的,但对于临床诊断和治疗青光眼的作用是有争论的,眼压和C值异常只是提醒医师应更密切观察患者。

5.视盘损害

视盘的青光眼性陷凹及萎缩是诊断的可靠根据。多数人认为青光眼陷凹可出现于视野缺损之前,因为病理陷凹的形成是由于支架组织的丢失,而神经纤维尚未受损害。所以应注意视盘的早期改变,及时治疗,以防止视功能发生损害。

(1)生理陷凹:多为横椭圆形或圆形,极少数为垂直椭圆形,多位于视盘中央,也可略偏于一侧;深度一般不超过0.7 mm,大陷凹较深,小的则较浅。在深陷凹的底部可看到筛板,陷凹的颜色常较其周围的盘沿为浅,但陷凹的大小与颜色变淡区域并不一致,陷凹常较颜色淡的区域大,因此应以小血管走行方向的变化来确定陷凹的边界,而不应以颜色改变来判定陷凹的大小。生理陷凹的大小因人而异,小陷凹居多,双眼陷凹的大小一般是对称的。多数人认为陷凹的大小与年龄的增长无关,如陷凹变大应认为是病理性的。测量视盘陷凹大小的方法很多,常用的简便方法是测量陷凹直径和视盘直径之比,即杯盘比值,测量其横径或竖径,简称为杯/盘(横)或杯/盘(竖)。

曾测量2 286位正常人,4 556位青光眼患者的杯盘比值,发现杯/盘(横)≤0.3者占66.86%,≥0.6者为5.83%。杯/盘(竖)≤0.3者占64.01%,≥0.6者为1.13%。双眼杯/盘(横)相差≤0.2占98.33%,>0.2者为1.67%,双眼杯/盘(竖)相差≤0.1者占96.87%,>0.1者为3.13%。陷凹为圆形者占69%,横椭圆形者占29.87%,竖椭圆形者仅占1.13%。因杯/盘≥0.6者为少数,中华青光眼学组将杯盘比值0.6定为青光眼筛选的指标。但该比值受视盘大小的影响,在正常人与青光眼患者中有重叠现象。大凹陷并非均为病理性的,应结合视盘的其他改变进行综合分析。

盘沿是指陷凹边缘至视盘缘之间的环状部分。正常盘沿上下方较鼻侧及颞侧宽,以下方最宽,上方次之,再次为鼻侧,以颞侧为最窄,即ISNT规律(图9-1)。盘沿上无切迹或缺损,呈粉红色。

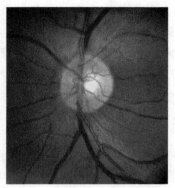

图9-1　正常视盘

盘沿:下方>上方>鼻侧>颞侧(ISNT规律)

利用求积仪或计算机图像分析仪可以定量测量视盘、盘沿、陷凹等参数,对青光眼的早期诊断及监测有参考价值(表9-1)。

表 9-1　正常视盘面积与盘沿面积

作者	眼数	视盘面积(mm²)	盘验面积(mm²)
Bittcn,等	113	2.102±0.50	1.65±0.30
Caprioli,等	52	1.70±0.04	1.09±0.03
Gramer,等	32	2.15±0.32	1.36±0.34
刘磊,等	172	2.40±0.50	1.77±0.32
王敏,等	120	……	2.22±0.35
李景波,等	44	3.18±0.59	2.64±0.45
		3.73±0.57	2.12±0.25
黄丽娜,等	36	……	2.095±0.45

从表9-1可看出,盘沿面积与视盘面积有明确的相关性,表明盘沿面积受视盘大小的影响。另外,以上参数还因所用仪器及检测对象的不同而有差异。故以上数据仅可作为参考,为随访监测,各单位需固定检测仪器并作大数量的正常眼的测量以求出其正常范围。

(2)青光眼性视盘改变:青光眼的主要过程是神经节细胞轴索的丢失。当轴索丢失后盘沿神经组织量减少,导致盘沿和视盘凹陷形态的改变。

1)视盘凹陷扩大:盘沿神经组织丢失可致视盘凹陷扩大。可分为以下几种方式。①局限性扩大:盘沿神经组织的选择性丢失主要发生在视盘的上下极,下极较上极更为常见,并轻度偏向颞侧,因而使凹陷向垂直方向或斜向扩大。凹陷局限性扩大为盘沿出现小的缺损,发生在颞下方,曾被称为极性切迹、局限切迹或小凹样改变。当局限缺损扩大加深时,该部盘沿形成一锐利鼻侧边缘,常靠近一个较大视网膜血管。局限性缺损可扩展达视盘边缘,该区盘沿完全消失,视网膜血管如经此处则呈屈膝状(图9-2)。②同心性扩大:青光眼性凹陷可呈同心性扩大,这种改变方式较局限性扩大少见。由于正常视盘变异很大,凹陷的普遍性、同心性扩大与生理性大凹陷不易区别。青光眼性凹陷的同心性扩大的特点是盘沿呈同心性变窄。虽然盘沿的某些区域可能更窄一些,但没有盘沿某一区域明显变窄的现象(图9-3)。Pederson 和 Anderson 在一纵向研究中发现,视盘凹陷的普遍性扩大是青光眼进行性视盘改变最常见的形式。这种变化发生在视野缺损以前。当看到大凹陷时,应考虑其是否为病理性。生理性大凹陷的盘沿宽度均匀一致,尤其是上下极不应较其他方向狭窄。如 C/D 大于 0.6,而上下盘沿不窄,则可能是生理性的。生理性凹陷多位于视盘中央,而青光眼性者视盘颞侧盘沿常较窄,而呈偏心性。当凹陷越大、越深、越偏向一侧,越应考虑为病理性。生理性大凹陷与遗传有关,检查其直系亲属的凹陷,有助于鉴别先天性与后天性改变。③凹陷加深:在有些病例,早期青光眼性凹陷的改变是凹陷加深,这只发生在病前筛板不暴露者。如圆锥形凹陷,在凹陷底部组织变稀疏,呈半透明薄膜状。继之筛板前的支架组织消失,有薄纱样组织悬挂,薄纱消失后即露出筛板,可见灰色筛孔,称筛板斑征。此后不再加深,而是向底部扩大,使凹陷壁变陡,筛板显露面积逐渐扩大。在大多数病例筛孔呈点状,有些呈条纹状,后者伴有视野缺损者较多(图9-4),血管架空越过加深的凹陷上,以后沉于凹陷底部。④凹陷垂直扩大:早期盘沿组织丢失常发生在视盘的上下极,凹陷垂直扩大较水平方向明显,故青光眼性凹陷呈垂直椭圆形(图9-5)。但是,正常视盘和凹陷常呈竖椭圆形,故竖椭圆形凹陷不能都认为是病理性的,应考虑凹陷形状与视盘形状的关系。根据视盘的形状,当垂直方向的凹陷比预期的大时,应怀疑为青光眼性损害。换言之,C/D垂直明显大于C/D水平时应怀疑为青光眼性改变。⑤双侧凹陷不对称:正常人双侧凹陷对称,如果双侧凹陷不对称,相差0.2或>0.2,应注意视野是否有改变。双眼凹陷的对称性较凹陷的大小更有意义。⑥晚期青光眼视盘改变:盘沿完全消失,凹陷达视盘边缘,所有血管均从视盘边缘屈膝爬出,视盘颜色苍白。此情况也称锅状视盘凹陷,因组织切片横断面上筛板明显后移且视盘边缘呈穿凿状。

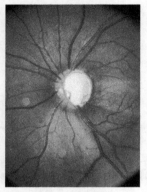

图9-2　凹陷局限性扩大

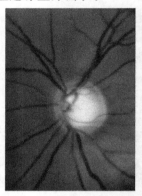

图9-3　凹陷同心圆性扩大

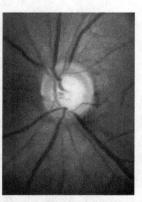

图9-4　筛孔呈点状、条状

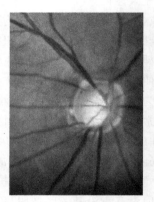

图9-5　凹陷垂直扩大

　　2)盘沿组织丢失:过去着重注意视盘凹陷的变化,但它实际上是反映盘沿组织丢失。盘沿面积测量可定量观察盘沿神经组织丢失情况,以此指标区分早期青光眼及正常眼较C/D有意义,但盘沿面积也受视盘大小的影响。青光眼的最早和最明显的视野缺损是在Bjerrum区和鼻侧周边部,这些区域是由黄斑上下方的弓形神经纤维所支配,这些纤维进入视盘的上下极。所以,典型的青光眼性视盘组织丢失开始于视盘的垂直部分,尤其是偏颞侧和下极。该区发生营养不良性改变,呈半透明状组织变薄,继之消失而形成切迹。如果凹陷呈斜坡状,则组织消失处变深,使该处的凹陷壁变陡。Jonas等对青光眼盘沿丢失的研究发现,青光眼盘沿丢失可发生于视盘的任何部位,并根据青光眼病程的不同阶段而有好发区域。轻度青光眼损伤者,盘沿丢失主要见于视盘颞下方,其次是颞上方;中度进行性青光眼损伤,盘沿丢失在颞上方最明显;在晚期青光眼,盘沿残留一般仅见于视盘鼻侧区,且鼻上区明显大于鼻下区。青光眼盘沿丢失的发生,在各部位有一顺序,一般是先开始于颞下方,然后逐渐出现于颞上方、水平颞侧、鼻下方、最后是鼻上方。

这种改变与筛板的形态学有关,与青光眼性视野缺损的进展相对应。

对于可疑性青光眼应仔细观察盘沿,尤其上下方盘沿。对于盘沿面积的测量,不仅应测量盘沿总面积,且要测量颞下区与颞上区的面积,以利于早发现青光眼性改变。应注意盘沿不是各方向均等的,而是下方最宽,颞侧水平部最窄。如颞下和颞侧水平处宽度相等,就提示有青光眼性视盘改变,对青光眼早期诊断很重要。盘沿变窄的早期颜色尚正常,当病情更进展时,小血管相应也减少,颜色变浅。Schwartz 认为,苍白代表胶质中无血管区。而 Quigley 等的研究表明,苍白不是毛细血管密度下降的结果,而是盘沿神经组织变薄,使组织结构和透明度发生变化。盘沿变薄使毛细血管总量减少,致使从视盘的胶原部分有更直接的反射,使返回光线呈白色。荧光血管造影在视盘苍白区可显示有小血管。对苍白的测量是困难的,因在随访时屈光间质情况明显影响苍白测量的结果。如用视盘照片测量,则照相方法与底片的冲洗均可造成误差。应用测量制图法而衍制出的一些比色计法或光密度法来测量视盘的苍白区,可测量视盘不同点的相对光反射。测量苍白的方法有以下几种:①画出中央苍白区的界限,计算苍白区面积与视盘面积的比率。②在盘沿上选择几点测量其苍白。③苍白的全面分析,记录视盘全部各点的苍白值。

(3)血管改变。①血管形态的改变:当青光眼视盘凹陷扩大时,视盘上的视网膜血管走行和形态可能有改变。首先是血管向鼻侧移位,视网膜血管沿凹陷鼻侧边缘进入眼内,假使凹陷大,血管看起来移向鼻侧。过去认为视网膜血管向鼻侧移位是青光眼的特征,现在认识到凡是大凹陷,不论是生理性或是青光眼性,都可有这种现象。②血管呈屈膝状:有些眼的脉络膜巩膜管的后孔较前孔大,在大凹陷时,凹陷边缘呈穿凿状,视网膜中央血管沿凹陷底部及其壁走行,当达穿凿悬垂的边缘下方时,血管消失,行至边缘表面时又能看见,这种血管屈膝爬行现象是青光眼性视盘凹陷的典型体征,但也可见于先天性大凹陷,并非青光眼所特有(图 9-6)。③环形血管暴露:正常视盘可能有 1~2 根视网膜血管的分枝沿凹陷的颞侧边缘走行,称为环形血管。当凹陷扩大时,此血管离开凹陷边缘而显露在扩大的凹陷内,血管可保持在视网膜水平,悬在凹陷之上,也可随凹陷下沉,位于凹陷底部。凹陷缘环行血管暴露是视神经损害的体征,常见于青光眼,但也可见于视神经萎缩、缺血性视神经病变和大的生理凹陷(图 9-7)。④视网膜中央动脉搏动:当眼压升高到视网膜中央动脉的舒张压,或后者降至眼压水平时,就会出现动脉搏动。但是,主动脉瓣闭锁不全、大动脉瘤、全身血压降低、严重贫血等全身疾病时也可出现。⑤视盘出血:视盘出血呈火焰状或片状,位于视盘表面神经纤维层,有时可扩展到视盘周围视网膜,但主要部位是在视盘上,有时发生在视盘较深部位而呈圆形。据报告,81%的视盘出血位于浅层,19%位于深层。据估计,大约 1/3 青光眼患者在其过程中曾有出血,低压性青光眼较开角型青光眼更为常见。有人分别报告高眼压青光眼患者中发生率为 7%和 9%,低压性青光眼为 20.5%和 21.7%。视盘出血常发生于视盘的上方及下方。Shihab 报告,70%在颞下方,18%位于颞上方,其余 12%位于视盘其他区域。出血持续时间短,但可再次发生,故有时就诊时可见,而再次就诊时已消失或于同一部位或新的区域发生新的出血。有报告,出血持续 2~35 周,92%至少持续 4 周,大多数持续 2 个月。12%~64%的患者有再次出血。视盘出血不是青光眼的可作为诊断的病征,而是一种重要表现。它可能是青光眼性损害的第一个表现,常发生在视网膜神经纤维层缺损、盘沿切迹和视野缺损之前。在正常人群中,视盘出血的发生率很低,据报告为 0.33%~0.50%。如在正常眼压者发现有视盘出血,可能是低压性青光眼的早期。如果眼压偏高,则可能为青光眼。如果已排除其他眼病和全身性疾病,包括使用抗凝剂所致的视盘出血,应考虑视盘出血是青光眼早期损害的一种体征。

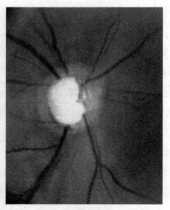

图 9-6 血管屈膝

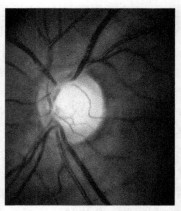

图 9-7 环形血管外露

(4)视盘周围萎缩:青光眼患者视盘周围常有脉络膜和色素上皮萎缩所形成的环形或部分晕轮,又称青光眼晕,但这种萎缩也可见于其他情况。青光眼患者有此晕者比正常人多。由于多出现在发展期青光眼,而且正常人也有这种变化,故对早期诊断的价值不大。Wilensky 和 Kolker 将视盘周围改变分为晕和萎缩,并将之分级。他们发现,在青光眼与非青光眼之间晕的程度是相同的,而青光眼患者萎缩的程度较重。Anderson 提出,青光眼性视盘局限性改变可能与视盘周围萎缩有关,他认为弧形斑可能表明该扇形区解剖薄弱,特别容易发生青光眼性损害。Heijl 发现,视盘周围萎缩的部位与视野缺损明显相关。但是,Airaksinen 等在 9 年的随访中发现,视盘周围萎缩与盘沿面积下降之间仅轻度相关。在低眼压性或高眼压性青光眼有无视盘周围萎缩似乎不影响盘沿面积变化的速度。

视盘周围常有边界清楚的白色或黄白色环,其内界为巩膜管的边缘,外界为色素上皮止端,此区域称为巩膜沿或 Elschnig 环。围绕此均匀一致的生理性巩膜沿,有两种形状不规则、边界清楚程度不等的萎缩。在内侧,萎缩区可见巩膜暴露,有时部分被脉络膜覆盖,而脉络膜毛细血管及视网膜色素上皮层缺失。在内侧区以外,常有一较周边萎缩区,有色素紊乱和脉络膜毛细血管及视网膜色素上皮的部分萎缩。一段时间以来,学者们认为视盘周围视网膜萎缩常伴随有青光眼。在非青光眼的眼睛常可看到视盘周围改变,可能是正常改变或是伴有先天性或者后天性改变。

视盘周围区的萎缩分为两部分,内侧部分称为 β 区,外侧部分称为 α 区。Elschnig 最初描述的窄的白色巩膜环标志着巩膜管的界限。巩膜环是一个生理形态,但在不同的眼睛其显露程度不等。内侧弧形斑(β 区)靠近视盘,检眼镜下可见巩膜和脉络膜血管,是由于视网膜色素上皮及光感受器几乎全部消失。其外侧的半月形弧形斑(α 区),是由于视网膜色素上皮细胞的黑色素含量不均匀所致。常可看到单独有 α 区,并在正常眼是常见的。β 区很少在没有 α 区萎缩情况下出现,而且在正常眼是不常见的(图 9-8)。

Airaksinen 等对视盘周围区提出了临床分类,分为如下四类:①无生理巩膜环,无萎缩区。②显露生理巩膜环(Elschnig 环),但无萎缩区;为围绕视盘的巩膜管的标志;为生理性形态,但显露程度不等。③视网膜色素上皮及脉络膜毛细血管全萎缩(内侧弧形斑或称 β 区);视网膜色素上皮及光感受器完全消失;可见巩膜和脉络膜血管;正常眼不常见。④部分萎缩伴有色素改变(外侧弧形斑或称 α 区);与视网膜色素上皮细胞的黑色素含量相对应;呈现不规则的色素脱失及增生;常在 β 区之外,但也可能单独存在;正常眼常见。

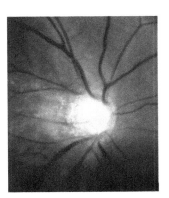

图 9-8 视盘周围萎缩弧内侧为 β 区，外侧为 α 区

(5)视盘的大小：在青光眼的早期诊断中，视盘的大小具有很重要的诊断意义。因为在视盘面积与视杯大小之间具有相关性，正常眼视盘小者常无视杯，大视盘者有很大的视杯。这表明，在青光眼的早期，小视盘眼可被视为正常眼而实际是青光眼性的小视杯，因为小视盘常无视杯或不明显。同样，一个大视盘眼可被视为青光眼，而实际上是正常眼的大视杯，因为大的视盘常有生理性大视杯。但大视盘伴有大视杯并不能都排除青光眼，因为曾有报告大视盘的青光眼易感性较小视盘者大，或至少相同。对大视盘具有大视杯的眼，在检查其早期青光眼性改变时，重要的是观察盘沿的形态，盘沿最窄的部位是否在颞侧水平部，视网膜神经纤维层是否明显可见。对大视盘伴有大视杯的眼除外青光眼性改变十分重要。因为有研究表明，正常眼压性青光眼的视盘较原发性开角型青光眼者明显大。提示大视盘青光眼的早期诊断，其眼压升高并非是一个很敏感的指标。

(6)其他有关问题。①青光眼凹陷的可逆性：一般认为，青光眼性视盘损害和视野缺损是不可逆的，这在绝大多数病例是正确的，尤其是在神经组织已真正丢失时。但有些情况下凹陷可能是可逆的，常见的是小儿患早期青光眼，尤其是一岁以内者，术后眼压得到控制，凹陷可明显缩小。也有报告成年人近期发生的青光眼凹陷，用药物或手术治疗眼压明显下降后，凹陷得以恢复。年老患者可能因为巩膜组织的弹性下降，凹陷不易恢复。②凹陷扩大而不伴视野缺损：视神经的球外部分受压迫后可发生视野缺损，一旦压迫被及时解除，视野可戏剧性地复原。因而压迫可以损伤但并未破坏视神经。青光眼治疗后，视野也可能有轻度恢复，这种恢复绝不会很大。绝大部分青光眼在出现视野缺损以前已有一定数量的神经纤维丢失。当轴索死亡，它们在巩膜管内占据的空间减少，凹陷扩大。Quigley 发现，视神经组织丢失 40％时，用 Goldmann 视野计尚查不出视野缺损。所以，视神经损伤可能已发生并且进展却查不出视野缺损。当视野检查方法得到改进并建立了正常数据以作视野比较分析，才能更早检出视野缺损。目前对于视盘凹陷进行性扩大而不伴视野缺损，应考虑是早期青光眼的指标。③近视眼的青光眼性视盘及视野改变：近视眼的青光眼诊断是一个特殊问题，许多近视眼因青光眼而使视力受到相当损害但未引起医师考虑青光眼的可能性。造成诊断困难的原因如下：筛板与视网膜间的距离比正视眼和远视眼明显短。此距离的平均值正常人约为 0.7 mm，而近视眼者为 0.2～0.5 mm，因此近视眼的完全性青光眼凹陷的深度只是一般青光眼凹陷的二分之一；青光眼性视盘改变的特征常被视盘斜入和视盘周围萎缩所掩盖。因巩膜硬度低，用 Schiotz 眼压计所测眼压如未经矫正则常偏低。再有生理盲点扩大常错误地被认为是由于近视性弧形斑。眼底后极部或周边部的葡萄肿可能产生不规则的屈光不正，而影响视野检查，尤其是在现代视野检查应用低强度的视标时，应戴适当眼镜矫正屈光性暗点。医师应注意发现近视患者中的青光眼，因这种患者中青光眼的发病率较高。④相对性传入性瞳孔反应缺陷（relative afferent pupillary defect，RAPD）：青光眼性视神经萎缩的另一临床体征是可能伴有 RAPD，或称 Marcus-Gunn 瞳孔。它是任何原因所致单侧或不对称性视神经损害的一种瞳孔改变。Kohn 注意到双眼视野不对称的青光眼患者存在 RAPD，即使在双眼不等的眼压升高及视盘凹陷不对称，而动态 Goldmann 视野检查正常的情况下，也可观察到 RAPD。因而他认为，RAPD 是视野缺损之前的青光眼早期体征。Thompsen 报告，视野缺损的范围与 RAPD 呈正相关。

瞳孔对光反射的传入弧与视觉传入纤维由视网膜至视束走行一致，在视交叉，传入纤维部分交叉，部分不交叉，交叉纤维稍多于不交叉纤维，分别为 53% 及 47%。这种不平衡使正常眼的直接对光反射与间接对光反射不相等，从而导致瞳孔不对称，这在一侧视束完全阻断的患者中可以观察到。实际上，由于交叉纤维与不交叉纤维数量不等，造成的瞳孔缩小的幅度差值很小，瞳孔描记测得的差值约为 0.075 mm，临床上可以忽略。因此，当一只眼的瞳孔传入纤维受损导致直接对光反射减弱时，该眼的间接对光反射正常。通过比较该眼的直接对光反射和间接对光反射的差别，就可表示该眼的瞳孔传入纤维受损程度，此即 RAPD。RAPD 是视交叉前瞳孔传入纤维受损的体征。Thompson 利用不同透光率的滤光片置于健眼或相对好眼之前以减弱刺激光强，以滤光片的透光率（对数单位）表示 RAPD 的程度。以光源分别照射患眼（或相对差眼）和健眼（或相对好眼），观察两眼的直接对光反射和间接对光反射达到平衡所需滤光片的透光率大小，透光率越高，RAPD 越轻微，透光率越低，RAPD 越严重。一般认为 RAPD 小于 3 个对数单位无病理意义。

检查在暗室中进行，因暗适应条件下瞳孔开大，当光线刺激视网膜时容易观察瞳孔运动缩小情况。将已知透光率的滤光片置于相对好眼之前，以点光源照射相对好眼，然后迅速照射相对差眼，观察两眼的瞳孔运动情况，选择合适的滤光片使两眼瞳孔运动达到平衡，即直接对光反应与间接对光反应的瞳孔收缩幅度和速度相等。记录该滤光片的透光率（对数单位），即为 RAPD。

6.视网膜神经纤维层缺损（retinal nerve fiber layer defect，RNFL-D）

Hoyt（1973）发现青光眼早期 RNFL 可出现局限性萎缩，这种 RNFL 的退行性改变是细微的，但是可以用检眼镜观察出来，并且可以用眼底照相机拍摄，尤其是用无赤光线可以看得更清楚。Sommer 对高眼压症患者每年做一次 RNFL 照相，在最后发现视野缺损的眼中，每只眼均有持续的 RNFL 异常，平均发生在视野缺损出现前 1.5 年，最早的可以发生在 5 年以前。用 RNFL 照相观察 RNFL 的情况，是区分高眼压症和真正青光眼最早的和比较可靠的方法。

（1）正常 RNFL 眼底所见：正常 RNFL 在视盘周围呈灰白色、稍浑浊、均匀细微的放射状条纹，位于视盘附近者最厚，呈粗糙的互相交织的条纹，可追踪到距视盘 2～3 PD 远处，以后逐渐消失。左眼的 11:00～2:00,4:00～7:00（右眼 10:00～1:00,5:00～8:00）即上下弓形纤维束处最清楚，2:00～4:00（黄斑纤维束）看不清楚，因此处的 RNFL 较薄，但实践后此区也可看清，RNFL 离视盘愈远，愈薄就愈不清楚（图 9-9）。在离视盘 2 PD 远处 RNFL 开始有不同程度的变薄，而且散开呈羽毛状，在亮的 RNFL 反光条纹之间，有加宽的暗带，应注意勿与局限性萎缩暗带相混淆。视网膜血管主干近侧埋于 RNFL 中，使血管中心光反射呈不规则的弥散反光，RNFL 中的小血管模糊可见，呈交叉状阴影。儿童及青年人视网膜光反射较强，为从内界膜来的正常反射，在动静脉旁有平行于血管的宽的强反光，在反光之间可呈现出相对暗的区域，当移动检眼镜的光线时，其形状和位置都有变化；而 RNFL 条纹虽也有移动，但是其形状、走行和部位不变。视网膜色素上皮色素少者，其 RNFL 不易看出。

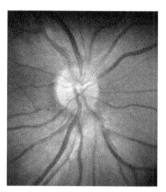

图 9-9 正常视网膜神经纤维层

（2）RNFL 萎缩分两类。①局限性萎缩：在上下弓形纤维束中有暗淡的裂隙或沟，位于距视盘 2 PD 范围以内，常伸展到视盘附近（正常眼 RNFL 分开常在距视盘 1 PD 以外）。弓形裂隙可很窄，但常为多条，使 RNFL 萎缩成耙形，或呈梳发样外观，先是细梳发样，后为稀梳发样。较宽的沟形或弓状、楔形缺损，其色调较附近视网膜稍暗；如楔形很宽，常易被忽略，用立体镜观察，此处变薄。由极早期梳发样改变，进展到缺损，大致需要 4～10 年（图 9-10、图 9-11、图 9-12、图 9-13）。光学显微镜检查，缺损部分 RNFL 明显变薄，严重者可消失。②弥漫性萎缩：RNFL 弥散性变薄，较难确定，尤其是在早期，血管的光反射变得更明显，并使正常情况下被其上面 RNFL 所遮盖的小血管暴露出来。当萎缩更进展时，视网膜表面呈暗斑点颗粒状，视盘周围血管的轮廓清楚，其光反射是连续的，在血柱旁有灰色条纹，在萎缩的晚期小血管收缩消失（图 9-14）。

（3）鉴别：视网膜光反射类似局限性 RNFL 萎缩。颞上下支血管主干附近的弧形反光，是从内界膜来的反光，可能与宽的 RNFL 的弧形缺损相混，但这种反光是亮的，不连续的，非线条形的。与 RNFL 萎缩不同，这种反射趋向于离开神经纤维束的弓形径路，有时融合在一起，两片反光之间的假神经纤维束缺损，有正常的视网膜的条纹及颜色。仔细检查血管有助于区分正常 RNFL 但看不清楚弥漫性萎缩。如果视网膜血管表面有强反光的条纹越过，并部分覆盖血管，则有一定程度的 RNFL 存在。在 RNFL 萎缩，血管壁看得很清楚，在粗糙的视网膜表面，血管轮廓有鲜明对比，血管裸露地位于视网膜表面。如血管上无极亮反光，看不见境界清楚的血管壁，则可能是有 RNFL 而看不清楚。当 RNFL 自视盘向外渐变薄时，可见暗亮相间隔的区域，但是并不达视盘很近处，不达距视盘 1 PD 以内。

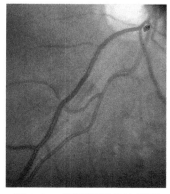

图 9-10 颞下裂隙状缺损图

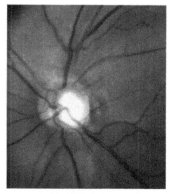

9-11 颞上梳发样改变颞下楔形缺损

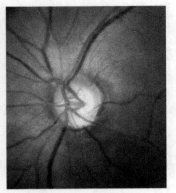

图 9-12　颞下楔形缺损

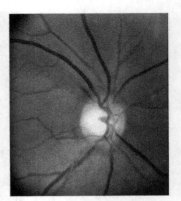

图 9-13　颞上出血窄楔形缺损

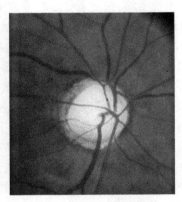

图 9-14　弥漫性萎缩

北京医科大学第一医院眼科曾研究分析 347 只眼 RNFL 的改变,RNFL-D 的敏感性高,在有视野缺损的开角型青光眼中,88.89％有 RNFL-D,123 只正常眼中仅 1 只眼 RNFL 有裂隙样缺损,其特异性为 99.19％。LTG 及可疑 LTG 患者均有 RNFL-D。开角型青光眼对侧视野正常眼中 53.83％、可疑开角型青光眼中 20.55％有 RNFL-D。RNFL-D 的部位与视野缺损的部位是相对应的。

7.视盘和视网膜神经纤维层结构的定量检查

有研究表明,视盘的改变和视神经纤维层的缺损早于视野的损害。当视野出现异常时,已经有20％～40％的视神经受到损害。如果在视野出现异常之前,发现视神经损害,将有助于青光眼的早期诊断。对解剖改变的客观记录最初是通过照相技术完成的,视盘的立体照相,需要医师积累一定的经验,它提供了一种可以更早的,定性和半定量的,而且是不可替代的分析视盘的方法。20 世纪 90 年代,随着共焦技术和激光光束的使用,出现了共焦激光扫描检眼镜:如海德堡视网膜断层扫描仪(Heidelberg retina tomography,HRT)、光学相干断层扫描仪(optical coherence tomography,OCT)、偏振光扫描仪等。激光眼底扫描技术可以提供客观的,而且是三维立体图像的活体视盘的解剖结构。下面主要介绍应用较普遍的海德堡视网膜断层扫描仪(HRT)和光学相干断层扫描仪(OCT)。

(1)海德堡视网膜断层扫描仪(HRT)。

1)基本原理:共焦激光扫描检眼镜的原理主要是基于光学共焦技术(图 9-15)。单束激光通过一个孔投射到后极部视网膜的共焦平面上。激光通过第二个共焦孔反射回来,被光感受器接收。任何在共焦平面之外的信号将被探测孔阻挡。标准的 HRT Ⅱ 软件有 22 个参数。参考平面是最重要的变量之一,它区分了视杯和盘沿。它的位置对大多数的变量均有很大的影响。标准参考平面定义为视盘轮廓线 6 度宽的范围(350°～356°),这一范围与视盘黄斑束相对应。350°～356°处的乳斑束平均厚度为 50 μm,在青光眼的患者中这一区域也保持相对稳定。由于针对每名患者进行个性化设定,避免了人群中生理变异大的问题,能矫正常见的视盘倾斜。

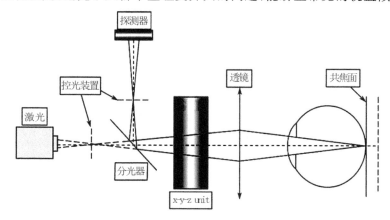

图 9-15　共焦激光扫描系统

不同层面的扫描,只有来自聚焦平面的光才能被探测器接收,获得一系列二维的共焦截面图

2)主要参数:HRT 有 5 个重要参数。高度变异曲线和平均视神经纤维层厚度是两个量化的参数,高度变异曲线的计算是通过轮廓线上最高和最低点的差值来确定,因此是独立于标准参考平面的。平均视网膜纤维层厚度相当于标准参考平面和沿着轮廓线的视网膜高度之间的平均高度差异,因此也称之为相对厚度。另外 3 个重要参数为盘沿面积、盘沿体积和视杯形态测量(cup shape measure,CSM)。盘沿面积是指视盘轮廓线以内,高于参考平面的盘沿组织所占面积。盘沿体积是指视盘轮廓线以内,高于参考平面的盘沿组织所占体积。视杯形态测量是指轮廓线内(视盘)各点深度值频数分布的偏斜度,它反映了杯壁的陡峭程度。浅于平均深度的点数多于深于平均深度的点数时 CSM 为负值;反之为正值。正常应为负值,接近 0 时说明病情加重。

在正常视盘的上极和下极部分,视网膜神经纤维层增厚产生了特异性的双峰曲线。在 HRT的地形图中,双峰曲线的位置和平均视网膜高度(mean retina height,MRH)以及标准参考平面均可以作为量化的评价指标。在当前 HRT Ⅱ 的软件中,MRH 定义为高度的零点(0.0 mm z-轴),用一条水平黑线表示。在正常眼中,轮廓线的最高点通常达到了 MRH,而在青光眼中,非常典型的轮廓线的边界是在 MRH 之下。然而,在视网膜神经纤维层萎缩的病例中,轮廓线会普遍降低,表现出低的参考平面的数值。通过使用将视盘分离的方法检测早期和局限性的缺损,使敏感性有了很大的提高,在 HRT 软件中称作 Moorfields 回归分析。计算视盘的每一个部分及整个视盘的 95.0%、99.0%、99.9% 的可信区间,盘沿面积百分比≥95.0% 时为正常,95.0%～99.0% 为临界值,<99.9% 为异常。但在 Moorfields 回归分析中,屈光度和视盘大小有一定适用范围,屈光度适用于－6～＋6 D,视盘大小适用于 1.0～3.6 mm²。正常人和早期青光眼患者的正态分布存在较大范围重叠,用单一指标不能很好区分,因而又引入了多元判别分析,包括 FSM和 RB 等。FSM 由三种参数组成:视杯形态分析、盘沿体积、沿轮廓线高度变化量。以 0 为分界

线,正值为正常,负值为异常。RB 由两个参数组成:视杯形态分析和颞下轮廓线,也是以 0 为分界线,正值为正常,负值为异常。

3)在随访中的应用:对于青光眼患者的随访 HRT 提供了两种方法。一种是对立体参数的分析,比较两次检查的不同而且可以量化,另一种是对两次检查的数字高度图进行比较。第 1 种方法对于视盘改变的量化评价更有优势,标准化立体参数变化量统一了各个参数的数值尺度。标准化变化量为 0 时,参数没有改变;标准化变化量为 -1 时,参数由正常转变至晚期青光眼。第2种方法对于在图像上定位改变更有帮助,后者无须依靠参考平面和轮廓线,两幅图像的数字局部高度图可以计算出不同。将两幅图像正常化后,两张图像的每一点的高度相互做减法。得到的结果的差异与每一点的标准差进行比较,然后将其显示在一张彩色编码的图像中。红色的图像代表在随访中此区域比基线压低,绿色区域表示比基线高。$P \leqslant 0.05$,差异有意义。至少连续20 个超级像素点区域发生变化,连续随访 2~3 次检查,重复出现变化才有意义。随访间隔建议高危患者 6 个月,一般 1 年左右。可在前 18 个月内增加检查次数,以便监测早期变化。

(2)光学相干断层扫描仪(OCT):OCT 是基于低相干光原理。用一系列短脉冲的低干涉光束照射在一面反光镜上,产生两束光,参考光和测量光。参考光是指在一个已知的可变位置的参考镜面上被反射的光,测量光经过眼的屈光系统折射向视网膜。两个光路中的光线脉冲经过折射或反向散射必须几乎同时到达,才能在光纤耦联器中重新被整合为一束。当参考光和测量光的路径长度接近光的相干长度时产生干涉信号,从而对不同深度组织产生的反向散射强度和延搁时间进行测量(图 9-16)。

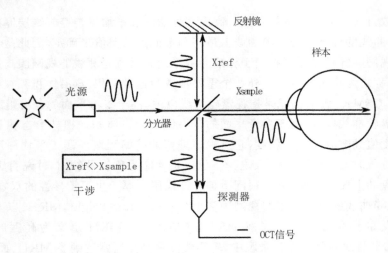

图 9-16　Michelson 干涉计

OCT 以视盘中心点为中心行 6 条 4 mm 放射状线扫描,并自动测量视盘边界,以 RPE/脉络膜毛细血管层和感光器止端为视盘边界。通过对视盘的扫描合成后获得如下参数:①垂直方向盘沿范围的体积。②水平方向盘沿宽度的面积。③视盘面积。④视杯面积。⑤盘沿面积。⑥视杯/视盘面积比。⑦视杯/视盘水平径线比。⑧视杯/视盘垂直径线比。以 3.4 mm 直径对视盘周围的视网膜神经纤维层进行环形扫描。Schuman 等对视网膜神经纤维层厚度进行重复测定,直径分别为 2.9 mm、3.4 mm、4.5 mm,其中以 3.4 mm 直径重复性最好。在通过不同组织界面时会产生不同亮度的光反射强度,不同的光反射强度用伪彩色来标记,视网膜神经纤维层的部位就自动勾画出来,并可计算其厚度。正常视网膜神经纤维层呈双驼峰;弥漫性变薄双驼峰降低不明显,局限性视网膜神经纤维层损害,曲线图中双驼峰消失并下凹。量化参数包括每个钟点、每个象限和整个扇形部分的视网膜神经纤维层的平均厚度。高度近视,严重的屈光间质浑浊,视盘玻璃疣,影响视网膜神经纤维层厚度的测定。

在黄斑区域12~5点的每个钟点,以6 mm直径进行放射状扫描。黄斑厚度图可分为9个区,包括中心圆、内环和外环,每个环又分为四个象限,共9个区。得到的参数包括黄斑部各区的视网膜平均厚度、整个黄斑部的平均厚度(直径6 mm)和黄斑部视网膜容积,分别通过伪彩色和量化参数来表示。

有学者研究视网膜神经纤维层厚度与视盘立体参数的关系,平均视网膜神经纤维层厚度与盘沿面积相关性最强;除鼻侧外,上方、下方、颞侧和平均视网膜神经纤维层厚度,均与视杯面积明显相关。有研究显示黄斑厚度和视网膜神经纤维层厚度均与青光眼有统计学显著相关,然而视网膜神经纤维层厚度比黄斑厚度更具相关性。Medeiros等报道OCT测量下方视网膜神经纤维层厚度最早出现明显变薄。对OCT检测视网膜神经纤维层厚度与视野损害的相关性研究表明,在常规自动视野检查正常,而蓝黄视野检查异常的患者,OCT检查发现视网膜神经纤维层厚度在颞上和颞下方明显变薄。说明OCT检测视网膜神经纤维层厚度与蓝黄视野检查有很好的相关性,比常规自动视野检查能更早发现青光眼性改变。目前OCT随访所需要的分析软件还不够完善。

8.视野检查

视野检查有动态视野法和静态视野法。动态视野以Goldmann视野计和光投射弧型视野计为代表。静态视野以全自动视野计为代表,目前使用最普遍的全自动视野计以Humphery(美国)和Octopus(瑞士)为代表。动态视野检查是指同一强度的光标从周边向中心移动,看见光标时做出反应,将刚看见的这一临界状态的点连接起来,形成一等视线;视野的范围即由不同大小、亮度的光标形成的若干等视线构成。静态视野检查指在一定的视角范围内固定分布静止不动的点,以不同亮度的阈值来表示该区域内的视觉质量。常用全自动视野计来实现静态视野检查,结果以灰度图和数字图来取代等视线。下面重点介绍以Humphery和Octopus为代表的全自动视野计。

(1)Humphery自动视野计。

1)常用策略:有学者提出大多数病例最好的选择就是运用Ⅲ号白色视标的30-2或24-2 SITA标准阈值程序或SITA快速阈值检测程序。30-2程序能检测固视点周围30°范围内,76个位点的敏感度,常被称作中心视野。24-2程序包括了30-2程序中最中心的54个检测位点。国外研究大多数将24-2程序作为标准检测程序,实践发现这样损失的诊断信息很少,却节约了检测时间。30-2程序可检测更多位点,以判断疾病的进展,在已有视野丢失的随访中更为有用。进展期青光眼也可用10-2程序进行仅存的黄斑区中心视岛的检测。视野的追踪观察一般应选择相同SITA程序(标准程序或者快速程序)进行追踪,才能进行比较。有研究发现蓝-黄短波视野检查(short wavelength automated perimetry,SWAP),比标准视野检查能更早地发现视野改变;蓝-黄视野(SWAP)是将Ⅴ号蓝色视标投射在黄色背景上,它通过激活短波视路来发现早期视野改变。

2)单视野分析:单视野分析是一种重要的打印格式,包括患者的一般资料,检测参数,可靠性参数和检查结果。其中检查结果又包括:原始数值图和灰度图,总体偏差数值图和概率图,模式偏差数值图和概率图,青光眼半视野检测,视野指数(平均变异、模型标准变异)。

3)可靠性参数。①假阳性率:表示患者即使未看见视标仍然应答。在 SITA 策略时假阳性率表示为患者应答的函数,代表患者在不该出现应答时却有应答。如果假阳性率超过 33%,说明检查结果不可靠。欣快感患者常显示出假阳性率高,在青光眼半视野检测中显示"异常高敏感度",灰度图中出现白色区域,意味着难以解释的高阈值。如果模式偏差图的视野缺损比总体偏差概率图的大,可能是因结果中存在假阳性。②假阴性率:指的是一个显而易见的视标出现时,患者没有应答。假阴性视标仅呈现在敏感度已经测出及高于敏感度 9 dB(8 倍)的检测位点上。假阴性率超过 33%结果不可靠。

能否盯住固视点是由固视丢失率和固视追踪记录来监测。固视丢失率是自动视野计的盲点检测,视标周期性地出现在盲点区,如果应答次数超过 20%,结果不可靠。

4)结果分析。①数值图和灰度图:在结果的最上方分别为数值图和灰度图。数值图是将所检测的每个位点的实际敏感度,以 dB 值在相应位置表示出来。灰度图是将检测的每个位点敏感度的 dB 值以不同的灰阶来表示。dB 值越小,表明该区敏感度越低,灰度也越大。灰度图给人以直观印象,但应以概率图为准,概率图能更准确地反映被检测者的视野缺损。②总体偏差概率图和模式偏差概率图:总体偏差概率图是指所有检测位点的敏感度,和同一年龄的正常值进行比较后产生的总体偏差图。模式偏差概率图是指每个位点的实际敏感度与期望值之间的差值,是对视野中央和周边敏感度的生理性衰减进行校正所得到的。去除了白内障和小瞳孔等造成的普遍敏感度下降,这之后仍存在的敏感度丢失,从而强调了局部视野缺损。概率图比灰度图更能反映早期视野缺损,模式偏差概率图最有实际意义,P 值小于 5%、2%、1%和0.5%分别用不同符号标记出来。

5)青光眼半视野检测(Glaucoma Hemifield Test,GHT)(图 9-17):在中心 30°区域以水平子午线横坐标,将上下视野划分为 5 个相同区域,然后进行对比(图 9-18)。有学者总结的四句口诀便于记忆 5 个区域的位点:"中心 3 点偏鼻侧,旁心 4 点两半分,鼻上 5 点分三二,正上十点不均匀"。GHT 反映青光眼早期改变是根据一侧与其镜像分区对应点敏感度的差异所达到的概率水平。①正常界限外:上半视野中一个或多个分区敏感度显著不同于下半视野对应区,$P<0.01$ 时。②临界:一个分区差异,$0.01<P<0.03$ 时。③正常范围内:上、下半视野对应区域没有显著性差异。反映两种情况:真实正常;灵敏度对称性降低。④异常可靠性:最佳检测点敏感度低于或高于仅 0.5%正常人群水平时,为"普遍敏感度下降"或"异常高敏感度"。

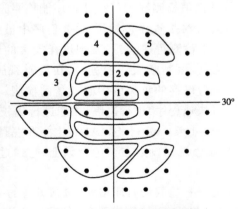

图 9-17　青光眼半视野检测

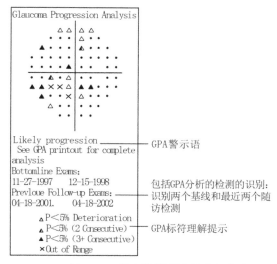

图 9-18　青光眼视野进展分析程序

6）视野指数：早期有四个指数，最近保留两个最有用的指数。①平均缺损（mean deviation，MD）是指整个视野比正常平均偏离多少，是总体偏差图中显示的偏差分贝值的加权平均值。②模式标准差（pattern standard deviation，PSD）是指由局部视野缺损引起视野的不规则程度。PSD 是排除了普遍降低后敏感度的差值，显示局部缺损，因此是早期诊断的一个指标；而 MD 是反映整体敏感度降低的均值，不宜用于早期诊断，可用于分级和随访观察。P 值显示于所有 MD 值及明显在正常范围之外的 PSD 值之后。③随访分析：随访系列图将结果打印在一张纸上，进行总体观察。只要选择相同 SITA 程序（标准程序或者快速程序）进行追踪，即使使用不同阈值策略，如 30-2 和 24-2，结果就可用同一种分析。

7）青光眼变化概率图（glaucoma change probability，GCP）：青光眼变化概率图需要最初的两次检查作为基线，如果患者最初的结果不可靠，就要以可信的结果作为基线，因为一旦建立基线，以后的随访和治疗策略都要以基线为标准。在 GCP 中，分别有 $P < 0.05$ 的改善位点和 $P < 0.05$ 的恶化位点。当一个视野发生进展时，应有多个、可重复的恶化位点被检测出。青光眼变化概率图中还有一项平均缺损的线性回归分析：MD 的线性回归分析需要至少 5 次以上，运用同一检测方法的结果。MD 的线性回归分析是指相对于时间 MD 的斜率在 $P < 0.05$、$P < 0.01$水平上是否有意义。

8）青光眼视野进展分析程序（glaucoma progression analysis，GPA）：GPA 是一种新型的青光眼视野进展分析软件，采用了 EMGT Study 的青光眼进展标准作为判断标准，和多中心的结果作为数据库进行分析。在分析中采用 SITA 程序和模式偏差概率图，去除了白内障等因素对结果的影响，并能自动排除可信度差的结果。应用该软件需要两次可靠的检查作为基线，随访检查时软件自动查找有显著改变的点（发生可能性 $P < 0.05$），并加以标记。结果中提示是否有进展：2 次以上、有 2 点以上有显著改变为"possible progression"；3 次以上、3 点以上有显著改变为"likely progression"。

（2）Octopus 自动视野计：Octopus 自动视野计也是一种常用的视野计，是市场上出现的第一台全自动静态视野计。它与 Humphery 自动视野计有一些类似之处，下面我们仅就检查结果中的不同之处做一简单介绍。Octopus 自动视野计的检查结果包括一般状况、灰度图、阈值数字图、对比图、概率图、Bebie 曲线和视野指数。检查结果的可信性指标超出以下范围认为不可靠：假阳性＞30％，假阴性＞30％，固视丧失＞20％。

1)灰度图与阈值数字图分别相当于 Humphery 自动视野计的灰度图和数值图。灰度图来源于阈值数字图的原始数据，但不能根据阈值数字图进行判断。

2)对比图和矫正对比图：对比图是将检查结果与同年龄组的正常值相比较后所得差值，当差值≤4 dB 时，以"＋"表示，＞4 dB 时，则标出具体差值，差值越大，缺损越深。矫正对比图是减去弥漫性缺损后的对比图，检查有无局限性缺损。

3)概率图包括概率图和矫正概率图，与 Humphery 自动视野计总体偏差概率图和模式偏差概率图类似。

4)累积缺损曲线(Bebie 曲线)：将 G 2 程序中的 59 个点按缺损值的大小顺序排列而成的曲线。图中标记了正常值上下曲线和 90％的正常人的正常值曲线。如有视野缺损，曲线下移并以红色显示。

5)视野指数：包括平均光敏感度(mean sensitivity，MS)、平均缺损度(mean defect，MD)、缺损变异度(loss variance，LV)、矫正缺损变异度(corrected loss variance，CLV)、短期波动(short-term fluctuation，SF)等。MS 是指各个位点光敏感度的算术平均值，反映了视网膜的平均光敏感性。Octopus 的 MD 与 Humphery 自动视野计并不完全相同，在 Octopus 平均缺损度是指受检眼与同年龄组正常人光敏感度的平均差值，其值越高，表明缺损越大，正常为－2～2 dB；Humphery 自动视野计中平均缺损，是总体偏差图中显示的偏差分贝值的加权平均值，其负数值越大，表明缺损越重。LV 和 CLV 减去了 MD 值，因此是 Octopus 的局限性缺损指标。正常值 LV 为 0～6 dB，CLV 为 0～4 dB。MS 和 MD 是 Octopus 弥漫性视野缺损的指标，LV 和 CLV 是局限性视野缺损的指标(表 9-2)。

表 9-2　MD 和 LV(CLV)

MD	LV(CLV)	意　义
正常	增高	局限性视野缺损
增高	正常	弥漫性视野缺损
增高	增高	弥漫性＋局限性视野缺损

(3)AccuMap 多焦客观视野检查仪：目前，自动视野检查是视野检查的金标准，然而自动视野检查是一种主观检查，在很大程度上依赖患者的理解和配合。AccuMap 多焦客观视野检查仪是一种多焦点、多轨道视觉诱发电位检查系统。与大多数视觉电生理检查不同，AccuMap 使电生理检查成为可以临床应用的常规检查手段，并在一定程度减少了个体差异。

AccuMap 基本原理是视觉刺激产生的电信号传输到枕叶皮质后，被固定于枕骨的高敏电极捕获而形成的电生理反应。因此，它是一种客观检查，而不依赖于患者对视觉刺激的反应能力。虽然原理复杂，但应用简便，适用于青光眼、pre-perimetric 青光眼以及主观视野检查可信度低的患者等。

AccuMap 是一种新型的客观视野检查仪，有研究报道与 Humphery 自动视野计检查结果比较，有较高的一致性。AccuMap 提供了一种检查青光眼视野缺损的客观、有效的方法，避免了一般主观视野检查方法由于需要患者的配合而产生的误差，尤其是在老年青光眼患者配合较差的情况下，可以获得更可靠的结果，从而作为一种有益的补充手段。

(4)视野缺损的特征性改变:慢性眼压升高所致视盘损害为视网膜神经纤维束的病变,所造成的视野缺损有其特征性改变。①旁中心暗点:常在中心视野 5°～30°范围内有 1 个或几个比较性或绝对性旁中心暗点。有时在绝对性暗点周围有比较性暗点,其典型分布区域是在 Bjerrum 区,鼻侧分布范围较宽,颞侧范围较窄。有的靠近中心注视点,有的远离中心点 20°～30°,暗点的宽度为 2°～10°,在鼻侧以水平线为界。在早期旁中心暗点不与生理盲点相连,当病情进展,几个旁中心暗点可以融合或与生理盲点相连,形成典型的弓形暗点。②弓形暗点:这是典型的神经纤维束型视野缺损。由于视盘的一束神经纤维受侵,暗点从生理盲点开始,围绕注视点 10°～20°内呈弓形达鼻侧水平线上。鼻侧较颞侧宽,与视网膜颞侧弓形神经纤维束的排列相对应。弓形暗点可为比较性或绝对性,一般不是从生理盲点开始,当其延伸至生理盲点时,在该处的暗点也不是最致密的。③鼻侧阶梯:为视网膜神经纤维束损害的特征性改变,表现为一条或多条等视线在鼻侧水平子午线处上下错位,形成鼻侧水平子午线处的阶梯状视野缺损。由于神经纤维受损害程度不同,不一定每个等视线均查出鼻侧阶梯。可仅累及周边等视线或中心等视线,也可能从中心到周边多条等视线受累。鼻侧阶梯常合并旁中心暗点或弓形暗点。当中心视野不能确切分析时,周边部鼻侧阶梯有一定诊断意义。

非典型的青光眼性视野改变。①扇形视野缺损:青光眼早期可单独出现颞侧或鼻侧周边视野压陷或缺损,一般呈扇形,尖端向中心部,边界不沿水平线。这种视野改变属神经纤维束缺损,因为 Bjerrum 区的神经纤维束最容易受高眼压的影响,因而被认为是青光眼性改变。有研究认为颞侧扇形压陷是早期青光眼的表现,但仅有鼻侧扇形压陷,对青光眼的诊断意义不大。②周边性视野收缩:虽然在青光眼的视野改变中常见,但是,屈光间质不清、瞳孔缩小或年龄因素等均可使周边视野缩小,因而对青光眼没有诊断价值。但是如果单眼高眼压伴有周边视野收缩,可能为青光眼早期改变。如果视野收缩进展,应进一步检查。

非青光眼性视野缺损:随着视野检查技术的改进及视觉生理的发展,以前认为是早期青光眼视野缺损的盲点外露、翼状暗点(Seidel 征)和生理盲点延长,现在都不认为是早期青光眼的体征。因为生理盲点颞侧的视网膜的敏感度呈斜坡状,该处等视线的位置不肯定,容易造成人为的盲点外露。瞳孔缩小,晶状体改变及年龄大者均容易出现生理盲点外露。

进展期改变:随着病情进展,视野缺损加重,上下方弓形纤维受损则形成双弓形暗点,围绕中心注视点,一端与生理盲点相连,鼻侧止于水平线上。多数上下弓形不对称,在水平线上相遇,形成两个阶梯,下方者常靠近中心注视点。新的神经纤维损害容易发生在接近原来损害的部位,使暗点加宽。向中心侧进展较慢,向周边侧进展较快,特别是在鼻上象限,最后在此处突破与周边缺损相连,形成鼻上视野缺损。随着病情进展,缺损可扩展到鼻下方形成全鼻侧视野缺损。以后从周边部各方向逐渐向中心收缩。

晚期改变:从中期到晚期没有明显界限,晚期视野大部分丧失,仅残存 5°～10°中心小岛,即管状视野。还可能保留 1.0 的中心视力,而视野缺损已达注视点附近。残留的小视野常呈横椭圆形,鼻侧有水平阶梯。这种小视野可保持相当长的时间,缺损常由鼻侧向中心注视点进展,当注视点受侵犯则视力可突然丧失。有些病例在有管状视野的同时,颞侧周边部尚存有小的视力区,称为颞侧视岛。当中心视野消失后,最后仅保留颞侧视岛,仅仅残存微弱的视力,可以维持很长时间,最后视力完全丧失。青光眼的颜色视野和白色视野的收缩是平行进展的,当视野已很小时,颜色视野常存在。而原发性视神经萎缩者,其颜色视野很早即消失。

9.心理物理学检查

过去认为,原发性开角型青光眼先侵犯周边和旁中心的视功能。直到晚期中心视功能才受侵,这是基于仅用 Snellen 视力表来测定中心视力。这种方法只测定眼在接近最大对比度下的分辨力,而忽略了对日常视功能很重要的其他参数,如色觉、察觉低对比度物体的能力等。

(1)色觉:青光眼可有色觉障碍。绝大多数研究认为在青光眼,蓝-黄色觉比红-绿色觉受侵犯较常见而且更严重。一般而言,色觉障碍与视野缺损程度相关。但是,偶尔也有视野缺损已达进展期而色觉仍正常。色觉障碍常发生于青光眼的极早期,有时在视野改变出现以前。

(2)对比敏感度:对比是两个可见区域平均照度的差别。对比敏感度是测量能够察觉两个区域照度差别的能力。假使这两个区域在空间彼此相连,察觉照度差别的能力为空间对比敏感度。如可见区域在时间上顺序出现,这种察觉照度差别的能力称为时间对比敏感度。对比阈值是能区别出间隔排列的条栅而不看成为均匀的灰色(对于空间对比试验)或使顺序出现的光呈闪烁光而不是稳定的光线(对于时间对比试验)的最小照度差。对比敏感度值是最亮和最暗条栅的照度的差值除以两者之和。频率是每度视角的条栅数或者每秒钟内的闪烁数。屈光不正、年龄、暗适应和瞳孔大小等可影响对比敏感度。①青光眼的空间对比敏感度:Campbell 和 Green 最早注意到青光眼患者的空间对比敏感度下降,因所用方法复杂,只限于实验室研究。②青光眼的时间对比敏感度:早在 1947 年 Campbell 和 Ritter 曾表明在青光眼的旁中心视野有弥漫性闪烁敏感度下降。其后被其他作者所证实。这些研究发现,青光眼患者在 30°视野以内有闪烁融合功能改变,发生在平面视野检查出现异常以前,但是所研究的患者数量少而且闪烁融合的参数也不确切。

(3)黄斑光敏度:Herman 等用 Octopus 静态视野计测量中央 8°视野内 58 个点,绘出了黄斑区光敏度的详图,在少数青光眼患者,表现光敏度阈值下降。

心理物理学检查已从实验室进入临床应用。这些试验在青光眼诊断和处理中的地位尚未确定。但是,与一些组织病理研究结合起来,心理物理学检查已显著地增加了我们对青光眼是如何影响了视功能的理解。

10.电生理检查

(1)视觉诱发电位(VEP)检测:高眼压症和青光眼患者是否有视神经损害,及视神经损害的程度和范围,许多研究表明这种方法是可行而且敏感的,对细微损伤也可检测出来。对 VEP 波形的分析是根据客观数据,可避免检查者主观判断可能引起的误差。但这种检测方法目前仍处于探索阶段,尚不能单独应用于青光眼的早期诊断。

(2)图像视网膜电图(pattern electroretinogram,PERG):它是应用清晰成像于视网膜的黑白翻转的棋盘格刺激视网膜时,从角膜面记录到的电位反应。目前普遍认为它能反映视网膜第三神经元的功能。病变累及视网膜节细胞,PERG 表现异常。早期开角型青光眼可由于神经节细胞损害的程度,PERG 表现为正常或轻度异常。研究表明,PERG 的波幅与视野改变和视盘杯盘比值相关,其波幅随视野缺损的增大而降低。在青光眼早期,杯盘比值小时,PVEP 正常,而PERG 出现异常,表明在青光眼时 PFRG 较 PVEP 更易受损害。

11.荧光血管造影

原发性开角型青光眼患者眼部荧光血管造影显示视盘普遍性弱荧光。在视盘的上下极近边缘处可有局限性绝对性充盈缺损,常与视野缺损的部位和严重程度相一致。高眼压症患者的充盈缺损区较正常人多。青光眼患者在视盘的局限部位先发生视神经灌注减少,在血管荧光造影表现为相对荧光充盈缺损,然后发展为局限部位的绝对性充盈缺损,伴有相应的视野缺损。有些正常人也有充盈缺损,故不能作为鉴别诊断的依据。在高眼压症患者,荧光血管造影充盈缺损的预后价值尚不能肯定。

12.全身因素和开角型青光眼

在探索青光眼的发病机制研究中,曾有人设想开角型青光眼不只是眼局部疾病,可能与下述一些全身情况有关。

(1)皮质激素反应。

(2)血浆皮质激素抑制试验:目的是借口服地塞米松后血浆中皮质激素被抑制的程度来确定患者对此药是否敏感,以期将青光眼患者与正常人分开。在口服地塞米松 0.75 mg(也有用 0.25 mg者)9 小时后,开角型青光眼患者的血浆皮质醇受抑制的程度比正常人更明显。Becker 发现血浆皮质醇抑制试验与局部激素试验的结果是一致的。本试验用时短,不需要患者的配合,所以有些学者试图用此试验代替局部激素试验。

(3)苯硫脲(phenylthiocarbamide,PTC)味觉试验:苯硫脲有苦涩味,能尝出其苦味者称 PTC 尝味者,尝不出苦味者称为味盲。这是由基因决定的,味盲者是纯合子隐性状态,在正常人中占 30%,在开角型青光眼患者中却占 51%,两者间有明显差异。激素高反应者中味盲占 51%,与开角型青光眼相似,而激素低度反应或无反应者味盲仅占 25%,与正常人相似。闭角型青光眼患者中的味盲较正常人和开角型青光眼者少。

(4)淋巴细胞转化的抑制:淋巴细胞转化试验是测定人体细胞免疫功能的一种方法。从末梢血标本中分离的正常淋巴细胞,经植物血凝素的作用,可转化为淋巴母细胞并进行核分裂。这种转化的程度可用同位素方法测量,也可用显微镜来计算淋巴细胞的转化率。皮质类固醇可抑制这种转化。青光眼患者只用正常人所需用的泼尼松的半量即可使淋巴细胞转化有 50% 被抑制。局部皮质激素试验高度反应者所需的激素量与青光眼者相似。

(5)HLA 抗原:许多文献报告特殊的组织相容性抗原和某种疾病之间有一定的关系。HLA-B12 和 HLA-B7 抗原和原发性开角型青光眼之间是有关系的。有的研究报告 88% 的青光眼患者有 HLA-B12 或 HLA-B7 抗原,而在正常人口中仅 30% 有这些抗原。另有些初步研究,报道有特殊 HLA 抗原的高眼压患者,比没有这两种抗原者更容易发生视野缺损。

(6)糖尿病:糖尿病患者的青光眼发病率为 12.6%,比正常人口的发病率明显增高。Becker 发现在糖尿病患者中,不并发增殖性视网膜炎者发生高眼压的较多;不合并视网膜病变者的皮质类固醇试验呈高度反应者比非糖尿病者也多;所以他认为青光眼和糖尿病有一定的关系。此外,开角型青光眼患者的糖耐量试验的阳性率比非青光眼者高。在局部应用皮质激素使眼压升高 5.3 kPa(40 mmHg)和产生可逆性视野缺损者中,糖尿病较非糖尿病患者多。

(四)治疗

原发性开角型青光眼治疗的目的是控制疾病的发展,或尽可能延缓其进展,使患者在存活期间能保持好的视力,大多数病例可通过降低眼压达到此目的。因为患者的视神经对压力的耐受力不同,因而不可能规定一种眼压水平可保持病情稳定,有的患者眼压在 2.0 kPa(15 mmHg)而损害仍在进展,而另一些患者眼压达 4.0 kPa(30 mmHg)尚可耐受相当长时间而不出现损害。一般认为,眼压越高,可能发生进行性损害的危险越大。视神经或视野的损害进展则应加强治疗而进一步降低眼压。另外,所选用治疗应尽量减少给患者造成不便和并发症,以便患者能遵嘱用药。

1.何时开始治疗

当眼压升高足以导致最后失明时均应开始治疗。不能对所有患者均选一定的眼压水平使其病情不进展,而是根据具体患者情况决定。主要考虑其眼压高度、视盘和视野状况,其他危险因素等,如年龄、近视、青光眼家族史,全身情况,如高血压、糖尿病、心血管疾病等。眼压低于4.0 kPa(30 mmHg)而无视盘损害及视野缺损或其他危险因素时,可密切观察不予治疗,但应随访观察。眼压高于4.0 kPa(30 mmHg)应开始治疗。如有视神经损害,尤其是当眼压升高、损害进展时则应治疗。如眼压升高并有视盘损害和视野缺损,则明确需要治疗。

2.靶眼压

靶眼压或称目标眼压,是指达到该眼压后,青光眼的病情将不继续进展。靶眼压可根据视神经损害情况及危险因素制定。对靶眼压不能确实知道,只是推测。在达到靶眼压后还要根据视神经及视野的进一步变化及病史中其他因素不断地调整改变靶眼压。临床工作中医师常注意稳定眼压而忽略一过性峰值眼压,而这种一过性高眼压可损害视网膜神经节细胞。房水排出易度可对抗峰值眼压。增加房水排出的药物优于减少房水生成的药物。应设法达到靶眼压并注意该药物的作用机制。增加房水排出易度者更具有保护性。

眼压控制的参考指标:作为一般规律,视神经损害和视野缺损愈严重,为避免视功能进一步丢失,应将眼压降得愈低。当视盘和视野已严重受损,尤其是注视区受到威胁时,需用强有力的治疗使眼压降得很低。可对每一患者制定理想的、可接受的及边缘的眼压水平。如果所制定的眼压水平正确,而且眼压可降至理想或可接受的水平,则将可能避免青光眼性损害进展。例如,视盘正常,未查出视野缺损,则理想的眼压为2.8 kPa(21 mmHg)以下,可接受眼压为3.5 kPa(26 mmHg)左右,4.0 kPa(30 mmHg)为边缘眼压,后者常需开始或增加治疗。当一个患者的视盘完全凹陷苍白,视野缺损侵及注视区,理想眼压为1.1 kPa(8 mmHg),在此眼压水平,视功能进一步丢失的危险性很小;可接受的眼压可能是1.6 kPa(12 mmHg),损害进展的危险也很低;边缘眼压为2.0 kPa(15 mmHg),损害加重的危险将明显升高,需加强治疗甚至需要手术。这样规定的眼压水平是根据临床经验定的,目前尚无方法确定多高的眼压对某一具体视神经可阻止其损害的发生或进展。

如果用药物治疗可容易地达到理想眼压,且仅有极少不良反应,则治疗是满意的。常是只达到可接受的眼压水平,而要追求理想眼压常会发生很多不良反应。确定理想眼压也可参考治疗前后眼压状况,如眼压在5.3 kPa(40 mmHg)发生了中等度视神经损害,则将眼压降低至2.7 kPa(20 mmHg)的低值是可接受的。如果在治疗前眼压为2.7 kPa(20 mmHg)发生了类似的视神经损害,则眼压降至1.3 kPa(10 mmHg)才可能是恰当的。如果患者的预期寿命不长,而且青光眼性视神经损害在其有生之年不会有明显进展,则可不必开始或加强其治疗。假使有另外的危险因素或以前的损害在较低眼压情况下发生,则最理想的眼压应向下调。

3.药物治疗

可供选择的药物有以下几种。

(1)β受体阻滞剂:这类药物疗效好,不影响瞳孔大小及调节机能,作用时间长,明显降压作用可维持24小时,每天只需滴1~2次,降压机制为减少房水生成。可选用0.25%~0.50%的噻吗洛尔(噻吗心安),1%~2%美开朗,0.25%倍他洛尔(倍他心安),0.5%左布诺洛尔(贝他根)。①非选择性β受体阻滞剂可阻断β_1受体(使心率减慢)及β_2受体(可引起支气管平滑肌收缩),所以对有心动过缓、心脏传导阻滞或支气管哮喘及呼吸道阻塞性疾病者不宜用。噻吗洛尔(噻吗

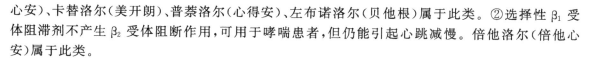

心安)、卡替洛尔(美开朗)、普萘洛尔(心得安)、左布诺洛尔(贝他根)属于此类。②选择性 β_1 受体阻滞剂不产生 β_2 受体阻断作用,可用于哮喘患者,但仍能引起心跳减慢。倍他洛尔(倍他心安)属于此类。

(2)前列腺素类药物:为新一类抗青光眼药物,为青光眼药物治疗的又一重大进展。具有显著的降低眼压作用,可持续至少 24 小时,故每天只需用 1 次。降低眼压机制是增加巩膜-葡萄膜外流,而不影响房水生成,对眼前节组织营养有益。最早(1996 年)提供临床应用的为适利达为 0.005%,每晚 1 次。以后相继又有拉坦前列素为 0.15%,每天 2 次,比马前列素 0.03%,每天 1 次,曲伏前列素 0.004%,每天 1 次。适利达降低眼压效果好,为最有效的局部用药,点药次数少,每晚 1 次可持续恒定降低眼压,与其他抗青光眼药物合用均有辅加作用。无全身不良反应,可作为一线药物应用。局部不良反应为部分患者虹膜颜色加深,睫毛变粗变长。

(3)肾上腺素能神经药物:此类药可同时兴奋 α 受体及 β 受体,增加房水排出。1%～2%肾上腺素,每天用 1～2 次,对调节功能无影响,但可引起瞳孔散大,无晶状体眼可引起黄斑病变。地匹福林为一种肾上腺素前药,其本身无治疗作用,进入眼内后经水解形成肾上腺素而发挥其药理作用。因其脂溶性强易于穿过角膜,明显低的浓度即可达到治疗效果。0.1%溶液相当于 1%肾上腺素的作用,故不良反应少。每天用药 1～2 次。酒石酸溴莫尼定(阿法根)为 α_2 肾上腺素能受体兴奋剂,具有高度 α_2 受体选择性,无 α_1 受体介导的不良反应,如瞳孔开大,血管收缩等。降眼压机制是减少房水生成及增加巩膜—葡萄膜外流。临床应用 0.2%每天 2～3 次,降低眼压效果与噻吗洛尔相似,优于倍他洛尔(贝特舒)。没有心、肺不良反应。有视神经保护作用,可作为一线药物。

(4)局部碳酸酐酶抑制剂:为减少全身应用碳酸酐酶抑制剂的全身不良反应,研制出局部滴眼剂,1995 年应用于临床。杜噻酰胺的降眼药效果较噻吗洛尔稍弱,与倍他洛尔(贝特舒)相似。与 β 阻滞剂合用有协同作用,哮喘、心脏病等不能耐受 β 阻滞剂者用此药安全,不影响瞳孔大小。长期应用不伴全身应用碳酸酐酶抑制剂的不良反应。剂量为 2%,作为初始治疗,每天 3 次;与 β 受体阻滞剂合用,每天 2 次。

(5)初始用药的选择:β 受体阻滞剂的疗效较强,所需用药次数少(每天 2 次),不影响瞳孔及调节,从 20 世纪 70 年代后期一直作为原发性开角型青光眼的初始用药,但是它可引起严重的心肺不良反应,一些患者不能应用。近年来的新药如前列腺素类药物适利达,降眼压效果好,每天只需用药 1 次,而且浓度很低,为 0.005%,无全身不良反应,已被用来作为首选药物。α_2 肾上腺素能兴奋剂溴莫尼定(阿法根)降眼压效果好,也无全身不良反应,较地匹福林不良反应小,因不兴奋 α_1 受体,不引起瞳孔开大及血管收缩,目前也作为一线药。缩瞳剂常不用做开始用药,因其用药次数多,不良反应较多不易为患者所接受及配合。

(6)单眼用药试验:采用一眼用药,一眼作为对照的方法来评价药物的疗效。这种试验方法可以确定单一药物的疗效,停用无效的药物,以免不必要的不良反应、经济浪费和带来的不便。单侧试验也可避免停用实际是有效而被认为是无效的药物,例如由于眼压日夜波动,眼压峰值可掩盖药物的降压作用。单侧试验需要双眼眼压相近或保持恒定的比率,并且双眼眼压日夜波动相似。但实际情况常非如此,尤其是当一眼在短期内眼压不能被控制时。毛果芸香碱是一种理想的单侧试验药物,它对用药眼有直接的作用,而对对侧眼没有交叉效应。单侧试验后还需随访对照眼在加用药物后是否能被控制。

(7)联合用药:当单一药物不能控制眼压时,可更换其他药物,而且目前可供选择的新药很多，可多试几种，如仍不能控制，则需联合用药。一般讲，两种药物单独应用时均有效，当联合用时，不能起到两种药物的完全相加作用。两种药物的相加作用在某种程度上依赖于其降眼压机制是否相似，作用相同者相加作用较小，作用不同者相加作用较大。

（8）最大剂量药物治疗：最大剂量药物治疗是指没有合适的药物可以加用或者加用是适当的。不应将最大剂量药物治疗理解为在考虑非药物治疗以前，已联合应用最强力量的 β 受体阻滞剂、缩瞳剂、肾上腺素能药物和碳酸酐酶抑制剂。在确定每一具体患者的最大剂量药物治疗时，常考虑许多因素。无效的药物应停用，不应包括在最大剂量药物治疗中；不能耐受的药物，例如哮喘患者不能应用非选择性 β 受体阻滞剂，眼部不良反应如年轻人不能耐受缩瞳剂，或全身不良反应如碳酸酐酶抑制剂所致者；患者不能配合按时用药，尤其在使用毛果芸香碱时，患者常于就诊前注意用药，而其他时间不按时用药。当就诊时眼压正常，而青光眼损害有进展时，应仔细询问用药情况；患者不愿意或不能按时随诊以观察其疗效，这种患者常常不按时用药，应更多考虑进行激光或手术治疗。

（9）选择药物的趋势。因为有许多新的、更强有力的降眼压药物可供应用，所以在用药选择方面有了明显的变化：①维持眼压最简单的方法是用一种药物而不联合用多种药物。②前列腺素类药物作为一线用药。③用增加房水排出的药物比抑制房水生成的药物有益于眼部营养。④β受体阻滞剂的应用将减少，因其疗效较差及有不良反应。

4.激光小梁成形术

非损伤性激光小梁成形术已成为介于药物治疗及滤过性手术之间的一种治疗方法，因为滤过性手术有并发症。过去有许多患者虽有不能耐受的不良反应，或者处于边缘的眼压有视野进一步丢失的危险，仍继续用最大剂量的药物治疗。对这些较困难处理的患者，可先做激光小梁成形术而避免手术的危险。氩激光小梁成形术可作为开角型青光眼在进行滤过性手术以前的治疗方法，它只限于需考虑做滤过手术的患者，对于它是否可代替药物治疗目前还有争议。当缩瞳剂使视力明显减退以致严重影响患者生活时，也可考虑做激光小梁成形术。激光小梁成形术可使70%～80%的病例眼压下降，术后仍需继续应用强的药物治疗，一般可使眼压下降 0.8～1.3 kPa（6～10 mmHg），不适用于眼压过高的患者。这种治疗降压效果不持久，过一段时间后眼压又可升高，经随访激光小梁成形术后眼压已控制者，每年有 5%～10% 的患者眼压又失去控制。近年来多采用选择性激光小梁成形术（SLT）。

5.手术治疗

一般认为开角型青光眼以药物治疗为主，只有当用最大可耐受的药物治疗仍不能控制病情进展者才做手术。应采用滤过手术，手术可较大幅度降低眼压，有利于对病情的控制。近年来，对于开角型青光眼起始用药物治疗还是手术治疗存在一些争论，一般主张用药物作为起始治疗，但是药物可能有许多不良反应，患者对用药的依从性及长期效果等均存在问题。一些学者如 Cairn、Watson、Jay 等建议手术治疗作为原发性开角型青光眼的起始治疗，他们认为在目前设备及技术情况下，小梁切除术是一种相当安全的方法，手术降低眼压的幅度常较药物者大，80%以上的病例可获得满意的控制，而且较严重并发症的发生率并不高。作者认为可开始先用药物治疗，如果控制不满意应及时决定手术治疗，以免对视盘及视野造成不可逆性损害。

目前常采用的手术方法是小梁切除术，术后浅前房和白内障的发生机会较少，但术后远期眼压常较全层手术者高。全层手术如灼滤术、巩膜切除术等仅用于损害严重需将眼压降得非常低，目前已很少应用。做非穿透性小梁手术，这是近年来开展的一种新的抗青光眼手术，在不切通前房的情况下,切除 Schlemm 管外壁、构成其内壁的近管组织和部分透明角膜基质,仅留一层菲薄小梁及狄氏膜窗,起到房水引流作用,浅层巩膜瓣下的深层巩膜,大部被切除,仅留极薄一层。这种手术的降眼压效果与小梁切除术相似,但并发症显著减少。

睫状体破坏性手术一般只用于其他手术失败的患者,不作为常规初次手术。睫状体冷凝术可有效地控制眼压,术后常有严重疼痛、顽固性虹膜睫状体炎、黄斑水肿和眼球萎缩。治疗性超声或经巩膜睫状体光凝是目前正在研究的睫状体破坏性手术,尚需观察其长期效果。经瞳孔的氩激光睫状体光凝术可能是有效的,但只限于少数做过虹膜全切除,能有足够多的睫状突暴露可供治疗的眼睛。

(五)预后

原发性开角型青光眼的预后与视神经受损程度、眼压高度、视盘组织的易损性、全身血管性疾病、患者对治疗的配合以及治疗是否及时恰当等有关。一般认为视盘凹陷重者预后差,因为受损严重的视盘仅剩余少量轴索。所以每个纤维的丢失将是很重要的。有些专家提出,对于明显受损的视神经为了使青光眼稳定,需将眼压降至正常低值甚至低于正常的眼压。有些眼可在一段很长时间内耐受高眼压,而另一些在正常眼压情况下也可出现进行性损害。这种现象常被解释为视盘对压力引起损害的耐受性不同。其他如视神经的灌注压和患者对治疗的配合等也是重要因素。少数人认为,治疗不能改变原发性开角型青光眼的自然过程。但是,绝大多数专家认为在绝大多数病例控制眼压可使病情稳定或减缓其过程。但是不要认为成功的降低眼压就能使病情稳定,有些病例经治疗后眼压明显下降,而视野缺损仍继续进展。患者应理解,治疗后眼压虽下降,但仍需终身定期就诊观察。医师也必须区分进行性青光眼性损害和视功能波动,以及随年龄增长而缓慢的视功能下降。

二、低眼压性青光眼

低眼压性青光眼(low-tension glaucoma,LTG)又称为正常眼压青光眼。低眼压性青光眼是具有典型的青光眼性视盘损害和/或视野缺损,但眼压始终在正常值范围以内,即不超过2.8 kPa(21 mmHg)。房角结构正常并完全开放,无引起上述病变的眼部或全身疾病的青光眼。

多数研究表明正常眼压性青光眼是一种较常见的青光眼类型,占开角型青光眼的 1/5～1/2,但这与目前临床实践中所见到的 NTG 患者的人数不相符,这可能是 NTG 患者的就诊率较低及漏诊率或误诊率较高所致。NTG 中女性较多,男女比例为 1:2,有家族史者占 5%～40%。对于 LTG 是否应列为单独的一种临床疾病,长期存在着争议。有人认为它是原发性开角型青光眼的一种变异,而另一些人认为这两种情况视神经萎缩的机制不同。许多学者提出了 LTG 发病的血管因素,并注意到它与全身病的关系。

(一)病因

LTG 的致病因素复杂,目前尚不了解其确切病因,可能是由于视盘的组织结构差异,对眼压或缺血特别敏感而容易造成视盘损害及相应的视野缺损。

本病的发病机制有以下几种主要解释:①眼球组织不耐受正常的眼压。②由于基压低,当房水外流受阻眼压升高虽未超出一般正常范围,但已足以造成视神经损害。③房水流畅系数低,但房水生成量也低,因而眼压仍正常。④由于血压低,视盘血管的灌注压低。某些青光眼患者眼压已控制,但由于治疗高血压,使血压下降而导致视盘血管灌注压降低,可使视野缺损继续进展。

正常眼压性青光眼的发病机制到目前仍不十分清楚,学者们进行了大量研究,提出了许多可能的发病因素,多数人支持血管因素和局部解剖因素学说:①血管因素学说认为 NTG 是由于全身血压和眼压不平衡,使眼灌注压降低而导致视盘血液灌注不良,或是眼局部或全身的血管疾病导致视盘周围脉络膜小血管异常,血管阻力增高或自身调节异常所致。②局部解剖因素学说认为可能是由于视盘筛板解剖结构具有某些缺陷,如筛板的结缔组织较正常人者薄弱,筛孔的孔径较大,而使筛板组织比正常人者脆弱,即使在正常眼压或在间歇性高眼压、体位性高眼压的作用下也容易使筛板弯曲向后凹陷,筛孔发生扭曲变形,使从筛孔中通过的视神经纤维受挤压而发生轴浆流阻滞,进而使神经纤维由于营养障碍而萎缩。在视神经纤维受挤压的同时,其间的毛细血管也受挤压而引起血液供应障碍,加速视神经纤维的萎缩。

以上任何一种单一学说均不能完全解释 NTG 的发病机制,Chanhan 等认为血管因素、局部解剖因素及眼压等共同起作用,NTG 患者可能由于眼的结构尤其是视盘的组织结构异常,使其对缺血和眼压异常敏感。有些调查结果显示,在相当比例的 NTG 患者中可能由于自身免疫调节功能的紊乱,使患者本身视网膜和神经纤维中的某些成分改变并表现自身抗原性,引发自身免疫反应,导致视网膜及视神经的损伤。

(二)临床表现

正常眼压青光眼为患者具有青光眼性视盘病理陷凹和萎缩及青光眼性视野缺损,但矫正眼压在正常值范围以内。前房角开放,病情为缓慢进展性,如未得到恰当治疗,病情将继续恶化,甚至可完全失明。有些 LTG 患者血压低,尤其是舒张期血压低的发生率较高。LTG 患者常伴有全身病,如血流动力学危象、心脑血管病、偏头痛和十二指肠溃疡等,LTG 患者的血液黏度、血浆黏度、血细胞比容等可能高于正常人。

1.症状

NTG 发病隐蔽,早期无明显自觉症状,晚期当视野缺损严重时,可因视野缩小而行动障碍。因患者中心视力较好,眼压正常,若不做详细的眼底检查观察视盘和视网膜神经纤维层改变,常易被漏诊。

2.体征

(1)视盘。①视杯:NTG 的视盘凹陷萎缩与 POAG 者相似,有些学者认为两者没有差别。但也有学者经过测量发现,与 POAG 相比,NTG 的视杯大小与视野缺损不成比例,与视野缺损相比视杯相对较大。NTG 患者的视杯壁呈斜坡状,视杯颜色较苍白,视杯较浅,容积较小,表明其筛板向后凸较轻。盘沿局限性切迹较多见。②盘沿出血:NTG 患者较 POAG 患者常见,发生率为 6.3%～35.3%,较 POAG 者高3～4倍。NTG 患者盘沿出血的复发率高,而且复发部位不定。视盘出血是青光眼性变化的先兆,也是病情未得到控制的一个指征。③视盘周围萎缩:一些学者发现 NTG 患者的视盘周围萎缩较 POAG 者常见且较广泛,也有学者认为两者无差别。

(2)视网膜神经纤维层:有些学者发现 NTG 患者常出现局限性 RNFLD,呈楔形,常位于颞下或颞上区,病变早期、中期多为局限性 RNFLD,而到疾病晚期逐渐发展为弥漫性 RNFLD。

(3)视野:一般认为 NTG 与 POAG 患者的视野缺损相似。有些学者认为 NTG 患者的视野缺损比 POAG 者更靠近固视点,多在 5°,缺损坡度更陡峭,缺损更深。有研究表明青光眼患者的眼压水平与视野缺损的性质有相关性,眼压较低者视野缺损较局限,而眼压较高者的视野缺损较弥散,NTG 患者常有自鼻侧周边部延伸到固视点的浓密暗点。

(4)眼压:NTG 患者的眼压在统计学正常范围以内,许多学者观察发现 NTG 患者的眼压接近正常人群眼压的上限值,基压偏高,即其平均眼压较正常人的平均眼压高。也有一些学者认为

NTG 患者的眼压与正常人者差别不大。仅把峰值眼压是否超过 2.8 kPa(21 mmHg)人为地将原发性开角型青光眼分为正常眼压型与高眼压型是不够科学的,眼压不是 NTG 发病的根本原因。学者们强调应探索 NTG 房水动力学及其他方面的异常,而将眼压作为一个危险因素。虽然眼压对于造成 NTG 患者的视神经损害的作用尚意见不一,但并不意味着眼压对 NTG 不重要,在双眼不对称的 NTG 患者中,眼压高的眼视野缺损一般较重。有学者推测 NTG 患者中,眼压偏高的患者,眼压对其视野损害的影响较大,而眼压偏低的患者,视野损害受非眼压因素的影响较大。有学者研究 NTG 患者的眼压波动情况,发现绝大多数 NTG 患者的眼压波动曲线与正常人相似,只有少数 NTG 患者的峰值眼压超过 2.8 kPa(21 mmHg),部分患者的波动范围大于 0.7 kPa(5 mmHg),但与正常人无明显差异。NTG 患者的房水流畅系数,各学者测量结果不一致,但总的情况是较正常人群者低,但高于 POAG 患者。但也有部分 NTG 患者眼压描记未见异常。关于 NTG 患者的眼压变化趋势,有学者对 NTG 患者长期随访中发现,少数病例有眼压上升的趋势,从正常范围的较低水平上升到较高的水平,有的超出正常范围而发展为 POAG,但是许多 NTG 患者的眼压一直维持在较低水平。

(5)其他:关于 NTG 患者眼血流检查,各家报道结果不一致,多数研究认为 NTG 患者的眼血流量可能较正常人少。有研究发现 NTG 患者中近视特别是高度近视较正常人群或 POAG 患者中多,其眼球后段较正常者长,眼球壁硬度偏低,且倾向于杯盘比值较大,因而使青光眼损害的易感性增大。高度近视患者眼球扩大,视盘被牵拉延伸,可致视盘形态发生改变、倾斜。牵拉作用降低了巩膜筛板对眼压的耐受阈值,虽然眼压仍在正常值范围以内而造成视盘损害。

正常眼压青光眼可分为以下 4 种亚型。①局部缺血性正常眼压青光眼:盘沿有局限性缺损,或称极性切迹,于疾病早期很少见陷凹呈同心圆性扩大。②近视性正常眼压青光眼:视盘斜入,有浅的近视性陷凹,近视性弧形斑和脉络膜改变,不伴有退行性近视。此型病情进展者最多,于 10 年随访中 80% 有进展。③老年硬化性正常眼压青光眼:伴有明显的视盘周围萎缩和脉络膜硬化。④其他型正常眼压青光眼:不能归于以上 3 型者归于此型。此种进展者较少,10 年随访中 35% 有进展,预后较好。

(三)诊断和鉴别诊断

1.诊断标准

(1)Levene 提出的诊断标准:①单眼或双眼具有原发性开角型青光眼性视盘损害和视野缺损。②双眼未经治疗的基础眼压在统计学正常范围内(不超过 3.2 kPa,即 24 mmHg)。③双眼房角开放:有些学者认为眼压不应超过 2.8 kPa(21 mmHg)。也有学者认为应测量不同时间的眼压,包括眼压日曲线,眼压不应超过 2.8 kPa(21 mmHg)。应排除造成视神经损害、视野缺损和暂时性眼压降低的其他眼部或全身原因。

(2)NTG 诊断标准:①Goldmann 压平眼压计测量 24 小时眼压≤2.9 kPa(22 mmHg),无眼压超过 3.2 kPa(24 mmHg)的记录。②前房角镜检查双房角呈宽角。③停用一切降眼压或全身药物一个月后,至少两次 24 小时眼压测定,眼压峰值≤2.9 kPa(22 mmHg),各次平均值 <2.7 kPa(20 mmHg),且 5 pm 至 7 am 至少有 4 次测量。④典型的青光眼性视盘改变。⑤典型的青光眼性视野缺损。⑥无引起视盘和视野改变的其他眼病。⑦X 线、CT、MRI 等显示无颅内或眶内异常。⑧排除神经系统疾病,无低血压症。

(3)英国 Moorfields 眼科医院青光眼组的诊断标准:①未经治疗的 24 小时平均眼压 ≤2.8 Kpa(21 mmHg),且无一次眼压>3.2 kPa(24 mmHg)。②房角开放。③无造成青光眼性视神经病变的继发性原因,如既往外伤性眼压升高、长期应用糖皮质激素、葡萄膜炎等病史。④有典型的视盘损害(青光眼杯形成及盘沿缺失)。⑤与青光眼性视杯相一致的视野缺损。⑥青光眼性损害呈进行性。

(4)医师在诊断 NTG 时应根据上述诊断标准并对患者进行全面仔细的评估:①首先应详细询问患者的眼部及全身病史,包括既往的内科疾病治疗史及外科手术史。②进行详细的眼科检查,包括视盘立体照相或测量,RNFL 检查,周边眼底检查,房角和视野检查,必要时可行眼底荧光血管造影或眼血流检查。③测量 24 小时眼压曲线。④内科检查除外重要的全身疾病,尤其是血管疾病、神经系统疾病及血压异常,必要时进行血液检查除外贫血及血黏稠度增高,血生化检查除外糖尿病或高脂血症,有些患者还需要作除外颈部血管阻塞性疾病的检查、头颅影像学检查或颈部血流检查。

应注意的是 NTG 的诊断单靠眼底、视野和眼压的检查是不够的,应特别强调除外眼部或全身疾病,必要时对患者进行随访,观察其视盘损害、视野缺损及眼压的变化,以免误诊或漏诊。

2.鉴别诊断

应与以下情况鉴别。

(1)原发性开角型青光眼:本病与原发性开角型青光眼的鉴别在于眼压是否在正常范围,应于不同时间反复多次测量眼压,包括 24 小时眼压曲线。如眼压从不超过 2.8 kPa 方可诊断为LTG。此外,尚需除外因巩膜硬度低而用 Schiotz 眼压计测出的眼压偏低,应矫正巩膜硬度或用压平眼压计测量。

(2)缺血性视盘病变:缺血性视神经病变一般不产生视盘陷凹扩大,但部分患者可发生青光眼性视盘陷凹而需与 LTG 相鉴别。前者起病急,视力突然下降,有其特异的视野改变,除非再次发作,一般视盘陷凹及萎缩不继续进展。

(3)继发性青光眼:有些继发性青光眼,如青光眼睫状体炎综合征,皮质类固醇性青光眼、色素性青光眼等,可能一度眼压升高,产生视盘及视野损害,以后又处于静止状态,眼压在正常范围,易误诊为 LTG,可详细询问病史及眼部检查而加以鉴别。

(4)假性青光眼:假性青光眼是由于颅内疾病、颈内动脉硬化、急性大失血等的低血压所造成的视神经损害,出现视盘陷凹和由此而产生的神经纤维束型或其他类型的青光眼视野改变。其特点是眼压是稳定的、波动不大,C 值正常,各种青光眼激发试验阴性,病情稳定,不进展。假性青光眼不需控制眼压。

(四)治疗

本病的治疗原则是进一步降低眼压,提高视盘血管的灌注压和加强视神经的营养。如果在药物治疗下视功能损害仍逐渐进展,也可考虑做滤过手术。目前新的抗青光眼药物的品种较多,可先试用药物治疗,前列腺素类药物的作用机制是增加巩膜葡萄膜外流而不减少房水生成,尤其是它能有效地降低夜间眼压,有利于 NTG 的治疗。

有报告药物及激光治疗效果差,应做滤过手术,不仅可使眼压下降 40%(从 2.9 kPa 降至1.3 kPa)并可减轻病情进展,16 例双眼正常眼压青光眼一眼手术,一眼药物治疗,手术眼进展轻,主张对于进展性正常眼压青光眼应进行手术,手术可使眼压明显下降,可以延缓或阻止病情进展。

改善视盘的血液循环:钙通道阻滞剂可有效地扩张外周血管,降低血管阻力,改善视盘的血液循环。有研究用钙通道阻滞剂治疗,可改善 NTG 患者的视野或减缓病情进展。尼莫地平之类脂溶性较高的钙通道阻滞剂可减少外周血管扩张,因其较易通过血-脑屏障,直接对中枢起作用,增加眼部血流,避免全身血压过低影响视盘血液灌注。NTG 患者在降眼压药物治疗下病情仍进展时,如全身情况允许,可加用钙通道阻滞剂。目前尚无眼局部应用的钙通道阻滞剂。

治疗全身疾病:NTG 的危险因素包括大血管痉挛、低血压和休克、高血压、高血脂、糖尿病、凝血功能异常等,应注意这些情况的治疗,促进血液循环和改善视神经代谢的药物,可作为辅助治疗。

三、分泌过多性青光眼

分泌过多性青光眼是一种罕见的开角型青光眼。虽然房水排出功能正常,但因房水生成过多而使眼压升高。常发生于 40～60 岁女性,多伴有高血压病,眼压可间歇性升高到 3.3～4.7 kPa(25～35 mmHg)。由于分泌增多是间歇性的,因此对视神经的损害很小,病情进展也缓慢。发病率较低,约占青光眼总数的 2%。

(一)诊断

单纯依靠测量眼压不能诊断本病。必须在眼压升高时作眼压描记,才能发现房水流畅系数正常而房水生成增多,在其他时间作眼压描记则完全正常。在测定房水流畅系数时应矫正巩膜硬度,因巩膜硬度高能造成房水流畅系数高的假象。应注意与慢性单纯性青光眼、继发于上巩膜静脉压升高的青光眼鉴别。

(二)治疗

缩瞳剂及滤过手术均不能降低眼压。应针对病因减少房水生成,局部用肾上腺素、噻吗洛尔或口服碳酸酐酶抑制剂常有明显效果。必要时可做睫状体透热凝固术或冷冻术以减少房水生成。

四、高眼压症

高眼压症是指眼压超出正常范围,但视盘和视野正常,前房角为开放的。以往这类患者曾被诊断为"早期青光眼"而给予治疗。但大量临床资料表明许多高眼压患者仅仅是正常眼压分布曲线的高值,并不是早期开角型青光眼。许多研究证明高眼压患者中仅 1/15～1/10 伴有青光眼性视神经损害。对眼压高而无视神经损害的人,在不给治疗的情况下追踪观察 10 年,仅 5%～7% 发生视野缺损。由此可以看出,在高眼压中有一部分早期开角型青光眼,但不是所有的高眼压不进行治疗都会发展成青光眼。

目前对高眼压症各家持不同观点,有的认为持久性的眼压增高,或眼球对于高眼压的耐受力降低,可以出现视盘病理陷凹及视野缺损;有人认为高眼压一词容易使人误解为一种良性疾病和安全感,而它实际是尚未造成损害的早期开角型青光眼,所以主张在临床上不要使用高眼压这一名词,应诊断为可疑青光眼而密切观察,以免发生严重视功能损害。虽然有以上不同看法,目前多数国家仍广泛使用高眼压症这一诊断。它比较正确地反映了客观实际,因为多数高眼压症最终也不产生视功能损害,所以不能认为都是早期开角型青光眼。

正常人群的眼压分布是通过对群体中各个体的眼压测量,采用正态分布曲线(Gaussian 曲线)分析确定的统计学范围(95% 可信度)。而实际眼压分布是偏向眼压高限一侧的非正态分布,即正常人群中眼压超过 2.8 kPa(21 mmHg)的实际人数比统计概率 2.5% 多。群体普查资料报道,40 岁以上人群中眼压超过 2.8 kPa(21 mmHg)者差别很大,占 3.0%～12.7%。由于人们已习惯将正常人群以正态分布来确定正常眼压值的正常范围,高眼压症定义的超过 2.8 kPa (21 mmHg)这一数值是人为确定的,是统计学上的不正常,而并非一定是生理上的不正常。文献报道中,高眼压症的标准不一致,高眼压的下限有规定为 2.7、2.8 或 2.9 kPa(20、21 或 22 mmHg)者,但大多数以 2.8 kPa(21 mmHg)为标准。高眼压的上限有的超过 4.0 kPa (30 mmHg),有的为 5.3～6.7 kPa(40～50 mmHg),但目前都倾向于不超过 4.0 kPa (30 mmHg),因为眼压超过 4.0 kPa(30 mmHg),多会发生视神经损害。

高眼压症的发生率:白种人中眼压≥2.8 kPa(21 mmHg)者为 3.1%～8.6%,＞2.8 kPa (21 mmHg)者占 0.5%～7.0%;黑人中眼压≥2.8 kPa(21 mmHg)为 7.4%,＞2.8 kPa(21 mmHg) 为 2.2%～12.7%;黄种人中≥2.8 kPa(21 mmHg)者为 1.4%。随着年龄增长,眼压的正常平均值也增高,但日本和中国的流行病学调查资料表明,正常人群的眼压平均值随年龄增长而下降。

在高眼压症的诊断中,应采取压平眼压计测量眼压。近年来研究发现角膜厚度对眼压测量值有影响。Goldmann 设计的压平眼压计的模型为中央角膜厚度为 520 μm,测压头将角膜压平的直径为 3.06 mm,此时泪膜的表面张力和角膜组织弹力正好平衡。生理状况下角膜厚度存在个体差异。文献报道,眼压受角膜厚度影响,如角膜厚度低于设定值,即角膜薄,可低估眼压 0.7～1.3 kPa (5～10 mmHg);如角膜厚,可高估眼压 0.9～1.3 kPa(7～10 mmHg);角膜厚度较原设定值每相差一定厚度所致的眼压测定值变化各作者报道差别很大,从 0.03 kPa(0.19 mmHg)/10 μm 至 0.1 kPa(0.71 mmHg)/5 μm 不等。临床工作中如眼压测量值较高而又无青光眼的其他体征时,可测量角膜厚度,以排除角膜厚度对眼压的影响。目前有些青光眼专家已将角膜厚度测量作为眼压校正的常规。

高眼压症的自然演变过程:经过长时间观察,高眼压症患者中,仅少数人发展为青光眼。Wolker(1974)报告,高眼压症中发展为青光眼者占 0～11%(白种人),最长平均随访时间为 11 年;David(1978),最长随访时间为 12 年,青光眼发生率为 5.8%～10.1%(黑人);Kitazawa (1977),平均随访时间为 9.5 年,发生率为 9.3%;有学者报告我国高眼压患者,平均随访 6.8 年,未发现发生视盘和视野损害。从以上报道可见,高眼压症为一缓慢比较良性的过程,大多数的高眼压症患者的眼压稳定或有下降的趋势。另有报道,88%的高眼压症患者眼压恢复正常,仅 12%的患者眼压仍偏高。高眼压症患者的眼压有渐趋稳定或下降的自然变化过程,与原发性开角型青光眼的眼压缓慢上升的病理过程明显不同。

Gordon 等 2002 年报道高眼压症治疗研究(OHTS)组的多中心随机研究,对 2 636 例高眼压症患者进行了 72 个月的随访,对高眼压症的危险因素进行分析,结果显示,年龄较大、杯盘比值较大、眼压较高及视野的模式标准变异(PSD)较大,为发展为青光眼的预示因素,中央角膜较薄是发展为青光眼的最重要预示因素。

治疗:资料表明,未治疗的高眼压症患者,经 5～10 年观察,发展为青光眼者仅约 10%,所以对高眼压症者是否需要进行治疗,一直存在争议。有人用 HLA-B12 和 HLA-B7 来观察高眼压症的预后。在 5～10 年追踪期间,具有 HLA-B7 或 HLA-B12 抗原者中,41%发生了青光眼性视神经损害,而没有这两种抗原者,仅 5%发生。另一种有意义的研究是对高眼压症眼做局部肾上腺素试验,凡对肾上腺素有反应者,容易发生视野缺损。

由于这类患者中仅少数发展为青光眼,而各种抗青光眼治疗均有一定的不良反应,因此多主张进行仔细地追踪观察,直到视神经出现早期损害才予以治疗。Phelps 主张如眼压高于2.7 kPa (20 mmHg),每半年观察一次,眼压高于 4.0 kPa(30 mmHg),每 3～4 月观察一次,观察的重点是视盘及视野有无改变,如发现有早期的视神经损害,立即开始积极治疗。Kolker 和 Becker 认为对眼压经常较高[4.0 kPa(30 mmHg)以上]、视盘陷凹逐渐扩大或两侧变得不对称以及合并有糖尿病或有青光眼家族史等应进行治疗;对疾病造成损害的可能性不大,而治疗本身可能引起较大损害时,就要慎重考虑。但是 Chandler 和 Grant 认为所有高眼压症都是开角型青光眼,所以都应当治疗。

2002 年,高眼压症治疗研究(OHTS)组设计了周密的方案,用双盲法平价阈值视野异常及立体照相的视盘形态变化来确定青光眼。22 个临床中心参与研究,对象为 1 636 例高眼压症患者,随机分为眼局部药物治疗组及对照观察组,随访 60 个月。药物治疗组眼压平均下降 22.5%±9.9%,观察组眼压平均下降4.0%±11.6%;发生青光眼的累积概率,治疗组为 4.4%,对照组为 9.5%。他们认为眼局部降眼压药物治疗,对高眼压症患者延缓和防止青光眼发生是有效的,但是他们也指出并不是所有高眼压患者都应接受药物治疗。建议对有中度或高度发展为青光眼危险的高眼压症患者给予治疗。这些危险因素包括前述的中央角膜厚度较薄,基础眼压较高,视盘杯盘比值较大,视野模式标准变异较大及年龄较大等。

总之,高眼压症的处理最重要的是密切随访观察,主要是测量眼压、监测视盘及视野改变,如眼压长期处于较高水平,例如≥3.3 kPa(25 mmHg),或眼压继续升高,应每半年检查一次眼底,最好是定量分析,和阈值视野。如伴有危险因素或出现变化,可考虑降眼压药物治疗,选择适当药物使眼压从基础眼压下降 30%。一般不主张激光或手术治疗。

(王露兰)

第二节　原发性闭角型青光眼

闭角型青光眼过去称为充血性青光眼,因其发作时眼前部有明显充血而命名。因结膜充血只是本病的一种表现而不是致病原因,此外,有一部分患者在发作时并没有结膜充血,所以现在多根据其发病机制——由于房角关闭而引起眼压升高而称为闭角型青光眼。

关于闭角型青光眼的发病率,因各家统计标准不一,差异很大。Duke-Elder 报道开角型青光眼为闭角型青光眼的 4～5 倍,但也有人报道两型的发病率近似甚或闭角型者多于开角型。近年来闭角型青光眼在原发性青光眼中所占的比例有增高的趋势。这可能是由于前房角镜的广泛应用,使一部分慢性闭角型青光眼获得正确的诊断,而以往是按有无充血来分类的,因此将不充血的部分病例归属于开角型青光眼。

闭角型青光眼多见于女性,发病率为男性的 2～4 倍。此病为中年和老年性疾病,发病年龄多在40 岁以上,尤以 50～70 岁居多。有人报告前驱期多始于 55～60 岁,虽为双侧性疾病,但常一眼先发病,双眼同时发作者较少。闭角型青光眼与遗传有关,其发病与前房深度有肯定的关系,而前房深度是由遗传决定的。患者的亲属中前房浅和房角窄的较正常人口明显多见,但家族性的发病率却又较单纯性青光眼明显少见。本病的发作与季节有一定关系,冬季较夏季多,可能与冬季光线较少而使瞳孔开大有关。

其中,原发性闭角型青光眼往往冬秋发作比夏季多见,多数在傍晚、过度劳累或剧烈情绪波动后出现症状,经过睡眠或充分休息后,眼压有可能自行恢复正常,症状也会随之消失。相当一部分原发性闭角型青光眼在整个患病过程中除了晚期表现为视力逐渐下降之外无任何其它症状。

一、病因

由于虹膜周边部机械性的堵塞了房角,阻断了房水的出路而使眼压升高。小梁和 Schlemm 管等房水排出系统一般是正常的。从解剖上的特点来看,闭角型青光眼发生于浅前房、窄房角的眼睛。其角膜较小,而晶状体相对地较大,睫状体较发达,虹膜在睫状体的止端常靠前,多为远视。这些解剖因素均可使前房变浅和房角狭窄,尤其是当晶状体相对大时,它与虹膜贴的较紧,因此房水由后房流经虹膜与晶状体的间隙时,受到的阻力就增加,形成生理性瞳孔阻滞,而使后房的压力升高,虹膜膨隆,房角变窄。

闭角型青光眼房水循环阻滞因发生的部位不同可分为房角阻滞、瞳孔阻滞、睫状阻滞和玻璃体阻滞。闭角型青光眼眼压由于周边虹膜与小梁相贴,即房角阻滞,这是高褶虹膜型青光眼发病的原发机制;它常是继发于瞳孔阻滞,或者偶尔是由于其他机制,如睫状阻滞睫状体向前旋转,或者液体通过前玻璃体受阻(图 9-19)。在有炎症的眼睛房角相贴在数天内可发展为周边虹膜前粘连,而在慢性闭角型青光眼经过数月才形成周边前粘连。

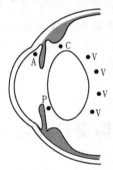

A.房角阻滞(经常见);P.瞳孔阻滞(常见);C.睫状阻滞(罕见);V.玻璃体阻滞(罕见)

图 9-19 闭角型青光眼的 4 种阻滞部位

(一)瞳孔阻滞

当前房相对较浅及虹膜－晶状体隔前凸的时候(由于晶状体厚及其前表面较陡),房水从后房到前房的正常流动的阻力较大。随年龄增长晶状体变厚阻力增加(年龄增长前房变浅,在 60 岁时前房深度约为 3.5 mm)。这将增加前后房的压力差,因而虹膜周边部向前突,此部分未被瞳孔括约肌所拉紧,周边虹膜将压向小梁网而阻碍房水外流。这样瞳孔阻滞将导致房角阻滞,这是急性闭角型青光眼发作最常见的原因。这可解释在急性发作前常会有间歇性眼压升高而能自发缓解。当眼压升高,瞳孔括约肌将不全麻痹,瞳孔将开大,这将减少虹膜与晶状体的接触面积,前后房的压力差将减少,虹膜根部将后陷,因而到小梁网的通路将被打开,发作自发停止。在许多不同的促使发作的形态的与功能的因素之间存在着细微的平衡。由于光线暗而降低瞳孔括约肌的张力,可压迫张力小的虹膜周边部使其贴到小梁网,因而在黄昏的光线下常发生青光眼的急性发作。同样理由,在一个易发眼,散瞳检查后,当瞳孔再缩小时常会出现发作。

闭角型青光眼的眼球常较短,角膜直径较小,晶状体前面距角膜的距离常近 1 mm,晶状体较正常者约厚 0.6 mm。薄的虹膜根部与虹膜睫状区之间常有阶梯样移行区,此区最先接触房角结构。另外,房水外流增加对虹膜可产生吸引作用。作小的虹膜周边切除孔可永远解除瞳孔阻滞,形成前后房的通路(图 9-20)。眼前节结构的局部解剖关系受调节的影响,尤其是受拟副交感药物和抗副交感药物的影响(图 9-21)。

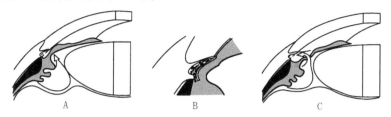

图 9-20 瞳孔阻滞所致房角关闭及虹膜切除的作用

A.厚的虹膜根部首先被推向角膜周边部;B.由于生理性房水外流,房角完全阻滞,小梁网压 Schlemm 管;C.虹膜根部小开口,前后房压力平衡,虹膜根部后房水到达房角

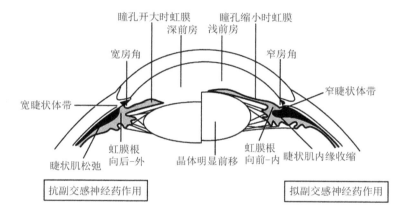

图 9-21 抗副交感神经药及拟副交感神经药对眼前节的作用

Barkan 等发现在闭角型青光眼中,75％患者前房深度小于 1.5 mm,前房越浅,房角关闭的机会越大。Lowe 认为前房深度大于 2.5 mm 者很少发展为房角关闭,而前房浅于 2.5 mm 者则易发生。具有上述解剖特点的眼球并不都发生青光眼,其中约有 10％可能发展为闭角型青光眼。在一些诱因的影响下,才促使房角关闭,眼压升高。这些因素主要是以下几种。

1.瞳孔散大

停留在暗处、用散瞳剂以及精神因素等均可使瞳孔散大。瞳孔散大时虹膜周边部阻塞了窄房角,妨碍房水的排出而引起眼压升高。但当瞳孔极度散大时,虹膜与晶状体周边部的贴附又变松。可解除瞳孔阻滞而减轻青光眼发作的因素。Chandler 认为瞳孔中度散大时是最危险的,该时瞳孔阻滞尚未解除,而松弛的虹膜被增高的后房压力推挤向前,阻塞房角(图 9-22)。

2.缩瞳剂

有些窄房角的患者用强缩瞳剂后,尤其是胆碱酯酶抑制剂,可引起青光眼的急性发作。因瞳孔缩小时,虹膜与晶状体接触弧增大且相贴更紧,产生瞳孔阻滞。同时这些药物还可引起虹膜和睫状体的血管扩张、睫状肌收缩、晶状体韧带松弛、晶状体向前移位,而这些因素均可加重瞳孔阻滞。

3.血管神经因素

由于血管神经调节中枢失调引起血管舒缩功能紊乱,可使毛细血管扩张,血管渗透性增加,睫状体水肿、向前移位而堵塞房角;还可使房水生成过多,后房压力增高,周边虹膜向前膨隆关闭房角。此外,脉络膜血管扩张也可使玻璃体和晶状体向前移位。情绪波动或过度疲劳所引起的闭角型青光眼发作可能与血管舒缩功能失调有关。

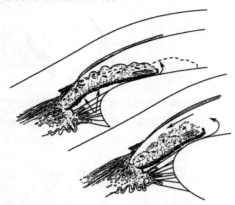

图 9-22 瞳孔大小对房角的影响;窄房角眼,晶状体位置靠前
上:缩瞳时(虚线),虹膜紧贴晶状体,产生最大的瞳孔阻滞;瞳孔中
等度开大时,瞳孔阻滞尚未解除,松弛的周边部虹膜贴向小梁;下:
瞳孔充分开大,瞳孔阻滞缓解,房水流入前房,虹膜离开小梁

(二)睫状阻滞

睫状肌的纵行纤维附着在巩膜突上,有些纤维可能向前进入小梁网。由于睫状肌痉挛、应用缩瞳剂或调节等可使睫状肌收缩,将睫状体向前拉并围绕巩膜突使其旋转,这将导致房角变窄,因睫状体挤压虹膜后面,睫状突向前转,韧带松弛使晶状体变圆前移使前房变浅。睫状体发炎肿胀可有同样的作用,严重时可在瞳孔区看到睫状突。正常情况下晶状体赤道部与睫状体之间仅相距 0.5 mm,在睫状体肿胀及其围绕巩膜突向前旋转时,如某些眼球睫状环较小,晶状体相对较大,可使晶状体和睫状体间的间隙变小或消失,即可产生睫状阻滞,房水不能通过晶状体与睫状突之间的间隙进入后房,而是向后流进入玻璃体或玻璃体之后,将推晶状体-虹膜隔向前,使前房极度变浅甚或消失,同时也加重了瞳孔阻滞和房角关闭,而引起眼压升高发生睫状环阻滞性青光眼,或称恶性青光眼。

动物试验表明缩瞳剂可引起:①虹膜变薄。②睫状体更呈三角形(变扁程度减轻),使睫状突与晶状体赤道部相接触。③使小梁网间隙加大,因为睫状肌牵拉巩膜突。

睫状肌麻痹剂有相反的作用。去氧肾上腺素也有使睫状体变扁的作用(图 9-23)。

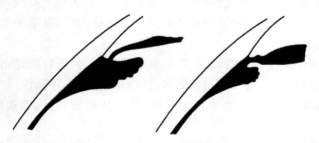

左:用缩瞳剂后,睫状体呈三角形,虹膜变薄;右:用睫状肌麻痹剂后,睫状体变扁平,虹膜变厚
图 9-23 缩瞳剂及睫状肌麻痹剂对睫状体的作用

（三）前玻璃体阻滞

试验研究表明,在正常情况下,液体可通过玻璃体没有任何阻力,但是在灌注压升高时,该阻力明显增加。白内障囊内摘除术后的无晶状体眼的瞳孔阻滞,瞳孔被突出的玻璃体所充满,前房是浅的,这种情况甚至可出现在有通畅的虹膜切除时,在裂隙灯检查时可很清楚地了解到前玻璃体起到几乎不渗透的膜的作用。有时散大瞳孔可以使房水流入前房,散瞳可以减少瞳孔缘与前玻璃体表面的接触,并增加可用来使液体通过的玻璃体的面积。在有些病例,只有切开前玻璃体才能使液体通过瞳孔自由流动。当前可用 YAG 激光切开前玻璃体达到同样目的。

二、临床表现

闭角型青光眼可为急性、亚急性或慢性。常可见到这些型的联合存在,一个患者有急性或亚急性发作,可在一眼或双眼有深的视盘凹陷,这是由于长期存在的慢性闭角型青光眼。另一方面,慢性闭角型青光眼患者可有无症状的或间歇性发作的房角关闭。所以许多研究把闭角型青光眼分为两类,分为急性与慢性,后者包括一些亚急性的病例。睫状环阻滞性青光眼属于闭角型青光眼。

（一）急性闭角型青光眼

此型青光眼在发生房角闭塞时,眼前部有明显充血,其临床过程可分 6 期。

1.青光眼临床前期

凡一眼曾有急性发作,另眼虽无发作史,但具有浅前房和窄房角等解剖特点,迟早都有发作的可能性;有急性闭角型青光眼家族史、浅前房和窄房角的眼睛,没有青光眼发作史但激发试验阳性者均属临床前期。

2.前驱期

患者有轻度眼痛,视力减退,虹视并伴有轻度同侧偏头痛,鼻根和眼眶部酸痛和恶心。眼部检查可有轻度睫状充血、角膜透明度稍减退、前房稍变浅、瞳孔略开大和眼压轻度增高。总之,自觉和他觉症状均轻微。上述症状多发生于疲劳或情绪波动后,常于傍晚或夜间瞳孔散大情况下发作,经睡眠或到光亮处,瞳孔缩小,症状常可自行缓解。发作持续时间一般短暂而间隔时间较长,通常在 1～2 小时或数小时后,症状可完全消退。多次发作后则持续时间逐渐延长,而间隔时间缩短,症状逐渐加重而至急性发作期,也有少数病例不经过前驱期而直接表现为急性发作。

虹视是闭角型青光眼的一种特殊的自觉症状。当患者看灯光时可见其周围有彩色环与雨后天空出现的彩虹相似,故名虹视。这是由于眼压升高后,眼内液循环发生障碍,引起角膜上皮水肿,从而改变了角膜折光所致。虹视是青光眼发作的主要症状之一,但是出现虹视不一定都是青光眼。正常人在暗室内看一个小亮灯,即可见其周围有彩环,这是由于晶状体的折射所致,属于生理性者。在晶状体核硬化时更易出现这种现象。但这种虹视环的直径较小,而当青光眼引起病理性虹视时,患者多能说出虹视环的大小、形状和色泽的层次。角膜上皮水滴越小而密集,虹视环则越大。当泪液中混有黏液或脂性分泌物时,也可出现虹视,而且虹视环也较大,但在瞬目或拭洗后虹视立即消失,而青光眼者则不然。角膜瘢痕、晶状体或玻璃状体浑浊也可产生类似虹视现象,但为长期持续性存在。

为了区别生理性和病理性虹视,可让患者通过一个狭窄的裂隙观看一个光源,将裂隙垂直放置,并在瞳孔前方移动,如为生理性晶状体性虹视,在裂隙移动的过程中,虹视仅有部分可见,而且其位置随裂隙片的移动而改变。当裂隙位于瞳孔边缘时,晶状体水平放射状纤维起折射作用,所以在上方和下方可见一段横行彩色弧;在裂隙位于瞳孔中央时,晶状体的垂直纤维起折射作用,则在水平方向两侧各有一段纵行彩色弧;而当裂隙位于瞳孔缘与瞳孔中心之间时,晶状体的斜行纤维起折射作用,则可在右上、右下,左上和左下四个方向各有一段短的斜行彩色弧,去掉裂隙片后则虹视恢复圆形。而病理性虹视在裂隙片移动的过程中,彩色环维持圆形,仅颜色稍发暗而已。此外,正常人在雾中观看小而亮的路灯时也可发现虹视,这是因为空气中水分较多,与雨后天晴所出现的彩虹相同,没有临床意义。

3.急性发作期

起病急,房角大部或全部关闭,眼压突然升高。患者有剧烈眼痛,视力极度下降及同侧偏头痛,甚至有恶心、呕吐、体温增高和脉搏加速等。球结膜呈睫状充血或混合性充血,并有结膜水肿,角膜后壁有棕色沉着物。前房极窄,因虹膜血管渗透性增加可出现前房闪光和浮游物,虹膜水肿,隐窝消失。如高眼压持续时间长,可使局限的1~2条放射状虹膜血管闭锁,造成相应区域的虹膜缺血性梗死而出现扇形虹膜萎缩。从色素上皮释放的色素颗粒可沉着在角膜后壁和虹膜表面。由于高眼压使瞳孔括约肌麻痹而使瞳孔中度开大,呈竖椭圆形。可有虹膜后粘连,但一般不太严重。晶状体前囊下可出现灰白色点状、条状和斑块状浑浊,称为青光眼斑。这种浑浊有些可吸收,有些则持续存在,以后被新的晶状体纤维覆盖,因此从青光眼斑在晶状体内的深度,可以估计急性发作以后所经过的时间。眼压明显升高,多在 6.7 kPa(50 mmHg)以上,高者可达10.7 kPa(80 mmHg)。因角膜上皮水肿,常需在滴甘油后才能看清眼底,视盘充血、轻度水肿,有动脉搏动,视网膜静脉扩张,偶见小片状视网膜出血。前房角镜下可见虹膜周边部与小梁紧相贴附,房角关闭,多数病例仅用裂隙灯检查即可看到这种改变。如急性发作持续时间不长,眼压下降后房角尚可重新开放,或有局限性粘连,小梁上有色素沉着;如持续时间长,则形成永久性角粘连。

房水流畅系数明显下降,如眼压下降后房角重新开放,房水流畅系数可恢复正常;但如虹膜和小梁贴附时间过久,小梁已受损害,即或是房角重新全部开放,房水流畅系数也不能恢复正常。青光眼急性发作的"三联征"是指虹膜扇形萎缩、角膜后壁和晶状体前囊的色素沉着以及晶状体的青光眼斑,这是青光眼急性发作后的标志。

急性发作的转归:大多数病例症状部分缓解而进入慢性期。有些病例症状完全缓解而进入间歇期,少数病例急性发作严重,眼压极高,而又未能及时控制,可于数天内失明。

4.间歇期

青光眼急性发作后,经药物治疗或自然缓解,房角重新开放,眼压和房水流畅系数恢复正常,使病情得到暂时的缓解,称为间歇期。如用药后得到缓解需在停药后,眼压和 C 值正常者,才能属于此期。由于瞳孔阻滞等病理改变并未解除,以后还会复发。如急性发作时未遗留永久性损害,在间歇期检查,除前房浅、房角窄以外,无任何其他阳性所见,只能根据病史及激发试验来确定诊断。

5.慢性期

慢性期是由急性发作期症状没有全部缓解迁延而来,常因房角关闭过久,周边部虹膜与小梁发生了永久性粘连。当房角圆周 1/2~2/3 发生粘连时,房水排出仍然受阻,眼压则继续升高。在慢性期的早期,急性发作期的自觉症状及检查所见均继续存在,但程度减轻,到晚期则自觉症状和充血均消退,仅留下虹膜萎缩,瞳孔半开大,形状不规则和青光眼斑。房角粘连常是宽基底的周边前粘连,虹膜和 Schwalbe 线粘连。慢性期的早期视盘尚正常,当病情发展到一定阶段时,视盘逐渐出现病理性陷凹和萎缩,视野可出现类似单纯性青光眼的改变,最后完全失明而进入绝对期。

6.绝对期

视力完全消失。由于长期高眼压,患者已能耐受,故自觉症状常不明显,仅有轻度眼胀头痛,但有些病例尚有明显症状。球结膜轻度睫状充血,前睫状支血管扩张,角膜上皮轻度水肿,有时可反复出现大泡或上皮剥脱而有明显疼痛等刺激症状,角膜也可发生带状浑浊。前房极浅,虹膜萎缩,有新生血管,瞳孔缘色素层外翻和晶状体浑浊。巩膜出现葡萄肿,严重时在外力影响下可发生眼球破裂。绝对期青光眼的晚期由于整个眼球变性,睫状体的功能减退,眼压可低于正常,最后眼球萎缩。由于这种眼球的抵抗力较低,常发生角膜溃疡,甚至发展为全眼球炎,最终形成眼球痨。

(二)慢性闭角型青光眼

此型的特点是发作时眼前部没有充血,自觉症状不明显,根据房角的形态又可把它分为两型。

1.虹膜膨隆型

这一型常有小发作,发作时自觉症状轻微,仅有轻度眼胀、头痛及视物稍模糊,但常有虹视。球结膜不充血,角膜透明或上皮轻微水肿,前房极浅,虹膜稍有膨隆,瞳孔可正常,对光反应存在或略迟缓,眼压一般在5.3~6.7 kPa(40~50 mmHg)。发作时房角大部或全部关闭。因发作时虹膜无明显水肿、充血,虹膜虽与小梁相贴,但不会像充血性发作那样快的形成永久性粘连。在亮处或睡眠后因瞳孔缩小,房角可再开放,眼压即恢复正常,症状完全消退。早期患者的发作持续时间较短而间隔时间较长,以后病情发展,间隔时间逐渐缩短。反复发作后,房角逐渐发生粘连,基础眼压逐渐升高,房水流畅系数下降。晚期可出现视盘萎缩,但陷凹常不深,并伴有视野缺损。此型青光眼多数病例表现为反复小发作,病情逐渐发展,如治疗不当,最后完全失明而进入绝对期。少数病例可无任何自觉症状,偶尔在慢性期内可出现急性发作。

2.虹膜高褶型或房角缩短型

此型较少见,约占闭角型青光眼的6%。患者多无自觉症状,有时有虹视,偶尔可有充血性急性发作。本型的特点是前房轴部深度正常而周边部极浅,虹膜平坦、不向前膨隆。引起房角关闭的原因不是瞳孔阻滞,而是由于虹膜的止端位于睫状体的前部,虹膜周边部有明显皱褶且极近小梁。当瞳孔散大时,周边部虹膜隆起易与小梁相贴而使房角关闭。根据虹膜的形态,Shaffer等称之为虹膜高褶型。此型青光眼的房角粘连是由最周边部房角隐窝处开始,而房角入口处是开放的。前房角镜检查可见小梁前部返回的光线与虹膜的反光带是连续的,形成几何角,光切线不移位。周边前粘连自隐窝处向前进展,逐渐达Schwalbe线。在同一眼内,房角改变差异很大,有些部分有程度不等的前粘连(粘连可达睫状体带、小梁或Schwalbe线),而另一部分房角仍然开放。眼压升高的程度与房角粘连的范围成正比。因为房角粘连是由周边部开始渐向前进展的,好像房角在逐渐变短,故Gorin称它为房角缩短型(图9-24、图9-25)。

高褶虹膜型青光眼分为两种情况。①高褶虹膜构型:大多数高褶虹膜型青光眼属于此种,虹膜周边切除可以根治,房角加宽不明显,可能仅限于虹膜周边部。②高褶虹膜综合征:是指高褶虹膜型青光眼经虹膜周边切除后,虽有通畅的虹膜切除区,但是自发或药物散瞳后,可引起房角关闭而致眼压明显升高。一旦诊断为本综合征,则应持续使用缩瞳剂。

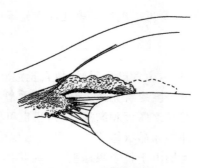

图 9-24　虹膜高褶型

前房轴深正常,虹膜不膨隆,当瞳孔开大时,引起房角关闭

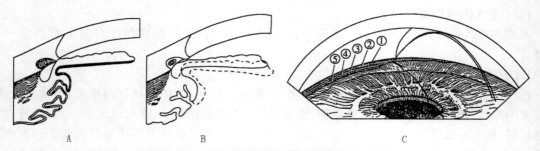

图 9-25　闭角型青光眼房角关闭的两种形式

A.房角入口处关闭:虹膜周边部与 Schwalbe 线粘连;B.先由房角周边部关闭,渐向
Schwalbe 线进展(房角缩短型);C.房角缩短的房角镜所见:注意粘连从周边(左)逐
渐达 Schwalbe 线(右):①Schwalbe 线;②小梁;③Schlemm 管;④巩膜突;⑤睫状体

(三)恶性青光眼或睫状环阻滞性青光眼

1869 年 Von Graefe 首先描述了恶性青光眼。长期以来认为恶性青光眼是闭角型青光眼手术的一种严重并发症,发生率为 2%～4%。本病的特点是在抗青光眼手术后,前房极度变浅或完全消失,眼压升高,用一般的抗青光眼药物或手术治疗均无效,如处理不当,常可导致失明。学者们发现有一些没有做过抗青光眼手术的病例在局部滴用缩瞳剂后也可引起恶性青光眼。本病多发生在浅前房、窄房角、小眼球、小角膜、睫状环较小或晶状体过大的闭角型青光眼,尤其是在长期高眼压、术前眼压不易控制、经用高渗剂或碳酸酐酶抑制剂眼压虽暂下降而房角仍关闭者更容易发生。本病为双眼病,一眼发生后,另一眼做滤过手术后,甚或在滴用缩瞳剂后也可引起恶性青光眼。

发病机制主要是睫状环小或晶状体过大,使两者的间隙变窄,在抗青光眼手术、外伤、虹膜睫状体炎或局部点缩瞳剂等诱发因素的影响下,睫状体的水肿或睫状肌的收缩均可使睫状环进一步缩小、晶状体韧带松弛,因而睫状体与晶状体赤道部相贴,发生睫状体与晶状体阻滞,房水遂不能经正常的通路向前排流,而是向后倒流至晶状体后方及玻璃体后方,或进入玻璃体腔内,从而使晶状体-虹膜隔前移、前房轴部和周边部普遍变浅、虹膜周边部与小梁相贴致使房角闭塞而导致眼压升高。晶状体前移还可引起瞳孔阻滞而加重房角闭塞和房水在晶状体后方的潴留。在无晶状体眼玻璃体与睫状体粘连也可引起玻璃状体睫状体阻滞,使玻璃状体虹膜隔前移而产生与上述同样的病理改变。因这种青光眼是由于睫状体阻滞所产生的闭角型青光眼,故又名睫状环阻滞性青光眼(图 9-26)。

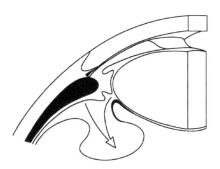

图 9-26 睫状环阻滞性青光眼

大晶状体嵌入睫状环,房水流向晶状体后拟副交感神经药物加重阻滞,抗副交感神经药物可打开房角

在术前鉴别缩瞳剂引起的恶性青光眼和瞳孔阻滞性闭角型青光眼是很重要的,因为两者的治疗方法完全不同,如诊断错误常可造成不良后果。瞳孔阻滞性闭角型青光眼多发生于老年女性,前房周边部变浅而轴部一般仅中度变浅,双眼前房深度相同,用缩瞳剂治疗可使眼压下降;而恶性青光眼的发病率较前者为少,可发生于任何年龄,前房轴部及周边部普遍变浅,另一眼的前房可以是正常的,用缩瞳剂无效或反而使眼压升高,而用散瞳睫状肌麻痹剂可使眼压下降。所以当闭角型青光眼用缩瞳剂治疗无效、甚至引起眼压升高、前房进一步普遍变浅时,应想到可能是缩瞳剂引起的恶性青光眼。如果在另一眼试点缩瞳剂也发生同样变化,即可确定诊断。

三、诊断

在做眼部检查的过程中,应注意易患眼房角关闭的解剖形态,当有可疑发现时可作激发试验以确定发生房角关闭的可能性。

(一)常规检查

1.眼压

除检查时房角呈关闭状态或已至慢性期,一般眼压正常。发作前或发作之间 C 值正常,除非房角已发生粘连。

2.前房深度

(1)手电筒侧照法:以聚光灯泡手电筒自颞侧角膜缘平行于虹膜照射,如虹膜平坦,全部虹膜均被照亮;如有生理性虹膜膨隆,则颞侧虹膜被照亮,根据虹膜膨隆程度不等而鼻侧虹膜被照亮的范围不等(图 9-27)。Herick 提出,鼻侧虹膜全部不能被照亮者,相当于 Shaffer 前房角分类法的 0～Ⅱ级,即≤20°,为窄房角。

我国青光眼学组采用此方法检查前房轴深的分级标准:深前房整个虹膜均被照亮;中前房光线达虹膜鼻侧小环与角膜缘之间;浅前房光线达虹膜小环的颞侧或更少范围。对一组正常人用此法及 Haag-Streit 900 型裂隙灯所附前房轴深测量器测量前房轴深,结果如下。①深前房:均数为 3.3 mm,范围为 2.9～3.7 mm。②中前房:均数为 2.8 mm,范围为 2.5～3.1 mm。③浅前房:均数为 2.4 mm,范围为 2.1～2.7 mm。

(2)裂隙灯法:测量周边前房深度,为 Van Herick 提出。以极窄光源,于颞侧,光线垂直于角膜缘照在角膜—虹膜间隙消失点的稍前方,角膜显微镜与光源夹角为 60°。周边前房深度以角膜光切面的厚度表示,并以此估计前房角宽度,其关系见表 9-3。

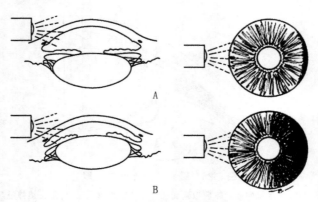

图 9-27　侧照法检查前房深度

A.深前房；B.浅前房

表 9-3　周边前房深度与房角宽度关系表

周边前房深度	Shaffer 房角分级	临床意义
1 CT	Ⅳ级（35°～45°）	不可能关闭
1/2 CT	Ⅲ级（25°～35°）	不可能关闭
1/4 CT	Ⅱ级（20°）	可能关闭
<1/4 CT	Ⅰ级（10°）	最终将关闭

上述方法，裂隙光源在角膜颞侧，且与显微镜的夹角为 60°，检查时不方便。河南眼科研究所将之改为置裂隙光源于 6 点处，光源与显微镜间夹角为 30°～45°，因为周边前房深度是以其对应处角膜厚度来估计，所以不必严格规定光源与显微镜间的角度。令患者注视光源，观察角膜缘稍内处角膜后壁与虹膜间的距离，即为周边前房深度，也以角膜厚度表示。

3.前房角镜检查

前房角镜下可将前房角按 Scheie 分类法（根据房角结构中所能看到的部位，分为宽角及窄1、窄 2、窄 3 及窄 4）或 Shaffer 分类法（按虹膜周边部与小梁网间的几何夹角分），两者的关系见表 9-4。

表 9-4　Shaffer 和 Scheie 前房角分级

几何夹角	分级（Shaffer）	分级（Scheie）	可见的最后部房角结构
35°～45°	Ⅳ	宽	睫状体带全可见
25°～35°	Ⅲ	窄 1	睫状体带部分可见
20°	Ⅱ	窄 2	巩膜突/后部小梁网
10°	Ⅰ	窄 3	前部小梁网/Schwalbe 线
0°	0（裂隙状）	窄 4	Schwalbe 线不可见

这些分类方法在临床很实用。Spaeth 指出，为了全面描述房角，应记录 3 种因素：①房角的几何夹角。②虹膜根部的形态（凸、平或凹）。③虹膜在睫状体上附着的位置（前或后）。

4.房角的几何夹角

（1）房角的几何夹角：以 Schwalbe 线为标准，将 Schwalbe 线与巩膜突的假想连线，与虹膜之间的夹角分为 20°、30°、40°（图 9-28）。

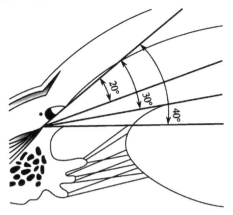

图 9-28　Spaeth 房角分级法

（2）虹膜根部的形态：以第一个字母代表，分为 b、p、f、c 四级，如图 9-29 所示。

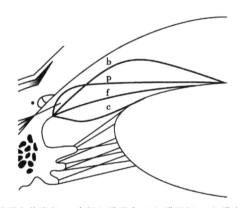

b:虹膜弓形向前隆起；p:高褶虹膜形态；f:虹膜平坦；c:虹膜向后凹陷

图 9-29　Spaeth 房角分级法虹膜形态

（3）虹膜在睫状体上附着的位置：以第一个字母代表，分为 A、B、C、D、E 五级，如图 9-30 所示。

（二）激发试验

凡具有浅前房、窄房角、并有发作性虹视、视、眼胀、头痛、眼眶或鼻根部酸胀等病史的 35 岁以上，尤其是女性患者应考虑闭角型青光眼的可能，需密切追踪观察，必要时做激发试验以明确诊断。

1.暗室试验

Seidel 于 1828 年首先介绍此方法。其作用机制是在暗室中瞳孔散大，虹膜根部拥塞于房角使之关闭而导致眼压升高。其方法是先在明亮室内测眼压，然后令患者在暗室内停留 1～2 小时后于弱光下再测眼压，如眼压上升≥1.07 kPa，或顶压达 4 kPa，前房角镜下房角关闭为阳性。应注意嘱咐患者不可入睡，因睡眠时瞳孔缩小可影响试验结果。有些闭角型青光眼患者 1 小时暗室试验呈阴性，而 2 小时后才出现阳性结果。但时间长眼压可能上升过高，最好在暗室内装置号灯，患者如有不适可随时发出信号，也可根据周边前房的深度来选择暗室试验时间的长短。周边前房为1/4～1/2角膜厚度者可用2小时,小于1/4角膜厚度者先用1小时,如为阴性再做2小时暗室试验。这种试验方法较其他试验方法更合乎生理,比较安全,所产生的急性房角关闭容易控制,但暗室试验的阳性率不高是其缺点。

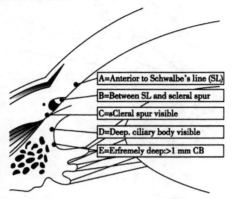

A.虹膜附着在Schwalbe线之前;B.位于Schwalbe线与巩膜突之间;C.可以
看见巩膜突;D.深,可以看见睫状体带;E.非常深,睫状体带宽度>1 mm

图9-30　Spaeth房角分级法虹膜根部附着位置

2.俯卧试验

Hyams 1968年首先报告此方法。其作用机制是在俯卧位时由于重力关系晶状体-虹膜隔向前移位,使窄房角关闭。试验方法是先测量眼压,在亮室内俯卧于检查台上,额部垫以枕头。注意不要压迫眼球,不能入睡。1小时后迅速转为仰卧位再测量眼压。眼压上升≥1.07 kPa,前房角镜下房角关闭为阳性,但宽开角者也偶有眼压升高。此试验也是在生理状况下进行,尤其适用于在这种体位有症状的患者,闭角型青光眼的阳性率为70.2%,可疑闭角型青光眼为48.2%,开角型青光眼为7.1%。

3.暗室加俯卧试验

Harris于1972年首先提出,为了提高激发试验的阳性率而将以上两种试验联合使用。做法与俯卧试验相同,唯在暗室内进行,俯卧后测眼压必须在弱光下进行。眼压升高≥1.07 kPa,房角关闭者为阳性。Harris曾对同一组窄房角患者先后做了这3种激发试验并进行比较,结果是俯卧试验的阳性率为58%,暗室试验为53%,而暗室加俯卧试验则为90%。

4.散瞳试验

1928年,Seidel和Serr介绍这种方法。其作用机制为瞳孔散大后周边虹膜堵塞房角而致房角关闭。方法是先测眼压,滴2%后马托品液1滴,待瞳孔散大至5 mm时开始测眼压,每15分钟测1次,共4次,然后每2小时测1次,也测4次(同时记录瞳孔的大小)。眼压较散瞳前上升≥1.07 kPa为阳性。

散瞳试验可诱发急性房角闭塞,对窄房角患者有一定的危险,有些人不愿采用。暗室试验阴性的患者可考虑做散瞳试验,最好一次只检查一眼,滴散瞳剂后应密切观察瞳孔的变化。瞳孔中度开大时最易诱发眼压升高,因此时既能保持瞳孔阻滞,又可使周边虹膜堵塞房角。最好在这时测量眼压,不必机械地按规定时间检查。如眼压已升至4.7 kPa(35 mmHg)以上则立即做房角检查,然后滴1%毒扁豆碱以防止急性发作。散瞳试验阴性者也应将瞳孔缩小。大部分闭角型青光眼在散瞳后可引起眼压升高,也有少数病例眼压并不升高,尤其是在瞳孔迅速极度散大而不

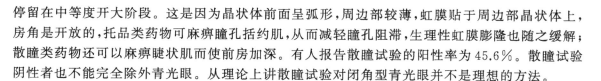

停留在中等度开大阶段。这是因为晶状体前面呈弧形,周边部较薄,虹膜贴于周边部晶状体上,房角是开放的,托品类药物可麻痹瞳孔括约肌,从而减轻瞳孔阻滞,生理性虹膜膨隆也随之缓解;散瞳类药物还可以麻痹睫状肌而使前房加深。有人报告散瞳试验的阳性率为45.6%。散瞳试验阴性者也不能完全除外青光眼。从理论上讲散瞳试验对闭角型青光眼并不是理想的方法。

5.缩瞳试验

适用于房角关闭眼压升高的窄角青光眼。滴0.5%莫西赛利,使关闭的房角开放,眼压明显下降。假使前房角镜下证实房角开放,即可排除开角型青光眼的成分,可选择虹膜周边切除术。滴0.5%毛果芸香碱也可使眼压下降,房角开放,但毛果芸香碱还有使C值增加的作用,所以不能用作诊断。

6.毛果芸香碱/去氧肾上腺素试验

2%毛果芸香碱及10%去氧肾上腺素同时滴,每分钟1次共3次,使瞳孔中等开大,如果未引起阳性反应(眼压升高大于1.07 kPa),2小时后则重复该试验。如果90分钟后第2次试验仍为阴性,以0.5%莫西赛利结束,在另一天用0.5%托品卡胺作散瞳试验。

7.激发试验的临床评价

激发试验阴性并不能排除将来发生房角关闭的可能性。前房角镜检查为窄角是重要的发现。房角愈窄发生房角关闭的危险性愈大,应进行密切观察。假使暗室试验或俯卧试验阳性,或对侧眼曾有急性发作史者,均可为虹膜切除的适应证。虽然散瞳试验阳性,表明在试验条件下能产生房角关闭,但无确切证据表明试验阳性者将自发进展为急性房角关闭。这种眼睛未经治疗偶尔可能发展为急性闭角型青光眼,但是如果用缩瞳剂治疗也可能形成20°宽开房角。这种眼在缩瞳剂治疗下,不会发生房角关闭。所以,对于这种患者如能按医嘱用药,可继续缩瞳剂治疗,尤其是因为年龄或全身健康不适于手术者。

四、鉴别诊断

(一)与急性虹膜睫状体炎鉴别

急性闭角型青光眼急性发作时,一般诊断并不困难,但如症状不典型,或检查不够细致,有时可与急性虹膜睫状体炎相混淆,而两者的治疗完全相反。如诊断错误,治疗不当,可造成严重后果,故应注意鉴别(表9-5)。

表 9-5 急性闭角型青光眼急性发作期与急性虹膜睫状体炎的鉴别表

	急性闭角型青光眼急性发作	急性虹膜睫状体炎
自觉症状	虹视、眼痛、剧烈偏头痛,伴有恶心、呕吐	疼痛较轻
视力	突然明显减退	逐渐减退
角膜	上皮水肿、有时可见后弹力膜皱襞及少量色素沉着物	透明,后壁有灰白色沉着物较多
前房	明显变浅,前房闪光阴性或可疑阳性,偶见浮游物	深度正常,前房闪光明显阳性,有浮游物
瞳孔	散大,呈竖椭圆形,对光反应消失	缩小,有后粘连,呈不整形,对光反应迟钝或消失
眼压	明显升高	正常、偏低或稍升高

鉴别要点:急性闭角型青光眼急性发作时前房浅,瞳孔散大呈竖椭圆形,眼压明显升高,角膜上皮水肿,后壁没有或仅有少量沉着物,自觉症状如眼痛头痛剧烈,视力突然明显下降。急性虹膜睫状体炎前房深度正常,前房闪光明显阳性、有浮游物,瞳孔缩小有后粘连,眼压正常或偏低或

稍高,角膜后壁有较多灰白色沉着物,疼痛较轻,视力逐渐减退。

(二)与全身其他系统疾病鉴别

因急性闭角型青光眼急性发作期常伴有头痛、恶心、呕吐、脉搏加快、体温升高等症状,可被误诊为脑血管疾病或胃肠系统疾病,而忽略了眼部的检查,常因此而延误青光眼的治疗,造成严重后果甚至失明。故应详细询问病史并进行眼部检查,以便及时诊断,早期治疗。

(三)其他

慢性闭角型青光眼的自觉症状不明显,易被漏诊或误诊为开角型青光眼,前者常有典型的小发作史,而开角型青光眼无自觉症状;慢性闭角型青光眼的视盘陷凹常较开角型者浅;前者房角常为窄角且有粘连而后者多为宽角,但有些也可为窄角,主要的鉴别方法是在高眼压情况下检查房角,如房角开敞则为开角型青光眼。

五、治疗

闭角型青光眼是由于瞳孔阻滞引起房角闭塞所致,故治疗时应解除瞳孔阻滞,使房角重新开放,一般以手术治疗为主。

(一)急性闭角型青光眼

1.前驱期和间歇期

早期行激光虹膜切开术或虹膜周边切除术可获得根治。如因其他原因不宜手术,可滴1%～2%毛果芸香碱液,密切追踪观察。

2.急性发作期

应积极抢救,尽快使房角开放,以免发生永久性周边前粘连。在高眼压情况下手术不但并发症较多,手术效果也差。应先用药物控制眼压,使充血现象消退后再行手术。为使眼压迅速下降可同时使用几种药物。滴 0.5%～1.0%毒扁豆碱液每 10 分钟 1 次,共 3 次,同时滴 2%毛果芸香碱液,每 5～10 分钟 1 次,根据病情决定持续用药时间。此外,可口服乙酰唑胺 0.5 g,甘油 50 g,球后注射 2%普鲁卡因 1.5 mL,以麻痹睫状神经节,减少房水生成和止痛。如眼压仍不下降或因恶心呕吐不能口服药物时,则可静脉滴注 30%尿素(1.0～1.5 g/kg 体重),或 20%甘露醇(1～2 g/kg体重),每分钟 60 滴左右。经上述处理后眼压多能降至正常,但仍应继续使用缩瞳剂,并根据眼压情况酌情采用碳酸酐酶抑制剂及高渗剂。注意检查房角,如房角仍关闭,则应及时手术,切不可因眼压已趋正常而忽略了房角的观察,造成假性安全感而延迟手术,以致形成周边前粘连,失去做虹膜周边切除而能治愈的机会。如房角已大部或全部开放,则可观察数天,待炎症消退后再做手术。这时在眼压降至正常后逐渐减少至停用碳酸酐酶抑制剂和高渗剂后,做眼压描记。可考虑采用下述治疗方案,即在缩瞳剂下眼压能控制于 2.67 kPa 以下,房水流畅系数＞0.20、房角2/3以上开放者,可做虹膜周边切除术;缩瞳剂不能控制眼压,房水流畅系数＜0.10,房角粘连已达 2/3 圆周者,需做滤过手术;情况介于两者之间者,即眼压能用缩瞳剂控制,房水流畅系数在 0.10～0.20,房角粘连已达 1/2 圆周,因滤过手术较虹膜周边切除术的近期和远期并发症均多,可先做虹膜周边切除术,眼压不能控制时可加用缩瞳剂或再做滤过手术。目前已广泛采用激光虹膜切开术代替周边虹膜切除术。如用药物不能将眼压降至正常,则应手术。为了防止在高眼压下做滤过手术容易发生并发症,可先做后巩膜切开术,在眼压再次升高以前做滤过手术。

3.慢性期

此时房角已大部粘连,应行滤过手术。

4.临床前期

文献报道有 53%～68% 会发生急性发作,故多数人主张做预防性虹膜周边切除术以期获得治愈。目前多采用激光虹膜切除术。

5.绝对期

可继续滴用缩瞳剂,如疼痛剧烈,可球后注射酒精,必要时摘除眼球。

(二)慢性闭角型青光眼

应早期手术,手术方式的选择与急性闭角型青光眼相同。对虹膜高褶型患者应做虹膜周边切除术,大多数可以治愈,少数术后仍有发作者,可长期应用毛果芸香碱液控制复发。应慎用散瞳剂,必要时,可用肾上腺能药物而不用睫状肌麻痹剂。

(三)恶性青光眼

1.药物治疗

应用散瞳睫状肌麻痹剂,如 1%～4% 阿托品液每天 2～4 次,可使睫状肌松弛,晶状体韧带紧张,缓解睫状环阻滞,使晶状体-虹膜隔后移,前房恢复,房角开放,眼压下降。可同时应用碳酸酐酶抑制剂和高渗剂,使房水生成减少并可使玻璃状体脱水、眼球后部体积减小,有利于晶状体-虹膜隔后移。局部或全身应用皮质类固醇可减轻睫状肌的充血、水肿,并防止晶状体或玻璃状体与睫状体发生粘连。经上述治疗后,有半数患者在 2～3 天内前房恢复,眼压下降,此后逐渐减少药物,散瞳睫状肌麻痹剂仍需长期滴用,滴药次数可根据眼压情况酌定。

2.手术治疗

对经上述药物的充分治疗而前房仍不能形成的顽固病例,应做手术。目前较有效的方法有两种:①由睫状体平坦部抽吸玻璃状体内及其后方的积液,同时在前房内注入空气,使晶状体-虹膜隔后移,打破睫状环阻滞,恢复房水正常循环。术后继续使用散瞳睫状肌麻痹剂和皮质类固醇。这种手术安全、有效、并发症少,可作为首选。②摘出晶状体并用线状刀由瞳孔区向玻璃状体深部切开,使玻璃状体内的及其后方的液体由此切开的通道流入前房。此法也常可控制恶性青光眼,但术后反应较大。

对侧眼的处理:如对侧眼眼压正常,房角开放,可试用缩瞳剂,如眼压升高,前房普遍变浅,表示此眼有易罹恶性青光眼的因素,应密切观察,必要时用散瞳睫状肌麻痹剂,以免眼压升高。注意:任何眼内手术、外伤或葡萄膜炎均有诱发恶性青光眼的危险。如对侧眼眼压升高,房角大部分闭塞,应检查前房,观察其对缩瞳剂及散瞳睫状肌麻痹剂的反应,如缩瞳剂并不使眼压升高,房角也不进一步变窄,则可用药物控制眼压后,做一般性抗青光眼手术,术后再应用皮质激素及散瞳睫状肌麻痹剂,以防止恶性青光眼;如用缩瞳剂反而使眼压升高,而散瞳睫状肌麻痹剂可使眼压下降、前房加深,则按上述办法治疗恶性青光眼。

白内障摘除在原发性闭角型青光眼治疗中的作用:在不同的医疗中心,不同的医师曾分别报告了在原发性闭角型青光眼治疗中摘除晶状体的优点。晶状体摘除能有效地控制原发性闭角型青光眼,尤其是急性闭角型青光眼的升高的眼压。假如是成熟期或肿胀期白内障,很容易决定晶状体是否应摘除。实际上,多年来对于成熟期的白内障这已被用为治疗急性闭角型青光眼的有效方法。有些学者报道,为了增进视力而摘除白内障,同时附带的好处是降低了原发性闭角型青光眼患者的眼压。相反地,在原发性开角型青光眼,摘除了晶状体并不能使眼压下降。假如晶状体透明,或有轻微白内障,在决定是否要摘除晶状体是有争议的。但是越来越多的医师同意在这种情况下,在选择性的病例,应考虑摘除晶状体,因为对于原发性闭角型青光眼是有益的。传统的治疗方法是作虹膜切开,虹膜成形术和白内障摘除这两种相对新的方法,不久将更广泛地用于PACG的治疗。晶状体摘除使窄的房角加宽,并常可使关闭的房角开放,在 PACG 尤其是瞳孔阻滞型者,可使升高的眼压下降。

单纯摘除晶状体:传统的摘除晶状体是为了增加视力,多年来白内障摘除的标准是白内障影响了视功能,或最佳矫正视力≤0.3。最近白内障摘除及人工晶状体植入有了新的适应证,这种新的适应证是基于前房角的宽度是与有晶状体存在而部分相关的原则。前房角镜研究和超声生物显微镜研究表明,一个 10°的窄房角在摘除晶状体后房角可加宽到 40°,使各个象限的房角均加宽。这一信息对于处理闭角型青光眼引起了极大兴趣。医师们曾对房角窄的和部分关闭的、眼压高的或因晶状体前移而使前房浅的闭角型青光眼患者摘除其晶状体,获得了满意的效果,其房角加宽,前房加深,更重要的是眼压降低了。Hayashi 等报道在闭角型青光眼患者作白内障超声乳化摘除后,房角从 19°加宽到 36°,前房深度由1.89 mm 增加到 3.94 mm,眼压从2.9 kPa(21.4 mmHg)降至 2.0 kPa(15.0 mmHg)。多年来已采用晶状体摘除治疗伴有成熟期或肿胀期白内障的原发性闭角型青光眼。晶状体摘除曾治愈这些青光眼患者。但另一方面,对于摘除轻度或早期白内障,尤其是透明晶状体是有争议的。

对于原发性闭角型青光眼单纯摘除白内障而不同时做滤过手术可能对控制眼压是有作用的。Wishart 和 Arkinson 于 1989 年报告,原发性闭角型青光眼患者在做白内障囊外摘除及人工晶状体植入术后,不用降眼压药物,眼压<2.8 kPa(21 mmHg)者占 65%对照组是原发性开角型青光眼患者,同样的手术后,对于眼压控制没有影响。

前房角镜检查很重要,如在虹膜切开后,房角关闭继续进展,白内障囊外摘除或超声乳化摘除,将阻止房角关闭的进展。房角分离术是为急性和慢性闭角型青光眼设计的分开周边前粘连以保存其小梁功能的手术。许多医师不赞成做这种手术,认为是无效的,但是有些医师认为它是安全的,当与白内障摘除同时作时更为有效。

Teekhasaenee 和 Ritch 的方法是用 Barkan 手术前房角镜,从前房穿刺口进入一钝头刀,在房角关闭处,将刀向后压,使房角机械性的被分开,直到小梁网开放。另一种方法是非接触的方法,用黏弹剂分离房角粘连。最好是在摘除白内障尚未植入人工晶状体时做。前房内注入黏弹剂,用 Rycroft 针伸到关闭的房角处,注入黏弹剂应用机械作用分开粘连,当最初的粘连被分开后,将针向前伸分开深部粘连。这种非接触的方法是非创伤性的,并且是有效的。

争论焦点不应仅集中在晶状体是否浑浊,因为更重要的目的是治疗青光眼。如房角关闭在180°以上,仅做晶状体摘除眼压可能被控制。如粘连≥270°,如仅做晶状体摘除则常不恰当,术后还需要加用药物、做虹膜成形术或滤过手术。急性闭角型青光眼做晶状体摘除特别有价值,因为是新的粘连,晶状体摘除或虹膜成形术可使粘连分开。

小梁切除或白内障摘除的选择:伴有白内障而眼压未能被控制的青光眼,处理的方法有 3 种可供选择。①三联手术(小梁切除,白内障摘除及人工晶状体植入)。②先做小梁切除,以后做白内障摘除。③先做白内障摘除,以后做小梁切除。

Gunning 和 Greve 总结指出,在 PACG 患者滤过手术常有并发症,而且常会使视力下降,对于急性或慢性闭角型青光眼,选择做白内障摘除,以后再考虑是否做小梁切除术,已成为更乐于被接受的方法。过去曾有争议的而今天已经很清楚的是先单纯做白内障摘除,然后密切随访。

因为在许多病例白内障摘除可以降低眼压，加宽房角而治愈青光眼。另外，晶状体摘除后，如眼压仍高，仍可选择做小梁切除术。因为三联手术的并发症的概率较高，所以不先做三联手术，三联手术的优点是只做一次手术，但是现在认为，白内障摘除也是在一次手术中可以改进眼压，另外它也比较安全。对于周边前粘连存在时间长的病例，可做三联手术，仅做白内障摘除可能不能打开慢性关闭的房角。小梁切除术不是首选手术，因为它有并发症，在1～3个月内白内障会进展，需要做白内障手术。在原发性闭角型青光眼晶状体摘除（白内障囊外摘除术或超声乳化术）已成为重要的控制升高的眼压的方法。

（颜宪伟）

第三节　继发性青光眼

继发性青光眼是由其他眼病所引起的，占全部青光眼的20％～40％，多为单眼。由于原发眼病的不同，临床表现亦各异。应针对原发病进行治疗，同时用药物控制眼压，必要时进行手术治疗。

一、继发于角膜病

角膜溃疡或角膜炎有时并发急性虹膜睫状体炎而继发青光眼。角膜粘连性白斑、虹膜周边前粘连及瞳孔后粘连等都能影响房水的排出而引起继发性青光眼。

二、继发于虹膜睫状体炎

虹膜异色性睫状体炎青光眼常在色素少的眼发生，有并发白内障时更易发生。其病理改变为小梁硬化及小梁间隙阻塞。临床过程则与单纯性青光眼相似。皮质激素治疗本病无效，可用药物控制眼压，必要时作滤过手术。并发白内障时，摘除晶状体可能控制眼压。

青光眼睫状体炎综合征又名Posner-Schlossmann综合征，为常见的继发性青光眼。

（一）临床表现

本病多发生于青壮年，常为单眼反复发作，偶有双眼者。发病急，多有闭角型青光眼症状，但前房不浅，房角开放，结膜有轻微睫状充血，角膜上皮水肿，有少量大小不等的灰白色沉着物，大的常呈油脂状，房水中偶见浮游物，闪光弱阳性，瞳孔轻度开大、对光反应仍存在，眼压中度升高。每次发作一般持续3～5天，偶有延续数月者。常可自行缓解。由于每次发作持续时间不长，对视功能影响不大，视盘及视野一般不受侵犯。但有些病例长期反复发作后，也会产生视盘和视野损害。

（二）病因

目前尚不十分明了，近年来试验研究证明本病是由于房水生成增多和房水流畅系数下降所致。发作时房水中前列腺素的含量显著增加，使葡萄膜血管扩张，血-房水屏障的通透性增加，导致房水生成增加；同时由于前列腺素增加还可抑制交感神经末梢释放去甲肾上腺素或直接拮抗去甲肾上腺素的生物效应，而去甲肾上腺素是调节房水排出的重要介质，小梁失去正常的调节而导致房水流畅系数下降和眼压升高。本病可同时合并双侧单纯性青光眼。在急性发作后，高眼压持续时间较长,药物治疗不易缓解。对于反复发作者,应于发作间歇期作排除原发性青光眼的检查,以免延误治疗。

(三)治疗

局部滴用或结膜下注射地塞米松或泼尼松龙,可抑制前列腺素的释放,降低血-房水屏障的通透性。滴 1%肾上腺素液、0.25%～0.50%噻吗洛尔或 1%～2%美特朗、0.5%贝他根、0.25%倍他舒或 1%普萘洛尔(心得安)液可降低眼压。因缩瞳剂可使血管扩张增加血-房水屏障的通透性,应尽量少用或不用。口服吲哚美辛(25～50 mg,每天 3 次),或氟芬那酸(200～400 mg,每天 3 次),可以抑制前列腺素的生物合成,后者并能直接拮抗前列腺素的生物效应,还可服用碳酸酐酶抑制剂降低眼压。

如合并原发性开角型青光眼,在急性发作时可集中使用皮质激素或非甾体抗炎药欧可芬以控制炎症,但用药时间不宜过长,前者可能引起眼压升高;病情缓解后,可用降压药物控制原发性青光眼。此病不宜手术,因术后仍有复发;但在药物不能控制并存的单纯性青光眼时,于发作缓解期作抗青光眼手术则可控制原发性青光眼。

三、继发于晶状体改变

(一)晶状体脱位

晶状体半脱位压迫房角或刺激睫状体而使眼压升高。本病常伴有房角后退,眼压升高可能与此有关。一般可用药物治疗,必要时可摘出晶状体。晶状体完全脱入前房可使眼压骤升,应立即将其摘出。晶状体脱入玻璃状体很少引起青光眼,可暂不处理,但有可能引起晶状体溶解或过敏性葡萄膜炎。

(二)晶状体肿胀

白内障的肿胀期,晶状体肿胀、变厚可引起瞳孔阻滞而继发青光眼,尤其是易发生于小眼球浅前房的患者。摘除晶状体可解除瞳孔阻滞治愈青光眼。如果已有周边前粘连,则应做白内障和抗青光眼联合手术。

(三)晶状体溶解性青光眼

发生于过熟期白内障,由于晶状体囊皮变薄或自发破裂,液化的晶状体皮质漏到前房,被噬细胞吞噬,这些细胞和晶状体皮质堵塞小梁间隙而引起急性或亚急性青光眼。其特征为前房深,房角开敞,在角膜后壁、房水、房角、虹膜及晶状体表面有多量灰白色具有彩色反光的碎片,系含有蛋白颗粒的肿胀的噬细胞及晶状体皮质。最有效的疗法是用药物控制眼压后立即做晶状体摘除术。术后眼压一般可恢复正常,甚至术前光功能不确者,术后也可获得较好视力。

(四)晶状体颗粒性青光眼

晶状体颗粒性青光眼又称晶状体皮质残留性青光眼,见于白内障囊外摘出或偶尔见于白内障肿胀期囊膜自发破裂后。前房内有松软或颗粒样晶状体皮质,常伴有不同程度虹膜炎症,故常有相应的虹膜后粘连或前粘连,房角开放有较多晶状体皮质或有周边前粘连。可用皮质激素和抗青光眼药物,不用缩瞳剂;如眼压不能控制,可做手术冲吸前房内晶状体皮质。

(五)晶状体过敏性眼内膜炎继发青光眼

这是由于对晶状体物质过敏而引起的眼内膜炎,可发生于晶状体囊皮完整或自发破裂以及囊外摘出后有晶状体皮质残留者。前房炎性反应明显,有多量白细胞渗出,角膜后壁有成团的沉着物。在急性反应时眼压多偏低,当小梁和房角发生损害后则产生青光眼其治疗措施是摘除晶状体或取出残留皮质。

四、外伤性青光眼

（1）钝挫伤引起前房积血或房角后退时可导致继发性青光眼。前房少量积血，一般在数天内即可吸收；当出血量多，尤其是反复继发出血时，常引起继发性青光眼，可并发角膜血染。房角后退继发青光眼（图9-31）早期发生者多在伤后数周内发病，由于小梁受损伤，使房水流出受阻，但伤后同时伴有房水分泌减少，所以眼压可不升高。当房水分泌正常后眼压即升高，常可持续数月至数年，但多在1年内外流管道修复，眼压亦恢复正常。晚期发生者可发生在伤后10年或更晚，是由于外伤后角膜内皮细胞形成玻璃样膜覆盖了房角，或继发了虹膜周边前粘连。这种晚期青光眼是顽固的。

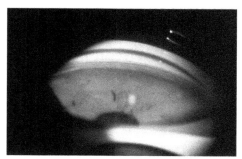

图9-31 房角后退性青光眼

房角后退或称前房角劈裂（图9-32）是睫状体表面的外伤性撕裂。为睫状体的环行肌和纵行肌之间发生撕裂和分离，因环行肌与虹膜相连，环行肌挛缩将引起虹膜根部后移，而纵行肌仍附着在原位的巩膜突，因而房角变深。Howard（1969）将房角后退分为浅、中、深3度。①浅层撕裂：为葡萄膜网部的破裂，睫状体带及巩膜突暴露，睫状体带较健眼明显加宽，巩膜突色较白，有时可有色素沉着。睫状体表面没有真正的外伤裂隙。②中层撕裂：睫状肌纤维间出现肯定裂隙，虹膜根部与睫状体前面后移，较健眼房角加宽而深，睫状体带的宽度可为正常眼的数倍，后退的范围常超过180°。③深层撕裂：睫状体有深层裂隙，而裂隙的尖端前房角镜检查看不见，有时可有广泛的睫状体解离。

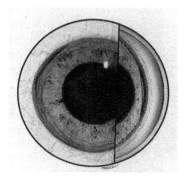

图9-32 房角劈裂

睫状体解离是睫状体与巩膜突分离，使前房与睫状体上腔相通，眼压为降低。

房角后退的患者对于局部激素试验多呈高度反应，说明具有青光眼遗传基因的人，在外伤后更容易发生继发性青光眼。治疗与开角型青光眼相同。

（2）穿通伤后由于眼内组织嵌入伤口，或由于晶状体囊膜破裂，皮质肿胀而引起。如眼内有异物存留，可由于炎症、铁锈或铜锈沉着使小梁发生改变而致眼压升高。对眼球穿通伤，应妥善做好初步处理，使伤口内不嵌顿眼内组织。白内障所致的青光眼应摘出晶状体，总之应根据引起青光眼的病因酌情处理。

五、继发于血液异常、眼内出血和血管疾病

（一）血液异常继发性青光眼

巨球蛋白血症、高蛋白血症和红细胞增多症等由于血清中有大分子量的球蛋白或增多的红细胞而使血液黏稠度增加、血流缓慢，容易形成血栓。视网膜中央静脉血栓形成患者中，10%～20%可发生继发性青光眼。有时 Schlemm 管内也可有血栓形成而引起急性青光眼。房角是开放的，可用药物治疗，但效果差。患急性白血病时，葡萄膜有白细胞浸润，常并发眼压升高。虹膜明显充血，纹理消失，表面有新生血管，常伴有前房积脓或积血，眼局部对放疗敏感。

（二）前房积血

眼压升高与出血量有关，出血超过前房 1/2 者易引起继发性青光眼。并发症为角膜血染和视神经损害，其发生与眼压升高有关，角膜血染是在前房积血持续时间较长，前房积血量大，眼压升高及直接附着在角膜内皮上的血液毒素，使角膜内皮功能失代偿，角膜内皮的渗透性发生改变，红细胞渗入角膜实质，引起角膜血染。早期血染在后部角膜基质中，表现为黄色颗粒状改变，或呈半透明红色，角膜透明度下降，此过程可迅速发展，有时在 24 小时内整个角膜被血细胞浸润，随着血小板的降解作用，角膜逐渐显得发亮，呈不透明的绿色，可持续数年。角膜血染的消退过程是从角膜周边部开始逐渐向中央部变透明。在角膜内皮有损害时，眼压正常情况下也可致角膜血染。无并发症的前房积血可采用非手术治疗，一般所有减少再出血或促进血液吸收的药物治疗效果不肯定。减少房水生成药物和高渗剂可预防角膜血染和视神经损害。如药物治疗不能控制眼压，可手术冲洗前房积血或取出血块。

（三）溶血性青光眼

眼内出血，尤其是玻璃体积血后，红细胞的破坏产物和含有血色素的巨噬细胞，有时可阻塞小梁引起急性眼压升高。其治疗与单纯性青光眼相同，但也可将红细胞碎屑冲出，使眼压下降。

（四）血影细胞性青光眼

各种原因所致玻璃体积血，红细胞发生变性，从红色、双凹、柔韧的细胞变为土黄色、圆形不柔韧的血影细胞，通过破损的玻璃体前界膜进入前房，进入前房的血影细胞可机械性阻塞小梁网，可引起急性眼压升高的开角型青光眼。患者症状取决于眼压的高度。角膜后壁可有土黄色细胞沉着，房水中有棕黄色细胞浮游，可有假性前房积脓，如有新鲜红细胞则位于土黄色血影细胞下方。前房角为开角，覆以薄层土黄色细胞，使小梁网呈棕黄色或完全遮盖房角结构，下方尤为明显。玻璃体呈典型土黄色，在前玻璃体中可见多数细小黄褐色颗粒。抽取房水或玻璃体用相差显微镜可直接查到血影细胞，或染色后用普通显微镜检查。

有学者认为用普通光学显微镜，能清晰准确地识别血影细胞。当血红蛋白发生不可逆性变性，形成变性株蛋白小体而沉淀时，可用结晶紫将其细胞染色后进行观察。有学者报道用 1‰甲紫染色，在光学显微镜下检查血影细胞的胞膜呈紫红色斑点状，而正常红细胞不被甲紫染色。因甲紫是一种碱性染料，沉积在血影细胞膜上的变性株蛋白为酸性物质，故能使血影细胞着色。检

查时如轻击载玻片,可见染色的不能变形的血影细胞在悬浮的标本内漂动。

血影细胞性青光眼为一过性;可持续数月,未有报告引起小梁永久性损害者。开始用抗青光眼药物治疗;如不能控制眼压则彻底冲洗前房,必要时可重复做,很少需做玻璃体切除。

(五)血铁质沉着性青光眼

血铁质沉着性青光眼为一种慢性继发性开角型青光眼,多有长期反复眼内出血史。小梁内皮细胞吞噬溶解变性的血红蛋白,血红蛋白的铁离子氧化成氧化铁,它与组织蛋白或含巯基类蛋白质结合成铁蛋白质化合物沉着于角膜、视网膜、小梁网等眼内组织,可使小梁变性、硬化和间隙闭塞而致眼压升高。可根据出血病史、眼组织的铁锈样沉着物、小梁网呈棕红色、房水中查不出血影细胞等做出诊断。治疗用抗青光眼药物控制眼压。

(六)新生血管性青光眼

新生血管性青光眼是指虹膜和小梁表面有新生的纤维血管膜,使虹膜与小梁和角膜后壁粘连所造成的青光眼。虹膜上的新生血管形成典型的虹膜新生血管丛或称虹膜红变,使虹膜组织模糊不清,呈暗红色,瞳孔开大,对光反应消失,由于血管膜收缩而使瞳孔缘色素上皮外翻。因虹膜新生血管丛容易破裂,反复发生前房积血,故又名出血性青光眼。本病极顽固,患者异常疼痛,常导致失明。

虹膜新生血管丛易发生于一些引起视网膜缺氧的疾病,如视网膜中央静脉阻塞、糖尿病性视网膜病变、视网膜中央动脉阻塞、恶性黑色素瘤和视网膜脱离等,尤以前两种病比较多见。由糖尿病引起者常发生于有增殖性视网膜病变及反复出血者。由于视网膜缺氧而产生血管形成因子,引起虹膜表面和小梁网的纤维血管膜增殖。初期它们覆盖开敞的房角,后期纤维血管膜收缩形成房角周边前粘连,均可导致顽固的眼压升高,其临床过程可分为3期。

1.青光眼前期

瞳孔缘周围虹膜有毛细血管丛扩张和细小新生血管,逐渐向虹膜根部进展。前房角正常或有少量新生血管。此期眼压正常。

2.开角型青光眼期

虹膜新生血管融合,前房有炎症反应。房角开放但有多量新生血管,眼压突然升高。

3.闭角型青光眼期

纤维血管膜收缩,虹膜变平,瞳孔开大,瞳孔缘色素层外翻,虹膜与晶状体间距离加大,房角广泛周边前粘连或完全关闭,眼压升高。

完全性视网膜中央静脉阻塞在发病后3个月内约有20%发生继发性青光眼,而单纯性青光眼又常容易发生视网膜中央静脉阻塞。这两种疾病常相继发生的机制目前尚不清楚。视网膜中央动脉阻塞后发生继发性青光眼者仅占1%,眼压升高大多发生在动脉阻塞后5～9周,较静脉阻塞继发青光眼所间隔的时间要短得多。

对本病的治疗,分泌抑制剂或手术治疗效果均不满意。用缩瞳剂可使充血及疼痛加重。局部应用皮质激素和阿托品能缓解症状,但不能降低眼压。由于视网膜血管病变及继发性青光眼而已失明者,为解除痛苦可摘除眼球。如尚残存有用视力,可做引流阀置入术,效果较其他引流手术好,术前应降低眼压,术中穿刺前房时动作要慢,以尽可能减少前房积血。也可试行小梁切除术。强化的冷凝治疗可使虹膜血管暂时消退。

近年来,应用全视网膜激光凝固治疗新生血管性青光眼取得了一定的疗效。全视网膜光凝可使视网膜萎缩,使其不至于缺氧,消除了产生血管新生的因素,并可使虹膜和房角的新生血管萎缩。此疗法适用于早期病例,在房角被纤维血管膜封闭以前,可使房角的血管消退,并能使部分粘连拉开。如同时加用药物,眼压可能被控制。

青光眼前期做全视网膜光凝是预防虹膜红变和新生血管性青光眼最有效的治疗方法。视网膜中央静脉阻塞,在虹膜红变前期,即视网膜有广泛毛细血管非灌注区或虹膜有异常血管荧光渗漏,也适于作预防性全视网膜光凝。屈光间质浑浊时可做全视网膜冷凝或房角新生血管直接光凝。所有新生血管性青光眼病例,除做降眼压手术外,均应做全视网膜光凝或冷凝术,以解除其产生视网膜或虹膜新生血管的病因,可根据具体情况,选择在降眼压手术之前或手术后作。

(七)上巩膜静脉压升高引起的继发性青光眼

上腔静脉阻塞、纵隔肿物、颈动脉-海绵窦瘘、球后占位性病变和内分泌性眼球突出等可使上巩膜静脉压升高,房水排出因而受阻而导致眼压升高。此时 C 值正常,房角也无异常,但 Schlemm 管内可有血液,常伴有球结膜水肿和血管迂曲扩张、眼球突出以及视盘水肿。卧位时眼压明显升高。在动静脉瘘的患者,偶尔合并新生血管性青光眼。应针对原发病治疗。

六、继发于眼部退行性变

(一)虹膜角膜内皮综合征

虹膜角膜内皮综合征(irido corneal endothelial syndrome,ICE syndrome)为一组原发性角膜内皮异常疾病,其特点是单侧角膜、虹膜、房角异常和继发性青光眼(图 9-33)。多见于年轻成人和女性。临床改变可分以下 3 种类型。

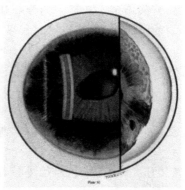

图 9-33　虹膜角膜内皮综合征

1.原发性进行性虹膜萎缩

本病是虹膜的慢性进行性萎缩,常可形成虹膜穿孔房角粘连,房角有内皮细胞增殖,从而导致青光眼。随着病程的进展,房角粘连范围也逐渐扩大,严重时可累及房角全周;当房角粘连达一定程度时即可引起眼压升高。在病变过程中并无炎症现象,不发生后粘连。病变进展缓慢,继发青光眼也较晚,最后常导致失明。其治疗措施是用缩瞳剂、肾上腺素和碳酸酐酶抑制剂控制眼压。如前粘连有所发展,则应及早手术,但手术效果并不肯定。

2.Chandler 综合征

本病是上述疾病的一种变异,也是单侧发病。虹膜萎缩较轻且不形成穿孔,但伴有角膜内皮营养不良。继发青光眼时,其程度也较轻。当眼压轻度升高甚至正常时,即可引起角膜实质和上皮的水肿,甚至发生大泡性角膜病变。随着时间的进展,角膜内皮的耐受性下降,更易产生角膜水肿。角膜后壁无沉着物,前房闪光阴性。治疗措施是用药物将眼压降至最低水平,以防止角膜发生永久性损害。必要时可做滤过手术,也可试用软接触镜治疗大泡性角膜病变。

3.虹膜-痣综合征或 Cogan-Reese 综合征

病因不明,其临床表现与 Chandler 综合征相似,有持续性角膜水肿,虹膜很少穿孔,但虹膜上有弥漫性结节,最初为细小黄色隆起,晚期形成暗棕色有蒂的结节。瞳孔缘色素外翻,眼压正常或稍高。治疗与前者相同。

(二)剥脱综合征

剥脱综合征是由于脱屑阻塞房角而引起的一种继发性青光眼,见于老年人。在瞳孔缘、虹膜两面、房角、晶状体囊膜及其悬韧带上均有蓝白色或灰色脱屑及少量色素沉着。在开大瞳孔时,可见云雾状的色素微粒经瞳孔流向前房,晶状体前碎屑的沉着分布成三个区域,中央为半透明的圆盘,周边部有散在的疏密不等的沉着物,两者之间为透明区。

关于这些碎屑的来源,目前的看法还不一致,以往误认为是由晶状体的囊膜剥脱而来,故称为剥脱综合征;有人认为是碎屑沉着于晶状体之上,而不是由囊膜脱下来的,所以称为假性剥脱。近年来用电镜观察,发现在晶状体囊内和囊下也有类似的沉着物,证明后一种看法是正确的。最近还发现在虹膜、结膜血管周围和小梁的基膜上均有一种原纤维性物质,因而认为这是一种广泛的眼基膜疾病。因为剥脱物质广泛分布于眼的不同部位故称为剥脱综合征(图 9-34)。

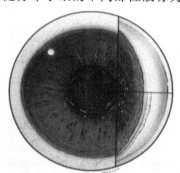

图 9-34　剥脱综合征

在有脱屑的患者中 30%～80%继发青光眼。剥脱综合征患者的对侧眼的青光眼发生率为15%,较原发性青光眼者明显少,这种病例的皮质激素高度反应者,也较原发性开角型青光眼者为少,这都说明此病是继发性的。既往认为我国此类患者较少,近年来随着对该病的认识,临床仔细观察及我国人口的老龄化,本病并不少见。本病的临床过程及治疗原则与单纯性青光眼相同。晶状体摘出并不能使病变减轻或停止进展。

(三)色素播散综合征

色素播散综合征是虹膜中周边部后面的色素脱失沉着在眼内各部分,如角膜后面、晶状体表面、晶状体韧带和小梁等处。色素播散综合征可合并或不合并色素性青光眼,而色素性青光眼几乎均有色素播散综合征的表现。

1.临床表现

(1)角膜后壁纺锤形色素沉着:为 Krukenberg 于 1899 年首先描述。中央部角膜后壁有垂直的呈纺锤样的色素沉着,宽 0.5～3.0 mm,长 2～6 mm,中央部色素致密,周边部较稀疏,不典型者可偏于一侧或呈斜行。有些病例为散在性不规则色素沉着。

（2）虹膜中周边部色素脱失：Campbell 认为是周边部虹膜与晶状体前小带经常摩擦而使虹膜色素脱失。用后部反光照射法检查可见斑片状虹膜色素缺失，病情重者可呈车辐状，该处可透见从眼底反射出的红光。

（3）虹膜和晶状体表面、晶状体韧带、玻璃体前面及小梁网有色素沉着。前房角有大量色素沉着，自 Schwalbe 线至睫状体带全房角有色素沉着，对应 Schlemm 管处小梁网内色素最浓厚，呈环形色素带。房角处常有中胚叶组织残存。

（4）色素性青光眼：多发生于年轻男性，常伴有近视，我国少见。房角为开角，症状与开角型青光眼相似，病因尚不清楚。有人认为是虹膜色素上皮层的色素不断脱落，阻塞房角而引起房水排出障碍。因小梁内皮有吞噬作用，可以吞噬及运走色素，所以本病有时可自发缓解；但有时色素突然增多，而使眼压骤然升高。有人发现原发性青光眼家族中有患色素性青光眼者，有纺锤状色素沉着者其皮质类固醇试验呈高度反应者也较多，这些似乎说明色素性青光眼与开角型青光眼之间有某种基因关系，可能是开角型青光眼的一种变异（图 9-35、图 9-36、图 9-37、图 9-38）。虹膜中周部色素脱失，后部反光照射，该处透红光。

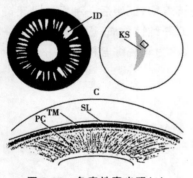

图 9-35　色素性青光眼(1)

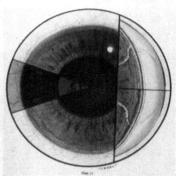

图 9-36　色素性青光眼(2)

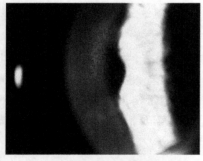

图 9-37　色素性青光眼角膜后壁色素沉着

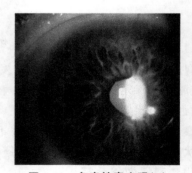

图 9-38　色素性青光眼(3)

2.治疗

与开角型青光眼相同，用药物控制眼压，但治疗较困难。有人用毛果芸香碱，加多次数以维持瞳孔不动以免与小带摩擦，如药物不能控制则做滤过手术。

（四）视网膜色素变性合并青光眼

本病少见，在视网膜色素变性中约 3％合并青光眼，常发生于晚期。因视网膜色素变性患者的视野有环形暗点或向心性收缩，故不易由视野改变发现青光眼。治疗与单纯性青光眼相同，因并发白内障,缩瞳剂可使视力明显减退。

七、继发于眼内肿瘤

由于眼内肿瘤使眼内容量增加,或压迫、阻塞房角而引起青光眼。但是眼压升高的程度和青光眼发病的早晚,并不一定与肿瘤的大小和增长的速度一致,而是与肿瘤的部位有密切的关系。房角附近的肿物因直接侵犯房角,或肿物反复出血、机化而破坏了房角结构,可在早期就并发青光眼;眼球赤道部的肿物容易压迫涡静脉,影响脉络膜血液的回流,因此比位于后极部的肿物容易引起青光眼。有时肿物虽然很大,但伴有继发性视网膜脱离,眼压反可正常或较低,而不并发青光眼。治疗时应针对肿物的不同性质选择手术方式。

八、医源性青光眼

(一)糖皮质激素青光眼(简称激素性青光眼)

局部或全身长期应用皮质激素可引起眼压升高。正常人局部滴皮质激素后可引起低度、中度及高度眼压反应[其升高幅度分别为≤0.7 kPa(5 mmHg)、0.8~2.0 kPa(6~15 mmHg)和≥2.1 kPa(16 mmHg)]。正常人的子女中三种不同反应百分比的分布情况与遗传规律所应出现的百分比完全一致,说明皮质激素所引起的眼压升高幅度是由遗传基因决定的。开角型青光眼患者局部滴皮质激素后所引起的高度及中度眼压反应较正常人明显增多。皮质激素引起的眼压升高是可逆的,停药后可恢复正常,约20%可出现青光眼性视野改变,停药后可消失。地塞米松、倍他米松、泼尼松龙局部应用较易引起眼压升高,而可的松则较少发生。四氢氟羟泼尼松龙和羟甲基孕酮等较少引起眼压升高。局部用药较全身用药引起反应的多见。单眼用药眼压升高明显者,其不用药的对侧眼也可有轻度眼压升高。开角型青光眼患者在用降眼压药物的同时如果应用皮质激素仍可引起眼压升高,其幅度与是否应用降压药物无关。

糖皮质激素试验呈明显高眼压反应者,将来发展为开角型青光眼的可能性较大,可利用皮质激素试验作为一种激发试验。糖皮质激素引起的高眼压如被忽视而造成永久性的视盘和视野损害,则称为糖皮质激素性青光眼。其临床表现与开角型青光眼相似,但有自愈倾向。糖皮质激素性青光眼的诊断要点:有明确的眼局部或全身使用糖皮质激素的历史;眼压升高时间、幅度及视功能损害程度和糖皮质激素用量一致;停用糖皮质激素后数天或数周眼压恢复正常;眼局部可出现糖皮质激素所致的其他损害如后囊下型白内障;排除了其他继发性开角型青光眼,如葡萄膜炎性继发性青光眼等。糖皮质激素性青光眼停用糖皮质激素后,眼压可恢复正常,有些眼压下降但未达正常水平,有些眼压不下降,应进一步鉴别是否合并有原发性开角型青光眼,并对其进行治疗。

防治:首先应注意勿滥用皮质激素。必要时应密切观察眼压,如眼压升高,应及时停药或改用仅有抗感染作用而引起眼压升高作用轻的糖皮质激素。经药物控制满意的开角型青光眼,在使用皮质激素的过程中而眼压升高时,切勿轻易决定手术,应考虑到皮质激素的作用,首先停用皮质激素,调整和增加抗青光眼药物,一般多能控制眼压。

(二)α糜蛋白酶引起的青光眼

有些患者在用α糜蛋白酶做白内障摘出术后1周内发生一过性急性眼压升高。电镜扫描检查发现是由于晶状体韧带的碎屑阻塞了小梁间隙。动物试验也可产生同样改变。若仅用1 mL低浓度的α糜蛋白酶(1∶10 000),只注射到后房,并在1分钟后冲洗,可不产生继发性青光眼。

（三）散瞳剂诱发的青光眼

窄房角眼或高褶虹膜者，周身或局部应用阿托品类药物后，可能引起青光眼。可用毒扁豆碱液缩瞳，同时用碳酸酐酶抑制剂及高渗剂治疗。

（四）缩瞳剂所致青光眼

有些病例在用强缩瞳剂（如碘依可酯）一段时间后，前房进行性变浅，房角变窄，眼压升高。这是由于晶状体韧带松弛、瞳孔阻滞增加，以及睫状体充血水肿使虹膜根部与小梁相贴而引起的。这种情况易发生于晶状体较厚，尤其是球形晶状体的患者。用散瞳剂可使眼压下降，故又称为逆药性青光眼。

九、继发于视网膜脱离

视网膜脱离合并青光眼的发生率为 12％～17％，可由于以下几种情况引起：巩膜缩短术后眼球容积变小，使虹膜晶状体隔前移，或因巩膜缩短部位太靠前而引起房角闭塞。视网膜长期脱离患者的巩膜和睫状体发生水肿，使房角关闭。此病常伴有慢性睫状体炎，其炎性产物可阻塞小梁间隙，但由于房水分泌减少而眼压偏低，当视网膜复位后，房水分泌恢复正常，遂发生急性青光眼。有破孔的视网膜脱离，视网膜色素上皮脱落下来的色素经破孔沉积于小梁网上而引起眼压升高，封闭破孔有助于控制眼压。

（颜宪伟）

第四节　先天性青光眼

先天性青光眼是由于胎儿时期前房角组织发育异常而引起。

一、婴幼儿型青光眼

婴幼儿型青光眼约有 60％在出生后 6 个月内、80％在 1 岁以内出现症状，其余在 1～6 岁时显示出来，常为双侧性。因婴儿眼球壁软弱易受压力的作用而扩张，致使整个眼球不断增大，故又名水眼。

（一）临床表现

本病早期有以下征象。

1.畏光、流泪和眼睑痉挛

这些症状在角膜发雾、眼球变大前数周即出现，是由于角膜水肿，感觉神经末梢受刺激所致，如眼球已扩大则多由于下睑睫毛刺激角膜而引起。畏光严重时患儿常躲在母亲怀里或藏于枕下，当眼压被控制和无倒睫时此症状即消失。

2.角膜水肿

开始时仅角膜上皮水肿，随着病情的进展，实质层也受累而出现浑浊，水肿随着眼压的升降而增减。

3.角膜扩大

由于高眼压的影响，角膜逐渐变大，如超过 12 mm 并伴有狄氏膜破裂，即可做出诊断。角膜进行性变大是眼压未被控制的表现,和成年人进行性视野缺损所代表的意义相同,如 3 岁以前眼压不升高则眼球多不胀大。

4.狄氏膜破裂

眼球扩大在角巩膜连接处最明显,狄氏膜被牵拉而破裂。角膜后壁有皱纹,初起时在周边部,与角膜缘平行,以后可出现于角膜中央部。当狄氏膜发生破裂时角膜突然变混,浑浊可局限于破裂处,也可能侵及全角膜。缺损可很快被内皮覆盖,但在裂隙灯下仍可见皱纹,该处角膜实质常有轻度浑浊。

5.前房变深

由于眼球扩大,前房常变深。

6.前房角发育异常

可有房角结构发育不全、Schlemm 管及小梁闭塞或缺如、睫状肌越过巩膜突,止于 Schlemm管或小梁、中胚叶组织覆盖房角、虹膜不止于睫状体而附着于小梁上以及周边虹膜遮盖部分小梁等。此外,有人曾以电镜观察,发现有薄膜覆盖于小梁上。

7.眼压升高

眼压升高的程度差异较大,应在全麻或熟睡时测量,先天性青光眼患者的巩膜硬度常较低,应矫正巩膜硬度。

8.视盘陷凹及萎缩

视盘青光眼陷凹出现较早且进展较快,双侧陷凹不对称是早期重要体征。早期陷凹是可逆的,眼压被控制后,陷凹可迅速消失。

晚期改变:角膜更为浑浊,前房更深,眼球扩大使晶状体韧带变脆弱,晶状体半脱臼,虹膜震颤,视盘陷凹明显且为不可逆的。这种大眼球易受外伤,可发生前房积血甚至眼球破裂,许多未被控制的先天性青光眼最后常发展为眼球萎缩。

(二)鉴别诊断

应与以下疾病鉴别。

1.大角膜

角膜扩大,其直径可达 14～16 mm,常有虹膜震颤,但没有狄氏膜破裂、眼压升高及视盘陷凹等症状。有些病例房角正常,有些病例可有比小梁更宽的色素带或显著的虹膜突。

2.外伤性角膜水肿

产钳引起的后弹力膜破裂可引起角膜水肿,持续约 1 个月或更久,常为单侧,角膜不扩大,眼压常偏低。

(三)治疗

先天性青光眼的药物疗效多不满意。一经确诊应及早施行手术。可做小梁切开术、前房角切开术或小梁切开加小梁切除术。

二、青少年型青光眼

(一)临床表现

一般在 3 岁后高眼压不使眼球再扩大。目前国内暂时将 30 岁以下发病而不引起眼球扩大的青光眼定为青少年型青光眼。临床过程与慢性单纯性青光眼相似,但眼压变化较大,有时可迅速升高,合并虹视。因高眼压使眼轴加长,故高眼压可加重近视。

(二)诊断

与慢性单纯性青光眼的诊断方法相同,但更困难,因青年人的视盘病理陷凹不典型,常较大但较浅,易被忽略,尤其是伴有近视者。多数房角是开放的,无明显异常,个别病例有较多的虹膜突,视野改变、眼压描记和激发试验有助于诊断。

(三)治疗

用药物控制眼压,如出现进行性视盘及视野改变,则应尽早手术,做滤过手术如小梁切除术。日本学者报道,小梁切开术也可取得较好效果。

三、青光眼合并先天异常

(一)蜘蛛指综合征(Marfan 综合征)

本症于 1896 年首先由 Marfan 所报告,除眼部畸形外还伴有肢体细长,臂长过膝,掌骨、指骨、跖骨、趾骨均细长(蜘蛛指),先天性心脏和肺部畸形等。

1.临床表现

Marfan 综合征中约 80% 有眼部病变。最主要的是晶状体小且呈球形,悬韧带脆弱、易于断裂,常有晶状体半脱臼或脱臼。房角发育异常,有中胚叶组织残存,Schlemm 管的大小、形状和部位不规则等。部分病例可合并青光眼,常因晶状体脱臼和房角发育异常所致。此外,尚可有视网膜脱离、永存瞳孔膜、虹膜缺损、斜视和眼球震颤等。

2.治疗

如晶状体移位明显,瞳孔无晶状体区较大,可用镜片矫正视力。对于继发性青光眼应根据晶状体移位的情况而采取不同措施:晶状体嵌于瞳孔区而致瞳孔阻滞者,可先用散瞳剂,如症状不能缓解可做虹膜切除或晶状体摘出术;晶状体脱位于前房者则摘出之;如伴有房角发育异常,则按婴幼儿型青光眼处理。

(二)球形晶状体短指综合征(Marchesani 综合征)

本症是一种眼部畸形合并骨骼改变的先天性疾病,与 Marfan 综合征的骨骼改变相反,其肢体、指、趾短粗,皮下脂肪丰富,肌肉发育良好。

1.临床表现

除晶状体小呈球形及伴有脱臼外,常由于悬韧带松弛致使晶状体前后凸度增大而形成瞳孔阻滞和晶体性近视。由于瞳孔阻滞、房角异常和晶状体脱臼等,所以青光眼的发生率较 Marfan 综合征明显增多。此外,尚可发生白内障、上睑下垂、永存瞳孔膜和眼球震颤等病变。

2.治疗

与 Marfan 综合征相同。

(三)同型胱氨酸尿症

1.临床表现

本症是一种隐性遗传的代谢性紊乱,是由于先天性缺乏胱硫醚合成酶而引起代谢性紊乱,血浆和尿中的同型胱氨酸增多。除眼部改变外,还可出现神经系统损害,如智力迟钝和惊厥;心血管系统损害,发生在冠状血管,脑和肾血管血栓而导致死亡;骨骼异常包括脊柱后凸、关节松弛、蜘蛛指、骨质疏松、骨折等;有些患者的表现很像 Marfan 综合征;肢体伸侧可有网状青斑以及面色潮红等皮肤损害。眼部表现主要为晶状体移位,因瞳孔阻滞而引起继发性青光眼,不少患者可能只有晶状体脱臼和同型胱氨酸尿。

2.诊断

除上述临床特点外,必须做血和尿氨基酸分析。

3.治疗

以药物治疗为主,如药物不能控制眼压而必须施行手术时,应注意采取预防血栓形成的措施。

（四）颜面血管瘤青光眼综合征（Sturge-Weber 综合征）

Sturge(1879)和 Weber(1929)对本病做了详细叙述,故称为 Sturge-Weber 综合征。

1.临床表现

（1）皮肤血管瘤:常位于三叉神经第 1 支分布区域,口腔和鼻腔的黏膜也常受侵。

（2）眼部改变:主要表现为青光眼、脉络膜血管瘤和视网膜血管扩张等。常在儿童或成年时才发生青光眼。成年者为慢性单纯型。发生机制可能是由于眼内血管瘤淤血,增加了眼内容积,或由于血管增多、扩张而使房水生成增加,或因中胚叶组织残留或虹膜有异常血管阻塞房角,以及涡静脉回流受阻、上巩膜静脉压升高等所致。

（3）脑膜血管瘤及颅内钙化点可引起癫痫、偏瘫及精神异常等症状。

2.治疗

可滴用肾上腺素及毛果芸香碱等药物,也可做滤过手术。

（五）弥漫性神经纤维瘤病

1.临床表现

本病为家族性遗传性疾病。全身的末梢神经纤维增殖,形成广泛的大小不等的结节,多发生于皮肤,也可发生于内脏,同时有皮肤色素沉着。神经纤维瘤常侵犯眼睑和眼眶,引起眼睑下垂、眼球突出而眼眶扩大。在眼部受侵者中约 50％合并青光眼。虹膜表面有散在的小结节及大片颜色加深的区域,可直达房角。神经纤维瘤也可直接侵犯房角,或由于肿物使虹膜移位而发生周边前粘连,或因房角发育不全而使眼压升高。

2.治疗

与婴幼儿型青光眼相同。

（六）无虹膜

本症为先天性虹膜畸形,常在周边部残存少量虹膜组织。由于发育不全的虹膜与角膜粘连或房角内充满中胚叶组织致使约 30％的患者发生青光眼。

治疗:尽可能用药物控制眼压。如药物不能控制眼压,必须手术时可做小梁切除术。

（七）房角发育不全

又名中胚叶发育不全本症是眼前节的中胚叶发育不全引起的,为显性遗传性疾病,包括以下几种综合征。

1.后胚胎环

Schwalbe 线特别突出,在角膜缘内呈一玻璃样半透明的环。裂隙灯下可以很容易地看到前移的 Schwalbe 环,它是接近房角处的角膜中胚叶组织的增殖。在房角镜或裂隙灯下可见周边虹膜有大的索条伸向 Schwalbe 线,有时在某些区域 Schwalbe 线与角膜脱离。这种房角改变称为 Axenfeld 异常,这种虹膜索条可能遮盖部分或全部小梁。约半数患者伴发青光眼。

2.Rieger 综合征

Rieger 综合征是双侧虹膜实质发育不全、后胚胎环、房角异常、伴有瞳孔异位及多瞳症,但没有原发性虹膜萎缩所具有的那种新形成的周边前粘连,并易于发生青光眼。青光眼多于 10～30 岁发病。此外常伴有牙齿异常。偶尔可合并白内障。在一个家族中有的成员可有上述全部异常,而其他成员可仅有轻度异常。

治疗:与开角型青光眼相同,必要时可做滤过手术。

(王露兰)

第五节　混合型青光眼

凡具备一种以上的原发性或继发性青光眼,以及原发和继发青光眼合并存在者都称为混合型青光眼。常见者有以下几种。

一、开角型青光眼合并房角关闭

慢性单纯性青光眼具有窄房角的患者,随着年龄的增长,晶状体变大,房角进行性变窄,有可能产生闭角型青光眼的急性发作。这种混合型青光眼常是在小梁功能不健全的基础上又发生了房角的部分关闭,而使眼压进行性升高且不易被控制。用强缩瞳剂或肾上腺素可能导致房角进一步关闭甚至急性发作。当初诊时患者房角极窄,视神经已有损害,药物不能控制眼压时,确定是慢性闭角型青光眼还是混合型青光眼是十分困难。房角镜下如肯定有房角关闭,应先做虹膜切除术,再用药物控制开角型青光眼。在虹膜切除术后可以使用强缩瞳剂和肾上腺素。

二、闭角型青光眼伴有小梁损害

闭角型青光眼反复发作后可产生小梁损害或伴有周边前粘连,这时房水流畅系数下降较明显,与房角镜下房角关闭的程度不成比例。对这种病例应行虹膜周边切除术,术后用缩瞳剂或分泌抑制剂等。

三、原发性青光眼术后合并继发性青光眼

在原发性开角型或闭角型青光眼行白内障摘出或渗漏手术后前房延缓形成而损伤小梁或形成周边前粘连,因而形成了原发性青光眼合并术后的继发性开角型或闭角型青光眼。这时应按继发性青光眼治疗,除有瞳孔阻滞需行手术外,应以恰当的药物治疗。药物不能控制眼压时考虑滤过手术。

四、原发性青光眼炎症后合并继发性青光眼

原发性青光眼术后或用缩瞳剂后引起虹膜炎,可导致周边前粘连或小梁损害而形成混合型青光眼。应针对增进小梁的功能进行治疗,如有后粘连伴有虹膜驼背和房角关闭时,应行周边虹膜切除术。

五、开角型青光眼静脉阻塞后的新生血管性青光眼

开角型青光眼伴发视网膜中央静脉阻塞、虹膜新生血管丛和新生血管性青光眼是比较常见

的。应针对新生血管性青光眼进行治疗。同时详查对侧眼,可能也有开角型青光眼。

六、继发性开角型青光眼伴有继发性房角关闭

由于炎症或外伤而发生的继发性开角型青光眼,当炎症复发或持续时可产生周边前粘连和房角关闭。应针对炎症治疗,同时用分泌抑制剂。眼压下降后可能需做虹膜周边切除术,解除房角关闭。俟炎症消退后再检查小梁的功能并决定处理措施。

七、上巩膜静脉压升高的青光眼伴有继发的房水外流障碍

甲状腺突眼或球后肿物可使上巩膜静脉压升高,虽然其 C 值正常,也可引起眼压升高。以后多发展成房水流畅系数降低,即或眼球突出获得缓解,C 值仍低。这种青光眼宜用药物治疗

(朱俸林)

第十章 视网膜疾病

第一节 黄 斑 疾 病

黄斑疾病是特指黄斑区的病变引起临床病症,包括中心性浆液性脉络膜视网膜病变、特发性脉络膜新生血管、遗传性黄斑变性和急性特发性黄斑病变等。年龄相关性黄斑病变属于黄斑疾病范畴,但习惯上放在单独一章论述。而黄斑水肿不是一个独立的疾病,常是其他疾病的一个体征,但对视力影响很大,特安排在本章内讨论。

一、中心性浆液性脉络膜视网膜病变

中心性浆液性脉络膜视网膜病变(central serous chorioretinopathy,CSC)是主要累及黄斑区的局限性视网膜神经上皮脱离为主要特征的眼底病变,通常简称"中浆"。以往曾用名"中心性视网膜炎,中心性浆液性脉络膜视网膜炎"。它的发病机制虽然不是非常明确,但随着荧光素眼底血管造影(FFA)及吲哚菁绿脉络膜血管造影(ICGA)的出现,人们对中浆的发病机制有了进一步的了解。

(一)病因与发病机制

中浆的流行病学特征是好发于中青年男性,男女比例为(5～10):1,常单眼发病,较容易复发。中浆患者通常是 A 型性格的人,并常有紧张、劳累以及睡眠不足的因素,并且在一些库欣综合征,长期应用肾上腺糖皮质激素的患者,或者妊娠期妇女也可见到。推测其可能与体内皮质激素的失衡,以及交感神经的兴奋有关,已在相关研究中得到证实。

20 世纪 60 年代随着 FFA 的出现,人们对中浆的发病机制有了进一步认识。在 FFA 检查中,荧光素从视网膜色素上皮(retinal pigment epithelium,RPE)层点状渗漏,聚集在神经上皮下,说明视网膜的外屏障 RPE 连接复合体功能的失代偿。随着病情的恢复,荧光造影中 RPE 的功能可以完全恢复,不留任何渗漏荧光的痕迹,说明中浆的异常荧光渗漏是 RPE 细胞连续性中断,而非 RPE 细胞死亡。若患者病情迁延不愈,部分患者同样可出现不同程度的 RPE 的色素脱失,以及不同程度色素上皮和神经上皮的损害。因此部分学者提出了 RPE 功能异常学说,他们认为中浆的发病机制是 RPE 个别细胞功能异常,或者广泛 RPE 细胞功能异常导致的液体渗漏到神经上皮下。

近年来随着 ICGA 的出现,对中浆的病理机制有了更新的认识。ICGA 中发现部分中浆患者的不仅仅有 RPE 的渗漏,相应位置的脉络膜,甚至是非病灶区的脉络膜出现早期局部脉络膜毛细血管的充盈迟缓,大中静脉的扩张,和局部脉络膜毛细血管扩张渗漏;而且往往在对侧未发病的眼也常常见到多灶性的脉络膜毛细血管通透性增加。这也提示中浆其实是双眼的疾病。ICGA 中表现为中晚期多个弥散的强荧光斑,提示了某种因素引起的脉络膜局部血管的痉挛,灌注不良,以及周围脉络膜血管代偿性的扩张,通透性增加。因此,一些学者提出了脉络膜血管异常学说,他们认为病变根本在脉络膜血管,往往脉络膜血管通透性增加的范围远大于 RPE 的损害的范围,RPE 下液体压力过高,RPE 是继发的功能失代偿。然而,在中山大学中山眼科中心所做 ICGA 中,并非所有的中浆患者都会出现脉络膜血管通透性增加的改变。

其他因素包括感染、妊娠等,其致病的准确机制尚不清楚。

(二)临床表现

中浆有着多种临床表现,又随着病情的轻重缓急不同,展现出很多复杂的变化。视力的变化与黄斑是否受累及密切相关。

1.症状

急性期的患者,仅仅感到患眼视物稍模糊,检查视力可以正常或轻度远视,但常有视物变暗和/或变色,逐步视力下降。大多患者是突然出现单眼视力下降,中心暗影和视物变小。慢性患者,因病程迁延不愈,通常会有不同程度的视力下降,严重的患者也可导致失明。慢性患者多数是双眼先后出现视力下降,程度不同,或单眼反复发作,或症状持续性超过半年。

2.体征

初次起病或急性期的患者视力一般不低于 0.5,可矫正。眼部无炎症表现。多数患者眼底可见黄斑区或旁黄斑区圆形或类圆形的神经上皮脱离区。部分患者可以见到局灶性的 RPE 脱离区,表现为边界清晰的圆形病灶,前置镜下呈边界清晰的浆液性泡状隆起。慢性的患者视力可下降到 0.1 甚至更低,其原因主要是长期黄斑区脱离导致感光细胞的损害,以及 RPE 的萎缩。眼底表现可出现局灶的色素脱失和增生,少数严重的患者可出现下方大泡状视网膜脱离。严重的患者甚至出现继发性视网膜色素变性样改变。

3.分类

一般根据发病的时间分为急性(病程小于 6 个月)和慢性(病程大于 6 个月)或称为迁延性。这里要注意时间并非是分类的绝对指标,还要结合患者的临床特点进行分类,并非小于 6 个月就一定是急性。另外一种特殊的类型是弥散性视网膜色素上皮病变(diffused retinal pigment epitheliopathy,DRPE),国内常常称其为大泡性视网膜脱离(概念不准确,大泡性视网膜脱离指凡是渗出性视网膜脱离成泡状都称为大泡性视网膜脱离),其病理机制与中浆相同,有些学者把其归为慢性中浆,有些学者也有把它另列出来为一个单独的病。本节还是把这一类型归入到慢性中浆。临床工作中常常与葡萄膜大脑炎相混淆,因两种病的治疗方法相悖,所以应特别加以注意鉴别。

(1)急性中浆:病程时间一般小于 6 个月,FFA 显示单个或者少数几个荧光素渗漏点,眼底色素上皮没有脱色素,萎缩等改变。

(2)慢性中浆:病程时间一般大于 6 个月,或反复发作,相干光断层成像仪(OCT)或眼底观察证实持续的黄斑区神经上皮脱离;或者 FFA 显示多个不规则的荧光素渗漏,通常伴有大片的 RPE 的脱色素、色素增生或萎缩。RPE 萎缩区多位于黄斑区的下方,或者渗漏点的下方,呈轨迹样改变,这是由于长期渗出的液体不吸收,在重力的作用下,往渗漏点下方走行,时间久了引起RPE 的损害。若伴有渗出性视网膜脱离,脱离区的视网膜毛细血管通透性会增加,远端的毛细血管甚至会闭塞。慢性中浆很多都为双眼患病,尤其合并全身疾病的时候,如长期肾上腺糖皮质激素服用史、妊娠,以及库欣综合征的患者。

4.辅助检查

(1)FFA:典型的 FFA 表现为静脉期出现色素上皮损害的点状强荧光,荧光素可呈炊烟样渗漏或墨迹样渗漏;晚期可见神经上皮脱离的弱荧光晕环荧光积存,部分病例出现浆液性 RPE 脱离,表现为边界清晰、范围大小不变的随造影时间逐渐增强的强荧光斑,部分病例渗漏点位于RPE 脱离区。

不典型的 FFA 表现多为迁延性的或反复发作的病例,新旧病灶混杂,表现为多灶性的色素上皮损害,呈现出局灶性的斑片状强荧光,渗漏点可不明确。RPE 色素脱失表现为透见荧光、增生表现遮蔽荧光。因长期神经上皮脱离,液体受重力作用往下方走,所以 RPE 可呈沙漏样改变。

若出现视网膜脱离,浅脱离一般在下方中周部,脱离时间久了脱离区视网膜血管通透性会增加,毛细血管可从下方周边部开始闭塞,而上方非脱离区视网膜血管不会有改变;严重的病例,下方可出现泡状的视网膜脱离。部分患者可出现 RPE 撕裂(RPE tear),多出现在 DRPE 的患者,因常伴有多个 RPE 浆液性脱离。

(2)ICGA:造影早期脉络膜毛细血管局部小叶充盈迟缓,呈相应的弱荧光,相应的区域脉络膜大中静脉毛细血管扩张以及毛细血管通透性增加,在造影中期可见扩张的血管以及斑片状的弥散的强荧光斑。迁延的病例局部脉络膜毛细血管闭塞,在晚期可见清晰的弱荧光灶。RPE 脱离在 ICGA 表现为早期相应的弱荧光,中晚期可见强荧光,边界清晰。神经上皮脱离表现为晚期可见一个弱荧光晕环。很多患者对侧正常眼也会有局灶性脉络膜血管扩张,通透性增加的改变,说明的中浆是双眼的疾病。

(3)OCT:神经上皮脱离表现为神经上皮层隆起,其下为液体积聚的低反射或无反射区,底部见一高反射光为 RPE 与脉络膜毛细血管层。RPE 脱离显示为视网膜神经上皮层与一高反射的 RPE 层一起隆起,脱离区下方为清亮的液体,低反射。脉络膜层反射光带要比非脱离区脉络膜反射低。Imamura 等研究显示了中浆脉络膜厚度较正常人明显增厚。

(4)眼底自发荧光(FAF):可用来观察中浆不同时期的改变。在急性期,RPE 脱离和渗漏点为低 FAF,在有视网膜下黄色点的地方可表现高 FAF。当浆液性脱离持续一段时间,脱离区FAF 增加,在弥漫自发荧光相中有分散的点状强荧光。当视网膜下液吸收后,视网膜复位,自发强荧光相消失。在慢性中浆有着各种程度不同的萎缩,呈一种混合性 FAF,既可有弱荧光也可有强荧光,脂质沉淀和视网膜下纤维不产生自发荧光。

(三)诊断和鉴别诊断

1.诊断

突然出现视物变形或变色,眼底后极部见到边界清楚的盘状或小泡状隆起,OCT 证实黄斑区神经上皮脱离或色素上皮脱离,以及 FFA 显示"炊烟状"或"墨迹状"荧光渗漏,可以确诊中浆。部分患者有中浆反复发作病史,病程迁延不愈,超过半年;视力矫正不佳,中心固定暗点;OCT 提示黄斑区神经上皮脱离,FFA 显示多灶性 RPE 损害,或弥漫性 RPE 脱色素透见荧光;以及一些长期神经上皮脱离继发的改变可诊断为慢性中浆。

2.鉴别诊断

中浆容易和一些黄斑区水肿和渗出的疾病相混淆,需要与以下一些疾病相鉴别。

(1)黄斑囊样水肿:一般伴有原发病变如糖尿病性视网膜病变,视网膜中央静脉阻塞,或葡萄膜炎引起的黄斑囊样水肿。很少伴有神经上皮的脱离,是神经视网膜的增厚。OCT检查显示视网膜内有多个囊腔形成,FFA显示晚期黄斑区荧光渗漏呈花瓣状,可以与中浆相区别。

(2)特发性息肉状脉络膜血管病变(PCV):部分PCV可以以中浆样的改变发病,伴有神经上皮的脱离;或者以RPE脱色素脉络膜萎缩改变的PCV较容易与慢性中浆混淆。PCV患者年龄较中浆发病年龄大,从眼底上,PCV患者常伴有视网膜下出血,以及橘红色的结节病灶。ICGA是主要的鉴别要点,PCV做ICGA可见异常的脉络膜血管网,末端扩张呈囊袋样,晚期囊袋可见冲刷现象,血管网部分晚期可见地图样强荧光染色。这些现象在中浆的ICGA检查中都没有。

(3)特发性脉络膜新生血管(ICNV):患者视力较差,多伴有视物变形,一般在黄斑区可看到一个灰白色的病灶,周围多伴有水肿,仔细观察有些可见到视网膜层或视网膜下的出血点,或环状的出血。FFA检查,在动脉期一般可见到边界清晰的脉络膜新生血管网,随时间荧光素渗漏,晚期强荧光染色。中浆的渗漏点一般出现在静脉期后,可作为两者的鉴别点。

(4)葡萄膜大脑炎:又称为Vogt-小柳原田综合征(VKH)和中浆两者都为双眼的渗出性视网膜脱离,严重时都可引起大泡性视网膜脱离,临床上较难鉴别。①眼底改变特征:VKH患者的视力下降比较快,而且常伴有全身症状。初发的VKH常常出现视盘充血,轻微水肿,且严重的患者有炎症的表现,包括前段炎症的表现,如果早期炎症不明显,一般看到的视网膜RPE层的色素比较均匀。而DRPE的患者,多数病程较长,反复出现,有些有长期应用肾上腺糖皮质激素病史,应用激素过程中症状加重,若病灶不累及黄斑区视力可比较好。从眼底表现来看,多数视盘没有水肿充血,RPE层的色素比较紊乱,而且经常可见到局灶性的病灶,有些呈视网膜神经上皮下的黄白色纤维素渗出灶,有些患者伴有多个RPE脱离。②FFA:在造影早期,VKH常会出现脉络膜充盈的斑驳状荧光(脉络膜炎症以及水肿的原因);静脉期RPE色素上皮的活动性损害多是弥散的针尖点的强荧光(自身免疫攻击RPE细胞,所以病变很弥散,分布较均匀),渗漏较均匀,后期融合成片,可见到多个神经上皮脱离的湖样积存的荧光;视盘晚期多数会有强荧光染色(视神经炎症)。而DRPE的渗漏点多数在眼底的黄白色病灶处,渗漏点外的RPE较正常,渗漏点分布不均,呈局灶性。渗漏点多数较明显,墨迹样的扩大。视盘多数荧光像正常,但有些患者时间久,下方视网膜脱离区的视网膜血管通透性会增加(容易与血管炎混淆)。且时间长了之后会出现脱离区远端视网膜毛细血管闭塞,但在上方非脱离区,视网膜血管一般正常。

(5)其他:在裂孔性视网膜脱离、肿瘤、视盘小凹等疾病引起的黄斑区神经上皮浅脱离,小瞳孔下看到黄斑区反光消失和水肿样改变,容易误诊为中浆。只要散瞳仔细检查眼底,很容易鉴别。在这里强调考虑眼底病变时,散瞳检查的必要性。

(四)治疗

1.患者教育

如果患者是明显的A型性格,并且有诱因:睡眠不足,精神紧张,劳累,以及在使用肾上腺糖皮质激素,应告知患者纠正不良生活习惯,尽可能从根本上消除诱因。

2.观察

中浆有着良好的自愈特性,最适合的一线治疗是观察。已知高水平的内源性或外源性皮质类固醇是发生中浆的病因,应询问患者是否正在使用含有该类药物的鼻腔喷雾剂、关节内注射或其他隐含皮质类固醇药物,应停止使用,将内源性和外源性皮质类固醇调整到正常后,90%患者可自愈。研究证实,中浆患者在有明显症状近4个月的时候,中心凹感光细胞发生萎缩。因此,如果3个月症状不消失,考虑给予积极的治疗。如果对侧眼因同样的病已经造成了视力下降,先发眼应马上考虑给予治疗。

3.药物治疗

可服用一些活血的中成药和营养神经类药物,如复方血栓通和多种维生素,但这些药物没有特异性。最近有用抗皮质类固醇疗法治疗急性和慢性中浆取得较好效果的报道,用利福平600 mg/d。不良反应有头痛和恶心,具体疗效尚需大量病例观察。大量临床资料表明,肾上腺糖皮质激素使用后可加重病情,可能诱发大泡性视网膜脱离,应避免使用。肾上腺糖皮质激素导致病变加重的机制尚不明确,烟酸也可加重本病,应避免使用。

4.激光治疗

视网膜光凝治疗是目前较有效、安全且并发症少的方法。虽然中浆部分是自限性疾病,视力恢复良好,但一部分患者的视功能如对比敏感度可下降。目前认为早期光凝可以缩短病程,减少长期黄斑区视网膜脱离引起的视功能的损害,但激光治疗不能预防复发。

光凝的方法:可选用绿色、黄色或红色激光作为治疗光源,但是黄斑部无血管区及黄斑乳头束的光凝应选用氪红激光。治疗光斑应比渗漏点稍大,一般为200 μm,能量100～200 mW,时间0.2～0.3秒,致RPE变为灰白色,Ⅰ级光斑。一个激光斑仅能封闭一个非常小的渗漏点,因此通常使用3～5个点来完成治疗。

5.光动力疗法(PDT)

一些慢性的中浆,或渗漏点不明确的中浆,可考虑行光动力疗法。PDT要根据ICGA的中期脉络膜强荧光斑的范围作为指导。具体方法详见激光治疗章。

6.大泡性中浆的治疗

大泡性中浆容易复发,预后不好。传统的治疗是观察或激光封闭渗漏点,但光凝治疗的益处尚不能肯定。采用半量的维替泊芬做PDT治疗,封闭渗漏点,取得了较好的效果。

(五)治疗效果

治疗中浆仍然面临着挑战,90%急性中浆病例不治疗在几个月内有自行愈合的特性,可先观察。用激光直接光凝渗漏点,有治疗后诱导脉络膜新生血管(CNV)的风险。复发或持续性脱离常常与更弥漫的RPE萎缩或增生相关,大约50%的患者可能复发,复发间隔时间不定,约50%是在初发后1年内再发,有精神疾病史与较高复发率相关。少部分患者视力不可逆丧失与RPE萎缩、继发视网膜下新生血管和转变成PCV有关。即使患者视力完全恢复到正常,仍可有残余症状,如视物变形、暗点和对比敏感度减少,这些症状可能与中浆减少了黄斑锥细胞的密度有关。PDT是最适合治疗慢性中浆的长期渗出性视网膜脱离,解剖和功能上都恢复良好。最近使用抗血管内皮生长因子(vascular endothelial growth factor,VEGF)药物来治疗中浆合并有CNV情况,是一种新的疗法,但需要进一步研究观察。

二、特发性脉络膜新生血管

特发性脉络膜新生血管(idiopathic choroidal neovascularization,ICNV)是一种发生于黄斑部孤立的渗出性脉络膜视网膜病变,伴有脉络膜新生血管(choroidal neovascularization,CNV)和出血。以前也被称为中心性渗出性脉络膜视网膜病变(central exudative chorioretinopathy,

CEC)。

(一)病因与发病机制

本病病因与发病机制尚不清楚,患者多为中青年,单眼发病居多,病程持久,呈间歇性发作,最后形成机化瘢痕,常常导致视力严重损害。

(二)临床表现

1.症状

主要症状为中心视力下降,视物变形。

2.体征

黄斑部灰色浸润病灶伴视网膜下出血,呈类圆形,大小约 1/4 视盘直径(disc diameter,DD),很少超过 1 个 DD。在急性阶段,病灶周围可有盘状视网膜脱离。病程较长的患者,病灶周围可见亮白色的硬性渗出。FFA 早期可见脉络膜新生血管显影,呈花边状、轮辐状、树枝状或者不规则形,荧光素很快渗漏形成强荧光病灶,后期强荧光病灶范围扩大,边界模糊。

3.辅助检查

相干光断层成像仪(OCT)表现为 RPE 和脉络膜毛细血管层的反射光带局限增强。较小的 CNV 通常表现为梭形的强反光团,大的 CNV 则是较大范围的不规则增厚,同时伴有 RPE 和脉络膜毛细血管层的变形,如果 CNV 突破 RPE 层进入视网膜神经上皮层下,则表现为神经上皮内的锥形隆起高反射,锥体内为低反射。

(三)诊断和鉴别诊断

1.诊断

(1)发生于中青年,中心视力下降,视物变形。

(2)眼底黄斑区灰色病灶伴视网膜下出血。

(3)眼底无高度近视及其他眼底改变。

(4)FFA 呈典型 CNV。

2.鉴别诊断

本病需要与产生 CNV 的其他疾病相鉴别,如年龄相关性黄斑变性(渗出型)、多灶性脉络膜炎、弓形体脉络膜视网膜炎、点状内层脉络膜病变、高度近视性脉络膜新生血管及息肉状脉络膜血管病变等。

(1)年龄相关性黄斑变性(渗出型):发病年龄较大,多数在 50 岁以上。病变范围较大(常常超过 1 DD),常累及双眼(可先后发病)。有玻璃膜疣及色素的改变等。而 ICNV 多发生于中青年,多单眼发病,眼底病灶很少超过 1 DD 直径,无其他眼底改变。

(2)多灶性脉络膜炎:多灶性脉络膜炎(multifocal choroiditis,MFC)可并发 CNV,与 ICNV 相比两者临床症状类似,均好发于中青年,预后较差,不同之处如下。①眼别:多灶性脉络膜炎常双眼发病。而 ICNV 常单眼发病。②眼前节改变:MFC 早期有前葡萄膜炎临床表现,而 ICNV 无前葡萄膜炎临床表现。③眼底表现:ICNV 患者黄斑区灰色病灶伴视网膜下出血,无高度近视及其他眼底改变。MFC 患者视盘周围、后极部及中周部散在多发性(3 个到数百个)圆形或椭圆形灰黄色病灶(>300 μm)。④FFA:ICNV 呈典型 CNV,无须再行 ICGA,黄斑区及周围无或见少于 2 个的病灶染色。MFC 伴发 CNV 在活动性病灶造影早期呈弱荧光,后期染色。在非活动性病灶造影呈挖凿样改变(圆形或类圆形萎缩凹陷灶,边界清楚),透见荧光和色素遮蔽。1/3 病例伴发典型 CNV 表现,ICGA 检查病灶呈弱荧光,有助于发现早期病灶。

（3）弓形体脉络膜视网膜炎：患者有猫狗接触史，常伴有前房及玻璃体炎症反应，黄斑区及周围和中周部挖凿样病灶。如为陈旧性则表现为2～3 DD大小的类圆形瘢痕病灶，中央灰白色纤维组织，周围色素圈。如为再发性则表现为新鲜的坏死灶，卵圆形轻隆起的白色绒毛病灶，周围伴色素性瘢痕。FFA检查病灶染色，0.3％～19.0％的患者并发CNV。血清弓形体抗体检查IgG和IgM阳性，与ICNV容易鉴别。

（4）点状内层脉络膜病变（punctate inner choroidopathy，PIC）：是一种主要累及内层脉络膜和RPE的炎症性疾病，目前病因与发病机制未明。PIC好发于中青年女性，多数伴中高度近视，黄斑区CNV病灶伴后极部深层视网膜下黄白色奶油状小病灶及陈旧性色素性萎缩灶。FFA显示活动性病灶早期呈强荧光，后期染色或轻渗漏。ICNV好发于中青年，男女发病无明显差异，黄斑区单个CNV病灶，无高度近视及其他眼底改变。

（5）高度近视性脉络膜新生血管：CNV是病理性近视的严重并发症，常导致黄斑出血和瘢痕形成，造成严重视力丧失。患者有高度近视病史及高度近视眼底改变（脉络膜视网膜萎缩灶、漆裂纹、视网膜劈裂、黄斑裂孔等）可与ICNV相鉴别。

（6）息肉状脉络膜血管病变（polypoidal choroidal vasculopathy，PCV）是源于内层脉络膜的异常分支状脉络膜血管网及其末梢息肉状扩张为特征，常导致反复发生的浆液性或出血性RPE脱离，与ICNV相比：①PCV发病年龄更大，多为50岁以上的老年人。ICNV多发生于中青年；②PCV眼底常见橘红色病灶，ICNV呈黄斑区灰色病灶；③FFA检查PCV常表现为隐匿性CNV（可为多处），ICNV呈典型CNV；④PCV患者ICGA检查有特征性改变，显示内层脉络膜异常分支血管网，末端呈息肉状或呈动脉瘤样簇状扩张的强荧光，随造影时间延长局部荧光素渗漏，晚期管壁着染，出现"冲刷现象"。

（四）治疗

治疗目的是封闭CNV，使现有的视功能得以保存。目前的主要方法是激光光凝治疗、PDT、玻璃体腔内注射抗血管内皮生长因子（vascular endothelial growth factor，VEGF）药物治疗以及联合治疗。

1.激光光凝

激光光凝是利用激光的光凝固原理，眼内色素性物质吸收激光光能转化为热能，使眼内组织发生凝固。激光光凝曾被广泛应用于CNV的治疗，但是仅适用于位于黄斑中心凹500 μm以外的边界清楚的CNV。而且激光光凝不能阻止新的CNV形成，光凝后CNV的复发率也较高。所以目前已逐渐被PDT及抗VEGF治疗所取代。

2.PDT

PDT是通过静脉注射一种光活性物质——维替泊芬，联合低能量激光照射引起光化学反应，造成细胞的直接损伤，包括血管内皮细胞损伤和血管内血栓形成，达到破坏CNV组织的作用。它的优势在于能够选择性破坏CNV组织，而不损伤CNV周围组织的正常功能。适用于所有CNV患者（包括黄斑中心凹下CNV），是ICNV的有效治疗之一。根据患者的体表面积计算维替泊芬的用量，使用电子输液泵在固定的时间内进行注射。照射激光光斑大小取决于FFA记录的CNV病灶大小，设置为CNV最大直径再加上1 000 μm，激光能量通常设置为50 J/cm^2，照射83秒。嘱咐患者术后48小时内避免阳光照射，建议户外活动时穿长袖衣服，戴防护眼镜。目前，抗VEGF药物的应用使PDT的应用有所减少。

3.玻璃体腔内抗 VEGF 药物治疗

经睫状体平坦部,穿刺玻璃体腔内注入抗 VEGF 溶液 0.1 mL。由于当前使用的抗 VEGF 药物作用持续时间较短,通常需要重复注射以控制病情。

4.联合治疗

研究表明,PDT 联合玻璃体腔内抗 VEGF 药物治疗较单一治疗能更好地促使 CNV 的消退,视力恢复更快及减少再治疗次数。还有学者研究 PDT 联合玻璃体腔注射曲安奈德治疗 CNV 疗效良好。支持联合治疗的理论是光动力治疗可能增加了 VEGF 和色素上皮衍生因子(PEDF)的表达,从而促进新生血管膜的生成,而抗 VEGF 药物及长效类固醇皮质激素具有抑制新生血管膜形成、生长和复发的优势,故联合治疗能够发挥协同作用。

5.其他治疗

本病多考虑炎症为其主要病因,其发病与结核、弓形体病等感染相关,如果全身有或曾有结核感染、结核菌素纯蛋白衍生物试验(purified protein derivative,PPD)阳性的患者可试用抗结核治疗。

(1)手术治疗(黄斑下 CNV 摘除、黄斑转位手术等):因手术难度高,术中、术后并发症多,术后视力恢复不理想,现已较少使用。

(2)经瞳孔温热疗法(transpupillary thermotherapy,TTT):因是非特异性治疗,目前也较少单独使用,有报道称 TTT 联合曲安奈德球后注射治疗 ICNV 取得较好疗效,激光能量小,参数较易掌握,治疗后 73% 患者视力提高。

(3)吲哚青绿介导的光栓疗法:研究报道吲哚青绿(indocyannine green,ICG)介导的光栓疗法治疗特发性脉络膜新生血管,根据 ICG 的吸收峰(805 nm)与 810 nm 半导体激光波长相近,使其可成为治疗 ICNV 的光敏剂,该方法被称为吲哚青绿介导的光栓疗法(indocyanine green mediated photothrombosis,IMP),研究结果显示,IMP 对 ICNV 有一定治疗效果,该方法安全、经济。但 IMP 的治疗参数、远期疗效及并发症需更大样本的长期临床观察。此外,对 IMP 确切的作用机制也需进一步探讨。

(4)其他:国外学者研究认为曲安奈德仍是一种辅助和联合治疗 CNV 的有效方法。有病例报告利用玻璃体腔注射甲氨蝶呤治疗 CNV,特别是对抗 VEGF 治疗耐受的难治病例。放疗能够破坏快速增长的新生血管组织,关于这一方法是否有效的研究结果缺乏一致性。

三、黄斑水肿

黄斑水肿是一种严重威胁视功能的常见眼底表现,而非一种独立的眼病。它是液体在黄斑区视网膜内异常聚集,即黄斑区的视网膜水肿。当液体积聚在外丛状层和内核层之间的蜂房样空隙时,呈放射状排列的黄斑区外丛状层 Henle 纤维将积液分隔成多个特征性的囊样小腔,称为黄斑囊样水肿(cystoid macular edema,CME)。黄斑水肿主要表现为中心视力下降、黄斑区视网膜神经上皮层增厚,长期不愈可以造成光感受器的凋亡、视力不可逆的丧失。

(一)病因与发病机制

多种原因可以导致黄斑水肿,如视网膜血管病变、眼内炎症、眼内手术、视网膜变性、外伤、药物、黄斑前膜等。不同病因所致的黄斑水肿的发病机制各有不同,目前尚无定论。黄斑水肿的病因与发病机制如下:

1.血视网膜屏障破坏

视网膜和血液循环系统之间有两种屏障:外屏障(视网膜与脉络膜之间,由 RPE 细胞间的紧密连接构成)和内屏障(由视网膜毛细血管壁内皮细胞间的闭锁小带构成)。正常时内、外屏障可以通过主动转运和被动转运过程阻止血浆成分自由进入视网膜。当缺血、缺氧、炎症、变性、外伤、手术等原因损伤血视网膜屏障时,VEGF 和炎症相关因子生成增多,致使血管通透性改变,大分子物质及大量水分子从血管内渗出到管外,最终导致黄斑水肿,如糖尿病性视网膜病变黄斑水肿、视网膜静脉阻塞引起黄斑水肿等。

2.Starling 组织水肿理论

Starling 理论是指静水压和渗透压共同作用下液体流动方向发生改变而导致组织水肿形成的理论。血管阻塞引起血管内压力增高,加上视网膜组织处于缺血状态,血管发生自身调节性扩张。根据 Poiseuille 理论,动脉扩张,动脉压下降使静脉和毛细血管内静水压增加,从而导致血液成分渗漏到血管外。

3.Müller 细胞活性改变

Müller 细胞是视网膜的主要胶质细胞,其突起包绕毛细血管周围,可以将血液中的营养物质传递到神经元,排出代谢废物,维持包括离子渗透压、pH 等细胞外微环境的稳定。在缺氧、炎症、高血糖等病理情况下 Müller 细胞活性改变,VEGF、基质金属蛋白酶合成增加,使紧密连接蛋白降解,血视网膜屏障通透性增加,视网膜内液体清除减少,导致黄斑水肿。

4.机械牵拉作用

黄斑前膜或玻璃体对黄斑及其周围视网膜血管的牵拉可导致视网膜毛细血管扭曲、血视网膜屏障受损,从而引起黄斑水肿。

5.内界膜增厚

内界膜(internal limiting membrane,ILM)是 Müller 细胞的基膜,是视网膜与玻璃体之间的屏障。而内界膜的增厚之所以能参与黄斑水肿的形成,是因为多种原因引起的内界膜增厚可以阻止视网膜内的大分子物质从视网膜进入到玻璃体腔,造成视网膜内高渗透压,从而减缓黄斑水肿的消退。

(二)临床表现

1.症状

视物变形、变暗及视力下降,部分患者可能出现中心暗点。

2.体征

黄斑区视网膜增厚,中心凹反光不规则且模糊,大部分反光消失。当中心凹区视网膜内囊腔形成,中心凹颜色可加深或有蜂窝状外观。严重者出现视盘水肿和点状出血,甚至发生黄斑板层裂孔。黄斑水肿常由眼部其他疾病引起,因此,应注意检查眼部的原发疾病表现,进行相应的描述和诊断。

(三)辅助检查

1.FFA

可以很好地评估难治性黄斑水肿的渗漏程度,作为诊断的金标准广泛运用于临床。不同病因导致的黄斑水肿,除各自相应体征外,还可见黄斑部弥漫性的深层荧光渗漏或呈花瓣样强荧光。如糖尿病黄斑水肿(DME)中可见由微血管瘤、小血管及毛细血管异常导致与病变部位及疾病进展有关的弥漫性深层荧光渗漏;视网膜静脉阻塞(RVO)引起的黄斑水肿则为静脉扩张迂曲,晚期静脉管壁着染;葡萄膜炎表现为后极部静脉广泛渗漏如圣诞树状,伴有视盘渗漏。

2.ICGA

单纯黄斑水肿只影响视网膜层,除了黄斑水肿增厚的遮蔽荧光斑外,一般脉络膜血管造影为正常表现。在葡萄膜炎患者,可出现脉络膜弱荧光和强荧光等改变。

3.OCT

黄斑水肿表现中心凹消失,严重可隆起,神经上皮层较正常明显增厚,节细胞层、内外丛状层以及光感受细胞层的光反射下降。CME可见有数个反射均匀的囊样暗区。

4.视野检查

中心相对或绝对暗点,Amsler表中心暗点和变形更明显。

5.多焦 ERG(mfERG)

在黄斑水肿时可以发现波幅下降及变宽,显示潜伏期延长的电生理反应刺激。

(四)诊断和鉴别诊断

1.诊断

有视力下降和/或视物变形,眼底检查中心凹反光消失或有蜂窝状改变,可诊断疑似黄斑水肿。OCT 检查有典型黄斑区视网膜增厚或出现液性囊腔、FFA 检查显示晚期黄斑区荧光染色或出现花瓣状荧光素沉积,可确诊黄斑水肿或黄斑囊样水肿。

2.病因诊断

黄斑水肿不是一个独立的疾病,它是多种疾病引起的一种相同的临床表现,因此,在诊断黄斑水肿时,一定要找出原发疾病,也就是病因诊断。一定要进行仔细的眼底检查和辅助检查,鉴别出引起黄斑水肿的病因诊断,为针对病因治疗提供确实的依据。

3.鉴别诊断

(1)先天性视网膜劈裂:一种 X 连锁遗传疾病,由于视网膜劈裂基因(RS1 基因)发生突变而导致的一种遗传性眼底疾病,是引起男性青少年黄斑变性的主要原因。常为年幼时起病,眼底彩照可发现黄斑区存在囊样微隙(蜂窝状),纤细的微褶皱,黄斑色素紊乱;周边型则多在颞下出现光滑视网膜扁平或球形隆起,部分患者可见到萎缩形内层卵圆形裂孔或大的视网膜裂孔,因劈裂的内层含有视网膜血管而呈血管幕帘状。大多数患者黄斑和周边部病变同时存在。OCT 显示黄斑区外丛状层出现许多纵向空腔,空腔之间被纵隔分开,劈裂的范围可超过黄斑旁达周边黄斑区。mfERG 可发现 b 波降低、a 波正常。而黄斑水肿多由其他眼部疾病引起,患者发病年纪较大。

(2)特发性黄斑裂孔:中心视力下降,视物变形、变色、变暗。临床特征为黄斑中心凹全层裂孔,孔周有积液环。多由玻璃体对视网膜的切线牵拉导致。OCT 显示特发性黄斑裂孔呈黄斑区视网膜神经上皮全层缺损。

(五)治疗

黄斑水肿分为病因治疗和对症治疗两个方面,后者是通过药物、激光和手术来减轻黄斑水肿或促进黄斑水肿消失。这里主要介绍治疗黄斑水肿新进展。

1.曲安奈德

曲安奈德(TA)能显著减低细胞间的通透性,同时下调细胞间黏附分子-1 的表达,还可以抑制花生四烯酸和前列腺素的生成,减少血管内皮生长因子基因的表达,并且通过稳定细胞膜和增强紧密连接,从而加强血视网膜屏障功能。

（1）适应证：用于治疗糖尿病性视网膜病变（DR）、RVO、葡萄膜炎或内眼手术引起的黄斑水肿。

（2）方法：在无菌条件下表面麻醉后进行，向玻璃体腔中央注入 TA 2～4 mg，必要时 3～6 个月之后重复一次。

2.地塞米松缓释植入物

近年研制的一种可降解的地塞米松缓释植入物（Ozurdex，0.7 mg）植入玻璃体腔内，可长时间保持玻璃体腔内地塞米松的有效浓度，有效提高了继发于 DR、RVO、非感染性葡萄膜炎和放射性黄斑水肿的治疗水平，改善视力。Ahmad 研究表明，对继发于 RVO 的黄斑水肿患者，地塞米松缓释剂的剂量对视力提高无明显差异，最好矫正视力（BCVA）提高大于 15 个字母。植入后随访 6 个月发现，植入缓释剂的 BCVA 提高速度在 30 天到 90 天时明显快于对照组，但无论是 0.35 mg 还是 0.7 mg，BCVA 很难维持到 180 天。而且反复植入地塞米松缓释物是否对水肿的消退更加有效，还有赖于进一步长期随访。在国内目前还处于Ⅲ期临床试验阶段。

（1）适应证：用于治疗 DR、RVO、葡萄膜炎、放射性治疗后或内眼手术引起的黄斑水肿。

（2）注入方法：结膜表面麻醉后，注入物通过一个特制的仪器连接 22G 注射管将其注入玻璃体中。

（3）并发症：与 TA 类似，但青光眼、白内障的发生率较 TA 低。有极少数的病例报道称注入植入物后眼压降低。

（4）禁忌证：眼部或邻近部位有感染灶（如疱疹病毒、水痘、牛痘或真菌），进展性青光眼，对类固醇或植入物上的载体过敏的患者禁用。

3.碳酸酐酶抑制剂

碳酸酐酶Ⅱ在睫状体和视网膜分布较多，调控水、电解质平衡。各种病因导致血视网膜屏障破坏，水电平衡紊乱，内皮细胞受损，VEGF 表达增加，视网膜血管通透性改变，最终引起黄斑水肿。通过抑制碳酸酐酶活性除改善细胞内外的离子分布以外，还可以减低激肽系统活性，导致细胞外基质的 pH 恢复，改变视网膜血管通透性，促使液体从视网膜主动转运到脉络膜血管。

（1）适应证：可用于 DR、RVO、视网膜色素变性、内眼手术等引起的非难治性黄斑水肿。

（2）方法：可口服用药醋甲唑胺，每次 50 mg，2 次/天，通常连续使用不超过 3 天。也有眼部局部滴用多佐胺滴眼液，一次 1～2 滴，每天 2 次，持续用药 1 月，后根据病情需要调整用药时间。

（3）并发症：长期口服使用可引起水、电解质紊乱，对肝肾功能有所损害。

（4）不良反应：滴眼剂最常见的报道为雾视和味觉异常，少部分患者称使用后可出现视物模糊、异物感、眼干燥等不适。

4.VEGF 抑制剂

VEGF 能通过促进细胞紧密连接中角蛋白磷酸化，破坏毛细血管内皮细胞的转运功能，从而增加视网膜血管的通透性，引起黄斑水肿。基于此机制，VEGF 抑制剂越来越广泛的应用于临床。VEGF 抑制剂与 VEGF 分子结合后能够阻断 VEGF 与受体结合，使 VEGF 的作用下降，从而降低视网膜血管通透性，改善血视网膜屏障功能。

（1）适应证：临床上多用于治疗由 DR 和视网膜静脉阻塞引起的黄斑水肿及其他眼部疾病引起的黄斑水肿。

（2）方法：玻璃体腔内注射方法同 TA 注入法，所用注射剂量根据具体药物不同而异，如贝伐单珠抗为1.5 mg，雷珠单抗为 0.5 mg。

5.激光治疗

通过激光直接封闭渗漏的视网膜血管和脉络膜毛细血管,封闭渗漏点。在血管闭塞和新生血管性疾病,通过光凝这些部位,减少视网膜的耗氧量和促进组织修复,从而减轻渗漏。常用氩绿激光(514.5 nm),近年也有提倡采用黄色激光。目前主要用于治疗 DR 及 RVO 引起的黄斑水肿。

6.手术治疗

手术治疗是通过手术解除玻璃体对黄斑的机械性牵拉,还有去除了原玻璃体腔内积聚的一些促进视网膜微血管渗漏的相关因子(如 VEGF 等)及术中使用的富含氧的灌注液提高了眼内视网膜面的氧含量,促进微血管收缩,缓解了渗漏的发生,并且增加了黄斑旁毛细血管的血流量。玻璃体切除联合视网膜内界膜剥除,不但消除了内界膜对黄斑部的机械性牵引,还去除了作为 Müller 细胞基膜的内界膜,理论上可导致视网膜原生质构架改变,进而加快弥漫性黄斑水肿的吸收。最近有文献提出,弥漫性 DME 的内界膜增厚并与大量炎性细胞黏附,如 VEGF,剥除内界膜可以缓解血视网膜屏障的炎症反应。有研究证明玻璃体切割联合内界膜剥除术后,黄斑水肿明显减退,视力提高,但长期随访发现,进行内界膜剥除的疗效与单纯玻璃体切除的疗效相似。

(1)适应证:由玻璃体或前膜牵拉引起的黄斑水肿和一些药物治疗经久不愈或对激光光凝等非手术治疗无反应的黄斑水肿。

(2)手术时机:对于手术时机的选择,目前尚无定论,但需符合以下特点。①美国糖尿病视网膜病变早期治疗研究组(ETDRS)定义的有临床意义的黄斑水肿(clinical significant macular edema,CSME);②对光凝治疗没有反应的弥漫性黄斑水肿;③OCT 检查无玻璃体后脱离,有后部玻璃体皮质增厚并对黄斑区产生牵拉。

(3)手术方式的选择:①静脉分叉处鞘膜切开术适应分支静脉阻塞引起的黄斑水肿;②视盘放射状切开术适应视网膜中央静脉阻塞引起的黄斑水肿,其实际效果需要进一步证实;③玻璃体切除联合眼内光凝和 TA 玻璃体腔注入适应血管性疾病和视网膜血管炎性疾病;④联合内界膜剥除适应弥漫性 DME 患者对光凝没有反应的黄斑水肿;⑤单纯玻璃体切除适应黄斑前膜、玻璃体黄斑牵拉综合征和格栅样光凝治疗无效的 DME。

四、遗传性黄斑变性

遗传性黄斑变性又称为黄斑营养不良,是一组由遗传因素引起的主要累及黄斑部的视网膜脉络膜退行性病变。此类病变的共同特点为:发病时间较早,一般双眼对称性受累,并呈慢性进行性发展,同时中心视力逐渐下降。大部分该类疾病已找到致病基因。包括卵黄状黄斑营养不良、Stargardt 病、视锥细胞营养不良等20余种。

(一)卵黄状黄斑营养不良

卵黄状黄斑营养不良又称 Best 病,是一种常染色体显性遗传黄斑变性,常在幼年及青年时期发病。患者双眼黄斑区常有对称性鸡蛋黄样特征性的损害,位于 RPE 水平,其黄斑病变呈进行性的动态发展过程,晚期可形成瘢痕或萎缩。

1.病因与发病机制

此病为不规则的常染色体显性遗传性疾病,但亦有散发病例。致病基因位于 11 号染色体的q13 上,此基因表达 RPE 上的一种功能未定的跨膜蛋白。男女发病概率相等,患者或基因携带者的后代有 50% 的发病概率。

有报道认为 Best 病是由于遗传导致的部分酶代谢障碍引起的，原发病变在 RPE 层，是由于异常物质（如脂褐质）等堆积于 RPE 和视网膜下吞噬细胞中，但目前对于脂褐质在该病中出现并造成卵黄样损伤的机制尚不清楚。

2.临床表现

（1）症状：发病人群常为幼年及青年，早期视力正常，可稳定于 0.4～0.6，直至卵黄病灶内出血或破碎，可导致突发性视力显著下降。

（2）体征：常为双眼对称性发病，部分先后发病。根据病情进展分 4 个阶段，各阶段特点如下。①卵黄病变前期：中心凹处可见黄色小点，似微小蜂窝状结构。②卵黄病变期：此期为典型表现，黄斑中央有橘黄色类圆形或椭圆形轻微隆起，0.5～3.0 DD 大小，边界清楚，呈半透明状，周围一圈黑色镶边，视网膜血管横跨其上。形态类似煎鸡蛋时中央的蛋黄。病灶常单个出现，但部分患者在后极部会看到多个大小不一呈卵黄样损伤的病灶。此期因病变位于 RPE 下，感光细胞尚未受损，视力多正常或轻度异常。③卵黄破碎期：似蛋黄打碎的形状，由于黄色损害突破RPE 进入视网膜下腔，部分形成假性蓄脓外观（病灶内物质脱水沉降在囊下部，上方为液体，并可见液平面）。另外部分患者可伴有视网膜下新生血管形成，出现渗出、出血。此期视力可突然下降。④萎缩期：后期病变吸收，在黄斑区形成脉络膜视网膜萎缩灶，可见新生血管的纤维瘢痕及色素增生形成。视力中度到重度减退。

3.辅助检查

（1）FFA：早期卵黄完整时，呈遮蔽荧光。卵黄破裂时，可见不规则的透见荧光和遮蔽荧光相混杂的状态，假性蓄脓液平面下方呈遮蔽荧光，上方呈透见荧光。若已有视网膜下新生血管形成，则呈现新生血管造影表现。萎缩期为透见荧光，其中可夹杂斑点、斑片状遮蔽荧光，如有瘢痕形成，晚期纤维团块染色呈强荧光，甚至萎缩致脉络膜中大血管清晰可见。

（2）OCT：表现为黄斑区光感受器层和 RPE 之间中度密度反射区域，大小与眼底检查所示淡黄色隆起病灶相近。随病情进展，该中度密度反射区域变厚，使其上的神经视网膜层抬高，中心凹结构消失。卵黄破碎期可见感受器层和 RPE 之间形成空腔，内可见散在高反射物质。萎缩期可见 RPE 与脉络膜复合体萎缩变薄，神经视网膜层变薄，若并发 CNV 时可见高反射的新生血管膜，RPE 连续性中断。

（3）眼电图（EOG）：特征性改变常早于临床症状出现，所有本病患者及携带者的 EOG 均异常，光峰/暗谷比（Arden 比）常低于 1.5。

（4）ERG 和暗适应：一般完全正常。

（5）视野：视敏度不同程度下降，病变严重者视野可出现绝对中心暗点。

（6）色觉：轻微的红绿色觉障碍。

4.诊断

根据本病的临床表现：①有明显的家族史；②黄斑区典型的卵黄样损伤，但视功能良好；③典型的 FFA 改变；④ERG 正常而 EOG 异常。本病的诊断并不困难。

5.鉴别诊断

主要与成年型 Best 病鉴别。

（1）年龄相关性黄斑变性：当年龄较大的卵黄状黄斑营养不良患者眼底出现 RPE 萎缩或脉络膜新生血管膜及脉络膜视网膜萎缩斑时，眼底病变易与老年性黄斑变性相混淆，结合患者是否有家族史及电生理检查异常可以鉴别。

（2）黄斑区炎症性病变：如由弓形虫引起的视网膜脉络膜炎。当卵黄样物质破碎后，黄色物质分布在黄斑区呈大小不等的片块，与黄斑区炎症非常相似，但炎症病变在前房及玻璃体中有细胞，无家族史，EOG 正常。

（3）眼底陈旧性出血：眼外伤或脉络膜新生血管膜可引起黄斑中心凹下出血，血红蛋白分解后表现为黄色，类似于卵黄状黄斑营养不良的卵黄样病变，但根据后者有家族史、病变累及双眼、ERG 正常但 EOG 异常，而前者有外伤史或其他易并发脉络膜新生血管病变史等可资鉴别。

（4）玻璃膜疣：多发的小卵黄样病变与玻璃膜疣相似，但后者一般较小，FFA 呈透见荧光，EOG 正常。而卵黄样病变较大，荧光造影呈弱荧光，EOG 异常。

6.治疗

Best 病的视力预后一般较好，本病无特殊治疗。当并发 CNV 时，可考虑行 PDT 或抗 VEGF 治疗。

（二）Stargardt 病

Stargardt 病是一种遗传性黄斑萎缩性变性类疾病，常双眼对称发病，为常染色体隐性遗传，少数为常染色体显性遗传，但临床常见散发病例。具有 2 种特殊表现：黄斑椭圆形萎缩区和其周围视网膜的黄色斑点。根据眼底改变可将 Stargardt 病分为 4 型：①无黄色斑点的黄斑变性；②中心凹周围有黄色斑点的黄斑变性；③后极部有弥散性黄色斑点的黄斑变性；④无黄斑变性的后极部弥散性黄色斑点。

1.病因与发病机制

主要为常染色体隐性遗传，常发生于近亲结婚的后代，也有显性遗传的报道。受累基因是 ATP 结合转运基因（ABCA4 基因）。Stargardt 病的发病过程可归纳如下：首先由于 ABCR4 基因的突变导致其编码产物 Rim 蛋白的缺陷，而视杆细胞外节膜盘上 Rim 蛋白的缺陷又可导致外节中 N-亚视黄基磷脂酰乙醇胺（N-RPE）的积聚，含 N-RPE 的膜盘被 RPE 细胞吞噬后，N-RPE 的副产物 A2E 在 RPE 细胞中积聚引起 RPE 细胞的功能障碍或死亡，该产物为一种酸性黏多糖堆积在 RPE 细胞内侧面，可诱发黄斑区光感受器细胞（视锥和视杆细胞）的变性及萎缩。

2.临床表现

Stargardt 病占所有视网膜变性疾病的 7%，在人群中的发病率是 1/万。常在儿童或青少期发病，也有晚期发病报告。男女发病相同，没有种族特异性。

（1）症状：可没有症状，但最常见的是双眼视力对称性进行性下降，大部分视力逐渐下降至 0.1，无法矫正，部分下降至指数。伴有畏光、色觉异常、中心暗点和暗适应缓慢。视觉预后与发病年龄相关，发病越早预后越差。

（2）体征：①早期眼底完全正常，易被误诊为癔症性弱视、球后视神经炎或伪盲。②进展期最早出现中心凹反光消失，继而黄斑区出现颗粒状色素及黄色斑点，中心凹似乎蒙上一层透明漆或蜗牛黏液。斑点是 RPE 细胞内脂褐质的聚积，也可是局部脱色素和萎缩区域。分布的区域随着时间而变化，与视力下降无关。斑点呈颗粒状或融合状，分布在中心位置，可表现中央深棕色，外面是环形灰黄色颗粒，状如牛眼样。逐渐形成双眼对称横椭圆形境界清楚的萎缩区，横径约为 2 DD，纵径为 1.5 DD 豌豆状，如同被锤击过的青铜片样外观，眼底检查时呈灰黄色或金箔样反光。③晚期后极部 RPE、视网膜神经上皮及脉络膜毛细血管层进一步萎缩，裸露脉络膜大中血管及白色巩膜。

3.眼底黄色斑点

眼底黄色斑点是从后极部到周边部视网膜深层的灰黄色斑点,形态可呈圈点状、鱼尾状等,大小在 100～200 μm。在病情发展过程中,常不断吸收又不断出现。曾经被描绘成一种与 Stargardt 病完全不同的疾病,现在一致认为眼底黄色斑点和 Stargardt 病在基因上相连,前者代表了 Stargardt 病临床上的一个亚型。然而,眼底黄色斑点与 Stargardt 病有着很多不同,眼底黄色斑点患者发病较晚和视力下降较慢,病情较轻;眼底表现为广泛视网膜受累及,斑点密集散布在后极部并一直达中周部眼底,但很少累及黄斑,所以患者的视力较好。

4.辅助检查

(1)FFA:FFA 在诊断 Stargardt 病的作用有限,不作为常规检查。然而,当眼底改变不明显时,FFA 可提供有意义的线索。①早期:当眼底表现正常时,FFA 可显示斑点状透见荧光,由中央区 RPE 早期萎缩引起。因此,此阶段 FFA 敏感性较高,对早期病例的诊断起较大作用。②进展期:双眼黄斑部对称性椭圆形斑驳状透见荧光,病程较久者双眼黄斑区可见典型的对称性"牛眼"(靶心)状色素上皮萎缩区,呈斑点状透见荧光杂以斑点状遮蔽荧光。脉络膜背景荧光减弱或消失,这是由于 RPE 细胞内脂褐质沉积,使得脉络膜荧光遮蔽,导致背景荧光普遍减弱,此时可见视网膜毛细血管更为清晰,称为脉络膜湮灭,大约 62% 的患者有这个表现。周围视网膜黄色斑点呈透见荧光。③晚期:原有的椭圆形透见荧光边界更清楚,在其内出现类圆形或不规则的 RPE 合并脉络膜毛细血管萎缩,其下脉络膜中大血管清晰可见。

(2)FAF:FAF 异常增加代表了 RPE 内脂褐质的过度聚积,相反,FAF 减少与 RPE 代谢活性降低相关,常有局部萎缩伴继发光感受器丧失。异常的 FAF 强度是 ABCA4 相关疾病的早期表现,并与严重性相关。

(3)OCT:可早期发现 RPE 内的脂褐质沉积和光感受器缺损,比 FAF 能更精确地发现局部病变的严重性,当 FFA 尚未显示黄斑有病变时,OCT 能发现光感受器缺损的程度。这些发现提示光感受器丧失发生在 RPE 死亡之前,为探讨 Stargardt 病的病理生理提供了新的理论基础。晚期,视网膜外层完全萎缩,视网膜和脉络膜均变薄。

(4)视野:早期视野正常,病情发展,出现相对性中心暗点,晚期有绝对性中心暗点。周边视野一般正常,在广泛视网膜萎缩的严重病例,可出现视野缩小。另外,当发生绝对中心暗点时,患者出现旁中心固视,多位于在黄斑上方。

(5)色觉:在病变的早期色觉损害较轻,主要是轻微的红绿色觉障碍,在较晚期阶段则以后天获得性色觉障碍为主,法-孟二氏 100 色度试验检查主要表现为蓝色盲。

(6)ERG:早期患者眼底仅表现为黄斑变性,但已有广泛的视锥、视杆细胞受损,ERG 表现为明视 ERG 的 b 波振幅下降,但峰时正常,因此 ERG 检测比检眼镜检查能较早且更好反映视网膜功能的变化。

(7)EOG:多数患者 EOG 略低于正常。因本病的损害主要位于 RPE,故大部分患者的 EOG 检查有异常,主要表现为 P-T 曲线平坦、基值电位严重下降。

(8)基因筛查:为了克服筛查 ABCA4 基因的困难,已发展了一种 ABCE400 扩大排列,包含了当今所有与已知疾病相关基因变异和许多常见的 ABCA4 多态性。阳性筛查率在 65%～75%。

5.诊断和鉴别诊断

根据本病的视功能检查,以及特征性的眼底表现及 FFA 所见不难做出诊断。本病应与下列遗传性疾病相鉴别。

(1)视锥细胞营养不良:多为常染色体显性遗传,起病年龄分布较广。中心视力下降,伴有明显的畏光、昼盲及眼球震颤。电生理检查可见明视 ERG 异常或不能记录,暗视 ERG 正常,EOG正常或轻度异常。暗适应视锥部分异常,视杆细胞大部分正常。色觉表现为严重的红蓝色觉损害或全色盲。

(2)视网膜色素变性:常染色体显性、常染色体隐性及性连锁隐性遗传方式均有报道。以夜盲、视野缩小、眼底骨细胞样色素沉着和光感受器功能不良为特征。FFA 表现为斑驳状强荧光,病变发展明显时有大面积强烈的透见荧光,色素沉着处为遮蔽。视野检查有中周部暗点或环形暗点,ERG 表现为 a、b 波波峰重度降低或熄灭。EOG 光峰/暗谷明显降低或熄灭。

(3)卵黄状黄斑营养不良:常染色体显性遗传,有明显家族史。多发生于 5～15 岁的幼儿及少年。黄斑区有对称的圆形或卵圆形黄色或橘黄色囊性隆起,边界较清,大小 0.2～2.0 DD。ERG 正常,EOG 光峰/暗谷降低。

(4)先天性视网膜劈裂:X 性连锁隐性遗传,患者几乎全为男性儿童。劈裂多见于黄斑区及颞下方中周部及周边部视网膜上,可见银灰色闪光的斑状区域,还可见灰白色树枝或网状结构。FFA 可见黄斑区放射状皱褶,周围绕以许多小囊肿,形成花瓣样外观。ERG 表现 b 波下降。EOG 无异常。OCT 黄斑区呈囊性改变,神经纤维层分离。

6.治疗

目前尚无有效治疗方法。病变呈进行性发展,出现黄斑变性者视力预后较差。嘱患者避免长时间的户外日光直射,可通过戴防蓝光眼镜来避免强光对黄斑的损伤。

因为维生素 A 促进 RPE 沉积脂褐质,长期补充维生素 A 有增加维生素二聚体形成,有利于脂褐质合成和沉淀。因此,Stargardt 病患者应避免补充维生素 A。可给予叶黄素、玉米黄质、血管扩张剂、B 族维生素、维生素 C 等支持药物。基因治疗是一个方向,但还没有在人类应用的报告。

(三)视锥细胞营养不良

先天性视锥细胞营养不良是一组累及视锥细胞功能的遗传性视网膜变性类疾病,表现为视力进行性减退、色觉、光觉异常及视网膜电图异常降低等。按病程的发展和疾病特点可分为静止型和进展型两类,晚期可出现黄斑区萎缩表现。视锥细胞营养不良的遗传方式不尽相同,可见常染色体显性、隐性或 X 性连锁隐性遗传。

1.病因与发病机制

本病选择性地损害视锥细胞,伴不同程度视杆细胞损害,现认为与视锥细胞自身结构或酶异常有关,发现与鸟苷酸环化酶激活剂 1A 基因的突变密切相关。临床和病理检查均证实病变主要累及视网膜黄斑部,表现为视锥细胞萎缩、黄斑部 RPE 萎缩、色素脱失和细胞内积聚大量的脂褐质颗粒,部分病例可有视网膜血管变细或脉络膜毛细血管萎缩。

2.临床表现

(1)症状:20 岁前发生视力下降或色觉障碍、白天畏光、视物模糊,而夜间好转的现象等。视力进行性下降,也可迅速降至 0.1,甚至指数或手动,视力低下时可出现眼球震颤。

视锥细胞营养不良分为静止型和进展型两类。前者主要表现为色觉障碍,视力下降不明显,偶有弱视和眼球震颤;后者常在 20 岁前发生进行性色觉和视力下降,伴有昼盲或畏光,极少发生夜盲。

（2）体征：①静止型视锥营养不良，黄斑区多表现正常。②进展型视锥营养不良，眼底病变双眼对称，早期眼底基本正常或双眼黄斑区对称性的靶心样脱色素改变，中心凹反光消失。随着病情进展，黄斑部可见青灰色或金箔样反光，RPE 萎缩，呈牛眼状或圆形变性灶。部分为弥漫性色素脱失，边界不清。晚期可见脉络膜毛细血管萎缩。周边部偶可见局灶性色素沉着。

3.辅助检查

（1）FFA：常可有 4 种眼底表现，造影过程中均无荧光素渗漏。①牛眼征：最典型且常见，横椭圆形强荧光区域，环绕着呈弱荧光的靶心。②后极部大片状强荧光区，与无荧光区分界清楚。③黄斑区弱荧光灶，并可透见其下萎缩的脉络膜中大血管。④类似于 Stargardt 病及眼底黄色斑点表现。

（2）OCT：可早期发现 RPE 内的脂褐质沉积和光感受器缺损，主要表现为黄斑区光感受器层消失，RPE 萎缩变薄，其上可见散在高反射颗粒样沉积物，中心凹的外层视网膜变薄。

（3）视野检查：进展型可见中心暗点。

（4）色觉：一般于视力下降到 0.3 的时候才出现色觉异常，早期为红绿色盲，晚期为全色盲，呈全色盲是本病的重要特征之一。

（5）电生理检查：EOG 正常或轻微改变。ERG 明适应和闪光反应无波形或波形很低，暗适应基本正常。

4.诊断和鉴别诊断

根据本病的临床表现和各项检查所出现的特征性现象很容易诊断。但本病应与下列疾病相鉴别。

（1）Stargardt 病：除黄斑区有对称的靶心状色素上皮萎缩区外，萎缩区边界不清，周围还有散在的眼底黄色斑点，萎缩区边界不清，ERG 明适应不会出现无波形或波形很低。

（2）中心性晕轮状脉络膜营养不良：视盘周围常有环状萎缩，黄斑部见对称性界限清楚的脉络膜萎缩。

5.治疗

暂无特殊治疗。但在疾病早期给予改善血液循环药物、脑源性神经营养因子或维生素 E，或可延缓疾病的进展。随着基因诊断和治疗水平的不断提高，从基因水平治疗本病的前景较乐观。

（四）其他遗传性黄斑变性

1.Haab 病

Haab 病又称为老年性遗传性黄斑营养不良症，病理可见病灶区色素上皮、感光细胞及外核层完全消失，仅见内核层和神经节细胞，视网膜和脉络膜非炎性融合一起。

（1）症状：此病患者在 50 岁开始出现中心视力下降，但眼底无明显改变，常在 70 岁及以后才出现明显眼底改变。

（2）体征：早期黄斑区色素点状沉着，其后色素呈团块状，散在分布，后期形成瘢痕与老年黄斑变性相似，但无出血、脉络膜血管硬化等表现。

（3）治疗：暂无特殊治疗。

2.中心凹蝶形样色素上皮营养不良

中心凹蝶形样色素上皮营养不良是一种常染色体显性遗传病。原发功能损害主要位于 RPE 层。人类外周蛋白/RDS 基因上的几种基因突变已被发现与该病有关。属于图案状色素上皮营养不良，两侧呈对称性改变。

（1）症状：大部分视力无明显下降，部分患者可伴有视力下降，也可有视物变形。但是，几乎所有的病例，都只是体检发现病变。

（2）体征：双眼后极部对称性 RPE 色素沉着，中心呈斑块状，由此向外延伸出色素条纹，呈蝴蝶形或其他形状。色素堆积基本上不累及 RPE 层以内或以外的层。其旁有脱色素区镶边。视网膜血管保持原有形态走形其上，视盘、视网膜和脉络膜组织均正常。

（3）辅助检查：①FFA 中心凹处蝴蝶状色素遮蔽荧光，周围常有强荧光环绕（脱色素区），眼底未见荧光素渗漏和着色。②EOG 异常，说明色素上皮弥漫性损害。③ERG 正常。④除了有轻度的中心敏感度降低外，视野基本正常。⑤暗适应及色觉正常。

（4）诊断和鉴别诊断：由于本病特殊的蝶形眼底变化，诊断与鉴别诊断不难。

（5）治疗：暂无特殊治疗。

3.视网膜色素上皮网状营养不良

视网膜色素上皮网状营养不良由 Sjögren 于 1950 年首次报道，是一种常染色体隐性或显性遗传病。眼底特点是黄斑中心凹见色素堆积，周围可见细小的多边形网眼状结构包绕。网状结构可能在婴儿时期就出现。

（1）症状：视力早期无影响，进展期轻度受损。一般为常规眼底检查才发现眼底异常。

（2）体征：①初期黄斑中心凹处可见色素颗粒聚集，逐渐形成网状结构，并且向外延伸，网状结构可延伸 4～5 DD。②进展期网状结构呈不规则形，颜色稍变淡。③晚期病灶色素逐渐脱失，网状结构的网眼存在于色素沉着周围，一般小于 1 DD，形状不规则。

（3）FFA：造影期间在黄斑网状结构网眼区可见强荧光，色素沉着区呈遮蔽荧光，视网膜血管正常，造影期间未见明显渗漏灶。

（4）视功能检查：视野、色觉、暗适应、ERG 正常，EOG 一般在正常值的低限。

（5）诊断和鉴别诊断：根据特殊的眼底特点——黄斑中心凹色素堆积及周围细小的多边形网眼结构包绕可诊断。鉴别诊断不难，偶尔眼底黄色斑点征、眼底血管样条纹的患者也可见这样的网状结构，需注意鉴别。

（6）治疗：暂无特殊治疗。

4.北卡罗来纳黄斑营养不良

北卡罗来纳黄斑营养不良（North Carolina macular dystrophy，NCMD）是一种极少见的常染色体显性遗传病，病情严重且表现多样，位于 6q14-q16.2，但具体致病基因尚不清楚。有时患者会出现严重的眼底表现而视力仍较好，部分出现视网膜下新生血管、纤维瘢痕化而导致视力严重下降。

（1）症状：常发生在 20 多岁，无明显症状时已出现眼底改变。

（2）体征：根据 1989 年 Small 观察对其进行的分级。①1 级（Grade 1）：黄斑区和周边部视网膜可见散在黄白色、玻璃膜疣样沉着物，偶尔排成线状，此时患者往往无症状。②2 级（Grade 2）：黄斑区沉着病灶渐融合，部分患者伴有渗出及视网膜下新生血管形成，患者视力稍有下降。③3 级（Grade 3）：双眼黄斑区对称性、边界清楚的缺损样病灶，可见下方的脉络膜中大血管，病灶周围可见色素沉着，此时视力有中到重度的损害。

（3）辅助检查：周边视野、ERG 和 EOG 往往正常。而多焦 ERG 则会出现中心反应峰值下降。

（4）诊断和鉴别诊断：本病最特征性的眼底表现为双眼对称性玻璃膜疣样沉着物，渐融合成片,甚至出现萎缩或瘢痕,部分出现新生血管。

由于出现中心视力的损害、玻璃膜疣样沉着物、RPE 萎缩及 CNV,这些临床表现与年龄相关性黄斑变性(AMD)极其相似,因此两者需要鉴别。鉴别要点:NCMD 为常染色体显性遗传,常发生于年轻人,有很强的遗传倾向和家族聚集性,而 AMD 则发生于老年人,且无明显的家族聚集性。

(5)治疗:暂无特殊治疗。若出现脉络膜新生血管,则可使用 PDT 联合玻璃体腔注射抗 VEGF 治疗。

5.Sorsby 眼底营养不良

Sorsby 眼底营养不良(Sorsby's fundus dystrophy,SFD)是一种少见的常染色体显性遗传病,又有人曾称为"假性炎症性黄斑营养不良"。由 Sorsby 等人于 1949 年首次报道,主要特征为 50 岁以后由黄斑部 CNV 及周边部视网膜脉络膜萎缩而出现严重的视力下降,部分患者在视力下降之前出现夜盲和黄蓝色觉异常。现已发现数个不同的 TIMP-3 基因与 SFD 相关。SFD 最显著的病理学特点为与视网膜上黄白色沉积对应的是 Bruch 膜上大量的嗜酸性聚集体。

(1)症状:患者在 40～50 岁时,出现明显中心视力下降,往往在数月内降低至极低水平。

(2)体征:①早期后极部视网膜可见黄白色玻璃膜疣样沉积,为本病特征性改变。②进展期玻璃膜疣样沉积逐渐向周边部扩展,并可见黄斑水肿、出血、渗出和由于 CNV 形成的大片蝶形斑。病变将进行性向周边部发展。③晚期出现瘢痕及大片状视网膜脉络膜萎缩,部分透见脉络膜中大血管。

(3)辅助检查:①FFA 早期黄白色沉积为遮蔽荧光,或表现为斑驳状强弱不等荧光。进展期可见典型的 CNV 形成伴荧光素渗漏。而周边萎缩的视网膜脉络膜则出现弱荧光表现,部分透见脉络膜中大血管。②ICGA 于脉络膜萎缩区相邻处可见斑片状强荧光区。眼底黄白色沉积表现为染色。③中心暗点很快出现,暗点的大小和程度进行性加重,最后大部分中心视野受累。④同其他多数黄斑疾病一样,色觉受到影响。⑤有明确黄白色沉积的部位暗适应时间延长。⑥ERG 最初正常,但在晚期,大片视网膜受累时,低于正常。⑦尚未见 EOG 变化的报道,推测在初期,EOG 应为正常,晚期将低于正常。

(4)诊断与鉴别诊断:此病表现为中年以后的中心视力进行性下降,病情进展使得周边视力也下降,部分患者伴有色盲和色觉异常。为单基因遗传病,公认致病基因为 TIMP-3,而在临床诊断缺乏统一标准,因此基因诊断尤为重要。主要鉴别诊断为渗出性 AMD;而 SFD 发病年龄比渗出性 AMD 要早约 20 年,且病程进展期周边视力持续下降,并且有很强的遗传倾向,致病基因为 TIMP-3,而渗出性 AMD 少有累及周边视力,且无如此明显的家族聚集性。

(5)治疗:①若出现脉络膜新生血管,则可使用 PDT 治疗联合玻璃体腔注射抗 VEGF 治疗。②部分学者提出早期使用类固醇激素干预有一定效果。眼内较高水平的地塞米松可减弱基质金属蛋白酶的表达,从而刺激 TIMP-3 的表达,以干预细胞外基质的分解及新生血管生成。③部分学者报道了使用维生素 A 成功治疗 SFD 早期的夜盲。④重组 TIMP-3 基因或合成基质金属蛋白酶抑制剂为治疗该病提供了新的思路。

五、急性特发性黄斑病变

急性特发性黄斑病变(acute idiopathic maculopathy,AIM)是一种原因不明以黄斑区损害为特征的急性自限性视网膜疾病,1991 年由 Yannuzzi 等最早报道,患者在出现流感样症状后突然发生一侧眼视力减退和渗出性黄斑病变。最初把这种疾病命名为单眼急性特发性黄斑病变,后来临床上发现可表现为双眼病变,因此,这种病现在被称为急性特发性黄斑病变。

(一)病因与发病机制

AIM 准确发病机制不明,是一种 RPE 的炎症过程和较小的程度的视神经炎症。OCT 显示是一种黄斑感光细胞外层缺损和 RPE 细胞损伤和增生的表现。有报告发现疾病经过 RPE 层增厚和恢复后增厚消失,故认为 RPE 层增厚是水肿而不是 RPE 增生。患者发病前多有上呼吸道感染症状,因此 AIM 的发病可能与柯萨奇病毒感染有关。急性期视力下降与黄斑区视网膜外层损伤有关,随着视网膜外层恢复,患者视力也逐渐提高。

(二)临床表现

急性特发性黄斑病变多发生于 15～45 岁,平均年龄为 32 岁,无性别差异。报告的病例当中,以白种人多见。

1.症状

发病前有流感样或高烧等前驱症状,在发烧同时或高烧退却后突然发生单眼严重的视力下降至0.1 或更低的水平,伴中央暗点及视物变形。视力下降与病灶的位置有关,位于黄斑中心凹者视力下降明显,位于偏中心凹者可以没有或视力下降在 0.2～0.3。不会出现眼红痛、闪光和黑影飘动。

2.体征

单眼或双眼发病,患眼无充血,眼球前段检查正常。玻璃体多正常或通过接触镜才能见到的少量玻璃体细胞。典型表现是黄斑区约 1 DD 大小圆形浅黄色区,边界清楚,病变内可见到金黄色细点或环形带。有浆液性视网膜神经上皮层脱离者,可见到病变不规则隆起,在色素上皮层可见小的灰色斑。病变一般位于黄斑的中心位置,也可是偏中心,偏中心患者的视力相对好些,在0.2～0.3。某些病例可有视网膜下渗出,呈绒毛状,白色的外观显示为炎性细胞或碎屑。还可能出现其他的炎症表现,如视盘炎、静脉炎、视网膜内出血等。

大多数 AIM 患者的自然病程是在几周内渗出性改变完全吸收和视力几乎完全恢复正常(视力到0.8 或更好),遗留下病变区色素上皮萎缩性改变和中央不规则的多色素沉着,表现为"牛眼样外观"。如果并发有视盘炎,随着黄斑病变恢复正常而视盘炎也消失。

3.辅助检查

(1)FFA:在 AIM 急性期,FFA 早期阶段,RPE 病变部位出现不规则强荧光;在晚期,黄斑区湖泊状强荧光,中央可有不规则斑状弱荧光。有神经上皮层脱离者,视网膜下染料聚积和达到神经上皮脱离区 RPE 以外的区域,也会发生强荧光,类似于浆液性色素上皮脱离的表现。在恢复期,中央弱荧光(遮蔽荧光)和环形强荧光(窗样缺损)的牛眼外观,与典型的 RPE 损伤愈合后改变相一致。在合并视盘炎的病例,视盘荧光染色,极少出现轻微静脉周荧光染色。

(2)ICGA:除了与渗出性脱离一致的轻微弱荧光和色素增生的遮蔽脉络膜荧光外,没有其他明显表现,弱荧光表现在造影的晚期才最明显。在无渗出性黄斑脱离和色素上皮增生患者,造影早期病灶呈环形弱荧光,中央色素细胞遮蔽荧光。造影中期,中央遮蔽荧光不变,病灶呈环形点状强荧光。造影晚期,脉络膜荧光消退,黄斑环形强荧光也完全消退,仅留下圆形阴影。整个造影过程没有早期血管强荧光和后期渗漏的 CNV 表现。

(3)OCT:急性期黄斑区神经上皮外核层和外丛状层增厚,组织水肿和结构不清,外界膜可见但高低不平,光感受器内外节段均缺失。病变恢复期,RPE 增生而增厚,视网膜外层增厚可消失,光感受器内外节段层可恢复。长期随访,高清晰 OCT 仍可见到光感受器外节不完整,增厚的 RPE 层可逐步回退到接近正常厚度,可遗留局部隆起。

(三)诊断和鉴别诊断

1.诊断

有感冒、发热病史,突然出现单眼或双眼视物模糊伴中心黑影,黄斑区出现盘状色素紊乱和恢复后表现牛眼样外观。OCT 显示早期黄斑区外层视网膜水肿增厚,感光细胞内外节段缺失,恢复期色素上皮层增生增厚。FFA 显示早期病变区弱荧光,晚期呈"湖泊状"染色。

2.鉴别诊断

(1)中浆:AIM 在黄斑区形成圆形病灶和浆液性神经上皮脱离,容易和中浆相混淆。OCT 和 FFA 可用于区别两者。①OCT 检查:AIM 表现黄斑区视网膜光感受器内外节段缺失和色素上皮增厚,中浆表现是神经上皮和/或色素上皮脱离。②FFA 检查:AIM 表现是早期弱荧光和晚期湖泊状强荧光,中浆是墨迹样或炊烟样荧光渗漏。

(2)特发性脉络膜新生血管:AIM 患者的 ICGA 不会出现与 CNV 相一致的早期新生血管强荧光和晚期的荧光渗漏表现;OCT 表现早期光感受器内外节段缺失和恢复期色素上皮增生可与特发性脉络膜新生血管相区别。

(3)葡萄膜大脑炎:单个眼底病灶类似 AIM,但葡萄膜大脑炎伴有全身表现,如头痛、听力下降和白癜风;FFA 表现多个点状强荧光渗漏呈"葫芦形"视网膜脱离,可与 AIM 相鉴别。

(4)急性后极部多灶性鳞状色素上皮病变(APMPPE):AIM 和 APMPPE 临床表现上有很多相似之处,都是 RPE 改变。APMPPE 病灶位于后极部,多个灰白色病灶,边界欠清晰,产生色素上皮斑驳状改变、萎缩和色素增生;大多数患者视力恢复到 0.6 以上;病灶 FFA 表现早期弱荧光,晚期边界不清的强荧光。AIM 病灶位于黄斑,边界清楚,呈黄色或浅棕色,急性期 FFA 表现早期不规则强荧光,晚期呈湖泊状边界清楚的强荧光,这些特点不出现在 APMPPE 病例中。

(5)梅毒性后极部鳞状脉络膜视网膜炎:该病在视网膜后极部形成黄白色片状病灶,中央颜色稍浅,病灶内有点状色素沉着;FFA 显示早期病灶弱荧光,晚期强荧光,很容易和 AIM 相混淆。但梅毒性鳞状脉络膜视网膜炎一般玻璃体炎症较重,梅毒反应素抗体滴度明显增高,用青霉素治疗效果良好,可与 AIM 相鉴别。

(6)其他疾病:鉴别诊断还应包括匐行性脉络膜病变、后巩膜炎和急性弓形体性视网膜炎。

(四)治疗

1.观察

国外学者认为这种疾病的是自限性的,并且多数患者最终视力恢复良好,没有必要治疗急性期病变。

2.肾上腺糖皮质激素治疗

因 AIM 是一种炎症过程,早期全身使用肾上腺糖皮质激素,可抑制视网膜炎症反应,加快黄斑功能恢复。

(五)治疗效果

文献报告 AIM 是一种自限性疾病,大多数患者在 3 周至 6 个月内视力几乎完全恢复正常(视力到 0.8 或更好)。到目前为止,仅报告 1 例复发。发病后会留下色素上皮萎缩性改变痕迹,表现为不规则的色素沉着。有个别报告 AIM 会并发脉络膜新生血管和继发于 RPE 紊乱的盘状瘢痕,视力长期受到影响。

(张利娟)

第二节 视网膜变性疾病

视网膜变性疾病是由遗传性或获得性原因引起的视网膜光感受器层、视网膜色素上皮(RPE)、玻璃膜、脉络膜或这些组织一起发生的结构或功能异常引起的一组眼底疾病。这类疾病对视功能的影响较大,常导致夜盲、视野缩小和视力不可逆的丧失。目前临床上尚无有效的治疗方法。

一、原发性视网膜色素变性

视网膜色素变性(retinitis pigmentosa,RP)是由于光感受器(视杆细胞和视锥细胞)或 RPE 的异常而导致的进行性失明的一组遗传性疾病;是最常见的遗传性视网膜变性,其患病率在 1/5 000~1/3 000,我国发病率约为 1/3 467,在世界范围内大约有 150 万患者。

该病的主要临床特征是早期出现夜盲,随后发生进行性视野缩小、视盘呈蜡黄色萎缩、视网膜骨细胞样色素沉着及视网膜电图(electroretinogram,ERG)严重异常等。目前,RP 尚无有效的预防和治愈方法。

(一)病因与发病机制

1.分子遗传学

RP 有多种遗传方式,大多数为单基因遗传,包括有常染色体显性遗传 RP(autosomal dominant retinitis pigmentosa,ADRP),占 15%~20%;常染色体隐性遗传 RP(autosomal recessive retinitis pigmentosa,ARRP),占 20%~25%;X 染色体连锁遗传 RP(X-linked retinitis pigmentosa,XLRP),占 10%~15%;还有 40%~50% 是散发 RP。另外,少见的遗传方式如下。

(1)线粒体遗传 RP:线粒体突变导致的色素变性常伴有全身综合征,迄今为止所发现的与线粒体突变有关的基因只有 *MTS2* 基因,该基因编码定位于第二线粒体上丝氨酸较远端的 RNA 蛋白基因,12 258 位点的 C-A 突变可能干扰了 tRNA 分子的氨基酸受体,影响了 tRNA 的氨基酸循环,因此降低了线粒体翻译的效率和准确性。有关基因突变与氧化磷酸化的关系尚不清楚。

(2)二基因遗传 RP:该遗传方式极少见,遗传方式较为复杂。由 ROM1 杂合子突变合并 RDS 杂合子突变引起的二基因 RP 病例,比较少见。

(3)散发性 RP:40%~50% 的患者无家族史,称为散发性 RP。

(4)其他:另有 30 多种综合征可有 RP 的临床表现,如 Usher 综合征(遗传性 RP 耳聋综合征)、Bardet-Biedl 综合征(巴德-毕综合征)和 Refsum 病(遗传性共济失调性多发性神经病,又称植烷酸贮积病)等,大多数呈常染色体隐性遗传。

RP 在遗传和表型上均具有较大的异质性,表现为:①遗传异质性,即不同的基因可以引起相同的疾病;②等位基因异质性,即相同基因的不同突变可以引起相同或不同的疾病;③临床异质性,即具有相同突变的不同个体,即便是在同一个家族中,也会具有不同的症状。这使得 RP 的分子发病机制相当复杂。对于这种情况的解释,目前比较普遍的观点认为是由于修饰位点的存在及环境因素的影响所致。

迄今通过连锁分析和候选基因筛查,已有 16 个 ADRP、21 个 ARRP 和 5 个 XLRP 位点被定位,其中 39 个基因已被克隆,每种遗传方式都有多个基因被鉴定,这些基因编码的蛋白各自具有不同的功能,如参与光转换、参与视觉循环或作为感光细胞转录因子、组成光感受器结构蛋白等,但也有些基因编码的蛋白功能尚不明确,这些基因中没有任何一个基因的突变可以单独解释超过 10％的 RP 病例,同时有40％～50％的 RP 患者尚未找到确切的分子发病机制。大多数学者认为一定还有大量 RP 位点没有被发现。

2.病理

RP 主要特征是视网膜光感应器和 RPE 功能进行性受损,大多数是从赤道部视杆细胞开始的进行性、退行性病变伴视网膜各层不同程度的萎缩,神经胶质增生和血管阻塞硬化,RPE 色素脱失并移行到视网膜内,由视杆细胞和 RPE 凋亡所致。基因突变使其编码的蛋白质功能异常,从而影响感光细胞外节膜盘脱落,细胞骨架蛋白完整性丧失,细胞黏附障碍,光传导通路级联反应的持续激活,以及视黄醛代谢障碍等一系列感光细胞生理及生化功能障碍,最终导致视网膜感光细胞死亡。

(1)光感受器细胞改变:主要病理改变在视网膜神经上皮层,尤其是视杆细胞和视锥细胞。①早期:赤道部位于外核层的视网膜感光细胞核移位到视锥视杆层,也有部分细胞分布于外丛状层和内核层,同时视锥和视杆细胞的外节变短,部分解体,内节圆肿而不规则。②中期:赤道部及周边部的光感受器外节明显减少,变短、变形、变性,有空泡形成,内节粗短,细胞器明显减少、稀少的线粒体肿胀变性。③晚期:赤道部视网膜视锥细胞和视杆细胞外节和内节完全消失,光感受器细胞明显减少,核变形,胞质变性且排列紊乱。Müller 细胞移位,占据了光感受器的内、外节层减少或消失的空间,致使视网膜纤维化而变薄。

(2)RPE 改变:除光感受器等视网膜神经上皮改变外,RPE 的组织的病理改变也十分引人注目。RPE 的病理改变与感光细胞病理损伤密切相关,凡是感光细胞减少和消失的地方,RPE 便有形态学变化。RPE 的病理变化:①色素颗粒减少,脱色素,细胞核移向顶端;②RPE 变性,数目减少甚或消失而形成无 RPE 区;③RPE 还可于局部增生形成色素团块,RPE 迁移到视网膜内,沉积于动、静脉周围以及血管分叉处,形成典型的骨细胞样色素沉着的眼底表现。围绕动静脉的色素细胞可抢先获得血液供应,从而使视网膜细胞的血液供给减少,进而加重了视网膜的损害。

(3)视网膜脉络膜血管改变:视网膜血管壁可有大量的透明组织增生而致管壁增厚、管腔狭窄或闭塞,脉络膜血管也可有硬化、毛细血管减少或消失等改变。

(4)其他:还可出现视网膜前膜,即在 RP 患者的视盘和视网膜的表面有纤维星形胶质细胞膜。视盘可出现萎缩、玻璃疣和错构瘤等病理改变。

(二)临床表现

RP 是一种慢性疾病,病情逐步加重往往持续数十年。其典型临床表现是双眼发病,夜盲、视野缩小和视网膜的变性改变,包括视盘萎缩、视网膜血管变细和视网膜骨细胞样色素沉着。

1.症状

(1)夜盲:由于患者视杆细胞功能最早受影响,患者表现在暗环境视物不清,离开熟悉的环境就不敢行走,中医又叫"雀目"。

(2)视力下降:到疾病的后期才出现中心视力降低,中心视力维持的时间有长有短,如 ADRP 患者在 60 岁之后仍可保持良好的视力,但 XLRP 患者通常在 40 岁就已经失明了(约 0.1 或更低);发病年龄越小,该症状的临床表现越严重。

(3)视野改变：最早表现为小暗点,常不引起患者注意。随着疾病的进展,逐渐减少成管状视野。视野减小是匀速地,其严重程度与眼底病变加重呈正相关。

2.体征

(1)白内障：是 RP 患者常见的临床表现,RP 能增加后囊下白内障的发生率。

(2)近视：不同类型的 RP 中近视的发生是不同的,在 X 连锁性 RP 患者中近视的发生率明显增加。

(3)眼底改变：发病早期眼底改变不明显,随着病情进展,出现典型的眼底改变,视盘颜色开始变淡。视网膜血管变细,动脉先变细,以后发展动静脉均变细。黄斑改变相对较轻,晚期黄斑区 RPE 细胞脱失和变薄。在中周边区域存在骨细胞样色素沉着,视网膜呈青灰色,萎缩变薄,但极周边视网膜常看似正常。晚期视盘蜡白,边界清楚,视网膜血管纤细,大范围的色素沉着蔓延到黄斑区。视网膜萎缩变薄,呈灰黄色,透见粗大的脉络膜血管。值得注意的是,在 RP 病例中,色素沉着量的多少,并不能反映病情轻重。

3.临床分类

(1)按发病年龄：①早发型 RP 是在两岁时已经出现中期 RP 症状。此类 RP 有时很难与先天性 Leber 黑矇(LCA)鉴别,后者出生时或生后不久即存在严重的视力障碍,ERG 为平坦型。根据发病年龄,可以诊断为 LCA 或 RP。事实上,*RPE*65、*CRB*1、*CRX* 和 *TULP*1 基因的突变同样可导致先天性 Leber 黑矇和 RP 的发生。②迟发型 RP 是在中年时出现早期或中期 RP 症状和表现。一种可能是早年的中度夜盲往往被父母忽视,而且进展到临床症状明显阶段的速度很慢。还有一个可能是 RP 确实发病较晚。这样的话,就需要寻找相似眼底改变的非遗传病因,例如眼损伤、药物中毒、感染或类癌综合征,以及脊髓小脑共济失调等。特别是当这些症状进展迅速的时候,更须注意有无继发因素。

(2)按眼底表现：①无色素型 RP(retinitis pigmentosa sine pigmento,RPSP)具有典型的 RP 临床表现,而眼底改变无明显的色素沉着。与视网膜色素萎缩有关,尤其是伴有高度近视眼的患者常常会有这种表现。②节段性 RP 是眼底表现只有 1/4 的扇形区域或一半受累(RHO,PRPF31 突变)。视野缺损与视网膜受累区相对应,ERG 反应较好。③中心性或旁中心性 RP 是病变局限在黄斑和视盘周围的环形区域(旁中央),周边视网膜无色素变化,两者之间有清晰的分界。视力和色觉早期受累,视野常为中心暗点或旁中心暗点和环形暗点。ERG 检查表现为杆细胞或锥细胞反应受损,亦可为两者同时受累。④向心性是表现为自周边部向黄斑部逐渐发生 RP。随着疾病的进展,视野向心性缩窄,视功能越来越差,呈现视力的减退,最终导致失明。⑤单侧性 RP 是仅一只眼发生 RP,较罕见。

(3)其他类型的病变：白点状视网膜变性(retinitis punctata albescens)、结晶样 RP 等。

4.遗传型与临床表型

(1)常染色体显性遗传：通常是最轻微的类型,平均发病年龄为 20～30 岁,一些病例在 50 岁之后才发病。外显率变化较大,尤其在 *PAP*1、*PRPF*31 和 *RP*1 突变的病例。在遗传咨询中,对散发的轻微病例,而且年龄较大的患者应该怀疑为常染色体显性遗传,特别是在家族成员没有全部检查或未知的情况下。

(2)常染色体隐性遗传：往往在青少年期发病,病情较重,但比 XLRP 患者轻。值得注意的是该型 RP 有较高的异质性,在发病年龄和临床表现等方面变异度较大。

(3)X 连锁遗传：发病较早,常在 10 岁内就出现症状,发展快,病情严重,并且常常并发高度近视眼,预后最差。尽管大多数病例为隐性遗传,在一些家系中女性发病的遗传方式是显性的。

XLRP 携带者是 XLRP 女性杂合子,携带并传递隐性 RP 致病基因,其男性后代 1/2 可能成为 XLRP 患者,女性后代一半为基因携带者,对 RP 的遗传和流行带来重大的影响。此外,XLRP 携带者可出现不同程度的 RP 临床表现,如眼底可见后极部视网膜出现尘状黑色反光的毯层改变,或有 RPE 节段状、伞形或不规则萎缩,部分可见视网膜内色素团块,视野检查可发现与眼底病变部位相对应的视野缺损或暗点。全视野 ERG 是检出 XLRP 携带者的重要检查,可表现为不同程度视杆细胞反应或视锥细胞反应振幅降低,峰时延长。

5.辅助检查

(1)ERG:是客观判断 RP 患者视网膜功能较为敏感和不可缺少的方法。典型的原发 RP,早期患者出现 a、b 波振幅显著减低,峰时延长,暗视系统比明视系统下降更为明显。中、晚期患者,85％以上 ERG 为熄灭型,其余均为重度降低型改变。疾病早期或 RP 的 XLRP 遗传携带者也可记录到异常的 ERG,中心性或象限性 RP 的 ERG 异常程度与受累的视网膜范围有关。全眼底 RP 中暗视 ERG 成分的异常程度可大于明视 ERG 成分,中心型 RP 明视 ERG 成分较先受累。

由于 ERG 异常远早于 RP 患者眼底改变和临床症状的出现,因此临床上常将 ERG 作为 RP 的早期诊断的重要方法。

(2)视野检查:包括盲点的扩大,中周部视野缺损,以及全周视野缩小。RP 的亚型可能与特殊的视野缺损模式相关联。例如,扇形 RP 通常与弓形或高度的视野缺陷有关。因此,Goldmann 动态视野检查法,因为它的灵敏度高、可检测极周边的视野以及可重复性强而被优先选择。视野测试可用于监测该疾病的进展,以及评估初诊患者病情的严重程度。

(3)荧光素眼底血管造影(FFA):造影早期,RPE 改变的部位出现色素堆积处的荧光遮蔽,色素脱失处的窗样缺损,可见到斑块状脉络膜毛细血管无灌注区或延迟灌注区。进展期病例,可能存在不规则的未充盈的脉络膜毛细血管区域,经常发生在视网膜色素的异常堆积的区域,可见到无灌注区周围毛细血管染料渗漏,蔓延到无灌注区内,造影显示背景荧光大片无荧光区,提示脉络膜毛细血管层萎缩。在 RP 合并黄斑囊样水肿患者,造影早期黄斑遮挡背景荧光,造影晚期荧光素积存于黄斑区域,形成特有的花瓣形或轮辐状强荧光。

(4)吲哚青绿脉络膜血管造影(ICGA):脉络膜灌注不良,见斑驳状的弱荧光。

(5)相干光断层成像仪(OCT):高分辨的 OCT 可发现 RP 的早期光感受器改变,嵌合体带或光感受器的中断或缺失。发展到疾病晚期,整个光感受器外节萎缩和/或视网膜变薄,RPE 也萎缩变薄。另外,OCT 还可用于观察 RP 的并发症,如黄斑囊样水肿、黄斑前膜、黄斑裂孔和玻璃体黄斑牵拉综合征。

(三)诊断和鉴别诊断

1.临床诊断

(1)典型的原发性 RP 可根据其临床表现做出诊断。①有家族史或散发病例。②夜盲:晚间或黑暗处视力明显下降,活动受限。③眼底改变:早期视网膜赤道部可见色素斑点,以后形似骨细胞样黑色素斑沿着血管和/或视网膜分布,逐渐向周边部及后极扩张。晚期视盘呈蜡黄色萎缩,血管狭窄和视网膜呈青灰色。④视野改变:早期有环形暗点,以后缩小成管状视野。⑤ERG:为平坦型或者低波型。⑥暗适应检查阈值升高。

(2)特殊临床类型 RP 诊断。①单眼性原发性 RP:非常少见。诊断为本型者,必须是一眼具有原发性 RP 的典型改变,而另眼完全正常(包括电生理检查),经五年以上随访仍未发病,才能确定。此型患者多在中年发病,一般无家族史。②节段性原发性 RP:亦甚少见。特点为病变仅累及双眼同一象限,与正常区域分界清楚。有相应的视野改变,视力较好,ERG 为低波。FFA 显示病变区比检眼镜下所见范围大。本型常为散发性,但也有常染色体显性、隐性与性连锁隐性遗传的报告。③中心性或旁中心性原发性 RP:亦称逆性进行性 RP。初起即有视力减退与色觉障碍。眼底检查可见黄斑部萎缩病变,有骨细胞样色素堆积,ERG 呈低波或不能记录。早期以视锥细胞损害为主,后期才有视杆细胞损害。晚期累及周边部视网膜,并出现血管改变。④无色素性 RP:是一种有着典型 RP 各种症状和视功能的检查异常,唯一没有视网膜色素沉着的变性疾病。RPSP 很可能代表着 RP 的早期阶段,在随诊相当长的时间之后,有可能见到典型的色素沉着出现。本型遗传方式与典型的 RP 相同,有显性、隐性、性连锁隐性遗传三型。

2.基因诊断

目前,大量 RP 基因的发现十分有助于对 RP 进行遗传咨询和诊断,特别是 RHO 基因的 P23H、P347L 突变和 RP1 基因的 R677X 突变在 ADRP 中的突变率比较高,对于筛查 ADRP 患者很有价值。同样,在 XLRP 家系中对可能的男性患者或女性携带者检查 RPGR 也十分必要,特别是对 ORF15 这个突变热点进行筛查。如果 RP 的遗传方式已确定,可以选择一些突变基因进行筛查。由于没有任何一种突变可以单独解释超过 10% 的 RP 病例,故 RP 的遗传学检测需要筛选多个基因中的一组突变。RP 的致病基因数量多,而且没有明确的突变热点,一般实验室很难针对如此众多的疾病基因进行全面分析。尽管如此,快速和大比例的突变筛查技术正在建立起来,并且已经有一些实验室在寻找最频繁出现的相关基因突变,采用先进高效的筛查技术如变性高效液相色谱法和自动测序法使得这种检测成为可能。总之,遗传咨询依赖于准确的临床诊断、遗传的方式和基因检测的结果。基因诊断在遗传病的预防与诊断方面,具有无可比拟的优势,可以快速、准确地从分子水平明确病因,对 RP 进行筛查或产前诊断,以便早发现早治疗。

3.鉴别诊断

RP 需与一些伴有 RP 的综合征或继发性 RP 相鉴别。RP 综合征最常见的类型有 Usher 综合征、Refsum 病、Bassen-Kornzweig 综合征、Bardet-Biedl 综合征以及 Batten 病。

(1)Usher 综合征:有 3 种类型,都是常染色体隐性遗传。第 Ⅰ 型有先天性复杂的双边感觉神经性耳聋,言谈不能被理解,所有患者均可在冷热试验中检测到前庭神经功能障碍,伴随轻微的、非进展性运动失调,RP 的典型症状常常在童年晚期或青春早期发现。Ⅱ 型有轻微到复杂的先天性感觉神经性听力损伤,言谈可以被理解,前庭反应正常,在青春末期至成年初期发现 RP。Ⅲ 型患者有双侧进展性感觉神经性听力损伤和 RP。

(2)回旋状脉络膜视网膜萎缩:是一种常染色体隐性遗传综合征,患者由于缺乏鸟氨酸氨基转移酶而导致血浆和组织中鸟氨酸水平超过正常 10~20 倍。在疾病早期,脉络膜出现局限的、边界清楚的不连续的萎缩斑,位于赤道部。随着病情发展,这些萎缩斑融合,形成边界清晰的、圆齿形的花环状脉络膜视网膜萎缩。

(3)无脉络膜症:是一种 X 连锁性染色体遗传综合征,女性携带,男性发病,10 岁左右开始夜盲。早期 RPE 和脉络膜毛细血管萎缩,病灶从中周部向前后发展;晚期,脉络膜完全萎缩成黄白色,暴露脉络膜中或大血管。

(4)视锥-视杆细胞营养不良:亦称反向或中央 RP,特征为双侧对称性视锥细胞功能损失,同时视杆细胞功能减退,像 RP 一样,"视锥-视杆细胞营养失调"指一组综合征。在该病症中,周边视力缺失与暗适应障碍之前,先出现中央视敏度丧失,昼盲和中央视觉缺失。往往早年发病,眼底改变与 RP 相似。该病常是系统性的,包括 Alstrom 综合征(又称肥胖-视网膜变性-糖尿病综合征,为一种罕见的常染色体隐性遗传疾病)、Bardet-Beidl 综合征(巴德-毕氏综合征)和烟胺比林蜡样脂褐质沉积症。

(5)先天性静止性夜盲:主要症状为夜盲,为先天性,终生静止不变。光线明亮处视力、视野、色觉均正常,眼前节、眼底均无异常,视网膜与视盘外观无异常表现。

(6)Leber 先天性黑矇(LCA):一种严重的视网膜营养失调,典型的表现在一岁时即出现。视觉功能常常很差,伴发眼球震颤症,瞳孔反应缓慢,畏光,远视,及经常以拳按压自己眼球的特殊动作。眼底表现变化很大,最初视网膜可能表现正常,到童年末期才出现 RP 的表现。ERG显示其波峰显著降低或无波形。目前已知 15 个基因与 LCA 有关,约 1/2 的 LCA 是由这些基因遗传所致,此外其他两个 LCA 的位点已有报道。LCA 多以常染色体隐性的方式遗传,极少数情况下,由于 *CRX* 基因突变所致,表现为常染色体显性遗传。

(7)继发性 RP:①长期视网膜脱离后可出现视网膜色素沉着增多,鉴别要点是有视网膜脱离病史,一般仅是单眼,视网膜血管无明显变细,往往有视网膜下增生条索,在没有脱离的地方,视网膜表现正常;②挫伤后视网膜色素增生,常是局限或达多个象限,有过眼部挫伤病史可鉴别。

(四)治疗

至今尚无有效疗法。目前的治疗方法主要是对症治疗及延缓病程进展,而不能达到根本阻断病程进展的作用。

1.维生素治疗

研究较多的有叶黄素、维生素 A 棕榈酸酯、钙通道阻滞剂和抗坏血酸等,尽管研究证明补充这些药物对视网膜有益,但临床上还没报告视网膜明显改善。

目前,最被广泛认可的补充剂是维生素 A 棕榈酸酯,尽管该药对待 RP 没有明确的疗效,但是它可以有效地降低视网膜变性的速率,确切的作用机制尚不清楚。

2.二十二碳六烯酸治疗

二十二碳六烯酸(DHA)是一个长链 ω-3 脂肪酸,常见于鱼类。研究表明,RP 患者红细胞DHA 的浓度值中等程度下降,该物质在血清中的水平似乎与视网膜水平相关。最近开始的维生素 A 棕榈酸细胞酯联合 DHA(1 200 mg/d)治疗方法,结果显示,接受该治疗后,患者视网膜变性的速率进一步降低。在功能检测方面,发现患者的视野灵敏度和 ERG 的振幅均显示明显变化。然而其确切疗效尚待进一步研究。

3.低视力康复

RP 患者的低视力康复已经从一个光学/医学模式发展为功能残疾模式。详细询问病史可以帮助了解患者在日常生活中遇到的视功能障碍,可向患者提供或推荐适当的低视力服务,职业指导,活动性训练,帮助 RP 患者过上更自主的生活。

4.心理辅导

进展期视网膜变性的患者,缺乏有效的治疗方法,常常给患者和家属带来严重的心理压力及精神负担,需要进行心理辅导。可给予咨询和建议患者加入 RP 患者之友的团体,他们可以与有着相似问题困扰的患者交谈。通过这种教育方式,帮助患者理解并接受了他们所患疾病,并积极地配合治疗。

5.相关眼部并发症的治疗

RP 最常见的并发症是并发性白内障和黄斑囊样水肿,可做手术摘除白内障加人工晶状体植入,白内障手术治疗显示并不加重该病或者它的预后。

6.基因治疗

随着分子遗传学的发展,已发现一些特异的基因与 RP 有关。基因治疗可以针对病变基本原因用药,或找出替代病变基因的方法或增补患者体内缺陷的基因,在理论上为患者提供了广阔的治疗前景。但基因治疗方法还处于起步阶段,离应用到临床还有一段很长的路要走。

7.手术治疗

(1)视觉芯片植入手术:一种新的视觉假眼已经在临床上进行试用,该假眼由两部分组成,眼内部分是一个直径 $200\ \mu m$ 嵌有 60 个微型刺激电极列阵的芯片和用于向眼内植入部分传递能量和数据的感应线圈环,眼外部分是微型摄像系统。视觉摄取通过安放在患者佩戴眼镜上的微型摄像头连接到患者腰带上的录像处理器,从摄像头获取的图像数据通过无线方式传递到眼内芯片,刺激视网膜表面的列阵电极芯片产生视觉。视觉芯片植入手术是目前唯一治疗 RP 的有效手术方法。

手术适应证:患有严重的外层视网膜变性、残留光感和以前有过有用视力病史的成年人患者。主要禁忌证是视神经疾病或患有其他眼部疾病。

手术方法:电子刺激器和天线用一个环形硅胶带缝在巩膜表面,通过睫状体平坦部途径将电子列阵芯片和电线引入眼内,电子刺激列阵安放在黄斑区视网膜表面。每个电极通过电刺激绕过缺乏光感受器细胞的视网膜和刺激残留活着的视网膜细胞,可按独立的程序工作。不需要使用硅油,也不用大脉络膜切口和低血压麻醉。

手术效果和并发症:该产品已在 30 例 RP 患者临床上试用,所有患者的视力均有不同程度提高。主要并发症是眼内炎和结膜糜烂或撕裂。

(2)血管搭桥术:通过眼外肌巩膜深层植入,眼外肌血管或新生血管长入巩膜组织,与脉络膜组织建立侧支循环,从而以改善脉络及视网膜血供,延缓色素上皮功能的丧失和感光细胞的凋亡。

手术适应证:各类原发性 RP。

手术方法(睫状前动脉脉络膜血管吻合术):将内外直肌各分离游离出 $1/3\sim1/2$ 肌束(最好包含血管),预置双套环缝线,距离内外直肌附着点 $8\sim10\ mm$ 处直肌旁做巩膜板层(接近脉络膜层)分离呈口袋状(巩膜袋),将游离肌束头端转位置于巩膜袋内,并缝合固定,缝合结膜。

二、结晶样视网膜变性

结晶样视网膜变性一般泛指有相应异常致病基因,以视网膜出现弥漫性黄白色细小结晶样反光物质为特征,并伴有视网膜或身体其他系统异常的一类视网膜遗传变性类疾病。双眼对称发病,临床上以 Bietti 结晶样视网膜变性为主,另外还有 Fanconi 综合征、Sjögren-Larsson 综合征及 Kjellin 综合征。在疾病的诊断上还需与其他一些可引起视网膜结晶样物质的病变相鉴别。

(一)病因与发病机制

1.Bietti 结晶样视网膜变性

本病由 Bietti 于 1937 年首先报道,具有常染色体显性或隐性遗传特征。视网膜内出现黄白色点状、具有金属样反光样物,并伴有毯层视网膜(RPE 和光感受器细胞层)变性、脉络膜硬化,部分患者也可合并角膜结晶样营养不良。病理学上见结晶样物质分布在视网膜各层及毯层视网膜变性的 RPE 和脉络膜变性改变。结晶样物质为胆固醇酯及脂质包涵体的复合物。此结晶样物质也可见于外周血的淋巴细胞中，故而认为该病的发生与系统脂质代谢异常有关。该病的致病与 4q35 染色体 CYP4V2 基因变异有关。

2.Fanconi 综合征

本病是一种具有不同表型的常染色体隐性遗传性疾病，与胱氨酸代谢异常有关，导致胱氨酸在身体各部位细胞内溶酶体聚集，进而损害多器官功能。结晶样物质为胱氨酸钙盐结晶。致病基因（CTNS）位于 17 号染色体短臂，与溶酶体内胱氨酸载体蛋白的编码有关。婴儿型或肾病型是最严重的一型，出生后 1 岁即由于肾小管、肾小球病变导致肾功能损害，多在 10 岁前发生尿毒症。中间型胱氨酸病发病年龄较晚，一般在 15～25 岁。

3.草酸盐血症

草酸盐血症是一种常染色体隐性遗传的乙醛酸盐代谢障碍性疾病，身体出现草酸钙盐或羟乙酸钙盐结晶。前者（Ⅰ型）是由于缺乏乙醛酸氨基转换酶（一种丙氨酸过氧化物酶）导致体内草酸盐和羟乙酸盐过多引起，出现高草酸尿；Ⅱ型是由于缺乏乙醛酸聚醛酶（甘油脱氢酶）导致羟基乙酸尿症。异常基因（AGXT）位于染色体 2q36q37。

4.Sjögren-Larsson 综合征

本病属常染色体隐性遗传疾病。疾病的发生与身体脂肪醇醛脱氢酶缺少有关，该酶在体内负责催化长链和中链脂肪醛氧化成相应脂肪酸。相关基因位于 17p11.2。

5.Kjellin 综合征

本病属常染色体隐性遗传性疾病，为多部位神经系统病变。

(二)临床表现

1.Bietti 结晶样视网膜变性

(1)症状：与 RP 相比，Bietti 结晶样视网膜变性症状出现较晚，一般在 20～30 岁出现症状，也呈随年龄增加症状逐渐加重趋势。以视力中、重度下降和夜盲为最常见症状，夜盲见于晚期中周部视网膜受到严重损害的患者。

(2)体征：在症状出现之前即有结晶样物质出现于眼底，广泛分布于视网膜，以后极部最密集，伴有 RPE 色素紊乱改变。后极部是疾病损害最主要部位，除结晶样物密集外，视网膜萎缩、RPE 改变及脉络膜萎缩也是以后极部严重。随发病时间延长，病变向外扩展。视网膜血管变细没有 RP 明显。少数患者可有视网膜下脉络膜新生血管形成，引起的渗出、出血、增生等改变。

(3)辅助检查：视功能状况与病变程度及范围大小不同而有很大差异，ERG 各反应波振幅降低程度不一，早期以视锥细胞反应降低为主，晚期视杆细胞反应也降低，最严重者各种反应均记录不到。由于后极部是最先发病部位，多焦视网膜电图(mfERG)幅度严重降低。如有局限性萎缩，mfERG 结果可显示局限低反应区域。FFA 检查对诊断有帮助，FFA 呈现弥漫性 RPE 萎缩、脱色素改变，并有脉络膜小血管萎缩及大血管暴露。ICGA 检查可以更清楚显示脉络膜小血管萎缩。OCT 研究表明多数结晶样颗粒位于 RPE 上，外核层有高反射结构。

2.Fanconi 综合征

Fanconi 综合征结晶样物质见身体多个器官，眼底的结晶物质位于 RPE 和脉络膜层，结膜及角膜也可见结晶样物质沉着。患者有畏光及视力不良。身体其他异常还包括身体发育延缓、身材矮小、低磷酸盐血症性佝偻病、糖尿病、吞咽困难、甲状腺功能减退和远端肌病等。这些症状最早在出生后 6 个月就发生。肾功损害后有多尿、多饮及酸中毒症状。ERG 改变随视网膜病变的程度而定。

3.草酸盐血症

草酸盐血症发病年龄在儿童或青年,草酸钙盐可在许多器官沉积,以肾脏沉积最多,导致进行性肾功衰竭,进而威胁生命。在婴儿期即有发病的患者多数有视网膜结晶样改变,预示病程险恶。结晶样物质可沿眼底动脉血管分布,周围可伴有 RPE 萎缩,眼底改变还有视盘苍白和黄斑区异常等。

Sjögren-Larsson 综合征是一种全身性疾病,眼部除视网膜出现结晶样变性、黄斑变性外,其他眼部异常还有小眼球或先天性白内障。黄白色结晶样物质位于黄斑中心凹外,OCT 证实位于神经纤维层和内丛状层,中心凹的视网膜还有小的囊样变性。随年龄的增加,结晶样物质会增多。患者畏光症状较严重,但视力损害一般不严重,色觉正常,ERG 无异常。1/10 的患者可有脉络膜瘢痕。全身可有痉挛性麻痹、皮肤鱼鳞病、智力障碍、身材矮小及短指(趾)畸形等。鱼鳞病常是该病的首先发现的主要症状。另外,该病婴儿患者可见皮肤瘀斑及行走抓握困难。

4.Kjellin 综合征

Kjellin 综合征系全身多系统异常性疾病,包括痴呆、痉挛性截瘫、眼底黄斑区变性为该病的三联征。有近亲婚配史。黄斑病变从青春期开始出现,并逐渐加重。视力损害为中度,眼底改变类似 Stargardt 病的黄色斑点眼底改变,中心凹外黄白色斑点伴 RPE 色素异常。肌电图、视觉诱发电位(VEP)可以有异常,而 ERG、眼电图(EOG)正常。但 mfERG 提示黄斑功能异常。

(三)诊断和鉴别诊断

1.诊断

(1)Bietti 结晶样视网膜变性诊断需要依据遗传史、症状、典型眼底改变及 ERG、FFA 等。

(2)Fanconi 综合征临床诊断需测定外周血白细胞中升高的胱氨酸含量。

(3)草酸盐血症根据测定尿液中升高的高草酸盐或羟乙酸盐含量及肾功损害可以诊断。

(4)Sjögren-Larsson 综合征依靠眼底改变特征,结晶样改变围绕中心凹周围,并结合全身体征诊断。确诊需要在培养的皮肤成纤维细胞中检测到脂肪醇微粒体酶(辅酶I氧化还原酶、脂肪醛脱氢酶)缺乏活性。

(5)Kjellin 综合征的诊断需依靠临床三联征结合家族隐性遗传史。

对于临床诊断有困难者,分子生物学检测相应致病基因,可明确诊断。

2.鉴别诊断

(1)药物致视网膜结晶:许多结晶性药物长期或大剂量使用可以在视网膜形成结晶样沉积。

(2)并发其他眼底病变。①钙化玻璃膜疣:位于 RPE 及其下玻璃膜(Bruch 膜)之间未降解的蛋白和脂质物,是年龄相关性黄斑变性(AMD)患者基本眼底病变之一。玻璃膜疣有许多类型,含有钙质或胆固醇时可有结晶样改变。②黄斑毛细血管扩张症:发病机制不明,与动脉硬化、高血压、糖尿病及脉络膜新生血管等因素有关。由于血管扩张渗出,黄斑水肿,病变区域内有散在渗出物。③其他可见于慢性视网膜脱离,或眼内玻璃体手术器械表面粉末脱落等。

(四)治疗

Bietti 结晶样视网膜变性无有效治疗方法,可参考其他视网膜变性类疾病的治疗。Fanconi 综合征一旦确诊需尽快使用促胱氨酸排空药物——巯乙胺,并需终身使用,以保护肾脏和其他器官功能。肾功衰竭患者需肾移植。0.5% 巯乙胺滴眼剂可以在数月内溶解角膜胱氨酸结晶,改善角膜上皮糜烂,缓解畏光症状。草酸盐血症可用维生素 B_6、枸橼酸盐可降低体内草酸钙。Sjögren-Larsson 综合征可以通过限制脂肪摄入、补充中链甘油三酯改善病症。Kjellin 综合征无特殊治疗方法。

1.他莫昔芬

抗雌激素药物,调节雌激素受体,主要用于乳腺癌治疗。长期使用可导致眼底损害,出现视力下降或伴有色觉异常。患者通常长期服药史(1年以上),累积用药可达100 g以上。结晶物呈金色,OCT 证实沉积于视网膜神经纤维层和内丛状层,以中心凹外分布较多,严重者可有黄斑水肿。ERG 检查提示有视网膜功能降低,明视、暗视下 a、b 波振幅降低。停药后轻中度患者的眼症状可以改善,但眼底结晶样改变不会减轻。结合用药史不难诊断。

2.斑蝥黄

斑蝥黄是维生素 A 或胡萝卜素衍生物,以往用于食品中红色添加剂,口服用于治疗光敏感或使皮肤增黑。由于引起视网膜病变,以上用途均已停止。长期服用引起视网膜病变,亮黄色结晶样物质见于黄斑和视盘周围,位于神经纤维层。没有症状,视力、色觉、FFA、ERG 一般没有改变。停药后结晶样物质未见消退。

3.甲氧氟烷

甲氧氟烷是一种吸入性麻醉剂,临床现已少使用。甲氧氟烷进入人体后分解为草酸和氟化物离子。过量吸入后草酸钙的沉积可以导致肾衰竭。眼底改变特征及治疗与草酸盐血症一致。

4.滑石粉

见于长期静脉注射吸毒者,将美沙酮或哌替啶片压碎后注射导致。医学上常用滑石粉做口腔填充剂,另外用于肺、肝等脏器窦、瘘治疗中使用的一些填充剂也含有滑石粉。肺滑石病患者中41%可以发现眼底异常。由于沿血管分布于小血管末端,故在眼底多沉积于黄斑血管拱环末端,严重者累及中周部视网膜形成缺血性视网膜病变,有大范围毛细血管无灌注区形成。其他眼底改变尚有动静脉吻合、视网膜新生血管形成、玻璃体积血等改变,甚至牵拉性或裂孔源性视网膜脱离。

5.玻璃体内注射曲安奈德

用于治疗黄斑水肿。药物中未能溶解的成分呈黄白色反光结晶物质沉积于视网膜表面,仅出现在治疗眼。

6.其他

长期服用呋喃旦啶有导致视网膜结晶沉积的可能。

三、白点状视网膜变性

白点状视网膜变性是视网膜变性的一个类型,因此具有变性类疾病的共同特征,视力进行性下降,视野缩窄。病名是一种眼底描述性的诊断,其特征表现为眼底均匀分布的白色小点。

(一)病因与发病机制

本病属于 RP 的一种类型,是一种常染色体隐性遗传性疾病。可能的基因改变是 6p11.2 位置的 *RDS* 基因突变或者 *RLBP*1 基因的 *R*150*Q* 突变。

(二)临床表现

1.症状

自幼发病,表现夜盲,视力正常或轻度下降。患儿常常看不清周围物体。

2.体征

眼前节一般正常。双眼底表现为大量均匀分布,或部分融合的白色或黄色小点,分布于黄斑区以外的整个眼底。早期视盘、视网膜血管和黄斑区正常,随着病情发展,出现典型的 RP 改变。

3.辅助检查

(1)色觉检查:可表现红绿色盲。有严重的 ERG 下降改变,以视杆细胞损伤为主。视野向心性缩窄,并且随着病程不断加重。

(2)OCT 检查:在早期,黄斑区中心凹光感受器外节结构不清楚,向周边光感受器外节消失,RPE 层形态正常,可见到与白点相一致的 RPE 表面点状高反射;黄斑区脉络膜变薄,黄斑外脉络膜厚度似正常。

(三)诊断和鉴别诊断

1.诊断

主要依据是双眼对称的典型白点状改变,且视野进行向心性缩窄和不断加重的夜盲。

2.鉴别诊断

(1)家族性玻璃疣:是一种常染色体显性遗传,基因位于 2p16,表现为比较均匀的小黄色视网膜下病灶。玻璃膜疣分布以后极部,尤其是黄斑颞侧多见。没有夜盲,部分患者可能提示早期的 AMD 改变。

(2)黄色斑点眼底:这是一种与 Stargardt 病相同的视网膜异常疾病,FFA 可以发现典型的黄斑部牛眼样改变和脉络膜湮灭征,视力缓慢进行性下降,无夜盲症。

(3)白点状眼底:白点状视网膜变性在眼底表现上与白点状眼底非常相似,但与后者有根本的区别,后者属于先天性静止性夜盲,病情稳定一般不发展,而且色觉和视野也基本保持正常。而前者恰好相反,其临床表现与 RP 一致,ERG 严重异常,暗视 ERG 和视野均变差,视功能进行下降。

(四)治疗

目前尚没有确切的治疗手段。

四、玻璃膜疣

玻璃膜疣是眼底的一种黄色或白色点状物,位于 RPE 下,可分布全部眼底,但最常见的部位还是黄斑区、视盘周围或周边部。有时表现一种结节发生在视盘内叫视盘玻璃疣。多发生在 60 岁以上人群,常与 AMD 相关。

(一)病因与发病机制

发病机制至今还不明确,在多种疾病发现存在玻璃膜疣,因此,可能致病原因有变性、遗传和继发全身其他疾病,饮食和抽烟也可能是病因之一。由于年老,在脉络膜内层异常生长出透明蛋白赘生物。无论是玻璃膜疣还是视网膜下疣样沉着物,它们的组成成分相似,都是由细胞外异常的物质组成,包括碳水化合物、淀粉样蛋白 P、补体系统、因子 C、载脂蛋白 B 和 E、脂质和玻璃体结合蛋白等。主要来自 RPE 和神经视网膜,位于 RPE 和玻璃膜之间。玻璃膜疣将脉络膜毛细血管同 RPE 分开,损伤视网膜外 4 层的血液供给和代谢。最先影响到 RPE 功能,逐渐形成玻璃膜疣处的 RPE 萎缩斑。在眼底其他部位发生玻璃膜疣引起 RPE 萎缩斑可没有任何临床症状。在黄斑区出现玻璃膜疣和簇状萎缩斑,是 AMD 的早期表现,此时对视力影响不大。由于黄斑是视网膜代谢最旺盛和视力最敏感的部位,长期的黄斑区视网膜外层缺血,最终导致黄斑区地图状萎缩或代偿性脉络膜新生血管长入，发生晚期 AMD，患者视力严重下降。

(二)临床表现

玻璃膜疣可在年轻人群中见到，但更常见于老年人，常伴有眼部或全身其他疾病。

1.症状

玻璃膜疣很少引起症状，如果发生视力下降，常常是由于伴发了黄斑出血。如果玻璃膜疣非常大，增宽了 RPE 和玻璃膜之间的距离，可引起上面 RPE 和光感受器变性，视力下降。

2.体征

多双眼对称发生，位于视网膜深层，在视网膜血管处可遮挡住疣的一部分。疣的大小不一，可表现单个和多个，相互接触和/或融合。可分布在眼底任何部位，最常见是黄斑区和视盘周围，如果是大范围被一些不定型的条带状分隔成网状，又特别命名网状玻璃膜疣。疣的颜色可呈白色、淡黄色或金黄色；退化时，疣失去色彩，相应区域可有疣钙化后的闪光和 RPE 萎缩或脱色素。

(1)主要类型：①硬性玻璃膜疣或结节性玻璃膜疣是一种分散的小圆形黄色斑点，是最常见的类型和通常是良性发展；②软性玻璃膜疣常较大，边界不清，随着时间推移它们可以扩大、融合和数量增加，代表了 AMD 的一个早期表现；③角质性玻璃膜疣或基底层玻璃膜疣是 RPE 基膜的小结节样增厚，量多而密集，呈满天星斗状，在较年轻的患者比硬性或软性玻璃膜疣更常见；④钙化玻璃膜疣。随着时间发展，上述三种玻璃膜疣可以钙化，成闪光表现。

(2)大小：临床上可以将玻璃膜疣与视盘旁的大静脉血管宽度(约 125 μm)进行比较，进行玻璃膜疣大小分类。①小玻璃膜疣：是直径＜63 μm，小于 1/2 视盘边缘静脉直径，多是硬性玻璃膜疣；②中等玻璃膜疣，大小在 63～124 μm，主要是软性玻璃膜疣；③大玻璃疣直径≥125 μm，是典型的软性玻璃膜疣。

3.临床严重程度分级

(1)一级：眼底没有玻璃膜疣或仅几个(5～15 个)小疣，无任何 AMD 改变。

(2)二级：考虑是 AMD 的早期表现，几个(＞15 个)小疣或几个(＜15 个)中等疣(软性)，或色素异常(色素增加或脱色素，但没有地图状萎缩)，没有其他 AMD 的表现。

(3)三级：中期 AMD，至少出现一个大的玻璃膜疣或中等玻璃膜疣≥20 个或边界清楚的硬性疣≥65 个，有地图状萎缩但没有达到黄斑中心凹。

(4)四级：AMD 晚期，地图状萎缩达黄斑中心凹或出现新生血管性 AMD。

4.种类

(1)老年性玻璃膜疣：即年龄相关性黄斑变性。

(2)家族性显性玻璃膜疣：是脉络膜变性的常染色体显性遗传病，大多数病例是 EFEMP1 基因突变引起。最初 30 岁左右，双眼对称在黄斑和常常视盘周围区域出现黄色或黄白色的圆形斑点，以后数量增加和部分融合，可是硬性或软性玻璃膜疣。在 40 岁以前，多不会有视力改变，在 50～60 岁时，可发展到视网膜下新生血管膜，视力严重下降。

(3)继发性玻璃膜疣：是由视网膜或脉络膜血管性、炎性或肿瘤疾病引起。全身性疾病，如慢性白血病，硬皮病，脂肪蛋白质沉积症等也可出现，他们常出现于眼底病变部位或其表面，疣的体积较大，形态多不规则。

(4)视盘玻璃膜疣：是视盘表面、视盘内或偶尔在视盘周围的黄白色球形赘生物。由钙化的透明蛋白样物质组成，可能由来自变性轴突排出的粘蛋白和钙的沉积。在儿童期，通常埋在视盘实质内，临床检查不能见到，但引起视盘表面隆起，像视盘水肿。随着年龄增长，逐渐移向表面，常有视野缺损(总的缩小和生理盲点扩大),除非有某种血管并发症,视力一般正常。常影响双眼,男女发病相同,暴露的玻璃膜疣能自发荧光,FFA 容易诊断。

(三)辅助检查

多模式成像是把多种眼底图像检查方法进行组合,更清晰地显示眼底疾病的一种新技术,特别是在眼底疾病的鉴别诊断中发挥着重要作用。它们包括了以下各种检查。

1.FFA

某些玻璃膜疣同荧光素染料结合,在造影晚期呈强荧光,大约 50% 玻璃膜疣染色阳性。软性玻璃膜疣和角质性玻璃膜疣一开始就呈点状强荧光,视网膜下疣样沉着物不显示荧光像或极低的荧光。

2.ICGA

在注入造影剂后 2～3 分钟,硬性疣就显出强荧光,一直持续到晚期。在整个造影过程中,软疣都显示弱荧光(比背景还黑)伴一圈细的强荧光环,或保持荧光像不变(与背景荧光像相同)。青年型玻璃膜疣(31～52 岁)和老年型玻璃膜疣(>60 岁)的发病机制不同,在 ICGA 有着不同的显示,前者显示为强荧光,后者大多数显示为弱荧光。强荧光为透见荧光,不是染色剂沉着;发生弱荧光的原因是融合的玻璃膜疣和/或 RPE-Bruch 膜复合物的增厚,而不是脉络膜灌注不良。

3.近红外光检查

近红外光检查是利用扫描激光检眼镜(SLO)近红外光反射成像。软性玻璃膜疣的灰度比周围组织更暗,角质性玻璃膜疣显示不太清楚,视网膜下疣样沉着物是黑色点状。

4.眼底自发荧光

大的玻璃膜疣是否自发荧光依赖 RPE 下面疣的改变,软性玻璃膜疣表现疣的中央自发荧光减少,外面围绕一圈稍微增加的自发荧光;角质性玻璃膜疣呈多个点状弱荧光点;视网膜下疣样沉着物是弱荧光点。在出现 RPE 萎缩的区域,与临床上检查相比,自发荧光更明显。

5.OCT

高分辨率的 OCT 对玻璃膜疣具有诊断和鉴别诊断意义。玻璃膜疣位于 RPE 下和玻璃膜之间,呈突起均匀内部反射。软性玻璃膜疣常呈土堆样隆起,单个角质性玻璃膜疣表现为钝头的三角形或扁长形,多个玻璃膜疣排列呈锯齿状,也有表现低平的扁平状疣。钙化的玻璃膜疣表现不同,沉淀的基质呈明显的低反射和不均匀反射,伴有或不伴有一个核心,在病灶下有一个可能是 RPE 产生高反射。玻璃膜疣的突起可引起视网膜光感受器外层局部变薄或丧失,可用于预测对视功能的损害程度。

(四)诊断和鉴别诊断

1.诊断

见到视网膜深层黄色或黄白色点状物,OCT 证实位于 RPE 和玻璃膜之间均质隆起物,可确诊玻璃膜疣。需按疣的大小和形态及辅助检查的结果,进行疣的分类。

2.鉴别诊断

许多眼底疾病可引起视网膜硬性渗出和软性渗出物,如视网膜血管性疾病,可从原发性疾病的表现同玻璃膜疣相鉴别。还有斑点状视网膜疾病,如眼底黄色斑点、眼底白色斑点、白点状视网膜变性和结晶样视网膜变性,这些疾病均有典型的临床表现,通过仔细地询问病史和辅助检查,很容易和玻璃膜疣相区别。然而,一些变性疾病本身就可能伴发玻璃膜疣,应仔细其他类型的玻璃膜疣相区别。

玻璃膜疣主要和视网膜下疣样沉着物相鉴别,视网膜下疣样沉着物也是 AMD 的早期表现,大小类似软性玻璃膜疣,白色或微显蓝色,接近黄斑呈点状。在 FFA 检查从不显影到极低的荧光,近红外光检查比周围组织更暗,在自发荧光检查也成黑点。OCT 显示视网膜下疣样沉着物位于视网膜下和 RPE 上,常常相互融合,故大小在 $25\sim1\,000\;\mu m$,呈锥形。大的视网膜下疣样沉着物可引起光感受器层变形,甚至能突破外界膜。

(五)治疗

位于黄斑以外的玻璃膜疣无须特殊治疗。因位于黄斑区的玻璃膜疣和视网膜下疣样沉着物是 AMD 的早期表现,应进行预防性治疗。

1.戒烟

抽烟是 AMD 高度危险因素,因此应劝告患者戒烟。

2.激光

因为用激光光凝中心凹外的玻璃膜疣后,治疗处脉络膜新生血管的发生率增加,现已不提倡用激光方法治疗玻璃膜疣。

3.抗氧化剂

市场上常常有保护视觉的抗氧化剂补品。一篇循证医学研究论文显示,每天补充抗氧化剂没有预防玻璃膜疣发展的迹象。只是在某些人群,如遗传敏感或饮食很少的患者,这些补品才可能起作用。单独服用锌制剂或联合服用抗氧化剂(β 胡萝卜素、维生素 C 和维生素 E)有预防玻璃膜疣发展到晚期 AMD 的效果(仅对至少单个玻璃膜疣 $>125\;\mu m$ 或大小在 $63\sim125\;\mu m$ 的广泛玻璃膜疣有效),但对不严重的玻璃膜疣无效。应当注意 β 胡萝卜素有可能增加抽烟患者发生肺癌的危险性。

4.他汀类药物

具有降低脂质和抗炎的功效,可减轻玻璃膜疣和 AMD 的临床表现。但最近的一个大样本的回顾性研究发现他汀类药物没有预防 AMD 的作用。

五、先天性静止型夜盲

先天性静止型夜盲(congenital stationary night blindness,CSNB)是一种少见的遗传性视网膜病变。1838 年由 Cunier 首次报告常染色体显性遗传的法国 CSNB Nougaret 大家系,共 10 代135 人。之后陆续也有隐性遗传的病例报道。主要以视杆细胞功能异常为特征。根据临床表现可分为两大类,即眼底正常的 CSNB 和眼底异常的 CSNB,其中眼底异常的 CSNB 包括小口病、眼底白色斑点。

(一)眼底正常的 CSNB

1.分类及发病机制

(1)分类:本病分类方法较多,按照遗传方式可分为常染色体显性遗传、常染色体隐性遗传、X 连锁隐性遗传三种。按照 ERG 特征则分为 Riggs 型 CSNB 和 Schubert-Bornschein 型 CSNB。根据视杆细胞是否存在功能又可将 Schubert-Bornschein 型 CSNB 分为完全型 CSNB 和不完全型 CSNB,是目前较常用的分型方法。

(2)发病机制:1993 年,Dryja 等首次在一常染色体显性遗传的 CSNB 患者上发现编码视紫红质的基因(*RHO*)突变。随着基因检测技术的成熟,越来越多的突变基因位点已被发现。到目前为止,已经在 Riggs 型 CSNB 患者中检出编码视紫红质的 *RHO* 基因、视杆 T 蛋白 α 亚单位的

*GNAT*1 基因、视杆 cGMP 磷酸二酯酶 β 亚单位的 *PDE*6B 基因突变。这 3 种蛋白均分布在光感受器细胞内,在视觉继发级联放大机制中起重要作用。完全型 CSNB 的致病基因主要是*NYX*,编码了 Nyctalopin 蛋白,在人视网膜光感受器、外核层、内核层、神经节细胞层均存在。NYX 突变主要阻止视杆细胞和 AⅡ双极细胞间的信号传递,导致视杆 ON 双极细胞反应(b 波)严重降低。不完全型 X 连锁 CSNB 则主要与编码视网膜特异性L 型钙通道的 α₁ 亚基的 *CAC-NA*1F 基因突变相关。该基因的异常会影响 Ca^{2+} 的内流和光感受器细胞释放神经递质谷氨酸盐,导致光感受器传递到 ON 双极细胞的信号减弱,使 ON 双极细胞处于相对去极化或"光适应"状态,出现 b 波振幅下降和夜盲。

尽管已经在各型 CSNB 中找到不同的突变基因,但是导致静止型夜盲的关键原因始终不清。曾有学者提出视网膜上蛋白质离子通道 TRPM1 的缺陷可能是导致夜盲的原因。后来该学者又在试验中发现视网膜视杆细胞在黑暗中通过释放谷氨酸激活下游双极细胞树突上的谷氨酸受体,导致 G 蛋白 βγ 亚基关闭 TRPM1 通道,出现夜盲。在光照情况下 βγ 抑制作用则被解除,TRPM1 通道开放,产生对光反应。此研究证明了 TRPM1 基因可能是 CSNB 的关键基因,为未来采用基因手段治疗先天性静止性夜盲提供了坚实的理论基础。

2.临床表现

(1)症状与体征:主要症状为夜盲,为先天性,终生静止不变。光线明亮处视力、视野、色觉均正常,眼前节、眼底均无异常,视网膜与视盘外观无异常表现,视网膜可有白点状改变。部分完全型 CSNB 和不完全型 X 连锁 CSNB 患者还可合并有近视、眼球震颤和斜视。

(2)辅助检查:主要为 ERG 检查,表现为暗适应曲线和全视野 ERG 的异常。①Riggs 型CSNB:最大混合反应的 a 波和 b 波均下降,但 b 波幅值仍大于 a 波幅值。暗适应通常只表现为视锥支而无视杆支。无视杆细胞反应,视锥细胞反映幅值和时值相对正常。明视正常或接近正常。②Schubert-Bornschein 型 CSNB:特征性改变为最大混合反应有正常振幅的 a 波,但有一个幅值明显低下的 b 波,b 波波幅小于 a 波波幅(负性波)。

3.诊断和鉴别诊断

(1)诊断:①症状为暗光下视力不良行动困难,而在明处行动正常的夜盲症状患者。②光线明亮处视力、视野和色觉均正常,眼前节和眼底均无异常。③暗适应曲线异常,全视野 ERG 的暗视 a 波和 b 波下降甚至无波,或 a 波正常、b 波降低甚至出现负波反应。

(2)鉴别诊断:需与其他原因导致的夜盲性疾病相鉴别。①原发性 RP:本病有夜盲症状,但眼底往往有相应的色素改变,具体类型不同眼底表现也不尽相同;病情随年龄增长而进展,光照下视力也会逐渐下降。②维生素 A 缺乏症:维生素 A 缺乏可引起夜盲,同时伴有皮肤干燥和粗糙,四肢伸侧圆锥形毛囊角化性丘疹、角膜干燥和软化等表现。此病现已少见,可通过补充维生素 A 进行治疗。

4.治疗

尚无有效治疗方法。

(二)眼底异常的 CSNB

小口病和眼底白色斑点均属于常染色体隐性遗传病,眼底具有特征性的改变。这两种疾病在大于4 小时的暗适应后可以获得正常的 ERG。

1.小口病

于 1906 年首先由小口忠太报道,合本重次郎于 1911 年命名。本病罕见,日本多见,我国报道极少。

（1）病因与发病机制：发病机制尚不清楚。目前认为这是一种常染色体隐性遗传疾病，病变基因位于 2 号染色体的抑制蛋白基因 309 密码子中 1 147 核苷缺失。可能与 *arrestin* 基因和视紫红质激酶基因突变有关，大多数双亲有血缘关系。视细胞外端有一种退行性变产物，含有聚集成堆的色素颗粒，存在于 RPE 和视细胞之间，视黄醛和视蛋白生成过多导致眼底特殊形态。在暗适应后，该层色素颗粒退回到 RPE 内，视黄醛和视蛋白被视紫质代替，出现水尾现象。本病患者实际上是有一定的视杆细胞功能，但是这些细胞需要很长时间暗适应，比如数小时才能恢复其暗视功能，而微弱的光线又可以很快抑制其暗视功能，因此这类视杆细胞很难有实际的功用。

（2）临床表现。①症状：双眼发病，明视觉和色觉基本正常，夜间或光线较暗的环境中视功能下降。②体征：主要为眼底改变。视盘颜色正常，周围可见一圈暗影。血管一侧常有暗影，另一侧有白色反光。视网膜呈特殊的金黄色或灰暗色调，也有呈金属样色调。双眼暗适应 2 小时后眼底恢复正常橘红色，即水尾氏现象。③辅助检查：视野正常或有缩窄，色觉基本正常，暗适应和 ERG 可有异常，表现为正常的视锥支和延长的视杆支，但大于 4 小时的暗适应后可获得正常的 ERG。

（3）诊断：本病的临床特征为双眼发病，先天性静止性夜盲，眼底呈特殊的水尾现象。

（4）治疗：本病尚无有效治疗方法。

2.眼底白色斑点

眼底白色斑点或白点状眼底是双眼底出现弥漫性均匀的白色圆点，伴暗视力明显下降，而明视力和色觉基本正常。

（1）病因与发病机制：发病机制尚不清楚，可有家族史。眼底白色斑点是一种常染色体隐性遗传病，可能与 11-顺视黄醛脱氢酶即 *RDH*5 基因突变有关。近来也有学者认为和 *RLBP*1 基因突变有关，最终导致视网膜变性。患者的感光视色素再生明显减慢，而出现相应的 ERG 改变和静止性夜盲的临床表现。

（2）临床表现。①症状：双眼发病，视力一般正常，有夜盲者表现为先天静止性。②体征：主要为眼底改变。眼底散在的白色小圆点状病变，大小较均一，主要位于后极部至赤道部，但黄斑中央始终不受侵及。白色小点之间无色素沉着，视盘及视网膜血管也无改变。

（3）辅助检查。①视野：正常。②色觉：基本正常。③FFA：全视网膜散在点状透见荧光，与斑点无明显对应关系，无荧光素渗漏。④眼底自发荧光：往往显示为点状的强荧光信号。⑤OCT：眼底白点对应处往往表现为从 RPE 水平延伸至椭圆体（IS/OS）带的大小、性质均一的病灶。⑥电生理检查：显示暗适应时间延长，ERG 波幅降低，EOG 无波峰，若患者接受 4 小时以上暗适应，则所有指标正常。

（4）诊断与鉴别诊断：根据眼底的特殊改变和 ERG 特征性改变可诊断，需与以下疾病进行鉴别诊断。①结晶样视网膜变性：又名 Bietti 结晶样视网膜变性，患者 20～40 岁发病，常双眼受累，进行性视力下降，可有夜盲。色觉早期正常，晚期可有色盲，视野缺损。眼底特征为视网膜各层散布的黄色和结晶样圆形或多角形闪光亮点，可累及黄斑区。随病情进展 RPE 和脉络膜毛细血管逐渐萎缩，晚期视神经萎缩，血管变细。ERG 可表现为轻度、中度、重度异常甚至无波形，患者长时间暗适应后以上指标不能恢复正常。②白点状视网膜变性：为慢性进行性眼病，患者幼年时有夜盲，中心视力减退，视野向心性缩小，有色觉障碍，眼底可见大小不一的白色类圆形小点。随年龄增长症状加重，眼底可出现 RPE 萎缩和色素沉着，晚期视盘色泽变淡，视网膜血管变细。

ERG 或 EOG 检查波形减低或消失，患者长时间暗适应后以上指标不能恢复正常。白点状眼底是一种非进行性疾病，属于静止性夜盲。ERG 在明视条件下减弱，但经过 1～12 小时暗适应其暗视 ERG 变为正常。EOG 也有类似改变。因此在鉴别这两种疾病时候，一定要有足够的检查时间。同时白点状眼底的白色点状病灶分散更广，而且不表现出萎缩性改变。

（5）治疗：本病尚无有效治疗方法。

六、先天性黑矇

先天性黑矇是一种少见的婴幼儿先天性盲的严重遗传性视网膜疾病，1869 年由 Theodor Leber 首先报道，故又名 Leber 先天性黑矇（Leber congenital amaurosis，LCA）。本病常染色体隐性遗传，偶有显性遗传，是导致儿童先天性双眼盲的主要遗传性眼病（占 10%～20%），患儿出生时或出生后不久出现失明或严重视力损伤，其父母或祖代多有近亲联姻史。

（一）病因与发病机制

本病为多基因致病，各种视网膜功能相关基因突变引起相关蛋白、细胞结构功能异常而导致视功能严重丧失。近年来研究已发现 15 种 LCA 的致病基因，功能涉及视网膜内维生素 A 的代谢循环（RPE65、LRAT、RDH12）、视网膜光信号向电信号传导过程（GUCY2D）、蛋白转运和正常分布（AIPL1、RPGRIP1、CEP29）、视网膜光感受器细胞的分化和发育（CRX）和光感受器结构形态发育（CRB1）等。其中 RPE65、GUCY2D 等研究最为深入和成熟。

1.RPE65

RPE65 是 RPE 基因，在 RPE 细胞上编码一种相对分子质量为 65 000 的重要蛋白质，参与视黄醛等物质循环、视色素视紫红质再生等关键过程，其突变导致的 LCA 占所有 LCA 的 6%。若缺乏该基因编码的蛋白质，则 11-顺式视黄醛缺失，以致视杆细胞对光照刺激不起反应。视网膜视杆细胞负责暗光下的视力，若视杆细胞变性，患者暗光环境下视力明显减退（夜盲）。视锥细胞功能不依赖 RPE65 编码的蛋白质，部分 LCA 患者在儿童时期会存有一些通过视锥细胞维持的视功能。因此 RPE65 所致的 LCA 视力损害相对于 GUCY2D 损害较轻，白天视力尚可，夜盲明显。

2.GUCY2D

GUCY2D 基因表达于视网膜视锥、视杆细胞核及内节中，编码膜鸟苷酸环化酶 1，可催化三磷酸鸟苷（GTP）转变为鸟嘌呤核糖苷-3'，5'-环磷酸酯（cGMP），促进 Ca^{2+} 内流以维持细胞内的 Ca^{2+} 浓度。此基因突变可导致 cGMP 持续处于低水平，细胞内 Ca^{2+} 浓度降低，使得光感受器细胞长期处于超极化状态，导致细胞变性和功能障碍。

（二）临床表现

临床表现分婴儿型和少年型。

1.婴儿型

（1）症状：患儿出生时或出生不久即已失明，不能注视，不能追光，有指眼征（重复性将手指或指关节深深按压眼球或眼窝，可能引起光感和闪光点）。

（2）体征。①眼球凹陷：指眼征可致患儿眶周脂肪萎缩，眼球内陷。②眼球震颤：患儿可有钟摆样震颤。③瞳孔对光反射迟钝：又称黑矇性瞳孔。④眼底改变：眼底早期无明显异常。经过一段时间后，眼底周边出现小白点及色素颗粒，呈椒盐样外观，色素颗粒不断增生融合成骨细胞状。视网膜血管变细，视盘蜡黄色，RPE 和脉络膜毛细血管层萎缩，暴露出脉络膜大血管，形成弥漫性脉络膜萎缩样眼底,甚至形成白化病样眼底。⑤其他:本病可伴有圆锥角膜(指眼征亦可致圆锥角膜)、发育迟缓及神经系统异常等。

(3)辅助检查:ERG 表现为 a、b 波平坦甚至消失,具有诊断意义。

2.少年型

(1)症状:患者 5~6 岁时视力严重下降,30 岁左右完全失明,常伴有夜盲或畏光等表现。

(2)体征。①眼球凹陷:成年患者指眼征可消失,但常遗留有眼球凹陷。②眼球震颤:是 LCA 患者普遍具有的体征,呈钟摆样、水平或徘徊样。③瞳孔对光反射迟钝:因视网膜功能严重异常,瞳孔对光反射往往迟钝甚至消失。④屈光改变:患者常伴有屈光不正,多为高度远视。⑤眼底改变:眼底表现多样,早期可完全正常。也可表现为视盘水肿,黄斑牛眼状病变,黄斑缺损,后极部灰白色斑点,无特征性眼底改变。多数病例周边部网膜有椒盐样改变;少数病例,即使已完全失明而眼底仍保持正常外观。

(3)辅助检查:ERG 表现为 a、b 波平坦甚至消失,具有诊断意义。

(三)诊断和鉴别诊断

1.诊断

本病目前尚无统一的诊断标准,大多研究中采用的诊断标准为:6 个月龄以下严重视力损伤或盲、眼球震颤及瞳孔反射迟钝、ERG 消失或严重降低。也有人认为眼底、屈光度、畏光、夜盲和指眼征可以作为 LCA 的诊断要点。

2.鉴别诊断

本病较为少见,症状及体征特异性不强,易被漏诊和误诊。尤其是一些同样具有眼球震颤、夜盲等症状的疾病,常常需要根据 ERG 进行鉴别。

(1)先天性静止性夜盲:白天中心视力较好且视力多稳定,晚上视力障碍,多为高度近视,ERG 检查视杆细胞反应消失,但视锥细胞反应波正常。

(2)完全性色盲:此病患者明显畏光,有眼睑痉挛,ERG 检查视锥细胞反应减弱或消失,视杆细胞反应波可正常。

(3)早发型 RP:在两岁时已经出现中期 RP 症状,ERG 为平坦型。此类 RP 有时很难与 LCA 鉴别。

(4)白化病:白化病可有畏光、眼球震颤等症状,眼底视网膜色素脱失可透见脉络膜大中血管,并伴有皮肤的色素异常。

(四)治疗

本病尚无有效方法。近年研究多集中于基因治疗,同时细胞移植及药物替代疗法也在进一步的研究中。

1.基因疗法

基因治疗是通过向患者光感受器细胞内导入无缺陷的基因序列,来增加其细胞内正常的、有功能的蛋白质数量的一种治疗方法。目前 LCA 的基因治疗大多处于动物模型为治疗对象的临床前期研究阶段,少数研究则进行到了 1 期临床试验阶段。2008 年,美国和英国的 3 个研究小组通过腺病毒载体将 $RPE65$ 基因序列导入 LCA 患者的视网膜下腔,发现患者微视野及低照明下视力、视觉运动等视功能得到不同程度的改善。此次临床试验的成功,给日后 LCA 的基因治疗带来了极大希望。但基因导入需在受者光感受器细胞尚未完全变形坏死、细胞尚能分化之前进行,在疾病晚期进行基因治疗是否有效尚无定论。

2.光感受器细胞/RPE 细胞移植

若 LCA 患者视网膜内层功能正常,将基因型无缺陷的光感受器细胞或 RPE 细胞移植到患者视网膜,则有可能修复功能异常的基因缺陷细胞。尽管目前已有研究证实未成熟的视细胞植入 RP 动物的视网膜下腔能够存活,但很少观察到它们与内层视网膜建立联系,且移植细胞是否能长期存活而不被排斥也是问题之一。

3.药物

药物可通过多种途径对 LCA 进行干预,如对 $RPE65$ 基因突变所致的 LCA 试验动物补充缺乏的11-顺式视黄醛,可以观察到视杆细胞生理功能的改善,但长期疗效尚不清楚,且此类患者维生素 A 代谢障碍会导致具有细胞毒性作用的产物积聚,加重病情。此外,还有补充神经营养因子以保护光感受器细胞、钙通道阻滞剂保护视杆细胞等,但仍不成熟。

(张利娟)

第三节　视网膜动脉阻塞

视网膜动脉阻塞可导致受累血管供应区视网膜视功能严重损害。虽然视网膜动脉阻塞发生率低,但视功能损害严重,同时提示患者可能患有危及生命的全身性疾病,需进一步治疗。视网膜中央动脉阻塞的平均发病年龄为 60 岁,但动脉阻塞可发生于任何年龄。男性稍多于女性,无种族差异。视网膜动脉阻塞的发病机制复杂,最常见的病因为栓子、血栓形成、血管炎和血管痉挛。

一、视网膜中央动脉阻塞

视网膜中央动脉阻塞(central retinal artery occlusions,CRAO)是眼科急诊疾病之一,临床表现为无痛性单眼视力严重下降。发病起始,90%的患眼视力低于 0.05。该病视力下降严重,预后差,临床上需尽早抢救治疗,并注意患者的全身状况。

(一)病因与发病机制

发病率约为万分之一,多见于中老年人,也可见于儿童。平均发病年龄为 60 岁,男性比女性多见。双眼发病率占 1%～2%。当双眼同时发病时,要考虑到其他疾病,如心血管疾病、巨细胞动脉炎和其他血管炎性疾病。

CRAO 的主要病因有栓子、腔内血栓、动脉粥样硬化斑下的出血、血管炎、血管痉挛、动脉瘤、循环障碍和高血压动脉病变。CRAO 的病因与相关全身病变密切相关。CRAO 患者中,2/3有高血压病史,1/4 的患者有糖尿病病史。

1.血栓形成

高血压(动脉粥样硬化斑形成)、颈动脉粥样硬化、心血管疾病(风湿、二尖瓣脱垂等)、左心室肥大、心脏黏液病、心肌梗死后血栓形成、静脉内药物滥用、脂质栓子(胰腺炎)、医学检查与治疗(头颈部皮质类固醇注射、球后注射、血管照相术、淋巴造影术、子宫输卵管 X 线摄影术)、肿瘤等。眼动脉的分支通过泪腺动脉、额动脉、滑车上动脉和鼻背动脉广泛分布额面部,并与同侧和对侧额面部动脉有着丰富吻合支,在面部注射药物压力过高,导致逆行栓塞机制,可引起 CRAO

和脑部动脉血管栓塞表现。

心源性视网膜栓子的多中心研究发现,心脏疾病与急性视网膜动脉阻塞密切相关。CRAO患者中,约50%存在器质性心脏疾病,但这些患者中只有10%的病情严重到需要抗凝治疗或手术。

CRAO患者中,45%会存在同侧颈动脉粥样硬化斑或狭窄。很多研究已表明,颈动脉内膜切除术对治疗明显的颈动脉狭窄具有较好的效果。

2.创伤(挤压、痉挛或直接的血管损害)

眶骨折修复手术、麻醉、穿通伤、鼻部手术、眼睑毛细血管瘤注射、药物或酒精性昏迷等。

3.凝血性疾病

镰状细胞贫血、高胱氨酸尿症、口服避孕药、血小板异常、妊娠、抗血栓形成素缺乏等。

4.眼部相关疾病

视盘玻璃疣、眼压升高、弓形体病、耳神经炎等。

5.胶质-血管性疾病

红斑狼疮、多发性动脉炎性结节、巨细胞动脉炎、韦格纳肉芽肿等。

6.血管炎

毛霉菌病、放射性视网膜病变、贝赫切特综合征(白塞综合征)。

7.其他相关疾病

心室造影术、偏头痛、低血压、舞蹈病等。

(二)临床表现

1.症状

发病前,部分患者会出现有短暂黑矇(即无光感)发作的先兆症状或无任何先兆,突然发生无痛性视力急剧下降(几秒钟内),完全性表现无光感,不完全性阻塞可残留部分视力,而有先天性睫状视网膜动脉患者,中心视力可保持正常。

2.体征

急性CRAO患者的眼前段正常。如果同时伴有眼前段虹膜新生血管,则要考虑是否同时存在颈动脉阻塞。颈动脉阻塞可导致虹膜新生血管,从而引起眼压升高。如果眼压超过视网膜中央动脉的灌注压,则很容易发生视网膜动脉阻塞。

CRAO发生后的几秒钟,就可出现患眼瞳孔中度散大和相对性瞳孔传入阻滞的体征(直接光反射迟钝或消失,间接光反射灵敏)。在阻塞的早期阶段(2小时内),眼底看起来是正常的,但相对性瞳孔传入阻滞检查表现为阳性,如果阻塞是一过性或阻塞已自发消除,也可表现阴性。

全视网膜灰白水肿,但以后极部明显,呈弥漫性乳白色,黄斑呈现樱桃红点,是诊断CRAO的重要临床体征。视网膜内层的缺血坏死使视网膜呈现乳白色水肿浑浊,黄斑区的视网膜菲薄,很容易透见到视网膜的色素上皮层和脉络膜,因此显示樱桃红点(紫红色)。最初视盘可正常或边界不清,最终表现为视盘苍白。视网膜的浑浊水肿需要4~6周才能消失,视网膜血管狭窄和视盘受损区的神经纤维层萎缩缺失。

视网膜动脉血管变细,血管颜色发暗。不完全阻塞的病例可见到节段性红细胞血柱缓慢移动。有睫状视网膜动脉的患者,由于该动脉起自睫状后短动脉,在发生CRAO时,该动脉供应血流正常。在大片灰白色视网膜水肿衬托下,视盘颞侧保留一舌状正常视网膜颜色区域。

CRAO中20%~40%的患眼可在视网膜动脉中看到栓子。最常见的是黄色闪光的胆固醇栓子。这种栓子主要来自颈动脉的动脉粥样硬化斑块。除此之外,还可能来自主动脉弓、眼动脉,甚至是视网膜中央动脉。胆固醇栓子通常很小,常不会完全阻塞视网膜动脉,因此常表现无临床表现。还有一种少见的栓子是来自额部皮下注射泼尼松,引起CRAO。

在有些患眼中,会观察到视盘上的视网膜中央动脉中有不闪光的大栓子,周围视网膜动脉中有很多小的胆固醇栓子。虽然大小栓子在检眼镜下看起来有差异,但其实它们来源一致,只是大栓子周围聚集了大量的纤维蛋白-血小板组织。钙化栓子较胆固醇栓子少见,通常体积较大,阻塞程度更严重,一般来源于心脏瓣膜。视网膜动脉可见栓子的出现率与死亡率相关。可见栓子的病例死亡率为56%,而无栓子的病例死亡率为27%。与眼缺血综合征相似,其主要死亡病因为心脏疾病。但急性视网膜动脉阻塞中,发现栓子,并不提示颈动脉具有病理性狭窄或心脏病需要抗凝治疗或手术,需看心血管专科。

约20%的急性视网膜动脉阻塞会发展出现虹膜红变。视网膜中央静脉阻塞时,虹膜新生血管平均出现于阻塞后的5个月;而CRAO时,虹膜新生血管平均出现于阻塞后的4~5周,最早为1周,最晚为15周。阻塞严重且阻塞时间长的患眼更容易发生虹膜红变。如果阻塞在发病的最初几天得到解决,则很少发生虹膜红变。虹膜红变患眼65%可通过全视网膜光凝进行治疗。2%~3%的CRAO患眼可发展出现视盘新生血管。与出现虹膜新生血管相似,假如在急性阻塞时同时出现视盘新生血管,要高度怀疑是否存在潜在的颈动脉阻塞。

3.辅助检查

(1)荧光素眼底血管造影(FFA):可表现为视网膜动脉充盈迟缓或可见动脉充盈的前锋(最具特异性的表现)。但最常见的特征为视网膜动静脉期延长(从视网膜动脉出现荧光素到相应静脉完全充盈的这段时间)。有时会出现视盘晚期染色,但很少看到视网膜血管壁染色。视网膜动脉完全无充盈极少出现(小于2%)。

正常眼的脉络膜在视网膜动脉充盈前1~2秒开始充盈,5秒钟即可完成全部充盈。CRAO患眼的脉络血管床通常可正常充盈,只有10%的病例会出现5秒以上的充盈延迟。CRAO患眼检查时,如脉络膜充盈明显延迟,应考虑眼动脉阻塞或颈动脉阻塞的可能性。

视网膜循环在发生急性CRAO后,有明显的重建循环倾向。因此,虽然动脉狭窄和视力损害将持续存在,但FFA检查可在一定的时间恢复正常。

(2)相干光断层成像仪(OCT):在CRAO的急性期,后极部视网膜神经上皮层水肿增厚,内核层以内各层结构不清,外丛状层以内反射增强,内核层反射性减弱,呈一低反射带;光感受器外节不完整,RPE层正常。在CRAO的萎缩期,后极部视网膜神经上皮层均明显变薄且反射性减弱,外界膜以外各层可表现正常。

(3)眼电生理检查:CRAO发生时,因内层视网膜缺血,视网膜电图(ERG)表现为b波波幅下降[b波对应Müller和/或双极细胞的功能]。对应光感受器功能的波通常不受影响。但也有某些患眼视力下降而ERG检查正常,可能与视网膜血流重建有关。

(4)视野检查:CRAO患眼视野,通常残留颞侧视岛,可能因为脉络膜营养其相应的鼻侧视网膜。在拥有睫状视网膜动脉的患眼,可会保留小范围的中心视力。根据阻塞的程度和范围不同,周边视野也会有不同程度的保留。

(三)诊断

突然发生或多次短暂发作黑矇后单侧无痛性视力急剧下降,患眼相对性瞳孔传入阻滞阳性。视网膜动脉变细或有节段性血柱缓慢移动、视网膜苍白水肿和黄斑樱桃红点外观,可确诊

CRAO。辅助检查有助于早期确诊。还应积极寻找发生 CRAO 的原因,做出病因诊断。

（四）治疗

动物试验表明,CRAO 90～100 分钟后,视网膜就会造成不可逆的损害。但事实上,在临床上视网膜中央动脉很少发生完全性阻塞。另外,动物模型制作时,是在视网膜中央动脉进入视神经处造成阻塞,而临床上患者发生 CRAO 时不一定都在该部位发生阻塞。临床上,视网膜动脉阻塞发生后的 3 天内一般都会有视力的恢复。因此,推荐 CRAO 视力损害后的 24 小时内都要给予积极的眼部治疗。

1.按摩眼球

可以应用 Goldmann 接触镜或通过手指按摩完成,持续压迫眼球 10～15 秒,然后突然放松,这样不断重复。虽然眼球按摩很难冲走阻塞的栓子,但眼球按摩可扩张视网膜动脉,提高视网膜血流灌注量。眼内压突然升高后又突然下降可以增加 86% 的血流量。

2.吸氧

持续低流量吸入 95% 氧和 5% 二氧化碳混合气体。虽然高浓度氧可使视网膜动脉收缩,但 CRAO 患者吸入 95% 氧后,氧可通过脉络膜扩散在视网膜表面维持正常的氧压力。另外,二氧化碳可使血管舒张,也可提高视网膜的血流量。

3.前房穿刺放液术

也曾在临床应用,原理与眼球按摩相似。但因为有创伤性,且临床效果有限,现在很少应用。

4.溶栓治疗

但疗效有争议,且要注意该治疗的全身并发症,以防脑血管意外。眶上动脉注射溶纤维蛋白剂治疗 CRAO 也有报道,但未见更多的临床应用报告。

5.其他治疗

球后注射或全身应用血管扩张剂,但球后注射存在球后出血的风险,球后血肿可使视网膜动脉的血流进一步减少。舌下应用硝酸甘油(强效血管扩张剂)有时可使视网膜血流恢复正常。全身抗凝剂一般不应用于 CRAO 的治疗。

（五）治疗效果

发病初期,患眼的视力 90% 为指数和光感。如眼底可见栓子,则患眼视力普遍较差。CRAO 患眼中,约 25% 患眼会存在睫状视网膜动脉供应黄斑区,其中 80% 患眼在两周后视力可提高至 0.4 以上;即使发病时只有中心视岛的可见视野,但治疗后其周边视野可以明显恢复。

CRAO 患眼的最终视力通常为指数。但是对于存在睫状视网膜血管供应黄斑的患眼,视力可提高至 1.0。受累视网膜对应的视野永久性缺损。CRAO 发生后期,眼底改变包括视神经萎缩、视网膜动静脉变细和视网膜变薄。

二、视网膜分支动脉阻塞

视网膜分支动脉阻塞(branch retinal article occlusion,BRAO)发生于视网膜的分支动脉,表现为阻塞血管供应区视野的无痛性缺损。与 CRAO 相比,范围较小,但同样对视网膜功能损害严重,也需急诊尽早治疗。

（一）病因与发病机制

在急性视网膜动脉阻塞病例中,CRAO 约占 57%,BRAO 约占 38%,睫状视网膜动脉阻塞约占 5%。BRAO 中,90% 以上为颞侧视网膜动脉阻塞。目前尚不清楚原因。

BRAO 的病因与 CRAO 相似。如果阻塞发生在动脉分叉点,一般都是栓子阻塞。

(二)临床表现

1.症状

不累及黄斑患者,可感觉不到视力改变,或仅感到视物模糊或有固定黑影,累及黄斑者,可感到视力急性下降。

2.体征

BRAO 表现为阻塞血管支配区域的视网膜变白(后极部最明显),而缺血区边缘处视网膜的白色更明显。推测与视神经纤维到达缺血区视网膜时轴浆流动受阻有关。30% 的患者可发现动脉栓子。

BRAO 后,病变区有时会出现新生血管,多见于糖尿病患者。也有极少数病例会出现虹膜新生血管。检查时,可见到视网膜动脉侧支循环的形成,这也是 BRAO 后的特征性改变。BRAO 后的数周或数月后眼底外观可恢复正常。

(三)诊断

临床上表现为单眼无痛性视力急剧下降。后极部阻塞血管分布区视网膜明显苍白。FFA 可见受累血管充盈延迟,后期有时可见逆向充盈。

(四)治疗

BRAO 的治疗与 CRAO 相同。因为 BRAO 的视力预后明显好于 CRAO,因此,一般不采用具有创伤性的治疗手段,如前房穿刺,球后注射。

(五)治疗效果

BRAO 发生时,因黄斑区仍有部分正常血供,因此视力通常相对较好。80% 以上患眼的最终视力可达到 0.5 以上,但视野缺损会一直存在。视力预后与黄斑受累程度相关,波动于 0.05～1.00,如果黄斑中心凹周围的视网膜全部变白,则视力预后差。

三、睫状视网膜动脉阻塞

睫状视网膜动脉阻塞是指睫状视网膜动脉阻塞引起的眼部损害。大约 35% 的眼和 50% 的人存在睫状视网膜动脉。

(一)病因与发病机制

睫状视网膜动脉来自睫状后短动脉,一般是与视网膜中央动脉分开,从视盘的颞侧进入视网膜。荧光造影检查中,约 32% 的眼底可见到睫状视网膜动脉,它与脉络膜循环同时充盈,比视网膜动脉充盈时间提前 1～2 秒。

(二)临床表现

1.症状

典型的临床表现为睫状视网膜血管分布对应区的旁中心暗点,经常不被患者察觉。

2.体征

睫状视网膜动脉阻塞时,表现为其血管支配区域的视网膜变白。一般为以下 3 种情况:①单纯睫状动脉阻塞;②睫状视网膜动脉阻塞合并视网膜中央静脉阻塞(CRVO);③睫状视网膜动脉阻塞合并前段缺血性视神经病变。

(1)单纯睫状动脉阻塞:一般视力预后良好。90% 可恢复到 0.5 以上,其中 60% 可达到 1.0。

(2)睫状视网膜动脉阻塞合并 CRVO:约 70% 的患眼视力预后好于 0.5,视力下降的主要原因可能与 CRVO 有关。CRVO 的患者中约 5%合并睫状视网膜动脉阻塞。目前病因尚不明确，推测可能因为睫状视网膜动脉的流体静力学压力与视网膜中央动脉相比，相对较低，当静脉血管系统压力升高时，睫状视网膜动脉容易发生血流郁积和血栓形成。睫状视网膜动脉阻塞合并 CRVO 时，静脉阻塞一般为非缺血型，因此很少发生虹膜红变和新生血管性青光眼。但是，如果此时 CRVO 为缺血型时，则很难发现同时存在的睫状视网膜动脉阻塞。

（3）睫状视网膜动脉阻塞合并前段缺血性视神经病变：约占睫状视网膜动脉阻塞的 15%。因视神经受损，视力预后很差，一般在无光感到 0.05 之间。检查时，可见睫状视网膜动脉支配区视网膜变白，同时视盘充血水肿或苍白水肿。视盘苍白水肿提示病因为巨细胞动脉炎，视力预后比视盘充血水肿更差。

睫状视网膜动脉阻塞的病因与 CRAO 的病因相似。如合并前段缺血性视神经病变，则需注意是否存在巨细胞动脉炎。

（三）诊断

旁中心暗点，眼底检查可见睫状视网膜动脉供应区的视网膜变白。因阻塞后视网膜受累面积较小，相对性瞳孔传入障碍通常为阴性。

（四）治疗

同 BRVO。

（五）治疗效果

睫状视网膜动脉单独发生时，预后等同甚至好于 BRAO，90%患者视力可恢复到 0.5 以上。睫状视网膜动脉阻塞合并视网膜中央静脉阻塞时，其预后与视网膜中央静脉阻塞的并发症相关，如黄斑水肿、视网膜缺血和出血。

四、视网膜毛细血管前小动脉阻塞

视网膜毛细血管前小动脉阻塞表现为棉绒斑，临床中常见的棉绒斑为毛细血管前小动脉阻塞，不单独出现，常合并高血压视网膜病变、糖尿病视网膜病变、白血病等出现。

（一）病因与发病机制

视网膜毛细血管前小动脉急性阻塞可能与血管内皮受损，血栓形成，血管炎症或红细胞阻塞等有关。可见于高血压、糖尿病或放射性视网膜病变或红斑狼疮、白血病、妊娠高血压综合征等全身疾病。

（二）临床表现

1.症状

多无症状，常为其他眼底病变的一个表现，如高血压视网膜病变、糖尿病视网膜病变等。

2.体征

视网膜前小动脉阻塞，导致视网膜局部缺血，视网膜棉绒斑。FFA 表现为斑片状无灌注区，邻近毛细血管扩张，有的呈瘤样扩张，晚期荧光渗漏。前小动脉阻塞的部位和大小不同，视力表现也不同。数天或数周后，小动脉重新灌注，重建的毛细血管床迂曲。晚期受累的视网膜局部变薄，透明度增加，形成局限凹面反光区，表示此处视网膜曾有缺血改变。

（三）诊断和鉴别诊断

1.诊断

眼底可见局部水肿的棉绒斑，走行与视网膜神经纤维走行一致，边界不清。

2.鉴别诊断

需要与有髓神经纤维,硬性渗出等鉴别。有髓神经纤维多位于视盘旁,走行同神经纤维一致,但多数范围较棉绒斑大,有特征性的彗星尾样形态。硬性渗出为视网膜血浆成分,细胞间的水肿,边界清楚,与棉绒斑细胞内水肿不同。

(四)治疗

原则同CRAO,要注意原发病的治疗。

五、眼动脉阻塞

眼动脉阻塞时,因视网膜循环和脉络膜循环同时被阻断,因此视功能损害非常严重。

(一)病因与发病机制

在颈内动脉阻塞的患者中发病率约为5%,其发病机制主要为血管闭塞、血管栓塞、眼内压升高或全身低血压、动脉痉挛几方面的原因导致视网膜动脉灌注不足而造成视功能的损害。

另外,由于眼动脉大多来自颈内动脉,少数来自颈外动脉的脑膜中动脉,鼻部有连接颈外和颈内动脉的筛前动脉、筛后动脉、滑车动脉、鼻背动脉,故鼻、眶部注药时,栓子都有逆行进入眼动脉的可能。

(二)临床表现

1.症状

眼动脉阻塞患者主要表现为单侧视力骤然无痛性丧失,视力波动于指数与无光感,无光感多见。部分患者感到眼球和眼眶疼痛以及同侧偏头痛,这种疼痛多是因为缺血,而非高眼压所致。其他少见症状还有结膜血管扩张、突眼等。

2.体征

由于眼内供血减少可以产生类似感染、毒素、免疫反应、外伤等炎症反应,角膜后沉着物和房水闪辉阳性,玻璃体轻度浑浊。视盘水肿,视网膜动脉纤细如线,血管管腔内无血柱而呈银丝状,视网膜苍白水肿。由于脉络膜循环障碍,黄斑部呈黄色或樱桃红斑。眼压常比健眼低约0.5 kPa(4 mmHg)。患眼相对性瞳孔传入阻滞明显。

但对于不完全阻塞的可疑患者,则需要做特殊检查以资鉴别诊断:①FFA表现为脉络膜弱荧光,臂-脉络膜循环时间和臂-视网膜循环时间明显延长,动脉充盈延迟并可见动脉前锋,静脉回流迟缓与弱荧光;②ERG见a波和b波平坦或消失;③经颅彩色多普勒可以测定颈、眼动脉狭窄处管腔的血流频谱低平、血流速度降低;④眼和眶部MRI扫描显示眼动脉供血的视神经鞘、眶脂肪、眼外肌的信号增强。

因视网膜内外层均无血液供应,故视网膜乳白色水肿比CRAO更严重。因此,视力损害也比CRAO严重,常为无光感。40%患者眼底无"樱桃红点"表现,原因为脉络膜与视网膜中央动脉血供同时受阻,脉络膜和视网膜色素上皮层也因缺血而浑浊水肿。晚期可见后极部特别是黄斑区色素紊乱严重。

(三)诊断和鉴别诊断

患者出现单侧视力骤然无痛性丧失,降至指数或无光感。典型的眼底改变为视盘苍白水肿,视网膜血流可呈节段性流动,视网膜广泛变白,呈急性梗死状,无樱桃红点表现。FFA显示无脉络膜背景充盈或脉络膜背景充盈明显延迟,视网膜血管充盈不足或明显延迟。

主要同CRAO相鉴别,眼动脉阻塞时,无黄斑樱桃红表现,ERG的a波和b波同时消失,

FFA脉络膜背景荧光异常。而CRAO时,因脉络膜循环正常,因此可见黄斑樱桃红改变,a波存在,FFA背景荧光正常。

(四)治疗

对于眼动脉阻塞及CRAO的患者,要早期发现、早期检查、早期治疗,尽早恢复血循环,抢救患者的视功能。目前采取多种措施进行综合治疗,包括眼球按摩、扩张血管药物等,但收效甚微。

值得注意的是,近年来,随着头面部整形手术、注射胶原蛋白或曲安奈德等治疗的增多,眼动脉阻塞病例偶有发生。因此,眼部、鼻、眶部注药前,首先需排空注射器内空气,其次是注药时必须回抽无血才能注入,以保证患者安全。

(五)治疗效果

治疗后,视力仍然很少提高。眼动脉阻塞的后期眼底表现为视盘苍白,视网膜动静脉变细。因发病时,视网膜色素上皮和脉络膜毛细血管层明显缺血,因此,后期也可表现出视网膜色素上皮异常。

六、视网膜大动脉瘤

视网膜大动脉瘤(retinal arterial macroaneurysm,RAMA)是视网膜动脉管壁局限性纺锤状或梭形膨胀,产生不同程度的视网膜出血、渗出或玻璃体积血,常引起视力下降。

(一)病因与发病机制

RAMA是特发性获得性视网膜大动脉扩张,主要发生在视网膜动脉第2及第3分支、分岔点或动静脉交叉处。最常见颞上动脉分支,较少见睫状视网膜动脉或视盘动脉。RAMA的病理生理还没有完全被了解。假设之一是动脉硬化导致血管壁纤维化,结果减少了管壁的弹性,管内压力升高导致管壁局限扩张。另一假设是栓子栓塞(原已经存在血管巨大动脉瘤)或动脉内血栓形成导致机械损伤内皮细胞或外膜血管壁,使血管壁容易形成血管瘤。高血压是最常见的相关危险因素,慢性静脉血液淤滞和动脉硬化起一定作用,其他危险因素包括高血脂和全身血管性疾病(如结节性多动脉炎、结节病、糖尿病、类风湿关节炎和雷诺病)。

(二)临床表现

RAMA最常见60岁以上的老年人(平均57~71岁),也有报告发生在16岁的年轻人。女性多见,占71%~80%,多是单眼,但有10%是双眼发病,20%患者是沿着同一条血管或多条血管的多个动脉瘤。

1.症状

典型表现为突然无痛性视力下降,玻璃体腔内积血可引起黑影。很多患者也可无症状,只是在常规检查才发现,尤其是在RAMA没有累及黄斑的渗出、水肿或视网膜下出血时。

2.体征

眼球前段检查一般正常。RAMA多数位于颞侧视网膜动脉的第2和第3级处,没有并发症的动脉瘤呈橘红色囊样或梭形。有眼底出血表现为多层:视网膜前、内界膜下、视网膜内和视网膜下。玻璃体内见条状或团块状暗红色积血,位于大动脉瘤附近;内界膜下和视网膜内出血呈暗红色圆形,视网膜下出血形态不规则,视网膜血管走行其表面。大量黄白色脂质渗出物绕动脉瘤周围,在10%的患者可见到动脉瘤搏动。不伴渗出的黄斑水肿很少见,在单纯黄斑区神经上皮脱离可不伴有渗出。

3.辅助检查

（1）FFA 显示瘤样扩张的动脉立即充盈和渗漏荧光,如果有内界膜下和视网膜内出血遮挡,可在出血周围见到环形强荧光。受累及的动脉可显示变细和不规则,周围的毛细血管渗漏荧光。

（2）ICGA 检查:因 ICGA 的激发光谱为红外光,能穿透致密出血,比 FFA 显示大动脉瘤更加清楚。造影早期动脉瘤就显示强荧光,晚期动脉瘤完全充盈呈圆形或椭圆形。

（3）OCT 检查:最初病灶处的视网膜结构正常,后来黄斑发生变性,尤其是黄斑区视网膜外层;渗出引起广泛的视网膜水肿,以视网膜外层水肿最显著,还能显示黄斑区神经上皮脱离。

（三）诊断和鉴别诊断

1.诊断

老年患者,突然无痛性视力下降和眼前黑影,眼底见到多层出血,视网膜动脉一处和多处局限扩张伴动脉瘤周围大量黄白色渗漏,FFA 和 ICGA 显示病变血管梭形扩张和渗漏,可确诊。

2.鉴别诊断

（1）外伤性多层出血:患者有外伤后视力下降病史不难和 RAMA 鉴别。

（2）分支静脉阻塞:眼底的渗出和出血是以静脉阻塞处为顶端呈扇形,FFA 显示是静脉异常阻塞可与发生在动脉的大动脉瘤相鉴别。

（3）视网膜血管瘤病:大多发生在视网膜周边部,有较粗大的输入和输出滋养血管,容易区别。

（4）海绵状血管瘤:在眼底呈蔓状暗红色隆起,FFA 早期充盈不良,中晚期充盈不均匀,呈雪片状,无荧光渗漏。

（5）动静脉畸形:可形成瘤样红色扩张,但 FFA 无荧光渗漏。

（6）糖尿病视网膜病变:双眼发病,严重程度相似,视网膜散在出血点、微动脉瘤;FFA 显示广泛微动脉瘤、毛细血管闭塞和新生血管形成。容易和 RAMA 相鉴别。

（7）渗出性年龄相关性黄斑病变:出血常发生黄斑区,扩张和渗漏的新生血管位于黄斑区内,与视网膜动脉无联系,OCT 常显示玻璃膜疣,可与 RAMA 相鉴别。

（8）黄斑毛细血管扩张症:是双眼中心凹旁毛细血管扩张和渗漏。

（9）成人 Coats 病:是中心凹旁毛细血管粟粒样扩张伴大量黄白色渗出,与 RAMA 发生在视网膜动脉第二及第三级分支处不同。

（四）治疗

1.观察

因大多数动脉瘤能自行退化,能恢复良好视力,所以对该病能很安全地进行观察。

2.治疗全身疾病

应适当地治疗高血压和其他全身性危险因素。

3.激光治疗

激光适应证是慢性黄斑渗漏或水肿引起视力下降。用激光直接照射大动脉瘤可改善一些患者的视力,但也有研究认为直接光凝血管瘤并不能提高视力,还可引起 BRAO。用激光治疗动脉瘤周围的区域也可改善某些黄斑水肿患者的视力。位于黄斑区视网膜前出血,如果出血尚未凝固,可用 Nd:YAG 激光在出血灶的下端切穿表面透明玻璃体膜或内界膜,让出血进入玻璃体腔,改善视力,但有冒损伤黄斑的风险。

4.玻璃体腔内注射抗血管内皮生长因子

玻璃体腔内注射贝伐珠单抗组与没注射组对比,平均观察>10个月,注射后早期黄斑区视网膜水肿明显减轻,但最终随访,注射组和对照组在最佳矫正视力和黄斑区视网膜厚度没有显著的不同。

5.玻璃体手术

严重的玻璃体腔积血观察一个月不吸收,做玻璃体切除手术清除。

(张利娟)

第四节 视网膜静脉阻塞

视网膜静脉阻塞(retinal vein occlusion,RVO)是多种原因引起的视网膜静脉血流受阻的眼底病变,发病率仅次于糖尿病视网膜病变。因视网膜静脉回流受阻,眼底主要表现为视网膜静脉迂曲扩张,视网膜内出血、视网膜水肿和黄斑区水肿。根据阻塞部位的不同分为视网膜中央静脉阻塞和分支静脉阻塞。

一、视网膜中央静脉阻塞

视网膜中央静脉阻塞(central retinal vein occlusion,CRVO)是发生在视盘处视网膜静脉总干的阻塞。常为单眼发病,男女发病率相等。尽管也可发生在较年轻的年龄组,但90%患者发病年龄大于50岁。引起本病的病因,老年人与青壮年有很大差异,前者绝大多数继发于视网膜动脉硬化,后者则多为静脉本身的炎症。全身疾病如糖尿病、高血压、冠心病是CRVO发生的危险因素,但是CRVO与这些全身疾病的直接关系并未得到证实。研究表明积极治疗全身相关疾病能够减少眼部并发症的发生以及对侧眼中央静脉阻塞的发生率。

(一)病因与发病机制

关于CRVO的确切的发病机制还不是很清楚,多数的观点认为是筛板处或筛板后的视网膜中央静脉的血栓形成。由于血栓的形成,继而发生血管内皮细胞的增生以及炎性细胞浸润。造成血栓形成的原因可能有以下几个方面。

1.血流动力学改变

由于视网膜静脉系统是一个高阻力、低灌注的系统,所以对于血流动力学的变化十分敏感。血液循环动力障碍引起视网膜血流速度的改变容易形成血栓。例如,高血压患者长期小动脉痉挛,心脏功能代偿不全、心动过缓、严重心率不齐,血压突然降低、血压黏滞度改变等原因都会导致血流速度减慢而造成血栓形成。

2.血管壁的改变

巩膜的筛板处,视网膜中央动脉和中央静脉在同一个血管鞘中,当动脉硬化时,静脉受压导致管腔变窄,且管壁内皮细胞受刺激增生,管腔变得更窄,血流变慢,导致血栓的形成。另外一些全身以及局部炎症侵犯视网膜静脉时,毒素导致静脉管壁的内面粗糙,继发血栓形成,管腔闭合。

3.血液流变学改变

大多数静脉阻塞的患者都患有高脂血症,血浆黏度以及全血黏度高于正常人群。有研究表明视网膜静脉阻塞患者血液里血细胞比容、纤维蛋白酶原和免疫球蛋白增高。当这些脂类和纤维蛋白原增多后,可包裹于红细胞表面使其失去表面的负电荷,因而容易聚集并与血管壁黏附。而且纤维蛋白原含量增加以及脂蛋白等成分增加使血液黏稠度增高,增加血流阻力而导致了血栓的形成。

4.邻近组织疾病

对视神经的压迫、视神经的炎症、眼眶疾病、筛板结构的改变也会造成视网膜静脉血栓的形成。另外一些眼病,如青光眼与CRVO有关。有研究者认为青光眼导致眼压升高压迫筛板,导致血管的功能异常,血流阻力增高最终导致血栓的形成,发生CRVO。

5.其他

研究表明CRVO的患者除了红细胞沉降率和部分凝血酶的升高外,还有血细胞比容、同型半胱氨酸和纤维蛋白原的升高,血液中出现狼疮抗凝血因子和抗磷脂抗体,另外还有激活的蛋白C和蛋白S的缺乏。这些因素是否与CRVO相关还并不确定。

(二)临床表现

1.症状

患眼视力突然无痛性下降。少量出血或黄斑受累较轻的患者,视力下降不严重;大量出血者,视力可能降至数指或者手动。发病前,患者可能有持续数秒至数分钟的短暂视物模糊病史,然后恢复到完全正常。这些症状可能在数天或数个星期后重复出现,直到发病。

2.体征

(1)眼前节检查:单纯CRVO,眼前节检查一般正常,视力下降明显的患者同侧瞳孔中等程度散大,直接光反射迟钝,间接光反射灵敏。少数患者初次发作可发生玻璃体积血,少量积血造成玻璃体腔内有漂浮的血细胞;大量积血则出现玻璃体红色浑浊,眼底窥不清。

(2)眼底检查:典型眼底改变是以视盘为中心的点状和片状出血。中央静脉阻塞不完全的病例,视网膜出血量少,可见到围绕视盘的放射状片状和火焰状出血,靠周边部是散在的点状和片状边界清楚的出血;还可见到视盘无水肿,边界尚清;视网膜动脉形态正常或硬化变细,视网膜静脉扩张和迂曲;黄斑和视网膜水肿不明显。如果未治疗或治疗无效,不完全阻塞可转变成完全阻塞。

也可一开始就是完全型阻塞,眼底出现大量以视盘为中心的放射状大片状和火焰状的视网膜出血,在黄斑周围,与视神经纤维走行一致呈弧形,往周边,视网膜出血程度逐渐减少和减轻。视盘水肿,边界不清,生理凹陷消失和视盘表面大量出血。中央静脉迂曲怒张,呈腊肠或者结节状,部分节段掩埋在出血下见不到。动脉也相应增粗,但有原发硬化者,可见到视网膜动脉铜丝状或银丝状并不增粗,可见到动静脉交叉压迫征。视网膜和黄斑水肿,缺血病例可见到棉绒斑。随着病程进展,出血逐步减少甚至完全吸收,出血吸收的时间取决于静脉阻塞的严重程度。出血吸收后,部分患者睫状视网膜侧支循环形成,黄斑水肿可持续存在很久,部分患者黄斑前膜形成。如出现新生血管,病程中还可能突然发生玻璃体积血。少数情况还可能合并视网膜动脉阻塞,尤其在缺血型CRVO比较常见。

3.半侧视网膜中央静脉阻塞

约20%的人在视网膜中央静脉进入视神经的时候分为上下两支,在筛板后合并为一支。约80%的人上下两支没有合并,如果其中的一支阻塞则会发生半侧CRVO。半侧阻塞所引起的病变范围大于分支阻塞,占整个眼底的1/2~2/3。视盘出现与阻塞部位一致的区域性水肿浑浊。

尽管只有半侧的视网膜被侵及,但是半侧 CRVO 在发病机制以及临床特点上都更接近 CRVO,而并非视网膜分支静脉阻塞。

4.辅助检查

(1)眼底荧光血管造影(FFA):①非缺血性 CRVO 可见视盘毛细血管扩张、沿着视网膜静脉分布的荧光渗漏和微血管瘤;黄斑正常或者有轻度点状荧光素渗漏。阻塞恢复后,FFA 可能表现正常;少数黄斑呈暗红色囊样水肿者,FFA 显示花瓣状荧光素渗漏,最终可能形成囊样瘢痕,导致视力下降。②缺血性 CRVO 显示视网膜循环时间延长,视盘毛细血管扩张,荧光素渗漏。毛细血管高度扩张迂曲,微血管瘤形成。黄斑区能够见到点状或者弥漫的荧光渗漏,囊样水肿呈花瓣状荧光素渗漏。毛细血管闭塞形成大片无灌注区,无灌注区附近可见动静脉短路,微血管和新生血管。疾病晚期可见视盘的粗大侧支循环以及新生血管的荧光渗漏。黄斑正常或者残留点状渗漏、花瓣状渗漏,或者色素上皮损害的点状或者片状透见荧光。

研究认为 FFA 检查发现有 10 个视盘直径(DD)以上毛细血管无灌注区的患者产生前部新生血管的危险性提高,因此应该被划分为缺血型。无灌注区为 30 个 DD 以上的患者是发生新生血管的高危人群。所以 FFA 对于判断新生血管的形成很有帮助,对于判断预后和决定正确的随访有重大的意义。

(2)相干光断层成像仪(OCT):黄斑囊样水肿表现为黄斑中心凹明显隆起,外丛状层和内核层之间出现囊腔。神经上皮层浆液性脱离可见脱离区呈低或者无反射暗区,其下方为高反射视网膜色素上皮(RPE)层。视网膜浅层出血在视网膜内表层呈高反射光带或散在点状高反射;深层出血表现为视网膜内高反射带,同时遮挡深层组织的反射。当发生黄斑区前膜时可见黄斑区视网膜前高反射带。

(3)全身检查:对每个患者应详细询问病史和做包括血压在内的全身体格检查。实验室检查包括血常规、糖耐量试验、血脂、血清蛋白电泳、血液生化和梅毒血清学检查。如果有凝血异常的病史,那么还要做进一步的血液检查,例如狼疮抗凝血因子、抗心磷脂抗体以及血清中蛋白 S 和蛋白 C 的量。

(三)分类

根据病变程度和 FFA 的特征,可将 CRVO 分为缺血型和非缺血型两种类型,这种分型对治疗和预后具有指导意义。

1.非缺血性 CRVO

非缺血性 CRVO 又称部分或不完全性 CRVO,也称静脉淤血性视网膜病变。CRVO 患者中有 75%～80% 属于这种症状较轻的类型,患者视力轻度到中度下降。

视网膜静脉充血和迂曲是特征性表现。偶尔可能出现棉绒斑,位置靠近后极部。如果出现黄斑水肿或者黄斑出血,视力会受到显著影响。黄斑水肿可能是囊样水肿,也可能是弥漫性黄斑增厚,或者两者都存在。大部分非缺血型 CRVO 的眼底改变在疾病诊断后的 6～12 个月消失。视网膜出血可以完全消退,视神经看起来正常,但是视盘可出现静脉侧支血管。黄斑水肿消退后黄斑表现正常,但是持续的黄斑囊样水肿会导致永久的视力损伤,眼底可以观察到黄斑区色素沉着、视网膜前膜形成或网膜下纤维血管增生。

在非缺血性 CRVO 病例中,发生视网膜新生血管很少见(低于 2% 的发病率)。但是非缺血型 CRVO 亦可以发展为缺血型,研究发现 15% 的非缺血型患者在疾病发生四个月内就进展为缺血型,在 3 年内则有 34% 的非缺血型 CRVO 的患者发展为缺血型。

2.缺血型 CRVO

缺血型 CRVO 是完全的静脉阻塞并伴有视网膜大量出血。这种类型占了 CRVO 的 20%～25%。患者视力突然明显下降,传入性瞳孔功能障碍很明显,中晚期出现新生血管性青光眼时患者会感觉剧烈疼痛。

典型的临床表现如图 10-1,如果大量出血有可能突破内界膜而形成玻璃体积血。6～12 个月后进入疾病晚期,视盘水肿消退,颜色变淡,可出现视盘血管侧支循环。黄斑水肿消退,可出现黄斑区色素紊乱,严重者出现视网膜前膜或色素瘢痕形成,严重影响视力。

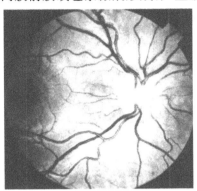

图 10-1 缺血型视网膜中央静脉阻塞

缺血型 CRVO 的容易发生视盘或视网膜新生血管,导致增生性玻璃体视网膜病变。发生虹膜或者房角新生血管的概率为 60% 或者更高,最早可在 9 周内出现。新生血管性青光眼往往在起病后 3 个月内出现,导致顽固性的高眼压。

以视盘为中心的大量放射状的视网膜出血,呈边界不清的火焰状和不规则点片状;视盘水肿,边界不清;中央静脉迂曲扩张,呈腊肠或者结节状,部分节段掩埋在出血下见不到;视网膜和黄斑水肿,视盘周可见大量棉绒斑。

(四)诊断和鉴别诊断

1.诊断

视力突然下降,以视盘为中心的放射状和火焰状出血,静脉血管迂曲扩张呈腊肠状,可诊断 CRVO。仅凭眼底表现很难准确区分缺血性和非缺血性,FFA 可帮助区别两者,同时还可帮助确诊黄斑水肿。有部分患者在疾病发生数月后来就诊,症状和体征往往不典型,仅发现轻度静脉充血和迂曲以及少量视网膜出血,需加以注意。

2.鉴别诊断

(1)眼部缺血综合征:急性 CRVO 容易和眼缺部血综合征相鉴别,但病程较长的非缺血型 CRVO 的临床表现与眼部缺血综合征相似。两种疾病都有视物模糊的症状,也都可有出现短暂失明。CRVO 患者常常可以看到黄斑水肿,但是在眼部缺血综合征中少见。两种疾病都有静脉充血,但是眼部缺血综合征一般没有静脉迂曲。眼部缺血综合征视网膜出血一般位于中周部,CRVO 的视网膜出血位于后极部。

(2)血液高黏度综合征:双眼发生类似 CRVO 的症状,可能是血栓形成导致的 CRVO。CRVO 很少两侧同时发病,它经常发生于全身高凝疾病和血液高黏滞疾病的情况下。当双侧 CRVO,同时在身体其他部位发生静脉阻塞,应高度怀疑血液高黏度综合征,做相应的实验室检查。

（3）高血压视网膜病变：当高血压视网膜病变引起视盘水肿时，临床表现与 CRVO 相似。但 CRVO 很少两侧同时发病，而高血压视网膜病变常常双眼发病，眼底静脉有扩张，但并不发暗，无明显迂曲；常常可以见到棉絮斑和黄斑区星芒状渗出；眼底有动脉硬化的表现，动脉呈铜丝或者银丝样改变，动静脉压迹明显。

（4）视网膜血管炎：可伴发视盘血管炎症，可引起非缺血性 CRVO，与 CRVO 非缺血型的临床表现相似。血管炎性 CRVO 患者多为年轻男性，病程呈自限性，视力预后较好。视网膜出血在视盘及邻近视网膜，如果疾病控制不佳，静脉阻塞发展，视网膜出血渗出加重，黄斑水肿明显，演变为缺血型 CRVO。在治疗上，采用肾上腺糖皮质激素抗炎，如果反应好，可确诊为视盘血管炎。

（五）治疗

针对其发病机制和病理改变，在临床上出现了多种多样治疗方法，但仍没有公认的安全有效的治疗方法。

1.药物治疗

（1）活血化瘀：目前，一些药物对 CRVO 的治疗，包括应用抗凝剂和抗血小板凝聚药物（阿司匹林、肝素等），以及溶栓疗法和血液稀释疗法等，临床报道疗效不一，且不能对因治疗，并发症较多，很难为广大临床医师所接受。中医药经多年的临床应用证明有一定的疗效，所以，在我国临床广泛地应用各种活血化瘀的中药方剂或中成药用于本病的治疗。在临床多用复方血栓通、复方丹参或云南白药等，但因疗效标准不一致，多数结果未有大量随机双盲对照研究，使推广应用缺乏足够临床证据。

（2）肾上腺糖皮质激素：主要用于减轻黄斑水肿，玻璃体腔内或后 Tenon 囊下注射曲安奈德（TA）均可减轻 CRVO 引起的黄斑水肿，使视力有所提高或者稳定，但作用时间短，有多种的不良反应包括加速白内障进展、眼压升高以及眼内炎风险。

（3）玻璃体腔注射抗血管内皮生长因子（VEGF）：近年已有多个报告证实玻璃体腔注射贝伐珠单抗、雷珠单抗，治疗 CRVO 引起的黄斑水肿，在早期对视力的提高是明显的，但需重复注射。这些报告病例较少，且缺乏随机和对照。

（4）其他药物：曲克芦丁（维脑路通）可以改善视力，促进视网膜循环和减轻黄斑水肿；但是小样本、追踪期短及视力提高没有统计学意义。噻氯匹定是抗血小板聚集药，可以稳定和提高视力，但结果没有统计学意义，而且治疗组腹泻发生率增加。已酮可可碱（pentoxifylline、巡能泰）是血流改善剂，可以减低血液黏滞度，改善局部血流，减轻黄斑的水肿，但视力并没有得到显著改善。这些药物的疗效有待进一步临床研究。

2.激光治疗

（1）治疗原则：①CRVO 发生后 6 个月内是虹膜新生血管出现的高危期，故最少每月随访1次，检查包括视力、裂隙灯、眼压和散瞳眼底检查，由于部分虹膜新生血管先出现在前房角，因此推荐作常规房角检查，如出现虹膜新生血管应立即进行全视网膜光凝术（PRP）。②对缺血型 CRVO，缺血范围＞30 DD，视力低于 0.1 的患眼可作为预防性 PRP 的指征；从长期来看，较一旦发现虹膜新生血管后即作 PRP 者无突出的优点，但要坚持常做（每月）随访检查，对不可能做密切随访的患者，则应该进行预防性 PRP。③PRP 后患眼须每月随访，仔细观察虹膜新生血管，以决定是否再做 PRP 补充治疗或其他治疗，如证实虹膜新生血管已退缩，随访密度可渐渐减低。

（2）治疗方法：光斑 $200\sim500~\mu m$，时间 $0.1\sim0.5$ 秒，功率 $0.3\sim1.0$ W，以产生 Ⅱ 级反应斑，两光斑间隔一个光斑直径的密度，激光光凝斑覆盖全部无灌注区，分别在激光光凝术后 12 周和 24 周行 FFA 复查，如有新的或光凝不全的无灌注区则进行补充光凝。适时治疗、定期随诊以及行 FFA 是提高治愈率的关键。早期预防性全视网膜光凝治疗缺血型视网膜静脉阻塞，一般需 $1~000\sim2~000$ 个光凝点，分 $3\sim5$ 次完成，并随访观察光凝前后眼部新生血管的消退和视力变化以及远期并发症的发生情况。

对非缺血性中央或分支静脉阻塞的黄斑水肿眼，可使用氪红激光诱导脉络膜视网膜静脉吻合，可防止其发展至缺血状态。在非缺血型黄斑水肿未发展至囊样变性之前，应用氩激光或 Nd：YAG 激光直接针对分支静脉光凝，激光能量的释放使静脉后壁和 Bruch 膜破裂，诱导建立脉络膜视网膜静脉吻合，可使非缺血型视网膜静脉阻塞所致黄斑水肿消退或减轻，从而改善视功能。由于激光脉络膜视网膜静脉吻合会加重缺血型 CRVO 纤维血管增生性并发症的危险，所以对于缺血型 CRVO 不推荐该项治疗。

3.手术治疗

（1）玻璃体积血：适应 CRVO 出现玻璃体积血，治疗观察 1 个月不能自行吸收。术中清除视网膜前膜并行全视网膜光凝。

（2）视神经巩膜环切开术：是玻璃体切除联合视神经鼻侧巩膜环切开以解除对该处视网膜中央静脉压迫，有利于静脉的回流。适应于单纯 CRVO。这种手术有一定的并发症，要确定手术效果仍需要大量的临床随机对照研究及长期的临床观察。

（六）治疗效果

目前，药物治疗效果仍不确切，需要更多的研究。激光光凝治疗 CRVO 可以封闭视网膜无灌注区，抑制新生血管的发生和发展，减少新生血管性青光眼的发生；还可制止视网膜出血，减少玻璃体积血，促进出血和黄斑水肿吸收，有利于恢复中心视力。玻璃体腔内注射抗 VEGF 药物和 TA 能使黄斑水肿很快消退，但药物吸收后黄斑水肿可能复发。视神经巩膜环切开术患者的视力预后与自然病程比较没有统计学的差异，而且手术风险较大，该手术还存在较大的争议。对非缺血型 CRVO 应用激光造成脉络膜血管与视网膜静脉吻合，以改善阻塞静脉血循环，减少非缺血型 CRVO 转变成缺血型 CRVO 发生率，减轻黄斑水肿，增进视力。在临床研究中，获得一些成功，但该方法成功率不高，而且存在形成吻合部位纤维增生的问题，甚至可以使相应血管产生闭塞。

二、视网膜分支静脉阻塞

视网膜分支静脉阻塞（branch retinal vein occulusion，BRVO）是发生在视网膜的分支静脉的血液回流受阻，其发病率高于 CRVO，男女发病比率相当，发病年龄在 $60\sim70$ 岁。流行病学和组织病理学研究提示动脉疾病是发病的根本原因。该病常常是单眼发病，只有 9% 的患者双眼受累。

（一）病因与发病机制

BRVO 的部位主要出现在动静脉交叉的位置，在这个位置上动静脉有共同的血管鞘，动脉一般位于静脉前方，硬化的动脉压迫静脉而导致血流动力学紊乱和血管内皮的损伤，最终导致血栓形成和静脉阻塞。多数的 BRVO 出现在颞侧分支，可能是因为这里是动静脉交叉最为集中的地方。血管性疾病还包括巨大血管瘤、Coats 病、视网膜毛细血管瘤等往往会引起 BRVO。

高血压是 BRVO 最常见的全身相关疾病,研究证明了静脉阻塞和高血压之间的重要关系。该研究还发现了分支静脉阻塞和糖尿病、高脂血症、青光眼、吸烟以及动脉硬化有关。而视网膜分支静脉的阻塞与饮酒和高密度脂蛋白的水平呈负相关。

组织病理学研究表明阻塞的血管都有新鲜或者陈旧的血栓形成。部分的病例能看到阻塞区域的视网膜缺血萎缩。所有的病例都有不同程度的动脉粥样硬化,但未发现同时有动脉血栓形成。

(二)临床表现

1.症状

一般患者主诉为突然开始的视物模糊或者视野缺损,视力在 1.0 左右。黄斑外区域的阻塞,视力较好,当黄斑分支受累时,视力明显下降。

2.体征

眼球前段检查一般正常。分支静脉阻塞位于眼底一个或偶尔的两个象限,阻塞部位一般靠近视盘,视网膜出血仅限于阻塞的分支静脉分布区域,以阻塞部位为顶点,呈扇形或三角形排列,以火焰状出血为主。也可少见地远离视盘的后极部,如黄斑分支静脉阻塞。阻塞引起的血管异常,也可引起大量渗漏,呈黄白色,类似 Coats 病。

3.分类

按临床表现和 FFA,分支静脉阻塞分为非缺血型和缺血型两类。

(1)非缺血型:轻微阻塞出血量较小,静脉血管迂曲扩张也不明显,如果黄斑区未受损害,患者可能表现出无症状,只有在眼底常规检查时才发现。如果黄斑区受累,出现黄斑水肿和黄斑出血,视力也随之下降。偶尔的情况下有少量出血的 BRVO 会进展为完全静脉阻塞,眼底出血和水肿也相应增多,同时视力下降。

(2)缺血型:完全阻塞就会出现网膜大范围出血,形成棉绒斑以及广泛的毛细血管无灌注区。20％的缺血型分支静脉阻塞患者发生视网膜新生血管,视网膜新生血管的出现与毛细血管无灌注区的大小呈正相关,视网膜新生血管一般出现在疾病发生后 6～12 个月,也可能几年后出现。接着可能会玻璃体积血,则需要做玻璃体切割。分支静脉阻塞的患者很少出现虹膜新生血管。急性 BRVO 的患者的症状在一段时间后会明显减轻,出血吸收后眼底看起来几乎正常。侧支血管的形成和一系列微血管的改变有助于出血的吸收。晚期出血吸收后可以看到毛细血管无灌注区,以及由于慢性黄斑囊样水肿引起的视网膜前膜和黄斑色素沉着。牵拉性或渗出性视网膜脱离少见。当有严重缺血情况存在的时候,阻塞的分支血管分布的区域可见视网膜脱离。

4.辅助检查

(1)FFA:对于分支静脉阻塞的诊断和治疗有重要的指导意义。动脉充盈一般正常,但是阻塞的静脉充盈延迟,由于大量出血和毛细血管无灌注造成片状弱荧光,可见扩张迂曲的毛细血管,阻塞部位的视网膜静脉出现静脉壁荧光染色。病情较长患者,可出现动静脉异常吻合和新生血管大量的渗漏荧光,但是侧支循环血管无荧光渗漏。分支静脉阻塞累及黄斑则会出现黄斑水肿,黄斑花瓣样水肿可能包括整个黄斑区,也可能是部分,这取决于阻塞血管的分布。

(2)OCT:用于观察分支静脉阻塞后有无黄斑囊样水肿或视网膜弥漫水肿、神经上皮层脱离、视网膜出血、视网膜前膜、视盘水肿等。在治疗过程中,可准确观察黄斑水肿消退情况。

（三）诊断和鉴别诊断

1.诊断

主要依据典型的临床表现和 FFA 特征,确诊并不难,但应区分缺血型还是非缺血型,并应努力寻找引起分支静脉阻塞的原因。

2.鉴别诊断

（1）糖尿病视网膜病变:该病为血糖升高引起,一般为双眼发病,出血可位于眼底任何部位,散在点状和片状。在缺血区常可见散在微血管瘤和硬性渗出。静脉迂曲扩张没有 BRVO 明显。但是静脉阻塞患者有时也可能合并有糖尿病,容易与单眼发病的糖尿病视网膜病变相混淆。

（2）高血压视网膜病变:有明显动静脉交叉改变和视网膜出血的高血压视网膜病变容易与 BRVO 相混淆。高血压视网膜病变常常是双眼发病,眼底有动脉硬化,动脉呈铜丝或者银丝样改变,有动静脉交叉压迫征。静脉有扩张,但并不发暗,无明显迂曲。眼底出血表浅而稀疏,常常可以见到棉絮斑和黄斑区星芒状渗出。而 BRVO 患者多为单眼发病,静脉高度迂曲扩张,血液淤滞于静脉血管呈暗红色。

（3）黄斑毛细血管扩张症:该病患者多为男性,近黄斑中心凹或者黄斑区的毛细血管扩张。临床表现为视物模糊、变形以及中心暗点,容易与伴有毛细血管扩张的慢性视网膜黄斑分支静脉阻塞相混淆。但该疾病眼底没有明显的静脉迂曲以及出血。

（四）治疗

1.全身药物治疗

参阅视网膜中央静脉阻塞。

2.激光治疗

BRVO 研究组的研究结果对于黄斑水肿和新生血管这两个 BRVO 最主要的特征性病变的治疗有着很大的指导意义。

（1）黄斑水肿:由于部分 BRVO 患者有一定自愈倾向,视力有时都能自行恢复,所以患者在发病后的 3 个月内一般不建议采用激光光凝治疗。光凝范围在黄斑无血管区的边缘与大血管弓之间,光斑大小为 $100~\mu m$,视网膜产生灰白色（Ⅰ级）反应斑。4～6 周后复查 FFA。黄斑持续水肿的患者需要在残留的渗漏区补充光凝。

（2）视网膜新生血管:FFA 发现有视网膜缺血区,就要及时进行缺血区视网膜光凝,预防发生新生血管,从而降低玻璃体积血发生率。已经发生视网膜新生血管者,仍要在视网膜缺血区及周围补打激光。激光光斑大小为 $500~\mu m$,视网膜出现白色（Ⅱ级）反应斑。

3.视网膜动静脉鞘膜切开术

动静脉鞘切开术适用于动静脉交叉压迫引起的 BRVO。因视网膜动脉和静脉被包裹在一个鞘膜内,动脉硬化对相对缺乏弹性的静脉产生压迫,通过切除该鞘膜可解除压迫。该手术对恢复视网膜的血液灌注,使视网膜内出血和黄斑水肿减轻有较好的效果,但不能改善已出现的视网膜无灌注状态,所以该手术适宜在 BRVO 早期进行。

4.玻璃体腔注药

肾上腺糖皮质激素以及贝伐单抗、雷珠单抗等玻璃体腔注药术。

（五）治疗效果

分支静脉阻塞研究小组发现对于视力在≤0.5、FFA 显示黄斑水肿的患者,做黄斑区格子样光凝,可以减轻黄斑水肿和提高视力,平均视力提高 1～2 行。激光治疗黄斑囊样水肿有一定疗效,但玻璃体腔注射曲安奈德疗效尤为显著,两者可以结合使用,治疗后黄斑水肿以及视力有明显改善。动静脉鞘切开术有一定疗效,在 15 例患者中有 10 例手术后视力提高,平均 4 行以上(Snellen 视力表),有 3 例视力下降,平均下降 2 行,所有的患者的网膜下出血以及黄斑水肿均有减轻。关于玻璃体手术联合或不联合内界膜剥离术治疗黄斑水肿,其临床治疗效果和经济性,安全性尚待进一步考证。

（颜宪伟）

第五节 视网膜脱离

视网膜脱离(retinal detachment,RD)是指视网膜神经上皮层与视网膜色素上皮(RPE)层的分离。根据发病机制,RD 被分为 3 种主要类型:裂孔性视网膜脱离、牵拉性视网膜脱离和渗出性视网膜脱离,它们的共同特征是视网膜下腔聚积了异常的液体。近年来,由脉络膜病变引起的出血病例剧增,大量出血进入视网膜下腔,引起视网膜"实性"脱离。这种视网膜脱离在发病机制、临床表现和处理上均有其独特性。因此,在 RD 的新分类中,增加了第四种类型"出血性RD"。本节将简要介绍各种类型 RD 的发生机制、临床表现、诊断和鉴别诊断及处理。

一、裂孔性视网膜脱离

裂孔性视网膜脱离(rhegmatogenous retinal detachment,RRD)又称孔源性视网膜脱离,是因为视网膜产生了破孔,玻璃体腔内的液体进入视网膜下腔引起。在本书内,裂孔性 RD 是特指原发性 RRD,是原因不明的 RRD;而有着明显原因引起的 RRD,称继发性 RRD 或简称孔源性RD。继发性 RRD 包括了一大类疾病,如外伤性、炎症性、牵拉性、先天性和手术引起的 RRD 等,在处理孔源性 RD 的同时,还要处理原发疾病。在本部分仅以原发性 RRD 为例进行讨论,继发性孔源性视网膜脱离在其他原发疾病内均有论述。

(一)病因与发病机制

发生 RRD 的三要素:玻璃体变性、视网膜受到牵拉和存在视网膜裂孔,引起 RRD 必须包括这 3 种因素。临床上常见到单发视网膜裂孔不一定导致视网膜脱离,即使玻璃体液化,在没有牵拉也不会发生视网膜脱离。RRD 的易感人群为高度近视眼、白内障手术后、老年人及眼外伤。

1.玻璃体变性

表现为玻璃体液化、凝缩、脱离和膜形成等彼此相互联系的病理性改变。玻璃体变性的症状包括闪光感和眼前漂浮物,闪光感是因为玻璃体牵拉周边部视网膜引起。眼前漂浮物则是由于玻璃体积血、玻璃体胶原的浓缩,特别是神经胶原组织从视盘上或视盘旁撕脱所致。

2.玻璃体视网膜牵拉

玻璃体视网膜牵拉是一种力量,通常发生在玻璃体和视网膜牢固粘连处。

(1)动态牵拉:是由眼球转动带动玻璃体的一种惯性运动、玻璃体后脱离朝前移和重心引力玻璃体向下坠的力量。在临床上见到的马蹄形裂孔均是由后向前的撕裂和上半视网膜裂孔多见就说明这种动态牵拉力的存在,它在 RRD 形成中起着重要的作用。

(2)静态牵拉:是不依赖眼球运动,而是玻璃体本身收缩。玻璃体皮质收缩在圆形裂孔发生机制中起着作用;玻璃体增生机化膜收缩产生牵拉,在牵拉性视网膜脱离和增生性玻璃体视网膜病变(PVR)的致病机制中起到重要的作用。

3.视网膜裂孔形成

与视网膜原已存在的格子样变性、囊性视网膜突起和玻璃体斑有关,这些可能引起视网膜裂孔的早期视网膜病变统称为"裂孔前期病变"。

(1)视网膜格子样变性:是视网膜本身原因不明的变薄,变薄的视网膜很容易出现圆孔,或在玻璃体的牵拉下出现马蹄样裂孔。

(2)囊性视网膜突起:是周边视网膜表面的颗粒状或束状病灶,常有色素沉着。可引起马蹄形视网膜裂孔。

(3)玻璃体斑:是在视网膜表面形成的边界清楚、白色不透明的突起组织,圆形或椭圆形,一般直径0.5～1.5 mm大小,与视网膜牢固粘连,长期对视网膜的牵拉引起视网膜萎缩性圆孔。

4.裂孔性视网膜脱离的易感因素

(1)近视眼:近视眼的患者有较高发生 RRD 风险。屈光度越高,视网膜脱离的风险越高。近视眼患者一生发生视网膜脱离的风险为 0.7%～6.0%,而正视眼的人仅为 0.06%。超过 40% 的视网膜脱离发生在近视眼。近视眼容易发生 RRD 的准确发病机制还不清楚,比较合理的解释是近视眼的眼轴前后径变长,视网膜受到前后方向的牵拉,容易在视网膜比较薄弱的周边部形成裂孔。另外,高度近视眼的玻璃体液化和后脱离均较正常人出现的早和更严重,视网膜容易受到玻璃体的牵拉而出现裂孔。

(2)白内障手术:白内障术后发生 RRD 的危险性为 1%～5%,是有晶体眼对照组的 6～7 倍。白内障摘除和/或人工晶状体植入术后,眼内容积发生变化,玻璃体前移和活动度增加,容易对周边视网膜和基底部视网膜产生牵拉,在玻璃体与视网膜牢固粘连的部位引起视网膜裂孔。Nd:YAG 激光晶状体后囊切开后发生 RRD 危险性也增加。

(3)眼外伤:外力作用眼球,瞬间引起眼球剧烈变形,将视网膜撕破。开放性眼外伤,异物和锐器直接刺破视网膜或眼球破裂伤视网膜直接脱出眼外,均可引起外伤性视网膜脱离。眼球穿通伤口玻璃体脱出到伤口外,导致增生机化而牵拉视网膜,也是外伤后视网膜脱离的原因之一。

(4)裂孔性视网膜脱离的对侧眼:一眼有非外伤性视网膜脱离史患者的对侧眼发生 RRD 的危险性增加 9%～40%,这是由于病理性的玻璃体视网膜改变通常是双侧性的。

(5)其他:还有一些少见的原因也可引起孔源性视网膜脱离,如视网膜劈裂、视网膜坏死等。

(二)症状

视网膜脱离是一种无痛性视力下降,出现的症状可以是急性、也可以是慢性过程。部分患者可没有任何症状,只是偶尔遮住健眼或常规检查时被发现有视网膜脱离。

1.眼前黑影

眼前黑影是眼内玻璃体失去无色透明性引起的一种内视现象(患者见到自己的眼内结构),当眼前黑影突然增多时,有时像"下雨"或"烟雾"一样,影响视力,可能是视网膜裂孔形成时撕裂血管引起的出血,应考虑为视网膜脱离的前驱症状。

2.闪光感

闪光感是玻璃体牵拉视网膜引起的闪光感,在与视网膜牢固粘连部位刺激感受器或视网膜撕裂引起。

3.视野缺损

在视野范围内出现黑幕遮挡,逐渐扩大。引起黑幕的病变在视网膜上的位置正好与人感觉到的方向相反,如下方黑影,病变在视网膜的上方,左边黑影,病变在视网膜的右边,如此类推。

4.视力下降

当视网膜脱离累及黄斑,出现视力下降,少数情况是泡状视网膜脱离遮盖黄斑区造成。根据视网膜脱离的速度不同,可表现不同类型的视力下降。视网膜脱离缓慢,可感觉不到视力下降,仅当遮盖健眼时,才发现。在极浅的黄斑区脱离,仅出现视物变形,不散瞳检查,易误诊为"中心性浆液性脉络膜视网膜病变"。大的马蹄形裂孔或巨大 RRD,往往在数小时或几天内患者视力就下降到手动或光感。

(三)体征

1.眼前段改变

一般眼部无充血。

(1)虹膜睫状体炎:大部分患者房水闪辉和浮游细胞中度阳性(++),与裂孔引起的血视网膜屏障功能损害有关。伴有脉络膜脱离患者,可出现前房和瞳孔区纤维素样渗出物。长期慢性视网膜脱离患者,可出现瞳孔后粘连。

(2)眼压降低:RRD 形成以后,房水流出路径增加,跟正常眼相比通常降低 0.7 kPa(5 mmHg)左右。如果眼内压低于正常,就要考虑有脉络膜脱离。如果患者原有青光眼,眼内压突然降低,可能是发生了视网膜脱离。相反,视网膜脱离有正常或偏高的眼内压,可能原来就患有青光眼。

(3)晶状体震颤:是眼球运动时出现的晶状体晃动,可同时伴有虹膜震颤和前房加深。多发生在 RRD 合并脉络膜脱离患者,因睫状体脱离,晶状体悬韧带松弛,晶状体活动度增加引起。脉络膜脱离引起后房压力低于前房时,晶状体和虹膜后退,前房就加深,虹膜失去晶状体的支撑而出现震颤。

(4)烟草尘:用裂隙灯可见到玻璃体前段有棕色的色素颗粒,类似烟草颗粒散布在玻璃体内,是视网膜裂孔形成后,视网膜色素上皮细胞游走到玻璃体腔引起。

2.眼后段改变

(1)玻璃体改变:年轻人玻璃体多透明无液化,在高度近视和年纪稍大的患者,玻璃体多有液化腔隙,玻璃体浑浊多在"++"内;部分患者可见到玻璃体完全后脱离的 Weiss 环。

在伴有玻璃体内积血的患者,早期可见到红色尘状或块状浑浊,越往下方越明显。时间稍久,血色素吸收后变成黄白色幕布状,位于下方玻璃体腔内,影响观察下方周边眼底。

(2)视网膜裂孔:在视网膜脱离范围内,可见到圆形、马蹄形或长条形裂孔。由于脱离的视网膜显灰白,裂孔透过脉络膜颜色呈红色。圆形裂孔多位于格子样变性内或两端,也可是孤立存在,由马蹄形裂孔转变而来的圆形裂孔带有游离盖,游离盖的位置随玻璃体运动而改变。马蹄形裂孔的开口朝前,尖端朝后,形如马蹄掌,是玻璃体牢固粘连点撕裂视网膜引起。前瓣因有玻璃体牵拉而翘起,后瓣因很快有纤维增生出现向眼内的卷边。少数马蹄形裂孔可见到骑跨的裂孔前后缘之间的视网膜血管,叫视网膜血管撕脱。马蹄形裂孔可位于视网膜格子样变性内或孤立存在。长条形裂孔多是大于一个钟点或巨大裂孔患者,呈环形方向的撕裂孔,很少是前后方向的裂孔。

视网膜裂孔可位于视网膜任何部位,但以赤道部以前的裂孔多见。后极部裂孔最多见是黄斑圆孔,其次是位于血管旁或脉络膜萎缩变性的边缘处的裂隙状孔(条状孔)。裂孔可是单个或多发,位于眼内不同位置,既可是在视网膜脱离范围,也可是远离视网膜脱离区域。大的裂孔很容易观察到,小裂孔和靠近锯齿缘的裂孔不容易观察到。还应注意玻璃体基底部内、睫状体平坦部和甚至睫状突上皮裂孔。可通过压陷单面镜来检查这些基底部以前的裂孔。

(3)视网膜脱离:是视网膜隆起于眼球壁,早期可位于眼底某个象限,逐渐累及到全眼底,黄斑裂孔引起的视网膜脱离从后极部开始。新鲜脱离的视网膜呈灰白色不透明,表面平滑和起皱的外观,有些可有脱离的视网膜内白色点状物。浅脱离不会随眼球运动而飘浮,中度和高度脱离随着眼球的运动有漂浮。当视网膜前的玻璃体增生牵拉,将视网膜拉在一起形成"星形"和环形固定皱褶状,视网膜漂浮随之消失。进一步发展,脱离的视网膜以视盘为顶点,向前呈喇叭形,表现为宽漏斗形、窄漏斗形或闭斗形。在闭斗形,视网膜粘在一起呈索状,看不到视盘。此时的玻璃体增生机化明显浑浊,视网膜形成粗大的放射状固定皱褶,在赤道部或周边部形成环形皱褶。基底部玻璃体的牵拉,可拉周边视网膜向前移位,甚至可和睫状体平坦部粘连。

慢性视网膜脱离具体时间界限尚无准确定义,但在临床上具备视网膜表面增生不明显、伴有视网膜下水渍线或有视网膜内巨大囊肿。多见于年轻人,或下方小裂孔、基底部内裂孔或睫状体上皮裂孔。视网膜脱离多位于下方,视网膜变薄,呈轻度或中度隆起。视网膜下水渍线呈黄白色或带有色素,同心圆排列,即以裂孔为中心逐步向上方扩展。形成一条水渍线的时间大约是3个月,当视网膜脱离突破老的水渍线后,在新的脱离边缘处再形成一条。也有一些慢性视网膜脱离患者,视网膜下增生条索没有这种规律。在脱离半年以上的病例,可出现继发性视网膜内囊肿,可单个或多个,多位于裂孔附近,其他部位也可见到。

(四)视网膜脱离的自然病程

1.进展型

发生在绝大多数病例,视网膜脱离没有经过治疗常继发白内障、葡萄膜炎、虹膜红变、低眼压和最终的眼球萎缩。

2.缓慢型

不进展发生在少量病例,视网膜脱离的状态可以保持很多年,或者不明确,或者有固定的水渍线。

3.恢复型

非常罕见,但也确实有少量的视网膜脱离可以自发复位,特别是患者接受长期的卧床休息。

(五)辅助检查

1.超声波检查

对屈光间质不清和/或低眼压患者,必须做B超检查,了解有无视网膜脱离和是否有脉络膜脱离及其脱离性质。活体超声显微镜检查(UBM)的分辨率较B超高,有条件的单位要做UBM检查,可发现B超不能发现的极浅的视网膜脱离和周边部视网膜脱离。根据睫状体的UBM图形,可分为睫状体水肿、睫状体脱离和睫状体上腔出血。

2.相干光断层成像仪(OCT)

OCT主要用于黄斑部检查,可清楚地显示黄斑裂孔、黄斑板层裂孔、黄斑囊样水肿、黄斑劈裂和黄斑前膜等。

(六)诊断和鉴别诊断

眼底检查发现视网膜裂孔和视网膜脱离,可确诊RRD或孔源性视网膜脱离。在屈光间质不清患者,可通过典型的 B 超图形确诊视网膜脱离,但必须和视网膜劈裂症、中心性浆液性脉络膜视网膜病变、葡萄膜渗漏综合征、大泡状视网膜脱离等疾病相鉴别。

(七)治疗

迄今为止,RRD 仍以手术治疗为唯一手段,简单 RRD 成功复位率 95% 以上,有时需要不止一次治疗。

(八)预防

据统计,视网膜脱离手术后首次手术失败率为 10%~20%,再次手术失败率占 5%。即使手术成功和视网膜解剖复位,最好视力恢复≥0.4 者大约只占 50%。因此,RRD 的预防就显得意义重大。RRD 的预防就是通过常规临床检查,对患有玻璃体后脱离、视网膜格子样变性、视网膜裂孔或具有其他引起 RRD 的危险因素进行评估、诊断和治疗,以达到预防由于视网膜脱离引起的视力下降和视功能障碍。

引起 RRD 的危险因素包括裂孔前期病变、玻璃体对视网膜的牵拉和视网膜干孔,对正常眼(或患眼的对侧眼)进行常规散瞳检查眼底,是发现这些危险因素的唯一途径。一旦发现眼底存在这些病变,应立即用激光封闭这些病变,用两排连续激光斑围住这些病变。在没有眼底激光机的单位,可在显微镜直视下冷凝这些部位。

即使进行了恰当的激光治疗,视网膜脱离仍有可能发生。牵拉的持续存在和出现新的牵拉,甚至出现新的格子样变性,仍然有发生 RRD 的可能,因此,患者应按照医师的嘱咐,定期到医院复诊。一般来说,光凝后眼底白色激光斑在 5~7 天完全消失,以后出现色素沉着,需要半月到一个月。见到明显围绕病变的激光斑色素沉着后,可延长到半年到一年复诊一次。

二、牵拉性视网膜脱离

牵拉性视网膜脱离(tractional retinal detachment,TDR)是玻璃体增生性病变对视网膜拖曳引起的视网膜神经上皮层与 RPE 分离。TDR 病程缓慢,早期患者可无任何症状,当牵拉达一定程度或一定范围导致视网膜脱离时,才会出现视力下降或视野缺损。

(一)病因与发病机制

1.病因

TDR 由多种原因引起,最常见是血管性疾病,其他原因包括眼外伤和手术、炎症和肿瘤性疾病等。他们的共同表现是在玻璃体内形成白色机化膜和与视网膜牢固粘连,膜的收缩,牵拉视网膜脱离呈帐篷状外观和局限性视网膜脱离。有些眼,增生纤维膜的牵拉导致了视网膜裂孔(通常是小的和位于后极到赤道之间)。在这种情况下,TDR 的典型的形状呈现 RRD 的典型外观,称之为牵拉 RRD(tractional rhegmatogenous retinal detachment,TRRD)。

2.发病机制

(1)血视网膜屏障功能被破坏:是血管性、炎症性、肿瘤性、外伤和内眼手术发生 TDR 的发病机制。血视网膜屏障被破坏的表现可是血管阻塞、扩张和/或渗漏增加,大量血管内的各种成分进入到视网膜内、玻璃体腔和/或视网膜下腔,就触发了组织修复反应。有大量的各种细胞、炎症因子和生长因子参与。这种组织修复的病理生理过程与身体其他部位损伤后修复完全一样,只不过发生在眼内的组织结构特殊,最终的纤维修复(瘢痕修复)收缩,导致 TDR。

(2)玻璃体伤口嵌顿:开放性眼外伤、白内障手术和玻璃体手术均能产生玻璃体伤口嵌顿并发症。在巩膜伤口修复过程中,嵌顿在巩膜伤口的玻璃体成为纤维组织进入眼内的通道,导致伤口附近的基底部玻璃体完全机化成白色纤维膜,紧密粘连在基底部和睫状体表面。膜的收缩,对与玻璃体牢固粘连的基底部或周边部视网膜产生牵拉,导致视网膜向前移位的视网膜脱离。

(3)玻璃体异常增生或粘连:永存原始玻璃体增生症是原始玻璃体残留引起的 TDR,在玻璃体基底部形成环形白色机化膜,一般中心部位较厚和较宽,达晶状体后,位于眼球下半部任何方位,向两边逐步变薄变细,也可与后面机化玻璃体相连续,牵拉视网膜放射状隆起。玻璃体的变性,由凝胶样转变成纤维样,具有了一定的收缩功能,与视网膜牢固粘连的部位产生牵拉,刺激视网膜内的胶质细胞移行到视网膜表面和玻璃体内,增生并收缩,导致 TDR。

3.牵拉视网膜的类型

(1)环形收缩牵拉:是增生的纤维膜在视网膜表面沿赤道方向收缩引起放射状视网膜脱离皱褶。最常见于赤道部和基底部两个区域,赤道部环形收缩在收缩嵴的前后均形成放射状视网膜皱褶,基底部收缩仅在周边部视网膜形成放射状视网膜皱褶。

(2)前后收缩牵拉:是增生纤维膜在视网膜表面前后方向收缩引起的环形视网膜脱离皱褶,一般仅在基底部见到,在基底部形成视网膜凹槽、视网膜睫状体粘连和/或视网膜虹膜粘连。偶尔见到从周边视网膜甚至赤道部视网膜到基底部的视网膜凹槽,如 ROP 第 5 期。

(3)垂直收缩牵拉:是垂直于视网膜平面的牵拉力,可分解成 3 种垂直牵拉力。①跨玻璃体腔牵拉,是玻璃体后皮质向前脱离到赤道部附近并机化收缩,将后皮质绷紧,对视网膜产生向眼球中心的牵拉力;②由于眼球的弧面,视网膜表面膜的收缩均产生一种垂直向眼球中心的合力;③玻璃体皮质与视网膜点状或局灶性紧密粘连,玻璃体后脱离或运动,对视网膜产生一种垂直向内的拉力。这第三种牵拉力最常见于增生性糖尿病视网膜病变(PDR)和黄斑部牵拉性疾病,形成的视网膜脱离成帐篷状,也可是牵拉黄斑区劈裂。

(4)吊床样牵拉:以上 3 种牵拉都是视网膜前的收缩,位于视网膜后(下)的增生膜也可对视网膜产生牵拉,纤维增生组织从视网膜后(下)收缩牵拉,使得视网膜不能复位,脱离视网膜形态呈吊床样。最常见的是索状视网膜下增生,而网状和膜状视网膜下增生就不典型。

这 4 种牵拉视网膜的类型只是增生膜收缩的分解动作。在临床上,真正膜的收缩是全方位的,完全依据当时增生膜附着的位置,可以环形、前后、斜形和垂直收缩都同时存在,视网膜被收缩的表现是各个收缩力综合的结果。偶尔,玻璃体视网膜牵拉引起牵拉性视网膜劈裂而不引起视网膜脱离。

(二)临床表现

1.症状

因为玻璃体牵拉是一个缓慢过程,且没有相关的急性玻璃体后脱离,所以闪光感和漂浮物常常不存在。这种状况一直维持数月到数年。当病变涉及黄斑区时,出现中心视力的下降。有原发疾病者,可很早就影响黄斑功能,视力下降的症状出现较早和严重。

2.体征

(1)玻璃体改变:依眼底疾病的不同,可有部分或全部玻璃体后脱离。玻璃体可是透明,或雾状浑浊,或出血性浑浊,也可是浓缩改变,严重的玻璃体炎症或积血可致眼底窥不清楚。玻璃体腔的机化膜呈白色,可是一层位于视网膜表面的膜,和视网膜紧密粘连,在后极部视网膜前膜周围,脱离的玻璃体皮质向前如同下垂的桌布,称之为桌布样视网膜前膜;如果是某个象限和视网膜紧密粘连的视网膜前膜,称之为板状视网膜前膜。视网膜前膜也可是条索放射状,既可是位于后极部,也可是位于中周部和基底部。大多数增生膜为新生血管膜,少部分(如 PVR 膜)不含有新生血管。

（2）视网膜脱离：TDR 的血管向牵拉方向移位，形态僵硬，无移动性，无视网膜裂孔。视网膜脱离的形态各异，最典型的是帐篷状脱离，向玻璃体腔牵拉的机化膜与帐篷的顶部粘连，脱离的视网膜表面凹陷。帐篷状视网膜脱离常位于赤道以后，可是一个或是多个孤立存在，也可是多个融合而成。脱离仅限于牵拉附近，常不扩展到锯齿缘。不典型的 TDR 常见周边部增生组织的牵拉引起，表现为黄斑异位、条索状和放射状视网膜皱襞。玻璃体基底部的增生牵拉，可仅表现后极部视网膜浅或中等脱离，而周边部视网膜前移位，甚至和睫状体平坦部粘连。长期慢性的玻璃体牵拉，即可引起视网膜脱离，也可引起视网膜劈裂。

长期的玻璃体牵拉，可在与视网膜牢固粘连处（也可是激光斑处）形成视网膜裂孔，视网膜脱离范围迅速增大，称牵拉 RRD。形成的裂孔多位于后极部，表现为裂隙状或不容易发现的小裂孔。尽管存在视网膜裂孔，但这些脱离通常不是泡状，而呈帐篷样外观。它们倾向保持局限性脱离，少数病情严重者可发展成全视网膜脱离。长期的牵拉 RRD，可在视网膜下形成增生条索。牵拉 RRD 常见于 PDR 和穿通性眼外伤等。

3.辅助检查

（1）荧光素眼底血管造影（FFA）：FFA 对 TDR 的病因诊断有帮助，只要屈光间质透明，常规做 FFA，可显示很多具有确诊意义的阳性表现。

（2）超声波检查：对屈光间质浑浊患者，B 超检查，有利于了解玻璃体浑浊和增生情况、视网膜脱离和收缩情况及是否合并脉络膜脱离有重要的临床意义。

（3）OCT：在黄斑水肿、劈裂、脱离、黄斑前膜及脉络膜新生血管方面，OCT 均能清楚地显示这些病变的部位和范围。

（三）诊断和鉴别诊断

1.诊断

有视网膜脱离，无视网膜裂孔，视网膜前或周边部有白色增生膜与视网膜牢固粘连牵拉，可确诊 TDR。玻璃体内先有白色增生膜牵拉视网膜脱离，后来形成视网膜裂孔，可确诊牵拉 RRD。还应根据眼底的其他病变，进行 TDR 病因诊断。B 超检查见有帐篷状视网膜脱离图形，可确诊。FFA 有助于 TDR 的鉴别诊断。

2.鉴别诊断

临床上具有典型的原发病变引起的 TDR 很容易诊断，但在 RRD 引起的增生性玻璃体视网膜病变和外伤性增生性玻璃体视网膜病变，往往伴有玻璃体腔和视网膜表面白色机化膜形成，对视网膜也产生牵拉，需要同 TDR 进行鉴别诊断。

（1）增生性玻璃体视网膜病变：视网膜脱离达锯齿缘，有星状或弥漫性视网膜前膜，将视网膜牵拉成多个放射状视网膜固定皱襞，仔细检查可见到视网膜裂孔。TDR 多是局限性视网膜脱离，增生前膜与视网膜呈点状或条状粘连，多数视网膜脱离呈帐篷状，常伴有原发疾病表现，如玻璃体积血，视网膜血管改变，视网膜出血和/或渗出等。

（2）外伤性增生性玻璃体视网膜病变：有眼外伤病史，玻璃机化膜与穿通或破裂伤口粘连，牵拉附近的视网膜脱离，可有视网膜裂孔或无视网膜裂孔，很容易和无外伤史的 TDR 相鉴别。

（四）治疗

1.药物治疗

主要是治疗原发疾病。

2.激光治疗

激光治疗是在屈光间质透明和视网膜脱离没有累及黄斑的患者,仍然可以通过激光光凝无血管区和新生血管区,减轻增生组织的牵拉和预防视网膜脱离范围扩大。

3.玻璃体手术治疗

手术适应证:①有黄斑前膜;②TDR 累及黄斑;③伴玻璃体浑浊或积血致眼底窥不清;④牵拉 RRD。通过玻璃体手术,清除浑浊的玻璃体,剥离视网膜前增生膜,解除玻璃体增生膜对视网膜的牵拉,复位视网膜。

三、渗出性视网膜脱离

渗出性视网膜脱离(exudative retinal detachment,ERD)的特征是有视网膜下积液,但缺乏视网膜的裂孔和增生牵拉。多种眼科疾病可引起视网膜下积液。在本部分仅对 ERD 的共同点进行讨论。

(一)病因与发病机制

ERD 是发生在各种血管性,感染性或者肿瘤性眼部疾病及一些全身病的眼部表现。血视网膜屏障功能异常是发生 ERD 的主要原因。包括视网膜血管内皮细胞组成的内屏障功能异常和RPE 组成的外屏障功能异常,这两种屏障功能的任何一个被损伤就可能发生液体渗透性增加,超过正常的 RPE 泵的功能,液体聚集在视网膜下而发生 ERD。

1.炎症性

视网膜血管炎和葡萄膜炎均可释放大量炎症因子,引起视网膜血管内皮细胞和/或 RPE 功能异常,大量的渗出液进入到视网膜下,形成不同程度的视网膜脱离,轻者仅黄斑区脱离,如视网膜血管炎和视神经视网膜炎等;重者视网膜高度隆起,如葡萄膜大脑炎和后巩膜炎等。炎症病变常伴有玻璃体炎症细胞或玻璃体白色尘样浑浊。视盘常不同程度累及,表现视盘充血和边界不清。

2.血管性

(1)高血压和糖尿病均可损伤视网膜血管内皮细胞,引起血管外渗增加。Coats 病是一种至今原因不明的毛细血管异常扩张和渗出。

(2)脉络膜小动脉循环障碍,引起 RPE 功能异常,大量脉络膜液体进入视网膜下腔,造成局限性视网膜脱离。

(3)视网膜下新生血管形成,新生血管渗漏而导致后极部视网膜下液积聚,造成局限性视网膜脱离。

3.肿瘤性

如脉络膜黑色素瘤、脉络膜血管瘤及脉络膜转移性肿瘤等。因为肿物将视网膜向前推起而形成实体性视网膜脱离。并因局部组织反应,渗出液蓄积在神经上皮层下而形成 ERD。视网膜下液量多时,往往掩盖肿瘤的真实外观,对诊断造成困难。另外,在冷冻治疗肿瘤过程中,如脉络膜血管瘤,长时间反复冻融,术后可出现视网膜下液增多,视网膜脱离加重。

4.眼外伤及内眼手术

穿通性眼外伤或内眼手术引起眼压急剧下降而导致脉络膜脱离时,可伴发 ERD。视网膜脱离手术封闭视网膜裂孔,冷冻过量时,也会发生渗出性视网膜脱离。广泛视网膜激光治疗,损伤大量 RPE,外屏障功能受损,脉络膜液体通过受损 RPE 进入视网膜下,引起视网膜下液体聚集,也可出现 ERD。

5.先天性

如家族渗出性玻璃体视网膜病变,周边视网膜出现新生血管,小量渗漏呈黄白色渗出灶,大量渗出导致局部渗出性网膜脱离。

6.其他

中心性浆液性脉络膜视网膜病变是因为 RPE 发生损伤,脉络膜毛细血管的渗出液通过色素上皮达到视网膜下,形成视网膜脱离。而葡萄膜渗漏综合征因巩膜、脉络膜上腔和视网膜下液富有蛋白,巩膜组织因蛋白多糖的堆积而增厚,使涡静脉回流受阻,并妨碍脉络膜上腔富有蛋白液体透过巩膜向眼外弥散。寄生虫所致视网膜脱离(如猪囊尾蚴)在视网膜神经上皮层下时,可以并发 ERD,脱离位于囊样的虫体之前及其周围。白血病引起视网膜脱离的病因及发病机制尚不清楚,因素可能很多,许多因素又相互联系和影响。血液中白细胞的数量和质量的改变,致血管扩张,血流缓慢,造成血流阻滞和淤积,视网膜发生水肿、出血和渗出。

(二)临床表现

ERD 的临床表现与 RRD 不同。

1.症状

往往伴有原发疾病的症状,视力下降缓慢和隐匿。累计黄斑者,有视物变形、变色或中央黑影,或视力急性下降。有玻璃体浑浊的患者可感觉到有飞蚊症。

2.体征

(1)眼球前段改变:绝大多数患者眼前段无异常,少数后巩膜炎和葡萄膜炎患者,可出现角膜后沉着物、房水浑浊、虹膜后粘连等。

(2)玻璃体改变:玻璃体可有液化和后脱离,但一般透明无增生。在葡萄膜炎症引起的 ERD,常伴有玻璃体白色浑浊和色素颗粒。少数血管病变引起的,可伴有玻璃体内增生,如 Coats 病。

(3)渗出性视网膜脱离的特点:①视网膜呈弧形灰白色隆起,表面光滑无皱纹。病程长也少发生视网膜表面的皱缩和固定皱襞。②视网膜下液呈游走性,受重力作用,直立时视网膜脱离位于下方,仰卧时脱离位于后极部。然而,量少的视网膜下液并无移动性,常位于原发病部位。较多的视网膜下液,在下方形成两个半球状视网膜脱离,在 6 点形成一放射状的凹折。视网膜脱离可以是极其浅的难以发现(如视盘小凹),可以是大量脱离到晶状体后。有些少量脱离位于下方周边,不仔细检查很容易遗漏。有些视网膜下液较透亮,可透见液内的一些颗粒和脉络膜血管纹理,有些较浑浊,含有结晶物(Coats 病)。绝大多数病变为单眼,有些系统性疾病,如胶原性血管性疾病,葡萄膜大脑炎等,表现为双眼 ERD,且双侧多为对称性病变。

(4)视网膜下增生:视网膜脱离时间长的患者,可出现视网膜下增生,形态无规律,可是长条状,也可是幕状或星状。颜色可是灰白色、淡黄色或带色素。Coats 病还可引起瘤样增生,形成单纯与视网膜或与脉络膜粘连的肿物。

(5)原发疾病表现:有些 ERD 的病因很清楚,在常规眼底检查时就可发现相应体征,如炎症、血管性疾病和肿瘤。然而,大多数病例的体征并不明显,必须借助一些辅助检查来确诊原发疾病。

3.辅助检查

(1)体位试验:在无明显视网膜增生,又没有见到视网膜裂孔的患者,应常规做体位试验,以区别是否为 ERD。检查方法,让患者仰卧 30 分钟,在床边用间接检眼镜或直接检眼镜检查眼底,如果视网膜脱离变成围绕视盘,试验为阳性;如果原脱离位置变化不大,试验为阴性。大量视网膜下液的 ERD 常为阳性,RRD 和 TDR 常为阴性。

(2)眼底血管造影:FFA 可观察视网膜血管的充盈及渗漏情况,而吲哚青绿脉络膜血管造影(ICGA)可见到脉络膜新生血管的高渗漏情况,在 ERD 诊断和鉴别诊断中具有重要意义。对不明原因的视网膜脱离,应常规做 FFA 和/或 ICGA 检查,可显示很多具有确诊意义的阳性体征。

(3)OCT:可区别黄斑区隆起是神经上皮还是色素上皮脱离,或者是两者均存在。还可用于黄斑部病变的诊断和鉴别诊断,在黄斑水肿、劈裂、脱离、黄斑前膜及脉络膜新生血管方面,OCT 均能清楚地显示这些病变的部位和范围。

(4)超声波检查:对病因不明确的视网膜脱离患者应常规做 B 超检查,直立时视网膜下液位于下方,仰卧时位于后极部是 ERD 特征性表现。另外,可发现是否有实体肿瘤或包块,并能确定其部位。还能检测眼球大小和脉络膜是否有脱离,对一些疾病的鉴别诊断有帮助。UBM 的分辨率较 B 超高,可观察极周边网膜和睫状体情况。根据葡萄膜的 UBM 图像,明确有否脉络膜和睫状体炎症、水肿和脱离等。

(5)其他影像学检查:CT 和 MRI 可用于肿瘤引起的 ERD 的鉴别诊断。

(三)诊断和鉴别诊断

1.诊断

临床上,见到位于下方的光滑形状视网膜脱离,较重的呈两个泡状,随着体位变动视网膜下液呈游走性,可确诊为 ERD。ERD 是多种疾病的共同表现,应通过临床表现和辅助检查,确立视网膜脱离的原发疾病,有针对性地进行治疗。

2.鉴别诊断

ERD 除了需要同各种原发疾病相鉴别外,还应同裂孔性、牵拉性和出血性视网膜脱离相鉴别。

(1)裂孔性视网膜脱离:是临床上最容易和 ERD 相混淆的疾病。发现视网膜裂孔和视网膜表面皱纹或皱褶,很容易确诊为 RRD。然而,在一些不典型的小裂孔和裂孔隐藏在不容易观察到的地方(如锯齿缘和睫状体上皮裂孔),长期的视网膜脱离也位于下方,而且视网膜脱离也表现光滑无玻璃体增生,呈两个泡状隆起。在这些病例,应先散大瞳孔,用三面镜仔细检查眼底,没有发现裂孔,再用压陷单面镜检查锯齿缘和睫状体平坦部;如果还没有发现明显裂孔,接着做体位试验,体位试验阳性可基本确诊为 ERD。另外,还有一个体征可间接提示为 RRD。玻璃体内色素颗粒仅见于两种情况,葡萄膜炎和 RRD,色素颗粒来源于视网膜色素上皮层。如果见到玻璃体腔内色素颗粒,无葡萄膜炎表现,可基本确诊为 RRD,应通过各种手段寻找视网膜裂孔。

(2)牵拉性视网膜脱离:TDR 典型临床表现是脱离的视网膜呈帐篷状,很容易和 ERD 相鉴别。牵拉的部位是帐篷的顶,其他部位呈弧形向眼球壁凹陷,与 ERD 的向玻璃体腔弧形隆起不同。即使在见不到眼底的病例,B 超图形也能大致区别牵拉性和渗出性视网膜脱离,前者的视网膜脱离图形呈帐篷状,后者呈弧形向玻璃体腔的半球状。

(3)出血性视网膜脱离:暗红色的出血位于视网膜下,为实性视网膜脱离,B 超检查视网膜下腔充满高回声实体杂波,很容易和 ERD 的游走性视网膜下液相区别。

(四)治疗

主要是针对原发病因治疗,部分 ERD 在原发病因解除后,视网膜可自行复位。原发疾病的治疗包括药物、激光和手术。

四、出血性视网膜脱离

血液进入视网膜神经上皮下间隙,引起视网膜神经上皮层和 RPE 分离,称为出血性视网膜脱离(hemorrhagic retinal detachment,HRD)。视网膜下出血(subretinal hemorrhage,SRH)从本质上讲与 HRD 是一致的,但出血量不同,HRD 更偏重于多量出血,临床上一般将出血范围≥2 个视盘直径(或出血范围大于或等于 3 mm)者称之为 HRD,而出血量较小的则称之为 SRH。

(一)病因与发病机制

1.病因

多种疾病可引起 HRD,因其既有视网膜脱离,又混杂了出血因素,而且多波及黄斑区,所以视网膜损伤的机制更复杂,更严重。HRD 总体可归纳为外伤性和自发性两种。

(1)外伤性 HRD:多因为穿通性和非穿通性脉络膜破裂、手术刺激、不当眼底激光治疗和手术引起眼压变化等原因,损伤眼部血管系统导致多量血液进入视网膜下即发生 HRD 或以后继发于 CNV 的 HRD。眼球穿通伤引起的 HRD,视网膜下出血量大,视网膜脱离范围广,而且可能同时伴有玻璃体积血,眼内异物,眼内感染等其他并发症,因而视力预后差。

(2)自发性 HRD:病因更复杂,包括脉络膜新生血管、视网膜血管疾病、感染、营养不良、炎症、拟眼组织胞浆菌病综合征、糖尿病视网膜病变、特发因素及全身性血管疾病等病因均可引起。正常眼玻璃膜在脉络膜血管和覆盖其表面的 RPE 之间存在生理屏障,上述疾病使玻璃膜的屏障功能削弱,脉络膜毛细血管束向眼内生长,以后纤维血管组织在视网膜下增生,长入视网膜下腔。这些新生纤维血管组织破裂出血而导致 HRD。年龄相关性黄斑变性(AMD)所致的 HRD 的病理改变除 HRD 导致的改变外,还包括 RPE 的变薄,RPE 细胞基膜间囊样物质增加,颗粒状物沉积,玻璃膜的增厚钙化,光感受器细胞的萎缩,因而 AMD 引起的 HRD 视力预后最差。而高度近视所致 HRD 是因为变薄的脉络膜和 RPE 及漆裂纹使 CNV 进入视网膜下引起视网膜下出血,其出血量一般较少,部分可自行吸收。

2.致病机制

视网膜下出血对视网膜的损害推测有以下因素。

(1)血液的毒性作用和铁离子的毒害:毒性作用主要通过多种不同的物质引起,在血液吸收过程中,红细胞被巨噬细胞、少量 RPE 和 Müller 细胞吞噬后,能产生含铁血黄素,其代谢后,转化为铁蛋白,释放的铁离子对视网膜和脉络膜血管产生毒性作用,促使光感受器和 RPE 细胞的凋亡。数月后的视网膜外层的萎缩也和铁离子有关。此外,铁离子的毒性与时间和剂量有累积效应,视网膜下血液中还包括促 RPE 细胞有丝分裂的物质,这种物质与 CNV 的形成有关。

(2)血凝块的营养阻隔作用:RPE 的一项主要功能就是从脉络膜血管获取营养物质及氧气供应视网膜外层,并转运视网膜和 RPE 的代谢产物,视网膜下的出血组成一种弥散屏障,阻碍营养物质的吸收、转运和干扰光感受器与色素上皮的代谢产物的交换。

(3)血凝块收缩的机械牵拉作用:在血块吸收过程中,纤维蛋白的收缩可对视网膜产生牵拉,在猫的模型中,Toch 等通过组织学证据发现当向视网膜下注射血液 25 分钟后,凝血产生的纤维蛋白呈蜂巢状包裹视网膜光感受器外层。1 小时后,这些光感受器外层被从视网膜上撕成小片状,7 天后,视网膜内层、外层及 RPE 均出现严重的变性。

（4）牵拉视网膜成皱褶：出血可导致纤维组织形成，收缩引起视网膜皱褶。

（5）玻璃体积血：在视网膜下突然大量出血，引起视网膜下腔压力陡然增加，在视网膜最薄弱的中心凹处穿破内界膜，进入玻璃体腔，引起玻璃体积血。视网膜下腔压力释放后，中心凹处内界膜具有再生能力，可自行愈合。这就是手术中见不到黄斑裂孔的原理。

（二）临床表现

最常见的出血性视网膜疾病是 AMD、特发性息肉状脉络膜血管、糖尿病视网膜病变和眼外伤，其他类型的 HRD 少见。

1.症状

多表现为突然视力下降，中心暗点或相应的视野缺损，同时还伴有引起出血的原有疾病的症状。视力一般多在指数及更差。少数出血远离黄斑区时，患者症状不明显，可保持很好的中心视力。

2.体征

（1）眼底表现：典型的眼底表现为没有裂孔的视网膜增厚，隆起，颜色可为鲜红色、暗红色，当出血量很大时，可变为暗绿色，视网膜隆起可为弥散的扁平状或较为局限的边界不清的扇贝形，严重者整个视网膜全部隆起。早期，血细胞下沉，可见到"船形"的视网膜下出血液平面，平面以上是没有血细胞的血清。病程长的患者，视网膜下可有黄白色块状物，为血凝块中的血色素分解后的凝集物，早期是泡沫状，水分被吸收后呈饼干状，边界清楚。

（2）玻璃体积血：视网膜出血量多的患者，血液进入玻璃体腔，玻璃体浑浊和浓缩，早期呈暗红色，以后转变成灰黄色。

3.辅助检查

FFA、ICGA、超声检查和 OCT 对发现病因很有帮助。

（1）FFA：视网膜下出血常遮盖脉络膜背景荧光，视网膜血管过度显影可能是视网膜大动脉瘤。CNV 引起的 HRD，常在造影早期出现一小块不规则的脉络膜荧光增强区，造影晚期渗漏荧光。这种显示只有 CNV 在出血边缘或视网膜出血很少和视网膜隆起不高时才能被发现。

（2）ICGA：用于确定 CNV，可以较好显示被出血和渗出遮盖的隐匿性新生血管，在造影晚期出现不断增强的斑块状强荧光区。

（3）超声波检查：在玻璃体浑浊致眼底不能检查患者，超声波检查有诊断价值。A 超检查时，视网膜下出血表现为峰值（脱离视网膜）后的低回声区，当出现较厚血凝块时，其回声可能超过视网膜。B 超可见视网膜下出血块呈中等回声的视网膜下暗区，有些可在黄斑区出血隆起表面见到放射状高回声，是视网膜下出血进入玻璃体留下的痕迹。当存在漏斗形视网膜脱离时，漏斗尖端将出现强回声，血块溶解时能区分出血块的层次。同时超声波检查还可发现是否有实体肿瘤或包块，并能确定其部位。还能检测眼球大小和排除是否有脉络膜脱离，对一些疾病的鉴别诊断有帮助。

（4）OCT：可用于黄斑部病变的诊断和鉴别诊断，对黄斑区视网膜脱离、黄斑前膜及脉络膜新生血管方面，OCT 能清楚地显示这些病变的部位和范围。

（三）诊断和鉴别诊断

1.诊断

突然出现的视力下降或视物变形及中心暗点，眼底检查发现视网膜隆起，视网膜下鲜红或暗红出血，可确诊。详细询问发病原因和既往史，做相关辅助检查，对明确病因有帮助。

2.鉴别诊断

HRD需和下列眼底疾病鉴别。

(1)驱逐性脉络膜上腔出血(superachoroidal hemorrhage,SCH):是脉络膜与巩膜的潜在间隙内突然聚积大量血液引起的脉络膜脱离。发生原因与手术中有较大开放切口及术中眼压突然下降有关,术中就见到脉络膜进行性隆起,伴或不伴患者烦躁、剧烈眼痛、头痛、恶心和呕吐,视力突然锐减至手动或光感,严重者立即丧失光感。术后超声波显示脉络膜高度脱离,脉络膜上腔内呈杂乱高回声。很容易和没有手术的HRD相鉴别。

(2)脉络膜出血:由于有视RPE的遮挡而呈现暗绿色隆起,B超和ICGA造影可以明确出血部位,OCT检查可显示出血位于RPE层下方。

(3)脉络膜黑色素瘤:在眼底形成含黑色素的隆起,肿瘤厚度大于4 mm时常呈分叶状和半球形隆起,往往伴有ERD,肿瘤生长厚度大于5 mm时可突破RPE,进入视网膜下间隙,进而穿破视网膜;偶尔播散至玻璃体腔,引起玻璃体积血。①FFA检查:早期肿瘤弱荧光,动静脉期肿瘤开始显影,较大的肿瘤有肿瘤内部循环(双循环),广泛的渗漏和强荧光点,晚期肿瘤强荧光。②ICGA检查:早期肿瘤区弱荧光,随后出现肿瘤血管渗漏荧光,晚期肿瘤呈现强荧光。而HRD为遮蔽荧光,可与脉络膜黑色素瘤相鉴别。

(四)治疗

1.药物治疗

大多数眼外伤出血或稀薄的黄斑下出血均可在几周内吸收,不产生HRD,不需手术治疗。可以给予口服或静脉注射活血化瘀药物治疗。

2.抗VEGF治疗

对于CNV形成病例,给予玻璃体腔注射抗VEGF或光动力疗法。

3.手术治疗

手术目的在于清除玻璃体及视网膜下积血,改善HRD患者的预后,使视网膜复位,挽救患者的视功能。手术处理HRD的指征包括:①累及后极部的大量HRD;②稠密的出血引起视网膜裂孔;③泡状视网膜脱离。

从报道的手术结果来看,手术清除黄斑下出血的效果一般都不好。除了视网膜下出血的毒性作用外,外伤损伤或手术本身对脆弱的黄斑结构也可能产生损伤,在清除出血时多将RPE层带出。所以,必须权衡HRD手术的利弊。

(唐　恺)

第六节　视网膜血管炎

视网膜血管炎是一种包括动脉和静脉的眼内血管炎症,可由多种原因引起,由于病因与发病机制的复杂性,至今没有明确的定义。视网膜血管炎可由全身或眼局部的病变引起,包括:①感染性,如病毒、细菌、真菌、弓形体感染或免疫复合物侵犯血管壁,如视网膜静脉周围炎、颞动脉炎、急性视网膜坏死等;②全身性疾病,如系统性红斑狼疮、全身病毒感染、结核、梅毒、免疫缺陷性疾病、白塞综合征等;③眼局部的炎症,如中间葡萄膜炎、鸟枪弹样脉络膜视网膜病变、霜样树枝样视网膜血管炎、节段状视网膜动脉周围炎等。以上这些病因均可产生异常的视网膜血管反应,使血管壁的屏障功能被破坏,导致视网膜血管渗漏和组织水肿、出血、血管闭塞、新生血管膜形成等。由于视网膜血管炎病种较多,现仅分述以下几种视网膜血管炎。

一、视网膜静脉周围炎

视网膜静脉周围炎是由 Eales 于 1882 年首先报道,该病常发生于健康青年男性,以视网膜静脉炎症改变为特征,并有反复玻璃体积血,故又称为 Eales 病。后来研究者发现,这种炎症不但累及视网膜静脉,视网膜动脉也可累及。该病严重影响视力,是青年致盲的原因之一。

(一)病因与发病机制

视网膜静脉周围炎的病因与发病机制至今不明,许多学者提出与结核感染有关,但结核分枝杆菌直接引起该病的可能性较小。Das 提出 Eales 病的发病机制是对视网膜自身抗原的免疫反应。在 Eales 病患者的玻璃体中发现血管内皮生长因子(VEGF)含量明显升高,提示它们可能参与了眼内新生血管增生反应,视网膜缺血缺氧可能是 VEGF 释放增多的直接原因。还有一些报道认为与神经系统疾病、多发性硬化等因素有关。

(二)临床表现

双眼可同时发病或先后发病,大多在 1 年之内,双眼严重程度可不一致。

1.症状

早期病变只是在周边部,患者常无自觉症状。当周边部的小血管有病变但出血量不多者,患者仅有飞蚊症现象,视力正常或轻度下降,常不被患者注意。当病变侵及较大静脉,出血量增多而突破内界膜进入玻璃体时,患者感觉视力突然下降至眼前指数、手动,甚至仅有光感。如黄斑未受损害,玻璃体积血吸收后,视力可恢复正常。临床上经常看到大多数患者直到视力出现突然下降时才来就诊。

2.体征

(1)眼球前段:大多无异常,在有些患者会出现虹膜红变和房角新生血管,引起青光眼。

(2)视网膜血管改变:早期视网膜静脉的改变常见于周边部眼底的小静脉扩张,扭曲呈螺旋状,最初仅见某一支或几支周边部小静脉受累。受累的静脉周围视网膜水肿,附近有火焰状或片状出血。病情继续发展可逐渐累及整个周边部小静脉,并波及后极部及大静脉。一些静脉可变狭窄,周边部或一个象限小血管可逐渐闭塞,可见到血管呈白线状,荧光素眼底血管造影(FFA)显示大片无灌注区。也有一开始就有大静脉受累。静脉周围可有白色渗出鞘,大静脉局部扩张扭曲和小静脉扭曲、异常吻合。

(3)视网膜渗出:当视盘附近静脉被波及时,可引起视盘水肿。静脉血管渗漏可形成血管白鞘。严重病例可有黄斑水肿甚至囊样水肿,黄斑区有时可见星芒状渗出。渗出明显的病例,在视网膜下形成大量黄白色渗出物,类似外层渗出性视网膜病变。

(4)玻璃体积血:较严重病例病变波及后极部,可在视盘上方形成新生血管膜,新生血管容易破裂出血,进入玻璃体。如有大量出血进入玻璃体内,眼底将无法窥见。裂隙灯显微镜检查,看到前部玻璃体内暗红色血性浑浊,可看到大量血细胞漂浮。开始 1～2 次的玻璃体积血较容易吸收,一般经过 4～8 周可大部分吸收或沉积于玻璃体下方,后极部眼底可见。本病的特点是易复发,反复性玻璃体积血,积血越来越不易吸收。

(5)并发症:反复的玻璃体积血可使视网膜机化膜形成,在与视网膜的粘连处收缩牵拉视网膜，导致视网膜裂孔和视网膜脱离。黄斑受累的表现多为黄斑水肿、渗出、黄斑前膜形成。晚期病例可产生虹膜红变，继发性青光眼和并发性白内障等。

3.辅助检查

（1）FFA：在视网膜静脉周围炎的诊断中，FFA 起到至关重要的作用。当患者视力还是 1.5 的时候，后极部视网膜血管及黄斑区可看不到任何异常，但在周边部或周边部的某一个象限可能已出现了小静脉的扭曲，荧光素渗漏，甚至已出现大片血管闭塞区。如果波及大静脉可在后极部或中周部发现某支静脉或某个象限静脉扩张，荧光素渗漏，甚至大片血管闭塞区和出现新生血管膜，说明病情已久。新生血管膜荧光素渗漏可表现棉花团样强荧光，较晚期病例新生血管膜可演变为纤维增生膜。出血不太多的病例，在 FFA 中可看到玻璃体内片状漂浮物呈弱荧光，可遮蔽不同的视网膜部位但很快飘过。玻璃体积血由于重力的原因往往沉积在下方，呈遮蔽荧光，在造影过程中可始终遮蔽局部的视网膜结构，所以下方玻璃体积血吸收后要再次进行 FFA 检查，若发现血管闭塞应及时视网膜光凝治疗。造影要求进行双眼检查，并注意周边部，尽早发现另一只眼的早期病变，以免延误治疗。

（2）B 超检查：适用于玻璃体大量积血的患者。因很多眼底疾病可以引起玻璃体积血，为排除裂孔性因素引起的玻璃体积血，应每周做一次 B 超检查，发现有视网膜脱离图形，要立即手术治疗。

（3）OCT 检查：大量的血管渗漏可引起黄斑水肿，增生膜的形成，OCT 可协助了解黄斑区的病变。

（三）诊断和鉴别诊断

1.诊断

青壮年反复的玻璃体积血，主诉眼前黑影飘动或仅有飞蚊症。眼底检查，周边部无论是见到 1 支或数支静脉小分支血管扭曲，部分血管有白鞘，附近有小片状出血或渗出，即可作为本病的诊断依据。FFA 可明确诊断。

2.鉴别诊断

因静脉周围炎是一种以视网膜血管病变为主的临床疾病，容易和其他视网膜血管疾病相混淆，需要进行鉴别诊断。

（1）外层渗出性视网膜病变（又名 Coats 病）：本病是以毛细血管异常扩张，视网膜内、下大量黄白色渗出，血管异常，小动脉可呈球形瘤样扩张、呈梭形或串珠状，动静脉均可受累。可有血管闭塞及继发性视网膜脱离，早期病变多见于周边部。静脉周围炎的早期病变也发生在周边部，病程晚期视网膜也可出现大量渗出，视网膜血管闭塞和微血管瘤形成。但静脉周围炎没有像 Coats 病那样的异常毛细血管扩张，发病年龄没有 Coats 病早，病程较短，玻璃体可反复出血。Coats 病多单眼发病，静脉周围炎多双眼先后发病。根据病史及眼底表现不难鉴别。

（2）急性视网膜坏死：初发视网膜坏死病灶也多见于视网膜周边部，动静脉均有闭塞。但视网膜坏死较早出现黄白色点团状渗出病灶，如未及时治疗很快发展到中后大动脉闭塞和出血，伴玻璃体炎症和视网膜坏死穿孔。FFA 检查，血管闭塞区更加清晰，周边部动静脉血管均有闭塞，并可看到血管闭塞的影子。但患者没有反复玻璃体积血的病史，抗病毒治疗效果较好。

（3）视网膜中央静脉阻塞：以视盘为中心至视网膜周边部可见广泛性火焰状、放射状出血，中央静脉迂曲、扩张，FFA 检查与视网膜静脉周围炎明显不同。

（4）视网膜分支静脉阻塞：也应与本病相鉴别。视网膜静脉阻塞患者可有高血压病史，发病年龄较大,FFA除阻塞的静脉所属血管有闭塞区或血管变形、通透性增加外,余象限血管大致正常。

(5)糖尿病视网膜病变:部分病例视网膜也可出现大量渗出,血管扩张,微血管瘤及血管异常,血管闭塞,但多双眼发病,实验室检查可明确诊断。

还要排除各种类型的葡萄膜炎及其他全身性疾病引起的眼底血管病变等。

（四）治疗

对于病变发展的不同阶段采用不同的治疗方法,主要治疗措施为药物、激光、玻璃体视网膜手术。

1.药物治疗

在刚出现玻璃体积血的病例,要注意休息,半卧位,让积血沉到下方,不会遮住黄斑而影响视力。

(1)止血及活血化瘀药物:中西药物结合治疗,少量玻璃体积血,可完全吸收。

(2)肾上腺糖皮质激素:可抑制炎症反应和减轻黄斑水肿,激素的用量要根据患者的临床反应、病情的变化适当调整。泼尼松30～60 mg,每天1次,病情好转后渐减量,维持数月,以防复发。

(3)抗结核药物:如发现全身有活动性结核病灶,应抗结核治疗。未发现身体其他部位结核病变者,其在Eales病治疗中所起的作用仍存在争议。

2.激光治疗

适应视网膜血管无灌注及新生血管形成,其原理是减少视网膜耗氧量,从而减少新生血管生长因子的形成,并封闭视网膜微血管异常渗漏。视网膜光凝可以阻止玻璃体积血等并发症的出现,并能加速视网膜出血及黄斑水肿的吸收。激光治疗后仍应定期复查,一些患者病情仍会发展,血管闭塞区可继续扩大,新生血管可继续产生。激光治疗后1个月应复查FFA,不但是判断病情是否发展,而且是检验光凝治疗效果的重要手段,如发现新的血管闭塞区或新生血管可再次行激光治疗。

3.玻璃体手术

大量玻璃体积血观察1个月不吸收,就要及时做玻璃体手术,清除玻璃体积血,同时也清除玻璃体内炎性因子、分解产物和渗出物,减轻对视网膜的刺激,从而阻止病情的发展。术中对增生膜要尽量剥除,解除对视网膜的牵拉,防止发生视网膜脱离;对血管闭塞区要进行眼内视网膜光凝,以防再增生和出血。

（五）治疗效果

Eales病的自然病程3～5年,有的甚至更长。70%～80%的患者发展成双眼受累,但双眼同时失明较少。视力预后与病情严重程度和是否治疗及时有关,及时做眼底激光光凝封闭视网膜缺血区和做玻璃体手术清除玻璃体积血和增生膜,可保持或恢复到患者原有的视力。出现并发症的患者预后不好。常见的并发症为继发性新生血管性青光眼,增生性视网膜病变、继发性视网膜脱离等。在每次复诊患者时,一定要详细检查虹膜是否出现新生血管,以防止新生血管性青光眼的发生。

二、节段状视网膜动脉周围炎

节段状视网膜动脉周围炎是一种比较少见的视网膜血管性疾病,炎症性病变主要发生于视网膜动脉管壁外层及其周围组织。好发于青壮年,多单眼发病。

(一)病因与发病机制

病因与发病机制至今仍不明确。一些学者认为,本病是多种原因致机体免疫功能异常引起的自身免疫性血管炎。可能是视网膜动脉对不同抗原的一种免疫反应。很多病例报道与一些全身病如结核、梅毒、红斑狼疮、弓形体、鼻窦炎及疱疹病毒感染等疾病有关,并根据以上病因处理后病情及眼底炎症明显好转。

(二)临床表现

1.症状

患者视力轻度或中度减退,眼前有黑点飘动,有时视物变形或有闪光感。

2.体征

本病常合并葡萄膜炎,如全葡萄膜炎,眼前节可有睫状充血,角膜后灰白色点状沉着物,房水浑浊,玻璃体有点状或絮状浑浊,屈光间质不清晰,眼底无法看清。当炎症好转,玻璃体浑浊减轻后,可发现视网膜动脉壁上呈节段排列、如指环状或袖套样的黄白色渗出斑,此种表现在邻近视盘的一二级分支和动静脉交叉处更明显。动脉管径可狭窄,炎症处动脉管壁不透明,一些小分支动脉可呈白线状。视网膜静脉大多数正常,少数静脉可有扩张。在病变的动脉附近,视网膜有水肿和出血,在后极部也可出现脉络膜炎的病灶。当动脉周围的炎症消退时,动脉管壁的指环状渗出可逐渐变淡变小,常为黄白色亮点,最后逐渐消失,不留痕迹。

3.荧光素眼底血管造影

视网膜动脉充盈和静脉回流时间较迟缓,动脉管径不规则,但血流通畅,甚至呈白线状的血管仍有血流通过。造影晚期动脉管壁可有荧光染色。如有静脉受累,静脉可迂曲、扩张,管壁染色。

(三)诊断和鉴别诊断

此病较少见,但根据眼底的特殊表现,视网膜动脉呈现节段状指环状白鞘,动脉管径狭窄,一些动脉小分支白线化,视网膜静脉大多正常,可确定诊断。早期易误诊为全葡萄膜炎,但只要看清眼底的典型表现不难鉴别、还应于不全动脉阻塞等疾病相鉴别。这些疾病可结合病史、眼底表现、眼底血管造影,实验室检查明确诊断。

(四)治疗

因病因不明,只能采取对症治疗。在病变活动期间可全身或局部应用肾上腺糖皮质激素、血管扩张剂、维生素类和中医中药等治疗。如合并前葡萄膜炎除局部应于肾用腺糖皮质激素外,应加入散瞳和局部热敷等治疗。一些学者报道,诊断性抗结核治疗取得明显疗效。但一些患者可能是其他疾病引起,国外 Crouch 报告一例合并梅毒性全葡萄膜炎患者,抗梅毒治疗病情好转。但有些患者找不到病因,被认为是一种不明原因的变态反应,用肾上腺糖皮质激素治疗效果较好。

(五)治疗效果

本病发病较急但病程较缓慢,可持续数月或更久。预后较好,只要炎症不累及黄斑,大多数视力可恢复正常或接近正常。治愈后一般不再复发。

三、霜样树枝状视网膜血管炎

霜样树枝状视网膜血管炎由 Ito 等于 1976 年首次报道,其后其他国家及国内也相继有报道。本病因广泛性视网膜血管壁呈霜样白色渗出,像挂满冰霜的树枝而得名。是一种非常少见的双眼急性视网膜血管周围炎症。

(一)病因与发病机制

病因不十分明了,大多病例报道可能与病毒感染有关。但一些患者发病前无任何诱因,全身检查无特殊表现,多见于健康青少年,对短期肾上腺糖皮质激素治疗敏感,患者预后良好。一些学者把此类患者称之为特发型。而另一些患者有一定病因,如 HIV(人类免疫缺陷病毒)和巨细胞病毒感染,除有本病典型的眼底表现外多合并全身疾病,此种患者年龄较大,并发症较多,较难治愈,这种类型有学者称为全身型。

(二)临床表现

1.症状

多无任何诱因发病。常为双眼,可突发眼红,视力不同程度下降,视力最差可致光感。

2.体征

眼前段可正常或睫状充血,角膜后可见沉着物,房水、玻璃体可有尘状或雾状浑浊。眼底检查,视盘多正常,或有轻度充血水肿。视网膜血管无明显迂曲、扩张,特征性的眼底表现为视网膜血管周围白色渗出,像挂满冰霜的树枝,从后极部直达周边部视网膜均可见,多以中周部显著,少数以后极部为主。动静脉均可受累,但多以静脉受累更为明显。有些病例视网膜可有点状或片状出血,黄斑部可出现水肿,严重病例视网膜水肿、渗出,可出现渗出性视网膜脱离。病情好转后,静脉管壁白色渗出吸收或留下白鞘,黄斑水肿消退后局部可有色素紊乱或陈旧渗出。根据黄斑水肿的时间和程度,视力可有不同程度的恢复。较严重病例视网膜血管可闭塞,新生血管膜形成等并发症。

3.荧光素眼底血管造影

FFA 早期视网膜可无异常表现,静脉期视网膜血管出现渗漏,随造影时间延长,视网膜可出现广泛性血管通透性增加,静脉更为明显。如有视盘水肿,造影晚期视盘荧光染色,边界不清,黄斑区毛细血管的渗漏,造影晚期可见黄斑囊样水肿。

(三)诊断和鉴别诊断

1.诊断

根据典型的眼底改变及 FFA 大多可确诊。对于可疑病例可做全身检查、实验室检查、血清HIV 抗体检查,以排除全身并发症。

2.鉴别诊断

该病应与急性视网膜坏死、Eales 病、中间葡萄膜炎相鉴别。

(1)急性视网膜坏死综合征:是以动脉为主的视网膜血管炎,病灶多从周边部开始,可有黄白色大量渗出及出血,根据 FFA 和临床表现可鉴别。

(2)Eales 病:累及的血管也多为静脉,管壁可伴有白鞘,但多为周边部静脉受累(见视网膜静脉周围炎章节),玻璃体可反复出血。

(3)中间葡萄膜炎:睫状体平坦部呈雪堤样改变,而霜样树枝状视网膜血管炎不会有这些改变。

(四)治疗

特发型患者对肾上腺糖皮质激素反应良好。如有或病毒感染的患者,可在抗病毒同时使用肾上腺糖皮质激素治疗。

（五）治疗效果

肾上腺糖皮质激素治疗后血管霜样改变可完全消失，如不出现并发症视力预后较好。如出现视网膜血管闭塞新生血管膜形成、玻璃体积血、黄斑区长期水肿、黄斑区发生纤维瘢痕等并发症，视力预后较差。

四、双侧视网膜动脉炎伴多发性瘤样动脉扩张

双侧视网膜动脉炎伴多发性瘤样动脉扩张（bilateral retinal arteritis with multiple aneurismal dilatations，BRAMAD）又称特发性视网膜血管炎、动脉瘤和视神经视网膜炎（idiopathic retinal vasculitis，aneurysms，and neuroretinitis，IRVAN）。1983 年，Kincaid 和 Schatz 首次报告，是一种少见眼底病，原因不明，多发生于中青年患者（7～49 岁），女性较男性多见，没有全身相关疾病。通常双眼发病。

（一）病因与发病机制

IRVAN 的病因和发病机制尚不明了。

（二）临床表现

1.症状

多数患者无症状，于体检时发现，或因玻璃体浑浊引起的眼前黑影飘动而就诊，就诊时通常视力较好。当发生黄斑区渗出或缺血、玻璃体积血和新生血管性青光眼时，患者视力明显下降。

2.体征

在发病前，可先有前段葡萄膜炎和/或玻璃体炎。但多数患者眼前节正常和玻璃体无炎症改变。该病的眼底特点是在视盘附近的动脉和动脉分叉处出现瘤样动脉扩张，也可分布整个视网膜。视盘充血和边界不清，视盘动脉也可出现瘤样扩张，常引起视盘周围视网膜内硬性渗出。视盘周可有放射状出血和/或散在视网膜内出血。静脉不规则扩张和有血管鞘膜，周边部小血管广泛闭塞，交界处毛细血管扩张和异常吻合。在严重的病例可发生从周边到黄斑的血管闭塞和缺血、玻璃体积血和新生血管性青光眼。最终，视神经萎缩和无光感。长期追踪发现眼底的动脉瘤可增加或自发消退，表现是一种血管炎性的游走性改变，受影响的动脉节段性炎症使得血管壁强度减弱，在流体静压力的作用下可变成囊状或典型的纺锤形扩张，当血管炎症消失时，血管壁的强度恢复，动脉瘤减小，甚至恢复到正常血管轮廓。

3.分期

Samuel 根据对大量患者的观察，将 IRVAN 的临床经过细分为 5 个不同时期，这个分期系统概括了 IRVAN 的自然病程，为评价视网膜缺血的严重程度和治疗提供了依据（表 10-1）。

表 10-1　IRVAN 分期

分期	特征
Ⅰ期	大动脉瘤，渗出，视神经视网膜炎，视网膜血管炎
Ⅱ期	血管造影显示毛细血管无灌注
Ⅲ期	后段视盘或其他地方有新生血管，合并或者玻璃体积血
Ⅳ期	前段新生血管
Ⅴ期	新生血管性青光眼

4.辅助检查

(1)FFA:能清楚显示视盘和周边视网膜成串的大动脉瘤,一般位于动脉的分叉处,并有荧光素渗漏,周边部视网膜可见广泛毛细血管无灌注区。

(2)ICGA:能显示在眼底检查和FFA都不能发现的脉络膜血管异常,造影早期显示脉络膜大血管扩张和渗漏荧光。中期,进一步显示脉络膜血管有炎症性改变,有异常的血管灌注和血管壁损伤,在周边有斑片状弱荧光区,证实有脉络膜小血管的阻塞。可是全层或者部分的脉络膜炎症损伤,或者是脉络膜基质层萎缩,使脉络膜显示异常。ICGA也能显示扩张的视网膜动脉瘤,在整个ICGA造影过程中能保持因FFA渗漏荧光而模糊的血管壁的轮廓。

(3)OCT:可显示视网膜水肿和黄斑下局限性视网膜脱离。

(4)实验室检查:中性粒细胞胞质抗体(antineutrophil cytoplasmic antibody,ANCA)是各种血管炎症活动期的标志,用患者血清做间接免疫荧光法检测该抗体,已发现核周亚型(P-ANCA)为阳性,而胞浆质亚型(C-ANCA)为阴性。P-ANCA与微小结节状多动脉炎和其他全身血管炎相关,对IRVAN的诊断有帮助。

(三)诊断和鉴别诊断

1.诊断

双眼发病,视网膜血管炎,视网膜动脉分叉处瘤样扩张和视神经视网膜炎,具备这3个主要体征可确诊IRVAN,3个次要体征是周边毛细血管无灌注、视网膜新生血管和黄斑水肿。FFA可清楚地显示这些病变,有着确诊意义。ICGA和血清学检查可协助诊断。

2.鉴别诊断

主要和视网膜动脉扩张和血管炎症性疾病相鉴别。

(1)视网膜大动脉瘤:常见于老年人,多伴有高血压、糖尿病者病史。多为单眼发病。后极部视网膜大动脉处动脉瘤样扩张,一般只有一个,呈圆形,多有出血,周边部没有无灌注区。

(2)视网膜静脉周围炎:周边部眼底病变与视网膜静脉周围炎相似,但后者多为中青年男性,病变以静脉受累为主,不伴有视网膜中央动脉主干分支的瘤样动脉扩张。此外有反复发作病史。

(3)成人Coats病:可有粟粒样扩张的血管瘤,一般位于周边部视网膜,伴有较多的硬性渗出,广泛的毛细血管扩张呈梭形、囊样或串珠样。

(4)其他:一些和视网膜血管炎相关疾病也要鉴别排除,如白塞综合征、韦格纳肉芽肿、结节性多动脉炎、系统性红斑狼疮、结核和梅毒等。

(四)治疗

治疗包括肾上腺糖皮质激素、激光治疗和玻璃体切割术。

1.药物治疗

该病是一种视网膜血管炎症性的改变,可使用肾上腺糖皮质激素治疗,但口服泼尼松30 mg/d无效,静脉滴注甲泼尼龙500 mg/d效果较好,但只是单个病例的报告,效果并不肯定,需要进一步证实。

2.激光治疗

(1)治疗的目的是促使视网膜新生血管消退或预防新生血管的发生,消除黄斑水肿。

(2)适应证:视网膜毛细血管无灌注区和渗漏,黄斑水肿。

(3)治疗方法:直接光凝视网膜无血管区和渗漏的毛细血管,黄斑水肿采用栅格样光凝渗漏点。

（4）注意事项：避免直接光凝瘤样扩张的动脉，以免引起动脉的阻塞，但黄斑颞侧的动脉瘤可以直接光凝，因为它是末端血管。

3.玻璃体腔内注药

对有视网膜新生血管和黄斑水肿患者，可玻璃体腔内注射抗 VEGF 药物（雷珠单抗或贝伐珠单抗），能显著地抑制视网膜新生血管。抗 VEGF 很少单独使用，一般是作为其他治疗的辅助治疗，必要时可补充多次注射。也有单个病例报告玻璃体腔内注射曲安奈德或植入地塞米松缓释剂能有效减轻黄斑水肿和提高视力。

4.玻璃体手术

发生大量玻璃体积血和增生前膜影响视力，需玻璃体手术治疗。

（五）治疗效果

部分动脉瘤可自行消退，多数患者保持较好视力。少数患者视力预后差，视力下降与周边部视网膜缺血和新生血管性并发症有关。在 IRVAN 第Ⅱ期及时进行治疗的眼效果较好，所有治疗眼的视力保持在 1.0，没有一只眼加重。在Ⅲ期才开始治疗的大多数眼也能保持≥0.5 视力，约有 25％的眼继续恶化，视力下降到≤0.01，另有 21％继续发展到虹膜红变或新生血管性青光眼。在第Ⅲ期才开始做全视网膜光凝有可能不能阻止新生血管的后遗症，导致视力严重丧失的发生率很高。在第Ⅳ期或第Ⅴ期才开始做全视网膜光凝治疗眼约 50％发生严重的视力下降（≤0.01）。因此，当 FFA 一发现有视网膜缺血表现就做缺血区广泛视网膜激光治疗，能维持长期视力稳定，预防发生增生性玻璃体视网膜病变。

抗感染治疗的效果还不肯定。IRVAN 表现前房细胞和玻璃体炎症提示可能是炎症病因引起，但使用皮质类固醇药物并没显示出减少血管炎症或停止视网膜或虹膜新生血管的发展。仅有几只眼使用了抗代谢药物环孢霉素或甲氨蝶呤治疗，但疗效尚不肯定。

（李洪岩）

第七节　急性视网膜色素上皮炎

急性视网膜色素上皮炎（acute retinal pigment epithelitis，ARPE）由 Krill 在 1972 年首次描述，是一种较少见的黄斑区视网膜色素上皮层面的特发性自限性炎症病变。多见于健康的年轻人，可累及单眼或双眼，以单眼常见。全身检查多无异常。

一、病因与发病机制

本病的病因及发病机制仍不清楚。一直认为本病是视网膜色素上皮的炎症改变，其病程表现为急性过程，因而怀疑与病毒感染有关（如登革热病毒、肝炎病毒）。也有报道静脉注射唑来膦酸后出现 ARPE 的病例。

二、临床表现

（一）症状

大部分患者起病前无明显病史。可表现为突发的中心视力下降，视物变形，部分患者无明显症状。视力一般在 0.1～1.0,约 3/4 患者视力在 0.7 以上。

(二)体征

一般无眼前节表现,一些病例偶见轻度玻璃体炎。

眼底检查可见黄斑区散在的视网膜下成簇排列的略呈灰褐色的针点状病灶,周围环绕淡黄色的脱色素晕环,黄斑中心凹反光弥散或不可见。病灶在 1～3 个月后渐消退,患者视力多恢复,但黄斑区可遗留轻度的色素紊乱。病变一般限于黄斑区,有时也可见到黄斑外病灶,但很罕见。视神经、视网膜和视网膜血管正常,没有视网膜下液体、视网膜水肿和血管周围炎。

(三)辅助检查

1.荧光素眼底血管造影(FFA)

病灶中央的成簇的针点状病灶表现为全程弱荧光,周围的晕环表现为多发点状透见荧光,呈蜂巢样"中黑外亮"外观,部分晚期可有染色。极少数情况下,FFA 不能发现黄斑病变。

有时,视盘周围区域可能受累,罕见情况下,强荧光点在造影后期出现轻微的边缘模糊。

2.吲哚青绿脉络膜血管造影(ICGA)

早期黄斑区斑驳状强荧光,后期黄斑区花结状强荧光。

3.相干光断层扫描仪(OCT)

OCT 显示椭圆体(IS/OS)带局部较窄的断裂、模糊,嵌合体带有较宽的断裂,两者之间可见圆顶状强反射灶。几项 OCT 研究提示病变部位位于神经视网膜外层及其与 RPE 相关的区域,而另一项利用 OCT 观察了 4 例患者的病例报道提示病变最初累及光感受器外节与 RPE 细胞顶面之间连接处。视网膜内、视网膜下、RPE 下液体很少见。部分患者在恢复期可观察到椭圆体(IS/OS)带断裂的修复,视力也多恢复正常,而部分视力未完全恢复患者仍可观察到椭圆体(IS/OS)带的断裂,提示视力恢复可能与恢复期时椭圆体(IS/OS)带是否断裂有关。

4.Amsler 检查

可发现中心视野区有扭曲变形。

5.视野检查

可发现中心暗点,多表现为相对暗点。

6.色觉检查

可有异常。

7.眼电图检查

可正常或因广泛的 RPE 改变而异常,但随着临床表现的消失,上述客观检查也可完全恢复正常。

三、诊断和鉴别诊断

(一)诊断

依据年轻健康成年人急性视力下降和视物变形的病史,眼底改变、FFA、ICGA 和 OCT 检查结果,一般可诊断,需要与以下疾病鉴别。

(二)鉴别诊断

1.慢性中心性浆液性脉络膜视网膜病变(慢性中浆)

急性视网膜色素上皮炎与慢性中浆在检眼镜和 FFA 检查中较难鉴别。慢性中浆的 OCT 表现为 RPE 局部的单个结节状突起,小色素上皮脱离,神经上皮浅脱离,与 ARPE 不同,慢性中浆的 ICGA 表现为多灶性脉络膜通透性增强,这些均有助于与 ARPE 的鉴别。

2.急性后极部多灶性鳞状色素上皮病变(APMPPE)

APMPPE 多急性起病,典型表现为视网膜下的多发的灰白色扁平鳞状病灶,病灶比 APRE 的大。FFA 早期病灶呈弱荧光,随时间延长,病灶渐染色,与 ARPE 的"中黑外亮"表现不同。

3.多发性一过性白点综合征

本病起病急和眼底出现灰白色点状病变类似 ARPE,但其特征是包括黄斑的后极广泛区域的多灶性、灰白色浅淡斑点,边界模糊,大小 100～200 μm,位于视网膜深层或视网膜色素上皮层。

4.多灶性脉络膜炎合并全葡萄膜炎(MCP)

常双眼发病,伴有前葡萄膜炎和玻璃体炎。急性期眼底散在多个圆形、椭圆形或多边形边界模糊的黄白色或灰黄色病灶,直径在 50～350 μm,最终可萎缩伴色素脱失或瘢痕形成。急性期病灶在 FFA 早期强荧光,晚期渗漏,ICGA 表现为弱荧光,OCT 显示病灶位于视网膜外层和脉络膜内层,急性期在 RPE 下有驼峰状隆起,恢复期瘢痕处出现视网膜挖凿征。

四、治疗

治疗禁忌用皮质类固醇药物,严重者可用非类固醇类激素。考虑为病毒感染者可用抗病毒药物治疗。可使用改善眼底微循环及营养视网膜药物,如卵磷脂络合碘、复方血栓通、维生素 A、维生素 E 以及甲钴胺类。也可考虑用高压氧治疗。

五、治疗效果

大多数有自限性,在 3 个月内完全恢复,视力预后良好,很少复发。

(朱业琪)

第八节　外层渗出性视网膜病变

外层渗出性视网膜病变又称 Coats 病,是一种以视网膜血管扩张、广泛视网膜渗出和引起的渗出性视网膜脱离为特征的眼部病变。1908 年,George Coats 首次描述了一种发生于男性儿童,单侧视网膜渗出伴毛细血管扩张的眼底病,称为 Coats 病。4 年后,Leber 命名了一种"Leber 多发性粟粒性视网膜动脉瘤病",表现为视网膜血管瘤伴渗出。1955 年,Reese 指出这两种病为同一种疾病的不同表现时期。Shields 等人定义其为特发毛细血管扩张伴随视网膜渗出,常有渗出性视网膜脱离,而无视网膜或玻璃体牵拉。另有很多其他命名,如原发性视网膜毛细血管扩张、先天性视网膜毛细血管扩张、大量渗出性视网膜炎、视网膜毛细血管扩张。

一、病因与发病机制

Coats 病的病因仍不完全明确,可能与炎症、内分泌失调引起的代谢障碍有关。目前,也有研究表明 Coats 病与遗传因素有关,NDP 基因的变异引起 norrie(一种在视网膜发育及血管形成中起重要作用的蛋白)的缺乏,可能引起 Coats 病发生。

Coats病的初始改变在视网膜血管,视网膜小动脉和毛细血管异常扩张,管壁增厚,形成了Egbert曾描述的"腊肠"样血管外观。此外,还有类似糖尿病视网膜病变的改变,即毛细血管周细胞缺失,微动脉瘤形成。由于血管内皮细胞的玻璃样变性和分离引起通透性异常,内皮细胞和周细胞的破坏引起血视网膜屏障破坏,从而导致血液内高脂质成分渗入视网膜组织和视网膜下间隙,视网膜出现肿胀、囊腔和渗出性视网膜脱离。

病理改变:光镜检查可见血管扩张、管腔内狭窄,缺乏内皮细胞的微动脉瘤改变,围绕血管、血管内可见多形核白细胞,嗜酸性粒细胞,单核细胞。视网膜内层不规则增厚,囊腔形成,PAS阳性的嗜酸性液体,泡沫细胞和血影细胞浸润。也可观察到视网膜下纤维蛋白、胆固醇、巨噬细胞。电镜检查可见管腔狭窄,基膜样物质,内皮细胞和周细胞的不规则缺失,动脉瘤伴随浆液和纤维蛋白样物质浸润,血管壁扩张。视网膜内层泡沫细胞、血影细胞浸润,巨噬细胞、肥大的Müller细胞,血管周围胶质细胞增生,视网膜外层不均匀变性,光感受器萎缩。

角膜、小梁、虹膜、睫状体、玻璃膜、脉络膜通常正常。

二、临床表现

Coats病是一种常见病,无种族特异性。多见于健康男性儿童,男性发病率是女性3倍,一般在10～20岁发病;也有少数成人患者,多伴有高胆固醇血症。多为单眼发病,患儿(者)常以视力低下,斜视,白瞳症而就诊。

(一)症状

当病变位于周边部时,对视力影响不大,但随着病情发展,累及黄斑、甚至引起黄斑水肿和视网膜脱离时,出现明显视力下降。但在儿童患者中,由于患儿一般不会主动表述视力下降,多数患者直到出现明显的后极部大量黄白色渗出或甚至严重的视网膜脱离,瞳孔区形成白色反光才引起家长的重视而就医。此时患儿视力几乎丧失,瞳孔散大。也有的患儿出现斜视,才引起家长注意而来就诊。

(二)体征

1.眼前段表现

早期没有明显改变,随着病情发展,可出现眼前节继发性改变,包括角膜水肿、球形角膜或角膜带状变性;前房胆固醇沉积而继发性开角型青光眼;虹膜新生血管,和周边前粘连,而继发闭角性新生血管性青光眼和白内障。

2.眼底表现

早期病变极轻微,可以仅仅是周边或黄斑区局限点状黄白色渗出,不做荧光素眼底血管造影(FFA)检查很容易漏诊或误诊。

(1)视网膜血管异常:眼底检查可见视网膜血管第二级分支后,多数发生在颞侧和下方象限,动静脉均可受累,以小动脉明显,表现为血管变直或扭曲、囊样或串珠状扩张,FFA可见缺血区,并可伴有视网膜新生血管和血管交通支。

(2)视网膜渗出:渗出灶多位于颞侧及后极部,与视网膜血管异常所在位置契合或环绕视网膜血管异常区域,呈一个或多个大斑块状黄白色渗出灶,扁平或隆起,多位于视网膜血管下。渗出灶周围可见胆固醇结晶沉着及点和片状出血。黄斑受累时可呈星芒状或环形硬性渗出。

(3)渗出性视网膜脱离:渗出明显者可导致视网膜球形隆起,引起渗出性视网膜脱离。视网膜下液可是浆液性,更多是混合性,含有胆固醇结晶。

（4）增生性改变：长期的渗出性视网膜脱离可引起视网膜下增生，呈瘤样，一个或多个，孤立或多个相连。多与视网膜粘连，也可与脉络膜粘连。一般位于颞侧周边部，也可位于其他象限甚至后极部。部分患者由于大量的硬性渗出，血管异常，产生缺血性改变，也可刺激产生视网膜前的新生血管纤维膜形成。甚至视网膜完全被增生纤维和胶质组织代替。

（5）玻璃体改变：玻璃体一般清晰，偶有轻度浑浊，伴有新生血管患者可有玻璃体积血。积血可是局限，也可是大量积血致眼底窥不清。

（6）其他：少见临床改变是发生黄斑板层裂孔，视网膜色素上皮增生、变性和脱落，眼球萎缩等。

（三）成人 Coats 病

成人 Coats 病与儿童患者具有相似的特征性视网膜血管异常和广泛的视网膜渗出，但受累范围较局限，出血少，黄斑受损害轻，较容易出现局部脂质沉积，大动脉瘤旁出血。随诊过程中病变发展缓慢，视力预后较好。激光治疗后绝大多数者视力提高。

（四）辅助检查

1.FFA 检查

在 Coats 病的诊断及治疗方面有重要作用。视网膜血管异常的病变区小动脉和静脉迂曲扩张，管壁呈囊样、梭形或串珠状瘤样改变。血管通透性增加，染料渗漏，晚期呈现片状强荧光。亦可见毛细血管无灌注区及周围的毛细血管扩张，微血管瘤形成，部分可见视网膜新生血管性团状强荧光。脱离区视网膜血管迂曲及聚焦不良。晚期浓厚的视网膜渗出灶可显示视网膜大、中血管的浅淡遮蔽荧光。

2.吲哚青绿脉络膜血管造影

所见脉络膜血管基本正常。

3.OCT 检查

在疾病发展中对黄斑水肿程度，浆液性视网膜脱离等观察起到了一定作用，频域 OCT 可以更清楚地观察 Coats 病患者视网膜每一层的结构变化。最近有种新型的手持便携式 SD-OCT 作为术中工具，用来鉴别视网膜母细胞瘤及观察治疗过程中视网膜下液体吸收的情况。

4.超声波检查

视网膜脱离在 A 超表现玻璃体腔出现锐利的高波峰，为脱离的视网膜的回声，其后多个低峰，是渗出液内胆固醇颗粒的回声，波峰的密度取决于胆固醇颗粒含量，颗粒越多低波峰也越多。B 超可显示视网膜脱离形态，大量视网膜下胆固醇结晶显示为视网膜下间隙密集的点状高回声。视网膜瘤样增生表现视网膜增厚的实性高回声。

5.CT 检查

Coats 病早期渗出位于视网膜内，CT 可见眼环增厚，当渗出物增多，形成浆液性视网膜脱离时，可较好显示视网膜下液的形态、密度。如渗出液中蛋白含量较高，CT 值高于玻璃体；以血细胞成分为主，CT 值可更高；以胆固醇成分为主，CT 值与玻璃体相近。

6.MRI 检查

在显示视网膜脱离、出血、渗出方面更为清晰。渗出液中以蛋白含量为主，T_1 高信号，T_2 中等或高信号；蛋白含量低时，T_1 低信号，T_2 高信号。Coats 病的视网膜下液的结晶在 T_1、T_2 均表现为高信号。

三、诊断和鉴别诊断

(一)诊断

根据患者年龄、单眼发病、出现原因不明的血管变直、扭曲、囊样扩张或串珠状改变伴广泛渗出,FFA 显示异常血管明显渗漏,不难诊断。但不典型病例需要同白瞳症及其他会表现为视网膜扩张、血管性疾病相鉴别。

(二)鉴别诊断

1.早产儿视网膜病变

有早产和出生低体重病史,多为双眼发病,当发生白瞳症时,已发生增生膜牵拉视网膜脱离。

2.糖尿病视网膜病变

患病年龄较大,有糖尿病的病史,多为双眼患病。静脉血管迂曲和扩张,视盘和视网膜前新生血管膜,表现牵拉性视网膜脱离。Coats 病发病年龄较小,单眼发病。常有成群的微血管瘤和较大一些的粟粒状动脉瘤,以及迂曲扩张的毛细血管其周围绕以硬性渗出环。

3.转移性眼内炎

常继发于全身急性感染性病变,特别是肺部感染。眼前节常有不同程度的炎症表现,如角膜后沉着物,前房闪辉等葡萄膜炎体征。

4.家族性渗出性玻璃体视网膜病变

本病也可能出现大量黄白色视网膜渗出和渗出性视网膜脱离。但本病一般有家族史,双眼发病,早期视网膜无血管区和血管异常位于周边视网膜,以颞侧最明显。可见颞侧赤道部视网膜血管走行变直,分支增多,且在赤道部以前突然中止,血管末端形成扇形边缘。而 Coats 病多为单眼,血管异常可发生在眼底任何部位,以血管串珠状扩张、血管白鞘、异常血管吻合及大量黄白色渗出为特征。

5.视网膜血管炎

本病多双眼发病,较少出现视网膜内黄色渗出,而更多表现为周边视网膜广泛的血管鞘样改变、缺血和新生血管,容易反复玻璃体积血。

6.视网膜血管瘤

视网膜血管瘤也可引起黄白色视网膜渗出,但一般比较局限,范围一般较小,比较大的血管瘤多可见到扩张的 2～3 支滋养血管。通常视网膜血管瘤并没有广泛的毛细血管扩张表现,而是以团块状血管瘤为特征。另外视网膜血管瘤还可合并出现肝肾或者脑部的囊肿或血管瘤及 VHL 综合征。

7.视网膜母细胞瘤

视网膜母细胞瘤是常见的白瞳症,较易与 Coats 病混淆。视网膜母细胞瘤玻璃体内常见灰白色片状、块状浑浊,眼底可见视网膜灰白色实性隆起,有卫星样结节,肿瘤隆起处血管扩张,有时继发青光眼。B 超显示其内为弱回声或中强回声,60％～80％有强光斑回声(钙化斑),彩色多普勒超声成像(CDI)于实性隆起强光斑内,可见与视网膜血管相延续的、红蓝相伴行的血流。MRI 检查在 T_1 呈高信号,T_2 呈低信号,增强时肿瘤明显强化。而 Coats 病为视网膜大量广泛黄白色渗出,瘤样增生位于视网膜下。视网膜脱离的近周边处有串珠状动脉瘤、微血管瘤和毛细血管异常,B 超检查脱离的视网膜下有细弱、均匀、可移动的点状回声。Coats 病的视网膜下液结晶在 MRI 检查 T_1 长 T_2 均为高信号,增强时无强化。

8.急性视网膜坏死

眼底有大量黄色渗出类似 Coats 病,但本病起病急,多个大血管炎症,渗出形成血管白线,晚期血管变细闭塞性白线状,明显的玻璃体炎和葡萄膜炎,渗出往往伴有视网膜内的出血和边界清晰的白色视网膜坏死病灶。坏死病灶多数从视网膜周围向中央发展,坏死灶逐渐相连呈环形。这些改变都与 Coats 病有很大差别。

9.其他

还需要与先天性白内障、视网膜分支静脉阻塞、睫状体平坦部炎、色素失调症、弓蛔虫病、永存原始玻璃体增生症、Norrie 病、特发性黄斑旁毛细血管扩张症和放射性视网膜病变相鉴别。

四、并发症

本病如果没有在早期得到有效控制,疾病发展加重,最终可形成渗出性视网膜脱离,虹膜红变,青光眼,葡萄膜炎以及低眼压及眼球萎缩。部分患者经治疗后炎症消退,如果病灶波及黄斑,可出现继发性黄斑前膜,或者由于长时间的炎症和水肿,最终导致黄斑部视网膜萎缩变薄,视功能严重受损。

五、治疗

治疗的目的是保存或提高视力,防止视网膜病变进一步发展。当视力损害不能恢复时,尽量维持视网膜在位和眼球的完整。根据疾病不同分期选择不同治疗方案。

(一)口服药物治疗

目前没有特异性治疗 Coats 病的药物。针对视网膜出血可有给予某些中成药,比如止血祛瘀明目片和丹红化瘀口服液等。维生素 C 理论上有减少血管通透性的作用,羟苯磺酸钙(利倍思,昊畅,导升明)0.5 g,每天 2 次可能对减少渗出有好处。

(二)肾上腺糖皮质激素

有促进视网膜水肿和渗出吸收的作用,使病情暂时缓解。玻璃体腔内注射曲安奈德是一种较为有效的辅助和替代治疗手段。Othman 等人报道了 15 例患者,采用玻璃体腔注射曲安奈德 4 mg 联合冷凝或激光治疗后,均获得视力提高、视网膜下液体和渗出吸收。高眼压、白内障、孔源性视网膜脱离是较为常见的并发症。Ghazi 等人建议在玻璃体腔注射曲安奈德后密切观察视网膜下液体量,并在注射 4 周内进行激光治疗,可有效促进视网膜下液吸收,阻止病变进一步发展。猜测曲安奈德通过其抗炎、抗血管通透性的特性起到保护作用。

(三)激光光凝治疗

根据 Shields 的分期,激光光凝治疗是病情较轻、渗出局限病例的最佳选择,可以封闭异常血管,减少渗出并促进吸收。可使用各种类型的眼底激光。Schefler 等人回顾性研究了重复激光光凝治疗 Coats 病的疗效,16 个首次被诊断为 Coats 病、病情分期在 2A 至 3B 的患者,平均治疗次数为 4.8 次,其中的 50% 的患者治疗后获得了中等以上视力(1.0~0.2)。Schefler 在 6 个进展期患者中发现激光光凝可以有效防止视力下降,但同时应注意随访。

(四)冷凝治疗

适应渗出性视网膜脱离和视网膜下瘤样增生,但在视网膜下液黏稠和较多胆固醇结晶患者可能会阻碍视网膜下液引流,影响视网膜复位。因为过多的冷凝反而可以引起网膜下渗出、增加视网膜脱离程度,所以一次冷凝不超过 2 个象限,每次治疗间隔 1 个月。

(五)玻璃体手术

适应合并有玻璃体增生牵拉的视网膜脱离和黄斑前膜形成患者,另外,视网膜下液致密回声和较多胆固醇结晶患儿(者)也是玻璃体手术适应证。

(六)眼球摘除术

在 Coats 病终末期,无光感且伴眼球疼痛时,可采取眼球摘除术+异眼座植入术。

(七)抗血管内皮生长因子(抗 VEGF)药物

作为辅助治疗手段也越来越多的应用在 Coats 病的治疗。有报道检测出 Coats 病患者眼内 VEGF 含量增高,有学者观察到在玻璃体腔注射抗 VEGF 药物后联合其他治疗,患者病情好转,伴随眼内 VEGF 含量显著降低。以上研究均提示 Coats 病可能与 VEGF 失调控后,引起的血管生成有关。近年来有数例在 Coats 病中应用抗 VEGF 药物,如贝伐珠单抗、雷珠单抗、哌加他尼钠等玻璃体腔注射的报道。大部分报道均在病变 2、3 期使用抗 VEGF 药物,剂量贝伐珠单抗为 1.25 mg 或 2.5 mg,雷珠单抗0.5 mg,哌加他尼钠 0.3 mg,依据病情 1 次或多次重复注射。随访结果表明玻璃体腔注射抗 VEGF 药物或联合曲安奈德注射、PDT、激光或冷凝治疗,可有效地减少视网膜下渗出,消退异常扩张血管,减轻视网膜水肿,提高或稳定视力。但到目前为止还没有就玻璃体腔内注射抗 VEGF 剂量及次数达成共识,其引起全身或局部并发症的情况亦未见报道。另有学者提出贝伐单抗应用要小心,因为其有潜在引起玻璃体视网膜纤维化,牵拉性视网膜脱离的风险。抗 VEGF 药物玻璃体腔内注射的长期效果还未知,需要前瞻性多中心的临床研究。

六、治疗效果

早期当血管及渗出病变限于周边时,治疗后有望保留正常视力。当病情进入后期,黄斑区大量渗出甚至出现机化时,不可避免产生永久性视力障碍。因此,关键是病变波及的部位以及是否得到及时正确的早期治疗。通过恰当的治疗,多数渗出可以缓慢吸收,范围逐步缩小。对于眼内增生严重患者,常需要进行玻璃体切割,眼内放视网膜下液,进行眼内光凝或经巩膜冷冻,采用硅油填充;如果黄斑部损伤不严重,仍然有部分视力恢复的可能。对于成年型的 Coats 病患者,及时的视网膜光凝或者经巩膜视网膜冷冻,大多数情况下仍然可能取得良好效果。部分患者可能在冷冻手术之后短期内出现视网膜渗出增加,甚至视网膜脱离范围扩大,但再次冷冻仍然可能使渗出逐渐吸收。近年来随着诊治水平提高,大部分患者即使视力恢复无望,也可保持解剖结构的稳定,免于摘除眼球。

(朱业琪)

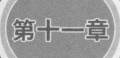

第十一章　视神经疾病

第一节　视　盘　水　肿

一、概述

视盘水肿指视盘被动水肿,无原发性炎症,早期无视功能障碍。多是其他全身病的眼部表现。

(一)病因

引起视盘水肿的疾病很多:①颅内原因有颅内肿瘤、炎症、外伤、先天畸形等。②全身原因有恶性高血压、肾炎、肺心病等。③眶内原因有眼眶占位、眶内肿瘤、血肿、眼眶蜂窝织炎等。④眼球疾病有眼球外伤或手术使眼压急剧下降等。

(二)发病机制

视神经的轴质流的运输受到阻滞。

二、诊断思路

(一)病史要点

1.症状

(1)常双眼,视力多无影响,视功能可长期保持正常的特点是视盘水肿的一个最大特征。少数患者有阵发性黑矇,晚期视神经继发性萎缩引起视力下降。

(2)可伴有头痛、复视、恶心、呕吐等颅内高压症状,或其他全身症状。

2.病史

可有高血压、肾炎、肺心病等其他全身病病史。

(二)查体要点

1.早期型

视盘充血,上、下方边界不清,生理凹陷消失,视网膜中央静脉变粗,视网膜中央静脉搏动消失,视盘周围视网膜成青灰色,视盘旁线状小积血。

2.中期进展型

视盘肿胀明显,隆起3～4 D,呈绒毛状或蘑菇形,外观松散,边界模糊,视网膜静脉怒张、迂曲,盘周火焰状积血和渗出,视盘周围视网膜同心性弧形线。

3.晚期萎缩型

继发性视神经萎缩,视盘色灰白,边界模糊,视网膜血管变细。

(三)辅助检查

1.必做检查

(1)视野:①早期生理盲点扩大(图11-1)。②视神经萎缩时中心视力丧失,周边视野缩窄。

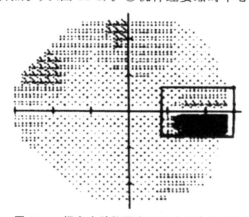

图 11-1 视盘水肿视野表现为生理盲点扩大

(2)头颅眼眶 CT,排除颅内病变。

2.选做检查

(1)视觉电生理:了解视神经功能。VEP 表现为大致正常。

(2)FFA:动脉期见视盘表层辐射状毛细血管扩张,很快荧光素渗漏,视盘成强荧光染色。

(四)诊断步骤

诊断步骤见图11-2所示。

(五)鉴别诊断

1.视盘炎

突然发病,视力障碍严重,多累及双眼,多见儿童或青壮年,经激素治疗预后较好。伴眼痛。眼底:视盘充血潮红,边缘不清,轻度隆起,表面或边缘有小积血,静脉怒张迂曲或有白鞘。视野检查为中心暗点,色觉改变(红绿色觉异常)。

2.缺血性视神经病变

发病年龄多在50岁以上,突然发生无痛性、非进行性视力减退,早期视盘轻度肿胀,后期局限性苍白。视野检查:弓形暗点或扇形暗点与生理盲点相连。FFA示视盘早期弱荧光或充盈缺损,晚期视盘强荧光。

3.视盘血管炎

视盘血管炎多见于年轻女性,视力轻度减退,视盘充血潮红,轻度隆起,视盘表面或边缘有小积血。视野可为生理盲点扩大。FFA 显示视盘表面毛细血管扩张渗漏明显。激素治疗效果好。

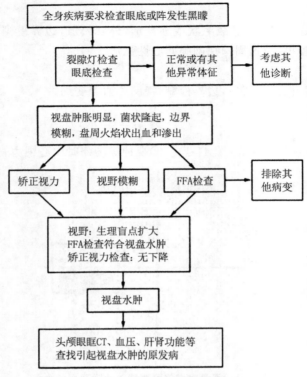

图 11-2　视盘水肿诊断流程

4.假性视盘炎

常双侧,视盘边界不清,色稍红,隆起轻,多不超过 1～2 D,无积血渗出,终身不变。视力正常,视野正常。FFA 正常。

5.高血压性视网膜病变

视力下降,视盘水肿稍轻,隆起度不太高,眼底积血及棉绒斑较多,遍布眼底各处,有动脉硬化征象,血压较高,无神经系统体征。

6.视网膜中央静脉阻塞

视力下降严重,发病年龄较大。视盘水肿轻微,静脉充盈、怒张迂曲严重,积血多,散布视网膜各处,多单侧发生。

三、治疗措施

(一)经典治疗

1.寻找病因及时治疗

在早期和中期进展时治疗能提高视力。

2.药物治疗

高渗脱水剂降低颅内压,如口服甘油、静脉注射甘露醇。辅助用能量合剂(ATP、辅酶 A 等)、B 族维生素类药物。

3.长期视盘水肿患者

经常检查视力及视野。

（二）新型治疗

不能去除病因,药物无效,在观察过程中发现视力开始减退、频繁的阵发性黑蒙发生,必须及时行视神经鞘减压术。

（三）治疗流程

治疗流程见图 11-3 所示。

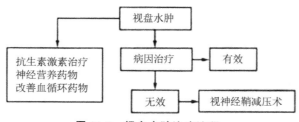

图 11-3　视盘水肿治疗流程

四、预后评价

视盘水肿可逐渐加重,视力障碍发生较晚。病因及早去除,视盘水肿可于 1～2 个月内消失,预后良好。然而,长期严重的视盘水肿的预后很差。视盘水肿长期高于 5 D 以上对视功能威胁很大;视网膜静脉明显怒张、迂曲,视网膜上广泛大片积血以及棉绒斑的早期出现常表示视功能濒临危险关头,视网膜动脉明显狭窄变细表示视神经已经发生严重变化;视盘颜色变白表示视神经已经发生萎缩。

（朱业琪）

第二节　视神经萎缩

一、概述

视神经萎缩是指任何疾病引起视神经发生退行性变性,导致视盘颜色变淡,视力下降。视神经萎缩不是一种单独的疾病,它是多种眼部病变的一种结局,可严重影响以至丧失视功能。

（一）病因

原因很多,但有时临床上很难查出病因。常见病因:①视盘水肿。②蝶鞍、额叶等颅内占位性病变、脑膜炎、脑炎等。③视神经炎症、视神经缺血、视神经肿瘤、多发性硬化等。④药物中毒、重金属中毒及外伤等。⑤遗传性 Leber 视神经病变等。⑥脉络膜炎症、视网膜炎症、变性。⑦营养障碍,如恶性贫血,严重营养不良等。

（二）病理

视神经纤维变性、坏死、髓鞘脱失而导致视神经传导功能丧失;视盘苍白系视盘部位胶质细胞增生、毛细血管减少或消失所致。

原发性视神经萎缩由筛板后的视神经交叉,视束及外侧膝状体以前的视路损害,继发性视神经萎缩由于长期视盘水肿或视盘炎而引起,其萎缩过程是上行性。

二、诊断思路

(一)病史要点

临床表现:严重视力减退,甚至失明。视野明显改变,色觉障碍。可有一些特殊病史如中毒外伤史、家族遗传性病变史。

(二)查体要点

1.瞳孔

瞳孔不同程度散大,直接对光反应迟钝或消失,间接对光发射存在。患眼视力严重下降但未失明者 Marcus Gunn 征阳性。

2.眼底检查

视盘变苍白为主要特征。原发性者视盘苍白,边界清晰,筛板可见,视网膜血管变细。继发性者视盘灰白污秽,边界模糊,因炎症导致大量神经胶质细胞覆盖,筛板不可见,视盘附近网膜血管变细有白鞘。可查出颅内病变、视神经视网膜原发性疾病等。

(三)辅助检查

1.必做检查

(1)视野检查:不同类型、不同程度的缺损,如中心暗点,偏盲,向心性缩窄。

(2)头颅眼眶 CT:排除颅内病变。

(3)电生理检查:了解视神经功能。VEP 可表现为不同程度的振幅降低,潜伏期延长。

2.选做检查

FFA:视盘一直呈弱荧光,晚期轻着染(图 11-4)。

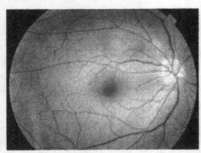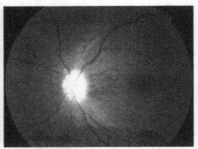

图 11-4　视神经萎缩 FFA

表现视盘早期呈弱荧光,晚期轻着染

(四)诊断步骤

诊断步骤见图 11-5 所示。

三、治疗措施

(一)经典治疗

积极病因治疗,试用药物。①糖皮质激素。②神经营养药:B 族维生素、ATP、辅酶 A、肌苷、烟酸。③活血化瘀,扩张血管。

(二)新型治疗

预后较差,无特殊治疗。

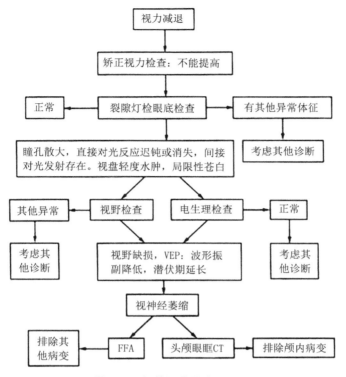

图 11-5　视神经萎缩诊断流程

(三)治疗流程

治疗流程见图 11-6 所示。

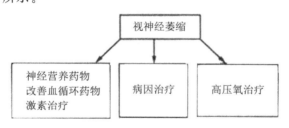

图 11-6　视神经萎缩治疗流程

四、预后评价

视神经萎缩为视神经严重损害的最终结局,一般视力预后很差。患者最后多失明。但垂体肿瘤压迫导致的下行性视神经萎缩,绝大多数手术切除肿瘤后视力可有很大恢复。

(朱业琪)

第三节 视 神 经 炎

一、概述

视神经炎泛指视神经的炎性脱髓鞘、感染、非特异性炎症等疾病,能够阻碍视神经传导功能,引起视功能一系列改变的视神经病变。临床上常分为视盘炎和球后视神经炎。

球后视神经炎一般可分为急性和慢性,后者为多见。

(一)病因

(1)局部炎症。

(2)病毒感染。

(3)全身感染。

(4)营养和代谢性疾病。

(5)中毒。

(6)特发性:多发性硬化、糖尿病、甲状腺功能障碍与本病关系密切。

(二)病理

早期白细胞渗出,慢性期以淋巴细胞和浆细胞为主。中等程度损伤形成少量瘢痕,而严重损伤则神经纤维被神经胶质细胞增生代替,引起视神经萎缩。

二、诊断思路

(一)病史要点

视盘炎症常突然发病,视力障碍严重,多累及双眼,多见儿童或青壮年,经治疗一般预后较好,我国 40 岁以下者约占 80%。临床表现:视力急剧下降,<0.1。眼痛:早期前额部疼痛,眼球转动痛。

球后视神经炎突然发病,视力突然减退,甚至无光感。多单眼发病,眶深部痛或眼球转动痛。因球后视神经受累部位不同有以下几种类型:①轴性球后视神经炎,病变主要侵犯视盘黄斑束纤维,表现为视力下降严重,视野改变为中心暗点。②球后视神经周围炎,病变主要侵犯球后视神经鞘膜。梅毒多见,表现为视野向心性缩小。③横断性视神经炎,病变累及整个视神经横断面,表现为无光感(黑矇)。

(二)查体要点

1.视盘炎

瞳孔不同程度散大,直接对光反射迟钝或消失,间接对光反射存在,单眼患者出现相对性传入性瞳孔障碍,称 Marcus-Gunn 瞳孔。眼底:视盘潮红,表面毛细血管扩张,边缘不清,轻度隆起,筛板模糊,生理凹陷消失,可出现少量积血点。视盘周围视网膜水肿呈放射状条纹,表面或边缘有小积血,静脉怒张弯曲或有白鞘。

2.球后视神经炎

瞳孔中等大或极度散大。直接对光反应消失,间接对光反应存在。眼底:早期无变化,3~

4周时视神经色泽改变,颜色变淡。"两不见"症状:患者看不见,医师早期检查无异常。

(三)辅助检查

1.必做检查

(1)视野检查:视盘炎表现为巨大而浓密的中心暗点、重者有周边视野缩小,色觉改变(红绿色觉异常)。球后视神经炎表现为中心、旁中心暗点或哑铃状暗点。

(2)头颅眼眶 CT:排除颅内病变。

(3)FFA:动脉期见视盘表层辐射状毛细血管扩张,同时见很多微动脉瘤,早期荧光素渗漏,视盘成强荧光染色。

2.选做检查

视觉电生理检查,了解视神经功能。VEP 可表现为不同程度的振幅降低,潜伏期延长。病变侵犯视盘黄斑束纤维,主要表现为振幅降低;病变侵犯球后视神经鞘膜,主要表现为潜伏期延长。

(四)诊断步骤

诊断步骤见图 11-7 所示。

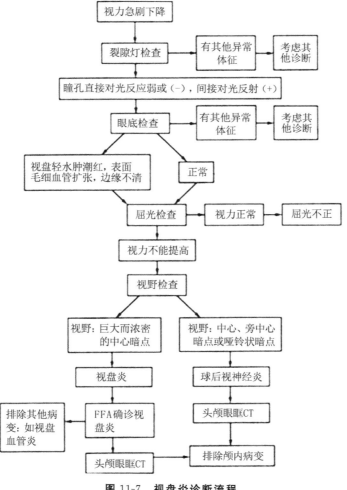

图 11-7　视盘炎诊断流程

(五)鉴别诊断

视盘炎需与以下疾病鉴别。

1.视盘水肿

常双眼,视盘肿胀明显,隆起高达 6～9 D,但视功能多正常,或有阵发性黑矇史。视野早期生理盲点扩大而周边视野正常。常伴有其他全身症状,如头痛呕吐等。

2.缺血性视神经病变

发病年龄多在 50 岁以上,突然发生无痛性、非进行性视力减退,早期视盘轻度肿胀,后期局限性苍白。视野检查:弓形暗点或扇形暗点与生理盲点相连。FFA 示视盘早期弱荧光或充盈缺损,晚期视盘强荧光。

3.视盘血管炎

视盘血管炎多见于年轻女性,视力轻度减退,视盘充血潮红、轻度隆起,视盘表面或边缘有小积血。视野可为生理盲点扩大。FFA 显示视盘表面毛细血管扩张渗漏明显。激素治疗效果好。

4.假性视盘炎

假性视盘炎常双侧,视盘边界不清,色稍红,隆起轻,多不超过 1～2 D,无积血渗出,终身不变。视力正常,视野正常。FFA 正常。

球后视神经炎需与头颅或邻近组织肿瘤鉴别,其症状与体征均与球后视神经炎相似,头颅CT 或 MRI 提示颅内占位。

三、治疗措施

(一)经典治疗

(1)积极寻找病因,针对病因治疗。

(2)大剂量糖皮质激素冲击治疗:视神经炎本身是一种自限性疾病,糖皮质激素治疗在短期内能促进视力的恢复,并延缓多发性硬化的发生,采用静脉大剂量、短期疗程。但在长期效果上没有明显的疗效,对最终的视力没有帮助。因此适用于重型病例。

(3)配合抗生素。

(4)血管扩张药:局部及全身应用。

(5)改善微循环及神经营养药:B 族维生素、ATP、辅酶 A、肌苷等。

(6)中医中药。

(二)新型治疗

球后视神经炎,由于视神经肿胀,长时间可导致神经变性坏死,考虑开放视神经管治疗。如为蝶窦、筛窦炎症导致球后视神经炎,视力下降严重可考虑蝶窦筛窦手术。神经内科治疗,如多发性硬化、脱髓鞘性疾病等。

(三)治疗流程

治疗流程见图 11-8 所示。

四、预后评价

大多数视盘炎病例经过积极治疗都可恢复正常,而且病程较短,预后良好,视盘颜色变淡或苍白。少数重症患者治疗效果缓慢或无效,病程较久,炎症消退后视盘苍白萎缩,视力障碍,预后欠佳。

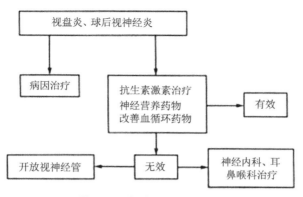

图 11-8 视神经炎治疗流程

家族性球后视神经炎病例预后较差,家族性者,多发生于青春期后男性,女性则多为遗传基因携带者。

五、最新进展和展望

视神经炎的基础研究取得了很大的成绩,如研究表明 $HLA-DRB1*15$ 基因可能是部分视神经炎患者的遗传易感基因。

很多家族性视神经炎都有特异性基因位点改变,因此基因治疗是目前研究的热点,基因治疗技术已开始应用到视神经炎的动物试验模型中。基因治疗可能会为那些严重的进行性视神经脱髓鞘的患者带来益处。

随着脂肪抑制和DTI等磁共振成像新技术的应用,以及钆喷替酸葡甲胺(Gd-DTPA)增强检查等,能更好地显示活体组织内的细微结构,是显示视神经炎较好的检查技术。功能性成像已开始用于评价视神经炎累及的视神经功能及追踪视神经恢复的情况。

(朱业琪)

第四节 视盘血管炎

一、概述

视盘血管炎是一种局限于视盘之内的血管的炎症。

二、病因

细菌、病毒感染、变态反应。

三、分型

Ⅰ型:视盘内的睫状血管小分支发生的睫状动脉炎引起,临床表现为视盘水肿者,称为Ⅰ型。

Ⅱ型:视盘内的视网膜中央静脉炎症引起,临床表现为视网膜中央静脉阻塞者,称为Ⅱ型。

四、临床表现

(1)健康青壮年多见,无性别差异。

(2)单眼多见,偶尔双眼。

(3)患眼视力一般均较正常,或轻微减退,个别视力损害严重,常表现为视物模糊。

(4)患眼视盘明显充血、水肿;视网膜静脉弯曲、怒张,动脉一般无改变;视盘或其邻近区域可有积血、渗出。

(5)眼部其他表现大多正常。

五、诊断

(一)病史

有无感染病史,有否眼球后钝痛病史。

(二)眼部检查

双眼视盘对比,散瞳查眼底。

(三)视野

生理盲点扩大,周围视野多正常。

六、鉴别诊断

主要应与颅内压增高所引起的视盘水肿仔细鉴别。

七、治疗

本病可自愈,病程可长达一年半或更长些。大剂量使用皮质类固醇类药物治疗,效果显著,可大大缩短病程,1~2个月可痊愈。对于长时间视盘水肿不缓解,伴有缺血改变征象时,应特殊注意。

八、预后

本病少有复发,预后良好。

(朱业琪)

第五节 视 路 病 变

一、概述

视交叉后视路病变不常见,包括视束病变、外侧膝状体病、视放射病变、枕叶皮质病变。瞳孔反射纤维在视束中伴行,外侧膝状体之前离开视路进入 E-W 缩瞳核。

二、诊断思路

(一)病史要点

双眼同时视力下降,双眼同侧视野缺损,伴有颅内各种症状。

(二)查体要点

眼部检查正常,视束、外侧膝状体病变者病程长时可见视神经萎缩。

瞳孔改变表示病变位于视束,表现为 Wernicke 偏盲性瞳孔强直。外侧膝状体以上的视路损害瞳孔反应正常。表现为同侧偏盲(图 11-9)。

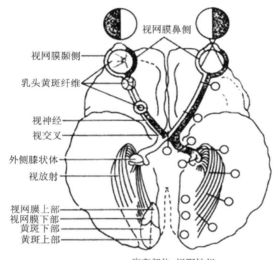

图 11-9 视路病变视野改变

1.视束病变

同侧偏盲和下行性视神经萎缩。视束前 2/3 病变可导致瞳孔改变。视束前部分病变多由于垂体疾病所引起,常伴有垂体疾病的各种症状。后部分病变则可见锥体束损害的症状,如对侧偏瘫和不全麻痹。视束下方有第Ⅲ、Ⅳ、Ⅴ、Ⅵ等脑神经,故有时可能伴有这些神经的损害。病因多为附近组织疾病的影响,如炎症、肿瘤、脱髓鞘性疾病。

2.外侧膝状体及其以上损害

共同特征为同侧偏盲、瞳孔反应正常、眼底无视神经萎缩。伴有脑部症状。

（1）外侧膝状体病：视野改变特征为一致性同侧偏盲或同侧象限盲，常伴有黄斑回避。但视野缺损无定位诊断依据。

（2）视放射病变：放射神经纤维病变多发生于内囊部。由血管病变或肿瘤引起，视野改变特征：一致性同侧偏盲，可有黄斑回避，可出现颞侧月牙形视野缺损（图 11-10、图 11-11）。①内囊病变：表现为同侧偏盲。②颞叶病变：病变累及视放射下部纤维，可引起病灶对侧的视野的双眼上象限同侧偏盲。一般由于颞叶后部病变。③顶叶病变：病变累及视放射上部纤维，可引起病灶对侧的视野的双眼下象限同侧偏盲。

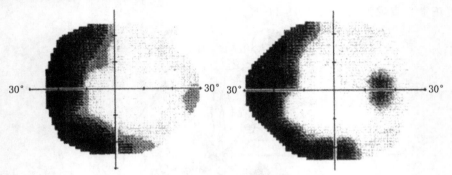

图 11-10　视放射后部损伤视野

双颞侧月牙形视野缺损

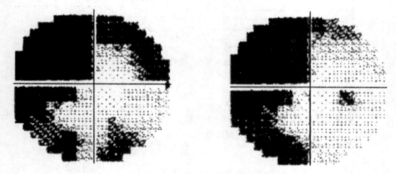

图 11-11　视放射损伤视野

双眼同侧偏盲

3.枕叶皮质病变

视中枢位于两侧大脑枕叶皮质的纹状区。最常见的病因为血管性疾病，其次为肿瘤和外伤。视野表现为同侧偏盲并伴有黄斑回避。

（1）距状裂前部受损：病变对侧眼的颞侧月牙形视野缺损。

（2）距状裂中部受损：同侧偏盲伴有黄斑回避，还有病变对侧眼的颞侧月牙形视野缺损。

（3）距状裂后部受损：同侧偏盲性中心暗点。

（4）皮质盲：是由枕叶（距状裂皮质）广泛受损引起，表现为双眼全盲，但瞳孔对光反射依然存在，视盘无异常。常见病因为血管性障碍，其次有炎症、外伤等。

（5）黄斑回避：一般发生在外侧膝状体以上的视路损害。在同侧偏盲的患者中其视野内的中央注视区可保留有 1°～3°的视觉功能区。发生机制不清。

(三)辅助检查

1.必做检查

(1)视野：损害的对侧的双眼同侧偏盲,外侧膝状体以上的视路损害可见黄斑回避。

(2)头颅眼眶 CT、MRI：检查显示局部肿瘤、积血或血管改变。

2.选做检查

DSA：可发现脑血管病变。

(四)诊断步骤

诊断步骤见图 11-12 所示。

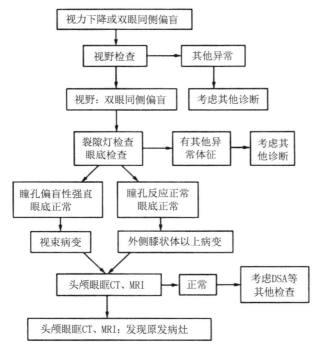

图 11-12　视路病变诊断流程

三、治疗措施

原发病治疗,尽早发现和手术摘除肿瘤。视神经萎缩发生后视功能恢复较难。

四、预后评价

视神经萎缩发生后视功能恢复较难。

（朱业琪）

第六节　视交叉病变

一、概述

视交叉位于鞍隔上方,其后缘为第三脑室,漏斗隐窝下方为垂体,位于颅底的蝶鞍内。

病因:蝶鞍部占位性病变为多见原因。①垂体瘤、颅咽管瘤、鞍结节脑膜瘤、大脑前动脉血管瘤、颈内动脉瘤等。②个别病例由第三脑室肿瘤、视交叉部蛛网膜炎、神经胶质瘤、脑积水等引起。

二、诊断思路

(一)病史要点

常见症状如下。

(1)视力渐进性减退,而早期眼底无异常,易误诊为球后视神经炎。

(2)视野缺损,如双颞侧偏盲为重要体征。

(3)可伴有全身症状或全身疾病病史。

(二)查体要点

1.眼部检查

眼部检查多为正常,有时可见视神经萎缩或视盘水肿。

2.瞳孔改变

瞳孔改变如双侧偏盲性瞳孔强直。

3.垂体肿瘤

垂体肿瘤常伴有肥胖,性功能减退,男性无须,女性月经失调等。

4.后部损害

多为第三脑室疾病所致;下部损害,多为垂体肿瘤和颅咽管瘤所致;前面损害,蝶窦后壁病变如骨瘤或脑膜瘤所致;上部损害,多为 Willis 血管环或大脑前动脉血管瘤所致;外侧面损害,少见,颈内动脉瘤、颈内动脉硬化所致;视交叉本身损害,少见,外伤或视交叉神经胶质瘤所致。

(三)辅助检查

1.必做检查

(1)视野检查:鞍上肿瘤视野改变不规整。垂体肿瘤可见双颞侧偏盲(图 11-13)。

(2)CT、MRI 检查:显示局部肿瘤、局部骨质破坏,颅咽管瘤常显示钙化斑。

2.选做检查

(1)DSA 可发现脑血管病变。

(2)垂体内分泌功能检查。

(四)诊断步骤

诊断步骤见图 11-14 所示。

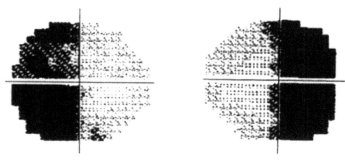

图 11-13　脑垂体瘤病例视野
双颞侧偏盲

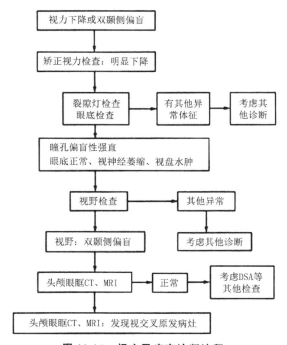

图 11-14　视交叉病变诊断流程

三、治疗措施

(一)经典治疗

尽早发现和手术摘除肿瘤。视神经萎缩发生后视功能恢复较难。

(二)治疗流程

治疗流程见图 11-15 所示。

四、预后评价

视神经萎缩发生后视功能恢复较难。

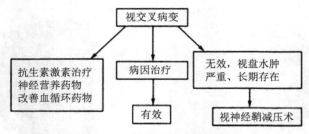

图 11-15　视交叉病变治疗流程

（朱业琪）

第七节　瞳孔反射异常与瞳孔路疾病

一、瞳孔的正常状态

瞳孔的大小取决于虹膜括约肌和扩大肌的拮抗活动,瞳孔括约肌呈环状排列,位于虹膜基质的表面,分布于瞳孔边缘 2～4 mm,由副交感神经支配,起主导作用;放射状的扩大肌起自虹膜根部,延伸至瞳孔边缘 2 mm,由交感神经支配。

正常情况下,瞳孔直径为 3～4 mm,双眼相等,直径小于 2 mm 者称为瞳孔缩小,超过 5 mm 者称为瞳孔散大,双瞳孔大小差别可小于 1 mm,大于 1 mm 属于异常,正常人群中亦有 3% 不等。瞳孔大小可受各种因素影响,临床上检查时应注意以下因素。

（一）年龄

新生儿、婴儿及老年人瞳孔均较小,新生儿、婴儿因瞳孔括约肌较扩大肌发育早且明显;在老年人则因虹膜血管呈放射形走向,随着年龄增加而硬化,使血管变直、变长所致。幼儿、成人瞳孔较大,而青春期瞳孔最大。

（二）种族

白种人虹膜色素少、瞳孔大;黑种人色素多、瞳孔小。

（三）性别

女性较男性瞳孔大。

（四）屈光状态

近视眼瞳孔比正视眼瞳孔大,而远视眼瞳孔比正视眼瞳孔小。调节作用的冲动本身不会直接产生瞳孔收缩,只有调节作用引起集合运动时才会间接引起瞳孔反应,即双眼集合时瞳孔收缩。

（五）精神因素

在惊恐等强烈的感情冲动时瞳孔散大。

二、瞳孔的异常状态

（一）相对性传入性瞳孔反应缺陷

相对性传入性瞳孔反应缺陷（relative afferent pupillary defect,RAPD）,即往常所称的

Marcus Gunn瞳孔征。瞳孔对光反射传入弧与视觉传入纤维皆由视网膜、视神经、视交叉至视束,走向是一致的,但在视交叉,交叉纤维与不交叉纤维中所占的比例不相等,交叉纤维稍多于未交叉纤维,即约53%为交叉的,47%是非交叉的,致使被检眼的直接对光反射与间接对光反射不对称,即当一眼的瞳孔传入纤维受损致直接对光反射减弱时,该眼的间接对光反射可正常。瞳孔传入纤维两次交叉,此乃RAPD的解剖学基础。视交叉损害难以查到瞳孔改变,视束检查则不会引起瞳孔改变。检查时应在暗室或较暗室中进行,嘱患者双眼平视,需用明亮聚光手电,从一眼至另一眼来回数次分别检查,间隔1～2秒。如发现一眼瞳孔较大和/或瞳孔收缩幅度小、速度慢,即遮盖健眼、患眼瞳孔散大,遮盖患眼、健眼瞳孔无变化,或持续光照患眼,瞳孔开始缩小继而散大,则说明该侧眼 RAPD 阳性;相反,正常人双眼瞳孔轮流被遮盖时,另一侧未被遮盖的瞳孔无变化,双瞳孔大小相等,则称为 RAPD 阴性。如利用不同透光率的滤光片置于健眼或相对健眼前以减弱刺激光强度,以滤光片的透光率(对数单位)表示 RAPD 的程度,用光源分别照射患眼和健眼,观察双眼的直接对光反射和间接对光反射到平衡所需滤光片的透光率大小,透光率越高,RAPD 越轻;透光率越低,RAPD 越严重。如 RAPD 大于 3 个对数单位则有临床诊断意义。RAPD 阳性说明视交叉前瞳孔传入神经纤维受损,可作为判断任何原因所致的单侧视神经病变的一种客观观察瞳孔的检查方法。

(二)黑矇性瞳孔强直

黑矇性瞳孔强直指无光感合并瞳孔反应异常的一种状态,当一侧视网膜或视神经有病变而出现黑矇者,患眼瞳孔散大,无直接对光反射,健眼也无间接对光反射,但患眼可有间接对光反射,即光照患眼时,由于光线不能进入光反射中枢,健眼与患眼瞳孔纤维由双侧供应,故双侧瞳孔均可有收缩反应。在颅脑损伤患者处于昏迷状态下如有此征,提示该侧尚有严重视神经受损,且可能有颅底骨折。双瞳孔的集合反射及闭睑反射等其他各种瞳孔反应均可存在。

(三)Argyll-Robertson 瞳孔

病因以梅毒最多见,占半数以上,该征的出现常提示有中枢神经系统梅毒,可作为脑膜血管性梅毒、脊髓痨、麻痹性痴呆的特殊病症,因中脑顶盖前区至两侧缩瞳核(E-W 核)之间病损所致。其他如脑炎、脑外伤、糖尿病等亦可引起非典型 A-R 瞳孔。

病变一般认为位于中脑被盖前核的中脑导水管附近或被盖前核至动眼神经核之间。推测单眼者病变在病侧被盖前核至动眼神经的 E-W 核或至瞳孔括约肌核之间,而双侧者为双侧被盖前核至双瞳孔括约肌核之间的病变。中枢性损害因部位不同可出现下丘脑、脑干以及脊髓受累征象,如 Wallenberg 综合征。因支配的睫状肌和括约肌的纤维并不相同,已知E-W 核支配睫状肌的细胞数量占 90% 以上,而支配瞳孔括约肌的细胞数仅约 4%,因此调节反射和瞳孔对光反射可分别出现障碍,此乃中脑病变时出现该综合征的解剖学基础。

临床表现典型者双瞳孔缩小,小于 3 mm,不规则,直接、间接对光反射消失或非常迟钝,而近反射时瞳孔反应并不减弱,甚至增强,即调节反射和集合反射存在,有光近点反应分离现象,调节反射中瞳孔缩小,副交感神经核间的联系和瞳孔括约肌本身未受到损害,在暗室瞳孔不散大,单侧或双侧均可发生,一般为双眼,对阿托品散瞳反应迟钝,滴毒扁豆碱瞳孔可再度缩小,因病变损害程度及部位不同,故该症状在临床上并不全是典型的,如集合反射亦减低,可排除梅毒性病变,常见于脑炎、脑积血和脑外伤等。

(四)Horner 综合征

该综合征又称颈交感神经麻痹综合征,凡交感神经径路自下丘脑至眼球之间任何部位受损均可引起该综合征。Horner 综合征导致颈交感神经麻痹的第一神经元的病变,如脑干的积血、炎症、肿瘤、梅毒、脊髓空洞症、多发性硬化等;引起第二神经元的病变,如肺尖结核、肺部肿瘤、甲状腺腺瘤、颈交感神经切除术后等引起第三神经元的病变,如食管癌、颈内动脉瘤、颈部创伤等。

临床表现为瞳孔缩小、轻度上睑下垂和眼球凹陷三大症状,其中以瞳孔缩小为最主要的体征。瞳孔虽缩小,但直接、间接对光反射尚存在。此外,尚可见颜面部潮红,是由于早期交感神经受累使局部血管扩大所致,此时尚可见瞳孔散大,其后由于交感神经麻痹而出现典型瞳孔缩小、颜面苍白。

药物滴眼试验对于确定病变部位有诊断意义。常用可卡因和肾上腺素试验,即用 4% 可卡因每 3 分钟滴眼一次,共 3 次,能使瞳孔散大,而用 0.1% 肾上腺素对神经节后部位病变,能引起瞳孔散大,在可卡因配合下,正常眼扩大作用更加显著。对可卡因有反应和肾上腺素滴眼有反应者,病变在第一神经元,如可卡因不能使瞳孔散大,而肾上腺素能使瞳孔散大者,病变在第二神经元,对以上两种药物均无反应者,为第三神经元病变。

(五)埃迪瞳孔和 Adie 综合征

埃迪瞳孔和 Adie 综合征是一组以瞳孔散大为特征的良性疾病。Adie 综合征又称 Holmes-Adie 综合征,除瞳孔散大外,同时伴有膝腱反射消失;而埃迪瞳孔虽有瞳孔散大,但膝腱反射正常。临床上常易误诊而怀疑为颅内恶性病症,做一些不必要的检查,值得指出的是,该病虽少见,但近年来确实有增多趋势,可能与对该病认识提高有关。一般认为,该病与自主神经系统紊乱有关,但公认该病与中枢神经系统梅毒无关。

该综合征多见于 20～40 岁女性,90% 单眼受累,多数在无意中发现,亦有主诉突然发病者,左眼多于右眼;亦有认为多双眼受累,但迟、早或轻、重不等。

病因尚未最后阐明,有中枢性及周围性神经学说,前者病变可累及瞳孔反射核、视丘下部、间脑和中脑移行区,可发生于脑炎后、慢性酒精中毒、糖尿病、伤寒、白喉、多发性硬化等;后者见于球后酒精注射后、视网膜脱离手术后等。少数病例病理检查提示睫状神经节有神经元退变,骶髓背根神经节细胞变性与腱反射消失可能有关。

临床表现为瞳孔散大,瞳孔运动呆滞、缓慢,呈一种特殊的瞳孔紧张状态。看近呈强直性缩瞳,看远呈强直性散瞳。一般常规在诊室内检查瞳孔对光反射迟钝或消失,近反射亦差。但如在暗室内停留15～40 分钟,患侧瞳孔可缓慢散大和健侧相等,此时如再照射两侧瞳孔,健侧瞳孔立即缩小,而患侧瞳孔缩小缓慢,但数分钟后可比健侧更小,注视近物时瞳孔缩小和注视远物时瞳孔散大都极缓慢。调节反射和集合反射慢而持续较久,即调节时收缩和松弛都要经过几秒。如持续 5 分钟或更长时间集合时瞳孔可缓慢缩小,甚至最后可小于健侧。停止调节集合反射后,瞳孔可缓慢地散大至原来大小。瞳孔对光反射缓慢和延长可能是由于变性的神经尚残存部分神经末梢未被波及之故。亦有认为可能系通过反射的调节和集合作用所产生的乙酰胆碱以及泪液中可能有少量的乙酰胆碱进入前房刺激瞳孔括约肌而使瞳孔缓慢缩小。如瞳孔对光反射完全丧失,则提示支配瞳孔的所有副交感神经纤维已完全变性,裂隙灯下检查尚可见虹膜节段性蠕动样收缩。0.1% 毛果芸香碱滴眼剂对诊断及治疗均有一定效果。对正常瞳孔无反应。既往应用2.5% 乙酰胆碱眼液可使其瞳孔缩小。

由于埃迪瞳孔和 Adie 综合征在临床上易被误诊为其他原因所致瞳孔散大,神经科医师常考虑为动眼神经麻痹,可能为颅内占位性病变所致,经全面体检及头颅 CT 等影像学检查常为阴性,而眼科医师则多考虑有无外伤或高眼压等,经询问病史及眼压测定,也易于排除。该病只要定期随访,不一定要常规做颅脑影像学检查。应当指出的是,对于这类患者应告知其瞳孔散大为良性疾病,以减少患者精神负担,长期可滴用0.1％毛果芸香碱,如给医学鉴定卡,嘱其随身携带,以免一旦这类患者突然发生意外昏迷,误诊为颅内血肿所致瞳孔散大。

(六)急性颅内高压的瞳孔改变

急性颅内高压的瞳孔改变常见颅脑外伤或化脓性脑膜炎引起,在临床上有一定的诊断意义。

(1)单眼瞳孔缩小,小于1 mm,易疏忽,一旦出现,有一定的临床意义,提示该侧为病变侧,与颅高压动眼神经或中脑瞳孔收缩核受刺激有关,应随访观察。

(2)双瞳孔缩小,小于1 mm者,多见于早期弥漫性轴索损伤、脑桥积血或损伤等,与颅内高压导致双侧动眼神经或瞳孔收缩核受刺激有关。

(3)单侧瞳孔中等散大,对光反射减弱,多见于急性瞳孔收缩核由于受到刺激而开始发生麻痹,如能及时治疗,解除病因,瞳孔会恢复正常。

(4)单侧瞳孔散大,对光反射消失,病变在瞳孔改变同侧,此乃急性颅内高压中、晚期造成单侧动眼神经或瞳孔收缩核全麻痹的结果,常伴有眼球固定、上睑下垂,为颞叶沟回疝的典型症状,是急诊开颅手术的绝对适应证,常见于同侧硬膜外血肿。

(5)双瞳孔散大、固定,对光反射消失,提示急性颅内高压晚期,使脑干移位、双动眼神经或瞳孔收缩核受到严重损害而导致的全麻痹,为脑疝晚期,即先发生小脑幕切迹疝,如病情继续恶化,脑干和脑扁桃体下移,挤入枕骨大孔,发生枕骨大孔疝,提示伤情严重,预后差。

(6)双瞳孔大小变化无常,这是颅脑外伤后,双瞳孔收缩核受到多种刺激所造成的,多见于脑干周围积血、挫伤水肿或交感神经中枢受损所致,临床上常见原发或继发脑干损伤、弥漫性轴索损伤等。

(七)中毒性瞳孔

毒物进入体内达到中毒表现时,瞳孔可出现变化,有些具有一定的临床诊断价值,但必须结合详尽的病史及其他全身中毒表现,有时需结合实验室检查的结果。

1.有机磷中毒

由于有机磷可抑制胆碱酯酶的活性,使乙酰胆碱大量蓄积,产生毒蕈样、烟碱样的中毒症状,瞳孔缩小如针孔状为其特征。血液检查胆碱酯酶活性降低对诊断有价值。

2.阿托品类中毒

阿托品类中毒多由于全身应用引起,眼科局部使用在婴幼儿及过敏体质患者,滴用1％阿托品而未能压迫泪道,由于吸收过多中毒者亦可见,一般多为轻度至中等症状表现。如常见口干、瞳孔散大、发热等。

3.安眠药中毒

这类药物如巴比妥、氯丙嗪等急性中毒初期瞳孔常缩小,对光反射存在,一般临床医师不易发现,中毒晚期瞳孔呈麻痹性散大,对光反射消失。

4.氰化物中毒

氰化物中毒的氰化物主要为氢氰酸、氰酸盐等,苦杏仁、桃仁等中亦含有氰苷,其氰离子能抑制许多酶的活性,可导致细胞内窒息,发生中毒,重者瞳孔可散大。

5.急性乙醇中毒

由于饮酒过量而发生急性乙醇中毒,其昏睡期可表现为瞳孔散大、神志不清等症状,除瞳散大外,对光反射消失,而且视力严重受损,双眼底可有视盘充血、境界不清等急性视神经炎改变,亦可表现为球后视神经炎的临床征象。

6.麻醉剂中毒

麻醉早期瞳孔缩小,麻醉加深后由于中脑功能被抑制,瞳孔括约肌减弱使瞳孔相对散大,谵妄期瞳孔亦散大。

（朱业琪）

第十二章　小儿眼科疾病护理

第一节　小儿常规护理

一、无菌技术

无菌技术是医疗护理操作中防止发生感染和交叉感染的一项重要的基本操作,执行无菌技术可以减少以至杜绝患者因诊断、治疗和护理所引起的意外感染。因此,医务人员必须加强无菌操作的观念,正确熟练地掌握无菌技术,严密遵守操作规程,以保证患者的安全,防止医源性感染。

(一)相关概念

1.无菌技术

无菌技术指在医疗、护理操作过程中防止一切微生物侵入人体和防止无菌物品、无菌区域被污染的操作技术。

2.无菌物品

无菌物品指经过物理或化学方法灭菌后保持无菌状态的物品。

3.非无菌区

非无菌区指未经过灭菌处理或虽经过灭菌处理但又被污染的区域。

(二)无菌技术操作原则

1.环境清洁

操作区域要宽敞,无菌操作前 30 分钟通风,停止清扫工作,减少走动,防止尘埃飞扬。

2.工作人员准备

修剪指甲,洗手,戴好帽子、口罩(4～8 小时更换,一次性的少于 4 小时更换),必要时穿无菌衣,戴无菌手套。

3.物品妥善保管

(1)无菌物品与非无菌物品应分别放置。

(2)无菌物品须存放在无菌容器或无菌包内。

(3)无菌包外注明品名、时间,按有效期先后安放。

（4）未被污染下保存期 7～14 天。

（5）过期或受潮均应重新灭菌。

4. 取无菌物注意事项

（1）面向无菌区域,用无菌钳钳取,手臂须保持在腰部水平以上,注意不可跨越无菌区。

（2）无菌物品一经取出,即使未使用,也不可放回。

（3）未经消毒的用物不可触及无菌物品。

5. 操作时要保持无菌

不可面对无菌区讲话、咳嗽、打喷嚏,疑有无菌物品被污染,不可使用。

6. 一人一物

一套无菌物品,仅供一人使用,防止交叉感染。

（三）无菌技术基本操作

无菌技术及操作规程是根据科学原则制定的,任何一个环节都不可违反,每个医务人员都必须遵守,以保证患者的安全。

1. 取用无菌持物钳法

使用无菌物持钳取用和传递无菌物品,以维持无菌物品及无菌区的无菌状态。

（1）类别。①三叉钳:夹取较重物品,如盆、盒、瓶、罐等,不能夹取细的物品。②卵圆钳:夹取镊、剪、刀、治疗碗及盘等,不能夹取较重物品。③镊子:夹取棉球、棉签、针、注射器等。

（2）无菌持物钳(镊)的使用方法:①无菌持物钳(镊)应浸泡在盛有消毒溶液的无菌广口容器内,液面需超过轴节以上 2～3 cm 或镊子 1/2 处。容器底部应垫无菌纱布,容器口上加盖。每个容器内只能放一把无菌持物钳(镊)(图 12-1)。②取放无菌持物钳(镊)时,尖端闭合,不可触及容器口缘及溶液面以上的容器内壁。手指不可触摸浸泡部位。使用时保持尖端向下,不可倒转向上,以免消毒液倒流污染尖端。用后立即放回容器内,并将轴节打开。如取远处无菌物品时,无菌持物钳(镊)应连同容器移至无菌物品旁使用。③无菌持物钳(镊)不能触碰未经灭菌的物品,也不可用于换药或消毒皮肤。如被污染或可疑污染时,应重新消毒灭菌。④无菌持物钳(镊)及其浸泡容器,每周消毒灭菌 1 次,并更换消毒溶液及纱布。外科病室每周 2 次,手术室、门诊换药室或其他使用较多的部门,应每天灭菌 1 次。⑤不能用无菌持物钳夹取油纱布,因黏于钳端的油污可形成保护层,影响消毒液渗透而降低消毒效果。

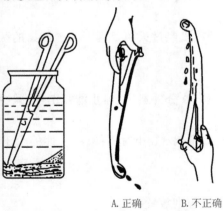

A. 正确　　　B. 不正确

图 12-1　无菌持物钳(镊)的使用

2.无菌容器的使用法

无菌容器用以保存无菌物品,使其处于无菌状态以备使用(图 12-2)。

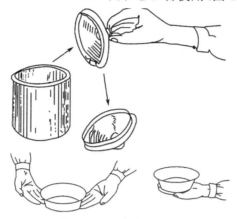

图 12-2　无菌容器使用

(1)取无菌容器内的物品,打开时将盖内面(无菌面)向上置于稳妥处或内面向下拿在手中,手不可触及容器壁的内面,取后即将容器盖盖严,避免容器内无菌物品在空气中暴露过久。

(2)无菌容器应托住容器底部,手指不可触及容器边缘及内面。

3.取用无菌溶液法

目的是维持无菌溶液在无菌状态下使用。

(1)核对:药名、剂量、浓度、有效期。

(2)检查:有无裂缝、瓶盖有无松动、溶液的澄清度、质量。

(3)倒用密封瓶溶液法:擦净瓶外灰尘,用启瓶器撬开铝盖,用双手拇指将橡胶塞边缘向上翻起,再用示指和中指套住橡胶塞拉出,先倒出少量溶液冲洗瓶口,倒液时标签朝上,倒后立即将橡胶塞塞好,常规消毒后将塞翻下,记录开瓶日期、时间,有效期 24 小时,不可将无菌物品或非无菌物品伸入无菌溶液内蘸取或直接接触瓶口倒液,以免污染瓶内的溶液,已倒出的溶液不可再倒回瓶内(图 12-3)。

(4)倒用烧瓶液法:先检查后解系带,倒液同密封法。

4.无菌包使用法

目的是保持无菌包内无菌物品处于无菌状态,以备使用。

(1)包扎法:将物品放在包布中央,最后一角折盖后用化学指示胶带粘贴,封包胶带上可书写记录,或用带包扎"+"。

(2)开包法。①三查:名称、日期、化学指示胶带。②撕开粘贴或解开系带,系带卷放在包布边下,先外角再两角,后内角,注意手不可触及内面,放在事先备好的无菌区域内,将包布按原折痕包起,将带以"一"字形包扎,记录,24 小时有效(图 12-4)。

(3)小包打开法:托在手上打开,另一手将包布四角抓住,稳妥地将包内物品放入无菌区域内。

(4)一次性无菌物品:注射器或输液条,敷料或导管。

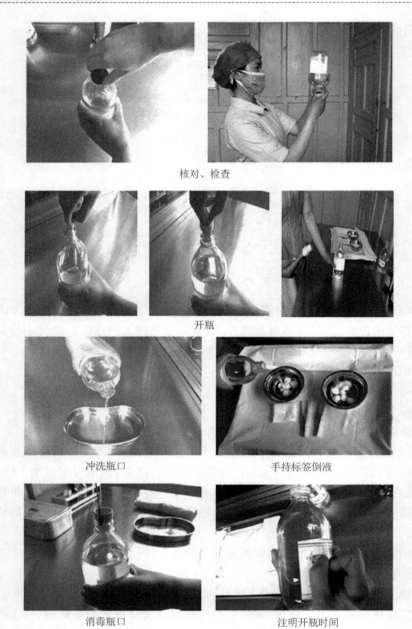

核对、检查

开瓶

冲洗瓶口　　　　　　　　　　手持标签倒液

消毒瓶口　　　　　　　　　　注明开瓶时间

图 12-3　无菌溶液的取用

5.铺无菌盘法

目的是维持无菌物品处于无菌状态,以备使用。

将无菌治疗巾铺在清洁、干燥的治疗盘内,使其内面为无菌区,可放置无菌物品,以供治疗和护理操作使用。有效期限不超过 4 小时。

(1)无菌治疗巾的折叠法:将双层棉布治疗巾横折 2 次,再向内对折,将开口边分别向外翻折对齐。

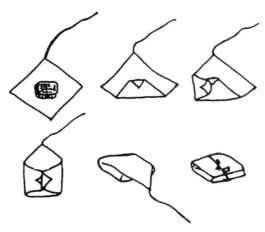

图 12-4　无菌包的使用

（2）无菌治疗巾的铺法：手持治疗巾两开口外角呈双层展开，由远端向近端铺于治疗盘内。两手捏住治疗巾上层下边两外角向上呈扇形折叠三层，内面向外。

（3）取所需无菌物品放入无菌区内，覆盖上层无菌巾，使上、下层边缘对齐，多余部分向上反折。

6.戴、脱无菌手套法

目的是防止患者在手术与治疗过程中受到感染，处理无菌物品过程中确保物品无菌（图 12-5）。

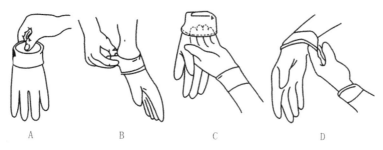

　　　A　　　　　　　B　　　　　　　C　　　　　　　D

图 12-5　戴脱无菌手套

（1）洗净擦干双手，核对号码及日期。

（2）打开手套袋，取出滑石粉擦双手。

（3）掀起手套袋开口处，取出手套，对准戴上。

（4）双手调手套位置，扣套在工作衣袖外面。

（5）脱手套，外面翻转脱下。

（6）注意：①未戴手套的手不可触及手套的外面；②已戴手套的手不可触及未戴手套的手或另一手套内面；③发现手套有破洞立即更换。

7.取用消毒棉签法

目的是保持无菌棉签处于无菌状态下使用。

（1）无菌棉签使用法：①检查棉签有效作用期及包装的完整程度，有破损时不能使用。②左手握棉签棍端，右手捏住塑料包装袋上部，依靠棉棍的支撑向后稍用力撕开前面的包装袋。③将包装袋抽后折盖左手示指,以中指压住。④右手拇指顶出所用棉签并取出。

(2)复合碘医用消毒棉签使用法:①取复合碘医用消毒棉签1包,检查有效期,注明开启时间。②将包内消毒棉签推至包的右下端,并分离1根留置包内左侧。③左手拇、示指持复合碘医用消毒棉签包的窗口缘,右手拇指、示指捏住窗翼,揭开窗口。④将窗翼拉向右下方,以左手拇指按压窗翼,固定窗盖。⑤右手从包的后方将包左上角向后反折,夹于左手示指与中指之间,露出棉签手柄部。⑥以右手取出棉签。⑦松开左手拇指和中指,拇指顺势将窗口封好,放回盘内备用。

二、小儿静脉输液

(一)输液制剂的分类

1.电解质输液制剂

电解质溶液又称为晶体液。在电解质输液制剂中,常常加入一定浓度的葡萄糖或果糖等其他糖质。加入葡萄糖等糖质的目的,一是保证制剂具有一定的渗透压,二是提供一定的热能。

电解质输液制剂又分为等张电解质输液制剂、低张电解质输液制剂和高张电解质输液制剂。所谓低张电解质输液制剂,主要是指溶液中的电解质离子的渗透浓度低于血浆的渗透浓度,但溶液的总渗透浓度不能低于血浆的渗透浓度,所以溶液中都要加入一定量的葡萄糖或其他糖质,以保证溶液的总渗透浓度不低于血浆的渗透浓度。

(1)等张电解质输液制剂:等张电解质输液制剂简称等张液,因其电解质浓度与细胞外液相似,又称类细胞外液或细胞外液类似液,也称平衡盐液。临床应用的等张液有生理盐水、林格液、乳酸钠林格液(平衡盐液)、醋酸钠林格液以及含有葡萄糖的生理盐水和含有葡萄糖的林格液等。

如果血浆中的各种电解质离子都处于解离状态,则这些离子的总和浓度大于281 mmol/L。实际测得的正常血浆渗透压为280～281 mOsm/kg H_2O。在计算时,我们常用 mmol/L 替代mOsm/kg H_2O。因血浆中的电解质离子并非完全处于解离状态,故实际测得的血浆渗透压低于血浆中各种离子总和的渗透压。我们所说的生理盐水等等张电解质溶液,其电解质颗粒也并非完全处于解离状态,有部分颗粒乃以分子状态存在。我们假设溶液中的各种电解质都处在解离状态所计算的电解质张力(即电解质离子的渗透压)只是大概的数值。

生理盐水是输液治疗的基本制剂。生理盐水是沿用过去的名称,指该制剂的渗透压与血浆渗透压相同。但生理盐水的电解质组成只有 Na^+ 和 Cl^-,与血浆的电解质组成并不完全相同。因此称之为生理盐水是很勉强的。

由生理盐水派生的林格液、乳酸钠林格液等,增加了 Ca^{2+}、K^+ 等电解质,与血浆的电解质组成更接近。乳酸钠林格液中增加了乳酸钠 28 mmol/L。乳酸钠经肝脏代谢后变为等当量的HCO_3^-,更接近于血浆和细胞外液的组成。乳酸钠林格液中乳酸钠的浓度很低,对酸碱平衡的影响可忽略不计。因乳酸在肝脏代谢,存在严重肝功能障碍的患儿通常不使用乳酸钠林格液。

等张电解质溶液主要用于补充细胞外液容量。临床上,需要补充细胞外液容量的情况主要有两种:一种是体液丢失所致的细胞外液容量不足,严重者可出现低血容量休克;另一种是体液滞留于第三体液空间所致的细胞外液容量不足。

细胞外液容量不足的临床表现主要有口腔黏膜干燥、皮肤血管收缩、脉搏细而快,脉压减小,尿量减少,乏力等症状和体征。如果从卧位变为坐位或躯干抬高 60°时血压显著降低,即为直立性低血压,说明体液丢失已达到 6% 以上。

细胞外液不仅可丢失到体外,而且可在体内移动,滞留于所谓第三体液空间。如腹水、胸腔积液和肠梗阻时大量消化液滞留于肠管内等。滞留于第三体液空间的体液不再具有细胞外液的生理功能。因此,大量细胞外液滞留于第三体液空间也会导致细胞外液容量不足,当出现体液容量不足的症状和体征而补充等张电解质溶液时,也需要把滞留于第三体液空间的液体考虑在内。

除上述情况外,当患儿的进食量减少或短时间内不能进食的情况下,也可将等张电解质溶液与葡萄糖溶液交替使用,以补充机体所必需的水和电解质。生理盐水还常作为药物的载体使用。

葡萄糖生理盐水和葡萄糖林格液中,增加了 5% 的葡萄糖,用于需要补充等张电解质溶液又需要补充热能的情况。但在急救时是否应用加糖的等张电解质溶液还有争议。机体在应激情况下,应激性激素分泌增加,血糖升高。因此,如果快速输入大量含糖的电解质溶液,可能导致血糖显著升高。另外,葡萄糖容易进入细胞内,大量输入含糖溶液可导致葡萄糖(连同水分)进入细胞内,引起细胞内水肿,可因脑细胞水肿而出现中枢神经症状。

(2)低张电解质溶液制剂:低张电解质溶液简称低张液。溶液中电解质浓度低于血浆电解质浓度的溶液称为低张液。临床上,低张液主要用于脱水而需要输液的患儿,最常用于儿科脱水症的输液,也用于手术前后的输液。这类溶液通常为复方电解质溶液,其种类繁多。这些复方电解质输液制剂大致分为 4 类。①1 号液(起始液):1 号液不含钾,其钠和氯浓度为生理盐水的 1/2～2/3。主要用于脱水症初期和病理生理情况还不十分明确的患儿,也常用于手术前后的输液。出现循环衰竭的严重脱水症患儿,需要首先快速输入生理盐水等等张电解质溶液,休克纠正后可改为 1 号液。未出现循环衰竭的脱水症患儿,开始输液即可使用 1 号液。待病理状况明确后,可换用更为恰当地输液制剂。②2 号液:与 1 号液比较,2 号液中增加了钾,而且增加了所谓细胞内的电解质镁和磷酸,因而被称为细胞内修复液。2 号液用于腹泻、呕吐等所致脱水症患儿。2 号液中钾含量较高,必须确认有足够的尿量时才能开始使用。③3 号液:3 号液中的钠和氯含量较低,为生理盐水的 1/4～1/2;钾含量较高。成人每天输入 2 000 mL,可维持各种电解质的平衡,因而被称为维持液。但部分 3 号液中的钠浓度较低,不能进食而长期输入这种溶液可能引起低钠血症。长期输入 3 号液应选择合适的制剂。因 3 号液中钾含量较高,也要确认有足够的尿量和肾功能正常才可使用。④4 号液:4 号液与 3 号液相似,也可称为维持液。但 4 号液中的钾浓度比3 号液低,更多用于手术后输液,故被称为术后修复液或恢复液。4 号液中的电解质浓度进一步降低,为生理盐水的 1/5～1/4,其钾浓度也进一步降低。4 号液主要用于水的补充,适用于明确的高张性脱水症。

(3)高张电解质输液制剂:高张电解质溶液简称高张液。高张液常用于大面积烧伤、低张性脱水症、低钠血症和失血性休克。临床上常用的高张电解质输液制剂有 3% 氯化钠溶液、10% 氯化钠溶液和主要用于烧伤患儿的高张乳酸盐输液制剂(HLS)等。

高张电解质输液制剂的渗透压为血浆渗透压的 2～8 倍。输入高张电解质溶液后,将使血浆和组织间液的渗透压增高,吸引细胞内的水分进入组织间液和循环血液中。因此,失血性休克患儿输入一定量的高张电解质溶液后,有利于较快地恢复有效循环血量。有人报道,严重失血性休克患儿,输入失血量 10% 的高张氯化钠溶液后,心功能和血压显著改善,生存率提高。烧伤患儿应用 HLS 后,除改善心功能外,还能减轻水肿状态,防止发生低钠血症。

需要注意,过多地输入高张电解质溶液可能引起高钠血症、高渗透压血症和细胞内脱水。因此,失血性休克、烧伤等情况下常规应用高张电解质溶液的方案还未取得临床共识。

2.营养输液制剂

(1)糖质输液制剂:糖质输液制剂包括葡萄糖、果糖等多种糖质输液制剂,其中葡萄糖输液制剂是最基本的和最常用的糖质输液制剂。葡萄糖代谢需依赖胰岛素。由于糖尿病患儿体内胰岛素缺乏或不足,所以有时将糖尿病患儿需要的糖质换用果糖、麦芽糖、山梨醇或木糖醇等其他糖质。①葡萄糖输液制剂:葡萄糖在体内氧化后生成二氧化碳和水,并提供热能。葡萄糖输液制剂主要用于供给热能和水分。临床常用的葡萄糖输液制剂有 5％葡萄糖溶液、10％葡萄糖溶液、25％葡萄糖溶液和 50％葡萄糖溶液等。5％葡萄糖溶液为等渗溶液,其渗透浓度大约等同于血浆的渗透浓度,主要用于补充水分,如高渗性脱水开始输液期的治疗和等渗性脱水维持输液期的治疗。10％、25％和 50％的葡萄糖溶液都是高渗溶液,其渗透浓度高于血浆的渗透浓度。大量输入高渗葡萄糖溶液可引起渗透性利尿。②果糖输液制剂:在葡萄糖以外的其他糖质中,以果糖输液制剂最常用。果糖能直接供给热能,能在无胰岛素条件下代谢为肝糖原,比葡萄糖利用快。目前的果糖输液制剂是由右旋糖酐的发酵母液经精制后配成,除含果糖外,还含少量葡萄糖和右旋糖酐-40。临床应用的果糖制剂有 5％果糖溶液和 10％果糖溶液。5％果糖溶液为等渗溶液。果糖、木糖醇等其他糖质虽可在无胰岛素条件下代谢,但它们最终同样产生热量。临床研究发现,在糖尿病患儿,应用这些糖质与应用葡萄糖相比较,胰岛素的用量并无差异。大量输入糖质溶液可引起渗透性利尿,即使输入等渗糖质溶液也有利尿作用。果糖等其他糖质输入过快时更容易在尿中丢失,需要注意输液速度。据报道,每小时输入 5％葡萄糖溶液 500 mL 或每小时输入 5％果糖溶液 150 mL,即可产生利尿作用。

(2)脂肪输液制剂:脂肪输液制剂即脂肪乳制剂或脂肪乳注射剂。脂肪乳制剂是由大豆油加入一定量的卵磷脂乳化而成。脂肪乳制剂中含有一定量的卵磷脂和甘油。各厂商生产的脂肪乳制剂,其脂肪和乳化卵磷脂的含量都相同,仅甘油的含量有一定的差异。脂肪乳剂用于提供热能和人体必需的脂肪酸。脂肪是提供热能最高的营养剂,而且脂肪乳剂没有氨基酸制剂和高张糖制剂渗透压高的缺点。临床上主要用于需要高热量的患儿(如肿瘤或其他恶性疾病)、肾损害、禁用蛋白质的患儿和不能经胃肠道摄取营养的患儿。

临床应用的脂肪乳剂主要有 10％脂肪乳剂、20％脂肪乳剂和 30％脂肪乳剂。

脂肪乳剂应从周围静脉输入。第一天脂肪量不宜超过每公斤体重 1 g,以后剂量可酌情增加,但每天输入脂肪量不宜超过 2.5～3.0 g/kg。给药速度在最初 10 分钟不宜超过 20 滴/分,若无不良反应,可逐渐加快,30 分钟后可加快到 40～60 滴/分。

脂肪乳剂不可与电解质溶液混合输入,以防破坏脂肪乳剂的乳化条件而形成大的脂肪滴。长期使用应注意肝功能,每周查血象、血凝、红细胞沉降率、血小板计数等。严重肝功能损害和脂肪代谢紊乱(脂质肾病,严重高脂血症)患儿禁用。

(3)氨基酸输液制剂:氨基酸是合成蛋白质的原料。而且,氨基酸还是酶、激素、卟啉、抗体等的重要组成成分。体液中游离的氨基酸构成体内氨基酸代谢库。体内所有组织都可从氨基酸代谢库摄取氨基酸,以满足自身不断更新和修复的需要。体内氨基酸的来源有三种途径:首先是食物蛋白质经消化后以氨基酸的形式吸收到体内的氨基酸。这是最主要的来源。其次是机体自身合成的非必须氨基酸,极少量是组织蛋白分解产生的氨基酸。

氨基酸输液制剂主要用途是提供蛋白质的营养成分,维持营养不良患儿的正氮平衡,多用于消化吸收障碍患儿和手术患儿。需要进行大手术而营养状况较差的患儿,可通过术前输入氨基酸制剂改善营养状况。氨基酸制剂也常用于补充创伤、烧伤、大手术等导致大量蛋白质的丢失的患儿。

氨基酸输液制剂主要分为 3 种类型：平衡型氨基酸输液制剂、疾病适用型氨基酸输液制剂和小儿用氨基酸输液制剂。由于消化吸收障碍等原因所致的营养不良和创伤、手术等情况下使用的氨基酸制剂是平衡型氨基酸输液制剂。平衡型氨基酸制剂种类繁多，应根据患儿情况选择不同的氨基酸制剂。一般来说，制剂中所含的氨基酸种类和数量与人体氨基酸的需要量接近者为优。

人体自身不能合成的氨基酸称为必需氨基酸。在吸收不良等情况下，我们所提供的氨基酸，除必需氨基酸外，还需要一定量的非必需氨基酸。

3.特殊输液制剂

（1）血浆增量剂：琥珀明胶、中分子羟乙基淀粉 200/0.5（贺斯）、中分子羟乙基淀粉 130/0.4（万汶）、右旋糖酐、人血清蛋白等。

（2）血液制剂。

（二）小儿四肢静脉的解剖特点

小儿四肢静脉血管细而短，管壁薄，不充盈，容易滑动而不易固定。正确掌握小儿血管的解剖位置和血流的生理特点从而方便临床输液中的应用。

1.小儿上肢静脉

上肢的主要静脉为指背静脉、手背静脉、头静脉、贵要静脉、肘正中静脉、腋静脉。

（1）头静脉：起自手背静脉网的桡侧，沿前臂桡侧、前面上行至肘窝，在肘窝位于肘正中静脉桡侧，再沿肱二头肌外侧沟上行，经三角胸大肌间沟，穿深筋膜注入腋静脉或锁骨下静脉。头静脉收集手、前臂桡侧浅层结构的静脉血。头静脉在肘窝处通过肘正中静脉与贵要静脉相交通。此静脉前粗后细，管径小，有 6～8 个静脉瓣，且高低起伏，在臂部上升段有狭窄，在锁骨下呈 90°角进入腋静脉，且与腋静脉汇合处还有瓣膜，易反折进入腋静脉/颈静脉。

（2）贵要静脉：起于手背静脉网的尺侧，上行逐渐转至前臂的掌侧面，在肘窝处接受肘正中静脉与头静脉相交通，贵要静脉本干则沿肱二头肌内侧缘继续上行，最后注入腋静脉，通过锁骨下静脉、无名静脉到达上腔静脉。此静脉直、粗，静脉瓣较少。是临床上 PICC 置管的首选。

（3）肘正中静脉：在肘窝下起自头静脉斜向内上方注入贵要静脉，此静脉粗、直，但个体差异大。静脉瓣较多，是临床上 PICC 插管的次选，理想情况下，肘正中静脉加入贵要静脉，形成最直接的途径，静脉采血和静脉注射多选该血管。

（4）腋静脉：腋静脉管径大，1 个静脉瓣，直接连接锁骨下静脉，易于到达上腔静脉，邻近腋动脉，神经位于动静脉之间，穿刺可发生较多出血，固定、术后护理均较困难。

2.小儿下肢静脉

下肢静脉主要为足背静脉、大隐静脉、小隐静脉。

（1）大隐静脉：是管径最大、管壁最厚的浅静脉，起于足背静脉弓内侧端，经内踝前方，沿小腿内侧缘伴隐神经上行，经股骨内侧髁后方约 2 cm 处，进入大腿内侧部，与股内侧皮神经伴行，逐渐向前上，在耻骨结节外下方穿隐静脉裂孔，汇入股静脉，其汇入点称为隐股点。大隐静脉有许多属支汇入，大隐静脉还借许多穿静脉与下肢深静脉交通。穿静脉的静脉瓣开向深静脉，只允许浅静脉的血液流入深静脉。大隐静脉有 9～10 对瓣膜，可防止血液逆流。近侧端有两对静脉瓣，若关闭不全可导致静脉曲张。

（2）小隐静脉：起于足背静脉弓的外侧份，经外踝后方上升至小腿后面，在小腿中、下 1/3 常有穿通支与深静脉沟通。收集足外侧部和小腿后部浅层结构的静脉血,注入腘静脉,小隐静脉有7~8对静脉瓣,它与大隐静脉之间除有许多交通支外,还有交通支与深静脉相通。

(三)小儿头皮静脉的解剖特点

小儿皮下脂肪薄,头皮浅,静脉丰富易见,血管呈网状分布,血液可通过侧支回流,顺行和逆行进针均不影响回流。临床上常用小儿头皮静脉作为输液通道之一。小儿头皮主要浅表静脉主要有额正中静脉、颞浅静脉、额浅静脉、耳后静脉、枕静脉等。

1.额正中静脉

额正中静脉是头皮静脉中较大的分支之一,位于冠状缝处,在额骨正中和冠状缝处用手触摸皮肤时有"沟痕"感。此静脉粗而直,不易滑动,易固定,临床上常作为小儿头皮静脉穿刺的首选。

2.颞浅静脉

颞浅静脉在颧弓根后上方向上触摸有"沟痕"感。该静脉粗直,不易滑动、易固定、暴露明显,临床上常作为小儿头皮静脉穿刺的优选。但此处皮肤较松弛,而且正处在颞窝处,穿刺时应注意绷紧皮肤。

3.眶上静脉

眶上静脉在额结节的表面向内眦方向,用手纵向触摸有"沟痕"感。此静脉细而直。

4.耳后静脉

耳后静脉在耳郭后方用手触摸有"沟痕"感,它与同名动脉伴行,耳后静脉较粗,略弯曲,易滑动,不易掌握深浅度,不易固定。

5.枕静脉

枕静脉位于头枕部,血管较粗直。

(四)小儿血流生理特点

小儿由于新陈代谢旺盛,相对于成人来说,无论是血量所占体重的比例,还是动静脉内径之比及心率都有其特殊性。

1.小儿血液生理特点

小儿年龄越小,血量所占体重的比例越大,新生儿血量占体重的15%,1岁时占体重的11%,14岁时占体重的9%;小儿血液中血浆含水分比较多,含凝血物质纤维蛋白原和无机盐类都比较少,因此小儿出血时血液凝固较慢。新生儿出血需8~10分钟凝固,幼儿需4~6分钟凝固,成人仅需3~4分钟即可凝固。

2.血管特点

小儿的动脉比成人相对粗,如新生儿的动、静脉内径之比为1:1,而成人为1:2;冠状动脉也相对比成人粗,心肌供血充分;大血管方面,10~12岁前肺动脉比主动脉粗,之后则相反;幼儿的年龄越小,血管壁越薄,也越柔软,但由于管壁上的弹性纤维少,所以弹性较小。

3.心率

小儿心率较成人快,心率较快的原因是小儿新陈代谢旺盛,身体组织需要更多的血液供给,但心脏每次搏出量有限,只有增加搏动次数来补偿不足。另外,婴幼儿迷走神经未发育完善,中枢紧张度较低,对心脏收缩频率和强度的抑制作用较弱,而交感神经占优势,故易有心率加速。小儿心率的正常值随年龄而异,而且次数不稳定,因此,应在小儿安静时测定心率才为准确。一般体温每增高1℃,心率每分钟增加约15次。

（五）不同年龄阶段小儿静脉选择的原则

不同年龄阶段选择血管穿刺时,需要根据患儿具体情况而定,如盲目进行穿刺将适得其反,影响患儿的治疗效果。

1.目的

（1）根据病情及年龄选择合适的静脉通道。

（2）使患儿舒适。

2.不同年龄阶段小儿静脉选择的原则

（1）小儿从出生至 3 岁：这一时期,头部皮下脂肪少,头皮静脉极为丰富,分支甚多,互相沟通交错,血液可通过侧支循环回流,且易于固定,方便小儿肢体活动。因此,在这个时期小儿宜选用头皮静脉周围浅静脉。常选额上静脉、耳后静脉等。

（2）3 岁以上的小儿：头皮皮下脂肪增厚,头发厚密,血管不清晰,适合手背静脉穿刺。

（六）小儿静脉穿刺手法介绍

小儿静脉穿刺是儿科护理中最重要的基本功,丰富的经验、精湛的技术可提高小儿静脉穿刺的成功率。

1.目的

（1）正确判断动静脉。

（2）掌握小儿静脉穿刺的手法。

（3）使患儿舒适。

2.动脉与静脉区别要点

（1）静脉：静脉血管为蓝色,触之有弹性,可凹陷,没有硬的感觉,血管推注药物后皮肤不发白,抽回血为暗红即为静脉。

（2）动脉：动脉血管颜色浅红,触之有搏动感,感觉血管稍硬,触之不凹陷。穿刺后回血逆流不进,血液鲜红,用抽有 0.9％氯化钠溶液的针管推动血管发白,即为动脉。

3.小儿静脉穿刺手法介绍

（1）暴露较好的静脉：对暴露较好的静脉穿刺时,左手拇指、示指分开绷紧皮肤,压住静脉上下端使其固定,血管充盈,右手持针柄,针头斜面向上,针梗与皮肤呈 15°～30°,由静脉上方或侧方刺入,再沿静脉走向潜行刺入静脉,见回血后再将针头平行推进少许,松压脉带。

（2）暴露不清晰的静脉：对于看不清楚的静脉,按以下方法穿刺。①摸：用指尖沿静脉走向探摸,体会静脉的走向、深浅度、粗细、滑动度,然后行穿刺。②敲：适合于看不清楚的小儿头皮静脉,根据解剖部位,如颞浅静脉、耳后静脉,用一手手指按住静脉的一端,用另一手示指或中指沿静脉走向敲击,会感觉到一种充盈感及波动感,选择好进针点,再行穿刺。③凹：如静脉隐匿或出现脱水,可按解剖部位用示指触摸,绷紧皮肤或头皮,局部出现线形凹沟,即为静脉所在处,该静脉一般较粗,只要掌握穿刺要领,小儿静脉穿刺成功率较高。

（3）特殊患儿的静脉穿刺手法：①肥胖患儿静脉暴露不明显,但弹性较好,根据静脉解剖位置,用示指触摸静脉有沟痕感,沿静脉方向以 30°～40°角缓慢探索进针,有突破感即可见回血。②腹泻脱水、循环衰竭的患儿可轻轻拍打,按摩或热敷方法使静脉明显后缓慢进针,当有落空感后仍不见回血时可稍等片刻或挤压滴管等常可见回血。③高度水肿患儿可在静脉处用左手拇指压迫局部组织,使组织水分被挤到静脉两侧,可使静脉暴露,立即消毒,进行穿刺可获成功。④营养不良的患儿皮下脂肪少,静脉细小明显,但易滑动、脆性大,可用左手拇指和示指在静脉穿刺段上、下端绷紧皮肤以防滑动,采用旁穿刺法回血后再进少许即可。

(七)小儿头皮钢针的置入

静脉输液是儿科常见的治疗方法。小儿从出生到 3 岁这段时期,头部皮下脂肪少,静脉清晰表浅,呈网状分布,血液可通过侧支循环,头部皮下静脉输液是儿科常见的输液方法。

1.目的

(1)应用小儿头皮针建立短期临时静脉通道。

(2)利用临时静脉通道完成单次静脉治疗。

2.置入要点

(1)选择良好的静脉:熟悉小儿头皮静脉的分布、走向,有目的地寻找血管(图 12-6)。

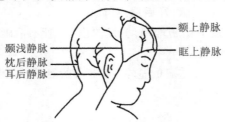

图 12-6　小儿头皮静脉

(2)准确判断动静脉:静脉相对较固定,呈浅蓝色,无搏动,壁薄易压瘪,触之可形成一条"沟";动脉呈浅红色,易活动,轻触有跳动感。

(3)选择合适头皮针:根据血管大小选择适宜型号头皮针。

(4)选择合适进针部位:静脉走向最明显处后移 0.3～0.5 cm,既能充分保护静脉,又能在进针失败后进行有效补救。

(5)选择合适进针角度:根据血管深浅做有效判断,对细小浅静脉或血管充盈不良者角度相对宜小,为 10°～15°;血管较深者则角度相对稍大,约 30°即可。

(6)妥善固定技巧:将第一根胶布固定于针柄上,第二根将带有无菌小纱布的胶布横贴于针眼处,第三根将头皮胶管弯成 S 形用胶布环绕头部一圈对贴固定,第四根将头皮针胶管根部用胶布固定于耳郭上。

3.用物准备

治疗盘内盛药液、皮肤消毒剂、无菌纱布、压脉带、纱轮、持物筒、小枕、一次性注射器、一次性手套、输液胶贴、备用头皮针、输液器 1 副、剪刀、弯盘 2 个、棉签、笔、输液卡、手表,剃须刀,必要时备约束带。

4.操作步骤

(1)洗手,戴口罩,查对医嘱。

(2)患儿评估与准备:告知目前用药情况,检查注射部位及肢体活动情况,了解心理状况,介绍疾病知识,询问是否解大小便。

(3)配药:检查药液、输液器,按医嘱配药,无误后配药人签名,请另一护士核对签名。

(4)检查输液器,关闭输液管调速器开关,将输液管、通气管针头同时插入瓶塞内。

(5)用物带至床旁,对患儿进行身份识别,解释,将输液瓶挂于输液架上,固定通气管。

(6)排气:排气时输液管内无气泡,药液外滴不超过 3 滴。

(7)备好胶布,选血管,必要时用剃须刀剃尽穿刺部位周围毛发,戴手套。

（8）将患儿头枕软垫放于床沿，使患儿横卧于床中央，必要时约束患儿。如两人操作，一人固定头部，另一人穿刺。

（9）消毒：用络合碘棉签消毒 2 遍，乙醇棉签消毒 1 遍，消毒面积≥5 cm，待干。

（10）穿刺：穿刺者立于患儿头端，一手紧绷血管两端皮肤，另一手持头皮针柄，在距静脉最清晰点向后移 0.3 cm 处将针头沿静脉向心方向刺入皮肤，沿静脉走向徐徐刺入，见回血后滴液少许。必要时可用注射器连接头皮针穿刺。

（11）固定：如无异常，用胶布固定。

（12）撤除软垫，脱手套，洗手，取下口罩。

（13）调滴速，询问并观察输液后反应，查对并记录。

（14）助患儿卧于舒适的卧位，交代注意事项，整理用物，洗手。

（15）结合病情进行健康教育。

（八）小儿外周静脉留置针的置入

小儿外周静脉留置针又称套管针，作为头皮针的换代产品，具有减少血管穿刺次数，减少血管刺激性，减少液体外渗，不易脱出血管，减少患儿对输液的心理压力等特点，在临床已广泛使用。

1.目的

（1）应用小儿外周静脉留置针建立留置静脉通道。

（2）利用留置静脉通道完成短疗程静脉治疗，减少多次穿刺给小儿带来的痛苦，减少护士工作量。

2.置入要点

（1）选择安全、留置时间较长、并发静脉炎和渗出率较小的导管材料类型，导管材质首选聚氨酯和聚亚氨酯材质的导管。

（2）选择适宜置管位置，有计划地选择外周静脉（图 12-7）。小儿自制能力差，选择血管走向直、粗大、充盈、弹性好，避开关节和静脉瓣，且易于固定的部位进行置管。置管位置还会影响导管相关性感染和静脉炎的危险度。有研究表明，下肢静脉穿刺比上肢静脉穿刺造成感染的危险度高，手部血管比腕部和上臂血管静脉炎发生率低，股静脉置管有较高的细菌定植率应避免选用。小儿四肢静脉首选手足背静脉。

（3）选择合适的导管：在满足治疗方案的前提下选择管径最细、长度最短、管腔最少的导管。

（4）提高护士心理素质和专业技能，有效正确进行留置针置入。有研究表明，护士拥有好的心理素质和高的专业技能在成功置管中起着关键作用。

（5）导管妥善固定：使用透明或半透明聚亚氨酯敷料进行置管位置覆盖，使用安全有效的方法做有效固定。

（6）正确封管：正确封管是延长小儿留置针留置时间的重要环节，根据小儿年龄特点和疾病性质选择合适的封管液进行正压封管。一般封管液为 0.9％氯化钠溶液和 0～10 U/mL 肝素钠稀释液 3～5 mL，新生儿和有血液系统疾病小儿一般采用 0.9％氯化钠溶液封管。

（7）定期更换导管：定期更换导管时预防静脉炎最有效的方法，研究表明，外周导管置入时间 72 小时后发生血栓性静脉炎和导管细菌定植率会增加，而 72～96 小时静脉炎发生率却没有明显变化，故短期外周短导管应在 72～96 小时更换一次，而小儿留置针输液指南提出可留置到静脉输液治疗结束，但一旦发生静脉炎、感染或导管故障，应立即更换。

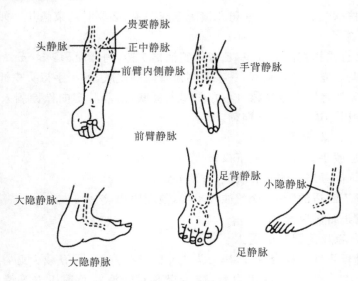

图 12-7　四肢静脉

3.操作前准备

治疗盘内盛药液、皮肤消毒剂、无菌纱布、压脉带、纱轮、持物筒、5 mL 注射器 1 支、小枕、无菌手套、透明敷贴、输液器 1 副、剪刀、弯盘 2 个、棉签、笔、输液卡、静脉留置针、手表,根据患儿年龄必要时准备绷带或约束带。

4.操作步骤

(1)洗手,戴口罩,查对医嘱。

(2)患儿评估与准备:告知目前用药情况,检查注射部位及肢体活动情况,了解心理状况,介绍疾病知识,询问是否解大小便。

(3)配药:检查药液、输液器,按医嘱配药,无误后配药人签名,请另一护士核对签名。

(4)检查输液器,关闭输液管调速器开关,将输液管、通气管针头同时插入瓶塞内。

(5)用物带至床旁,查对患儿,解释,将输液瓶挂于输液架上,固定通气管。

(6)打开留置针外包装,打开透明敷贴外包装,写上操作者姓名、留置日期和时间。

(7)戴手套,放手垫,选血管,在穿刺部位上方 10 cm 处扎压脉带。

(8)消毒:用络合碘棉签消毒 2 遍,乙醇棉签消毒 1 遍,消毒面积≥8 cm²。待干。

(9)取下输液管排气,将头皮针刺入导管针肝素帽内再排气。

(10)穿刺:嘱患儿握拳,进针,见回血后降低角度将针推进少许,右手固定,左手拔出针芯0.5～1.0 cm,将外导管全部送入静脉,嘱患儿松拳,松压脉带,开调节器,拔出针芯。

(11)用透明敷贴妥善固定。

(12)撤除压脉带、手垫。脱手套,取下口罩。

(13)调滴速。询问并观察输液后反应。

(14)查对,记录。

(15)助患儿卧于舒适的卧位,根据病情适当约束,向患儿及家属交代注意事项。

(16)结合病情进行健康教育。

(17)整理床单位及用物,洗手。

（九）小儿 PICC 的置入

外周中心静脉导管（PICC）是经由外周静脉穿刺插管，导管尖端定位于腔静脉的中心静脉导管，为长期输液的患儿提供安全可靠的静脉通路。PICC 置管不仅减少了反复穿刺带给患儿的痛苦，同时减轻了护士的工作量，肿瘤患儿在腐蚀性及刺激性药物如化学治疗（简称化疗）药物、甘露醇等应用的过程中，能有效避免药物的外渗，降低药物对外周静脉的破坏和对局部组织的刺激。

1.目的

（1）应用小儿 PICC 的置入建立长期静脉通路。

（2）利用 PICC 的置管完成多疗程静脉治疗，减少长期频繁穿刺给小儿带来的痛苦。

（3）减少刺激性药物对血管的刺激，减少药物外渗对机体的损害。

2.置入要点

（1）选择护士：选择心理素质好，经专业培训具有资质的护士进行置管。

（2）选择合适血管和穿刺部位：上肢 PICC 常规选择肘窝部位，适于放置 PICC 的静脉为头静脉、贵要静脉、肘正中静脉，首选贵要静脉。穿刺部位可分为肘上、肘中和肘下。研究显示，肘上穿刺能避免肘关节活动时对导管的牵扯，更利于导管保留和维护。下肢静脉选用股静脉和大隐静脉置管在国内文献中也有提及，常用于新生儿、早产儿、极低体重儿。国外研究发现经下肢进行 PICC 置管是安全有效的，考虑到小儿股静脉置管易被尿便污染，故优先选择大隐静脉进行穿刺，大隐静脉位置表浅、粗且清晰，穿刺、固定和护理相对容易，输入药物不受限，合并症少，可长期保留。

（3）选择合适的导管和型号：可选择目前临床运用最新的三向瓣膜式 PICC，减少并发症，防止输入气体和血液反流。根据小儿年龄或血管直径大小选择适宜的导管型号，常用的为 3 Fr（一般 7 岁以下选用）、4 Fr（一般 7 岁以上选用），新生儿宜选用 1.9 Fr，或以导管大小不超过血管直径的 1/2 为宜。

（4）选用对小儿局部损伤最小、成功率最高的置入方法：现最新研究表明塞丁格技术行 PICC 置管术成功率高达 90% 以上，对血管及穿刺皮肤处损伤最小。

（5）严格无菌技术操作：选择正确体位，有效进行穿刺部位消毒。使患儿臂与身体呈 90° 角，患儿的手臂与躯干保持同一平面（必要时请助手协助摆好体位）。以穿刺点为中心，螺旋式擦拭消毒皮肤。消毒范围：穿刺点上下各≥20 cm，左右到臂缘，先用 3 次 75% 乙醇消毒，然后 3 次络合碘消毒，消毒时顺时针和逆时针方向交互使用。

（6）穿刺时的辅助设备：现 PICC 穿刺时最常用的辅助设备为超声。研究表明，超声引导下行 PICC 穿刺提高了穿刺成功率，也节约了时间和费用，但在儿科的应用成效尚未见相关文献报道。

（7）应用有效方式减轻或解除穿刺时疼痛：穿刺前使用利多卡因乳膏外涂。

（8）正确测量导管置入长度，将导管尖端放在预期位置（图 12-8）：体外测量方法上肢为自穿刺点至右胸锁关节，然后向下至第三肋间，置管完成后在 X 线下确认导管尖端的位置，尖端应在上腔静脉的下 1/3 到上腔静脉与右心房的连接处。下肢穿刺测量方法：患儿术侧下肢与躯干呈一直线，用皮尺测量体表长度，从预穿刺点沿静脉走向到腹股沟再向上到横膈（体表位置在脐部）与剑突的中点。

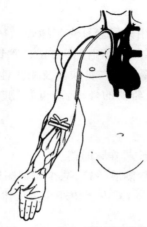

图 12-8　PICC 尖端置入位置

（9）将导管妥善固定：在靠近穿刺点约 1 cm 处扣好白色固定护翼，导管出皮肤处盘绕一小小的"S"弯，使用无菌胶布横向固定白色固定护翼，另一条无菌胶布横向固定连接器翼形部分，固定以 10 cm×12 cm 透明贴膜，令贴膜的下缘贴覆到连接器翼形部分的一半，蝶型交叉固定连接器（图 12-9）。

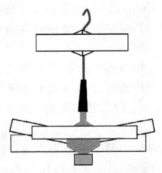

图 12-9　PICC 导管固定

（10）选择合适封管液，使用正确的方法进行冲、封管：定期使用 0.9％氯化钠溶液脉冲式冲管，现常用的封管液为 0.9％氯化钠溶液和 0～10 U/mL 肝素钠稀释盐水，有血液系统疾病时选用 0.9％氯化钠溶液进行封管，封管时使用 10 mL 以上注射器行脉冲加正压式封管。

（11）做好置管后维护：维护时选择材质好，透气佳的敷料，定期更换敷料和肝素帽或正压接头，更换敷料必须严格无菌操作技术，透明贴膜应在导管置入后第一个 24 小时更换，以后每 7 天更换一次或在发现贴膜被污染（或可疑污染）、潮湿、脱落或危及导管时随时更换。肝素帽或正压接头每 7 天更换一次，或肝素帽可能发生损坏、污染或每次经由肝素帽取过血后、不管什么原因取下肝素帽后立即更换。

3.小儿上肢 PICC 置入操作前准备

PICC 穿刺包 1 个，10 mL 注射器 2 支，无针输液接头 1 个，无菌（无粉）手套 2 副，0.9％氯化钠溶液 100 mL 或 0～10 U/mL 肝素盐水 100 mL，10 cm×12 cm 无菌透明敷贴 1 个，胶布纱布若干，止血带，弹力绷带，消毒（75％乙醇、络合碘），根据年龄及血管情况选择合适导管型号。

4.小儿上肢 PICC 置入操作流程

(1)洗手,戴口罩,查对医嘱。

(2)选择静脉:首选贵要静脉。

(3)患儿平卧,术侧手臂外展 90°,向患儿解释操作目的及配合事项。

(4)测量穿刺点经右胸锁关节至第 3 肋间的距离,双侧上臂臂围,方法同成人。

(5)建立无菌区:打开 PICC 穿刺包,戴无菌手套。

(6)助手协助将第一块治疗巾垫在手臂下,将止血带放好。

(7)消毒:75%乙醇纱布或纱球以顺时针、逆时针、顺时针的方式消毒皮肤 3 遍,消毒范围以穿刺点为中心,上下直径≥20 cm,两侧至臂缘;75%乙醇待干后,络合碘消毒 3 遍。

(8)穿无菌衣,更换无菌手套。

(9)铺孔巾及治疗巾。

(10)预冲导管:用注射器抽取 0.9%氯化钠溶液预冲导管,润滑亲水性导丝。1.9 Fr 导管用 10 U/mL 肝素盐水预冲导管。若为前端修剪式导管,按预计导管长度进行修剪:剥开导管的保护套至预计的部位,撤出导丝至比预计长度短 1cm 处,在预计刻度剪切导管。

(11)扎止血带:让助手在上臂扎止血带,使止血带末端远离无菌区,嘱患儿握拳,保证静脉充盈。

(12)去掉穿刺针保护套,松动针芯。

(13)实施穿刺:绷紧皮肤,以 15°~30°角实施穿刺。见到回血后降低穿刺角度,再进针 0.5~1.0 cm,使套管尖端进入静脉,固定穿刺针,将套管鞘送入静脉。

(14)从导入鞘内取出穿刺针:助手协助松开止血带,嘱患儿松拳,左手示指按压导入鞘前端静脉,拇指固定针柄,右手撤出针芯,将钢针放入锐器收集盒。

(15)置入导管:用右手将导管匀速送入静脉;送管时轻抬左手示指,停顿时左手示指压紧导入鞘前端静脉;置入导管 20~30 cm 时,嘱患儿头部偏向术侧手臂下颌向下压,导管进入预测长度后,头恢复原位。

(16)退出导入鞘:置入导管至预计长度后,即可退出导入鞘;按压导入鞘上端静脉,退出导入鞘使其远离穿刺部位。

(17)劈开或撤离导入鞘:可撕裂式导入鞘劈开导入鞘并从导管上往下剥;在撤离导入鞘时注意保持导管的位置。

(18)继续置入导管:均匀缓慢地将剩余导管置入静脉至所需长度。

(19)抽回血,再次确认穿刺成功。

(20)移去导引钢丝:左手固定导管,右手撤出导丝;移去导丝时,要轻柔缓慢。

(21)正压封管,导管末端连接无针输液接头。

(22)清理穿刺点:移去孔巾,清洁穿刺点周围皮肤,切记不要用 75%乙醇刺激穿刺点。

(23)固定导管,覆盖无菌敷料:将体外导管以 S 或 L 形放置,小纱布覆盖后,用无菌胶贴固定,覆盖 10 cm×12 cm 无菌透明敷料,将导管全部覆盖在透明敷料下。

(24)确定导管位置:拍 X 线片确定导管尖端位置并记录检查结果。

(25)PICC 穿刺后的记录:记录置入导管的长度及胸 X 线片显示的导管位置,导管的型号及规格和批号,所穿刺的静脉名称及臂围,穿刺过程描述(是否顺利、患儿有无不适的主诉等)。

(26)向患儿及家属交代置管后的注意事项。置管后注意合适固定,保持大便通畅,勿用力大便,避免导管脱出。带管期避免剧烈运动,可进行适量功能锻炼,避免肌肉萎缩。保持穿刺局部清洁干燥,穿刺处敷料容易被大小便污染,如若被污染或敷料松动脱落则需立即进行置管后维护,避免感染。按要求进行置管后规范化维护。

(十)输液过程护理与维护

1.穿刺失败的原因

(1)穿刺技术不熟练,反复穿刺后才将导管置入静脉内,若导管尖端受损,易在留置期间形成堵塞。

(2)穿刺过度,由于刺破静脉后壁,可导致置管失败或引起液体渗出及静脉炎。

(3)穿刺角度过小,因仅划伤静脉壁而造成穿刺及留置期间出现明显疼痛,并引起液体渗出和静脉炎。

(4)穿刺时仅将针尖刺入静脉而外套管仍在静脉壁外,是最常见的失败原因。

(5)在PICC插管过程中,强行送管或将导入针重新回插导入鞘。在退针芯前忘记松开止血带或套管尖端加压后再撤出针芯。

2.冲管和封管技术

(1)冲管。①目的:促进和保持输液管道通畅,防止不相溶的药物和液体的混合,保证输液治疗和用药安全。②方法和要求:采取正压冲管方法,既边推注冲洗液边退针,以保证导管内正压,中心静脉穿刺置管也可采用脉冲式冲管;冲洗液最常用的是无菌生理盐水,其最少量应为导管和附加装置容量的2倍;冲管时间应按照规定的间隔时间定时进行冲洗。在给药和输液前后均应冲洗导管;在每次冲洗前,护士应抽回血以确认导管是否通畅,如遇到阻力或抽吸无回血应检查原因,不应强行冲洗导管;应用肝素冲洗导管的患儿,应注意肝素浓度以不引起系统抗凝为宜,同时应密切观察有无血小板减少症的症状和体征。

(2)封管。①目的:保持静脉输液通路通畅,将残留的药液冲入血流,避免刺激局部血管。②方法和要求:采取正压封管,将针尖斜面留在肝素帽内,用冲管后余的0.5 mL液体边推注边拔针,以保证留置针软管内全是液体而非血液;封管液有无菌生理盐水和稀释的无菌肝素液(肝素50 U+生理盐水)两种;PICC封管的注射器应大于5 mL,以免产生较大的压力。封管液量为无菌生理盐水5~10 mL、无菌肝素液3~5 mL。

3.导管固定和敷料更换

(1)目的:保护导管的完整性,预防导管移位和脱出,观察和监测穿刺点。

(2)方法:①固定产品包括无菌胶带、无菌敷料贴或透明贴、导管固定器。②使用无菌胶带固定时,只能将其粘贴在导管的针座处,不能将其直接粘贴在导管与皮肤的接合处。③使用无菌敷料或透明贴时,应以穿刺点为中心固定,其延长管与穿刺血管呈U字形固定。

(3)要求:①应用无菌敷料的应持续地覆盖在输液工具上,并使其周围保持无菌,以免造成穿刺部位感染。②应及时更换敷料,保持穿刺部位清洁干燥。透明贴应2~3天更换,不粘或污染时随时更换。③更换敷料时应严格无菌操作,注意不要损伤导管。撕敷料时应注意手法,应顺着导管方向往上撕,以免拔出导管。④在进行再次固定时,对已向外脱出的导管部分不应被重新送入,以免造成感染。

4.注意事项

(1)保持输液通畅,定时巡视,若发现输液过慢、不滴或有堵塞等,应注意查找原因如针头滑出、针头斜面紧贴血管壁、压力过低、针头堵塞、导管扭曲或受压、静脉疼挛等,要及时发现、及时处理。

（2）每次输液前后应认真检查患儿穿刺部位及静脉走向有无红、肿，询问患儿有无不适感，发现异常，及时处理。

（3）按照规定定期更换输液器、延长管、肝素帽或无针系统。

（4）输入玻璃容器盛装的液体时，应使用带排气的输液器；输入软质容器盛装的液体时，应使用无需排气的输液器。

（5）间歇给药或更换输入液体时，应严格按照无菌操作原则执行。

（6）输液治疗和留置导管期间，应尽量避免在置管侧肢体测量血压或提重物，禁止在输液期间在导管处采集血液。

（7）严密观察输液治疗中各种输液反应，如发热反应、循环负荷过重反应、空气栓塞及并发症，一旦出现立即通知医师并做好相应的处理。

（十一）静脉输液常见输液反应和并发症的预防及护理

静脉输液治疗是直接将大量药液输入血管内，由于输液过程中涉及护士操作、患儿个人、输液器具、液体和药物微粒、周围环境及时间等多种因素的干扰和影响，其危害可立即呈现。

1.发热反应

发热是指任何原因引起产热过多、散热减少、体温调节障碍、致热源作用于体温调节中枢使调定点上移而引起的体温升高，并超过正常范围。通常是腋下温度超过 37 ℃或口腔温度超过 37.5 ℃或一昼夜体温波动在 1 ℃以上。

（1）原因：①因输入致热物质引起，如输液瓶清洁灭菌不彻底、输入的溶液或药物制品不纯、输液器消毒不严或被污染、输入的溶液或输液器保存不良等。②输液过程中未能严格执行无菌操作原则造成输液污染，如皮肤消毒不规范、消毒液污染、加药过程污染、封管液过期或污染等。③联合用药，如多种药物加入一个输液瓶或袋中，更换另一种药物冲洗不足等所致药物的 pH 改变或药物相互作用发生分解、沉淀及产生微粒等。

（2）临床表现：多在输液后数分钟至 1 小时内，患儿出现发冷、寒战、发热。轻者体温在 38 ℃左右，停止输液后数小时内可自行恢复正常；严重者初起寒战，继之高热，体温可达 40 ℃以上，并伴有头痛、恶心、呕吐、脉速等全身症状。

（3）预防和护理：①输液前认真检查液体、药物和输液用具的包装有无损坏及有效期、液体的透明度及失效期，发现任何一种问题均不能使用。②严格执行无菌操作规程，加强责任心，规范配药、消毒及输液操作的每一个过程。③一旦发生，对发热反应轻者，应立即减慢输液速度或停止输液，并及时通知医师；对发热反应严重者，应立即停止输液，并保留剩余溶液和输液器，以备查找发热反应原因。④对症处理，对畏寒或寒战者，给予加被保暖、热水袋保暖、饮热水或饮料；对高热者，给予冷毛巾、冰袋、乙醇擦浴等物理降温。严密观察生命体征的变化，必要时遵医嘱给予抗过敏药物或激素治疗。

2.静脉炎

静脉炎是指静脉的炎症。

（1）原因：①长期输入高浓度、刺激性较强的药液而刺激血管壁。②静脉内放置刺激性较强的塑料导管时间较长而刺激血管壁。③输液操作中，局部消毒不严或针头被污染或侧管加药时污染等导致局部静脉感染。

（2）临床表现：沿静脉走向出现条索状红线，局部组织发红、肿胀、灼热、疼痛，严重者伴有畏寒、发热等全身症状。

美国静脉治疗护理专业委员会在输液治疗标准中将静脉炎分为5级。0级:没有症状。1级:输液部位发红伴有或不伴有疼痛。2级:输液部位疼痛伴有发红和/或水肿。3级:输液部位疼痛伴有发红和/或水肿,条索状物形成,可触摸到条索状静脉。4级:输液部位疼痛伴有发红和/或水肿,条索状物形成,可触摸的静脉条索状物长度大于2.5 cm,有脓液流出。

(3)预防及护理:①严格执行无菌技术操作原则。②对血管壁刺激性较大的药物应充分稀释后应用,并注意输液速度,最好选择中心静脉导管。③选择血管时最好选用上肢静脉。长期输液患儿应经常更换血管,切忌在同一部位的同一血管反复多次穿刺输入,有条件者应用中心静脉导管输液,以保护静脉。④一旦出现,应停止在此血管静脉输液,并患肢抬高制动;局部用50%硫酸镁或95%乙醇溶液湿热敷;也可应用超短波理疗;也可用中药如将如意金黄散加醋调成糊状在局部外敷。

3.渗漏

渗漏包含渗出和外渗两种。渗出是指由于输液管理疏忽造成的非腐蚀性的药物或溶液进入周围组织;外渗是指由于输液管理疏忽造成腐蚀性药物或溶液进入了周围组织。

(1)原因:①由于穿刺不当或针头固定不牢等护理操作不当,所造成针头部分或全部脱出血管外而使液体渗漏。②由于输入的药物使血管通透性增强而致液体渗漏,如高渗溶液50%葡萄糖、阳离子溶液氯化钾、碱性溶液碳酸氢钠、缩血管药物多巴胺、化疗药物环磷酰胺等。③由于局部静脉内压增高使药物刺激局部血管而使液体渗漏,如静脉痉挛、血管硬化等。

(2)临床表现:①由于渗漏的药液种类不同,临床表现也不同,如局部皮肤由苍白转暗红,或出现小水疱,或形成硬结,或破溃和溃疡等。②输液部位疼痛,有烧灼感或刺痛,并逐渐加重和局部出现肿胀。严重的药物渗漏可造成神经损伤、骨筋膜室综合征、关节挛缩等。

美国静脉治疗护理专业委员会在输液治疗标准中将渗漏分为5级。0级:没有症状。1级:皮肤发白,水肿范围的最大处直径小于2.5 cm,皮肤发凉,伴有或不伴有疼痛。2级:皮肤发白,水肿范围的最大处直径在2.5～15.0 cm,皮肤发凉,伴有或不伴有疼痛。3级:皮肤发白,水肿范围的最大处直径大于15 cm,皮肤发凉,伴有轻到中等程度疼痛,可能有麻木感。4级:皮肤发白,半透明状,皮肤紧绷,有渗出,皮肤变色,有瘀伤,肿胀,水肿范围最小处直径大于15 cm,可凹性水肿,循环障碍,中度到重度疼痛,任何容量的血液制品、刺激性或腐蚀性的液体渗出。

(3)预防及护理:①熟练掌握静脉输液的操作技能,提高静脉穿刺的一次成功率。②切忌在同一部位、同一血管的反复、多次的穿刺。③输入易致渗漏损伤的药物时,应选择弹性好而粗大的血管,并加强巡视和询问。④一旦出现输液渗漏症状,应立即停止输液并撤出输液管路,并根据渗漏情况采取必要的治疗护理措施。⑤局部外敷,如冷敷、热敷、硫酸镁湿敷、中药外敷等。⑥局部封闭,用0.25%或1%普鲁卡因或透明质酸酶,单用或二者合用。普鲁卡因可阻断局部恶性传导,减少局部组织血管收缩,以改善局部组织缺氧;透明质酸酶可促进药物的扩散、稀释和吸收。

4.空气栓塞

空气栓塞是指大量气体随静脉进入血液循环至右心、阻塞右心室肺动脉口,使右心室内的血液不能进入肺动脉,因从机体组织回流的静脉血不能在肺内进行气体交换,引起机体严重缺氧而危及生命。

(1)原因:①输液导管内有空气或导管连接不紧有漏气。②液体输入结束后未及时更换药液或拔针;或拔出较粗的、近胸腔的深静脉导管后,穿刺点封闭不严密。③加压输液或输血时无人看护,使气体输入静脉。

(2)临床表现:患儿出现眩晕、皮肤苍白、发绀、呼吸困难、心动过速、胸部异常不适或有胸骨后疼痛,伴有窒息感或濒死感。听诊心前区可闻及响亮的持续的"水泡声"。心电图呈现心肌缺血和急性肺心病的改变。

(3)预防及护理:①输液前认真检查输液器质量如有无漏气,排尽输液导管内空气。②输液过程中应加强巡视,及时更换液体或添加药物,切忌使液体流空,输液完毕及时拔针。③加压输液或输血时应有专人监管;拔出较粗、近胸腔的深静脉导管后,必须立即严密封闭穿刺点。④一旦出现空气栓塞症状,应立即通知医师,并将患儿置于左侧卧位,保持头低足高位,使阻塞右心室的气体向上浮起,以避开动脉口,随着心脏的舒缩,空气被血液打成泡沫分次小量进入动脉,最后小量气体逐渐被吸收;同时给予高流量吸氧,以提高血氧浓度,纠正缺氧状态;严密观察病情变化,有异常及时对症处理。

5.感染

感染是指发现并存在病原微生物的增长。

(1)原因:①穿刺部位皮肤污染、潮湿等所致穿刺点微生物定植的感染。②导管接头如肝素帽、正压接头、多通接头等,由于消毒不够或无菌技术掌握不好而污染导致导管感染。③输液的液体、药物、血制品等,在没有输入人体前,已经有微生物注入,如生产过程、运输过程、贮存过程及加药过程等。④患儿的免疫系统和对感染的易感性、护理人员操作过程、导管的材质和留置时间等都是与感染相关的危险因素。

(2)临床表现:①输液部位红、肿、硬、温度改变和有渗出或脓液。②体温超过38 ℃,输液局部有压痛,不明原因的发热、寒战、反应淡漠或烦躁不安。

(3)预防及护理:①严格执行无菌操作原则,包括加药、输液、连接、冲洗、给药、封管、更换敷料等每个过程。②按照规定要求消毒穿刺点、更换敷料或透明贴、消毒并更换导管连接的肝素帽、正压接头和多通接头等。③及时移出不需要的静脉导管。④严密观察穿刺部位、输液皮肤、导管走行处及患儿的整体状况。⑤一旦怀疑或发生感染,立即通知医师,并根据情况对症处理,遵医嘱应用药物或拔

出导管,并按无菌要求剪下导管末端进行微生物培养和药物敏感试验。

(十二)小儿脱水的分类和输液方案

在小儿身体的组成中,水分所占的比例大,其中主要是细胞外液所占的比例大;第二是小儿水出入量大;第三是小儿肾功能尚未发育成熟,特别是肾脏的浓缩功能低下。因此,在某些病理情况下,当水的摄入量不足和排泄量增加时,便很容易发生脱水。

1.小儿脱水的程度和分类

根据小儿水和电解质丢失的程度的不同,可将小儿脱水的程度分为轻度、中度和重度。无论哪种疾病,水的丢失都会伴随着电解质的丢失。根据水和电解质丢失比例的不同,小儿脱水症可分为几种不同类型。患儿脱水程度和脱水类型,都因患儿的营养状况、脱水的病因性疾病、患病时间的长短和家庭补水状况等多方面的差异而不同。临床医师应根据临床表现和实验室检查所见,正确判定患儿脱水的类型和程度,制订正确的输液方案,并迅速而有效地输液。

(1)脱水程度的判定:判断脱水程度的主要根据是体液量减少程度和临床表现。体液量减少的量等于体重减少的量。因此,体重减少的量便是体液减少的量。如果知道患儿发病前的体重

和发病后的体重,就很容易计算出体液减少的量。如果不知道患儿发病前的体重,可根据年龄和患儿平时的营养状况,粗略推算出发病前的体重。婴幼儿轻、中、重度脱水时,体重减少的程度分别为5%、10%和15%。年长儿童和成年人大致相同,轻、中、重度脱水时,体重减少的程度分别为3%、6%和9%。

临床医师应详细询问病史,认真细致地进行体格检查,特别注意患儿呕吐、腹泻和发热的程度及其持续时间,经口进食进水的情况,尿的次数和尿量等(表12-1)。然后,参考体重减少的程度判定出脱水的程度(表12-2)。

表 12-1　婴幼儿脱水症的症状和体征

症状	体征
全身症状	皮肤黏膜
精神差	皮肤、口唇和口腔黏膜干燥,颜面苍白,口唇发绀,囟门和眼球凹陷,眼压低
没有平时活泼	循环系统
哭而无泪	血压低,心率增快,手足发凉
神经系统症状	
精神差,嗜睡,昏迷,痉挛、抽搐	
泌尿系统症状	
少尿或无尿	

表 12-2　婴幼儿脱水程度的判定

脱水程度	轻度	中度	重度
体重减少(%)	5	10	15
意识障碍	精神差	嗜睡或兴奋	昏睡
痉挛	无	轻	重
皮肤弹性	轻度底下	低下	显著低下
口唇黏膜	干燥	显著干燥	极度干燥
囟门和眼球凹陷	无	可有	有
皮肤颜色	稍苍白	苍白	发绀或斑纹状
脉搏	弱	难触及	不能触及
血压	正常	正常或偏低	低

(2)脱水的分类:与成年人脱水症的分类一样,小儿脱水症也是根据血清钠浓度,将脱水分为等张性脱水、低张性脱水和高张性脱水三类。血清钠正常(130~150 mmol/L)者称等张性脱水,血清钠低于正常(<130 mmol/L)者称低张性脱水,血清钠高于正常(>150 mmol/L)者称高张性脱水。腹泻和呕吐所丢失的消化液,其电解质浓度低于血浆的电解质浓度。因此,大量呕吐或腹泻的患儿,丢失的水量比丢失的电解质量更大,如果没有补充水分,可导致血清钠浓度升高,呈现高张性脱水。但到医院诊治的患儿,大多数患儿在丢失消化液后已经补充了一定的水分或电解质浓度低的液体,可表现为等张性脱水或低张性脱水。①等张性脱水和低张性脱水:等张性脱水和低张性脱水患儿都有明显的细胞外液量不足的表现。严重病例表现为血压明显降低,心率

增快,脉搏摸不清或摸不到。在低张性脱水患儿,因为血浆渗透压低,所以血管内的水分向组织间液转移,继而转运到细胞内液,循环血量的减少非常明显,所以低血压等有效循环血量减少的症状和特征最为显著。等张性脱水患儿,有效循环血量的减少与体液的减少相平行,低血压等循环血量减少的症状仅次于低张性脱水患儿。②高张性脱水:在高张性脱水时,血清钠浓度升高,血浆渗透压升高,细胞内的水向细胞外转移,细胞外液和血管中丢失的水分得到了一些补充,所以细胞外液和循环血量的减少比等张性脱水和低张性脱水者轻,脱水所致的低血压、心率增快等循环系统症状也比较轻。但是,由于细胞内的水向细胞外转移,导致细胞内脱水。因此,皮肤黏膜干燥更为显著,口渴感更为突出,神经精神症状也更为严重,可有高热、不安、兴奋和腱反射亢进、抽搐、痉挛等症状和体征。

(3)婴幼儿脱水症输液中需要注意的几点:①特别注意循环系统症状和体征。循环衰竭者需要紧急处理,应特别注意有无循环衰竭的表现,如低血压、少尿、发绀、意识障碍等休克的症状和体征。②应根据上述原则,综合判断脱水的类型和程度,检测血清钠、钾、氯等电解质,检测肌酐和尿素氮,以了解肾功能状况,进行血气分析,判定电解质和酸碱平衡状况。③少尿或无尿的严重病例,应特别注意肾功能,判明有无肾损害。可根据尿钠浓度、尿钠排泄分数(FENa)和肾衰指数(RFI)推测肾功能障碍的程度。婴幼儿低钙血症发生率比较高,应测血清钙、磷等。

2.脱水患儿的输液方案

脱水患儿的补液包括口服补液和静脉输液。腹泻引起的轻度脱水可口服补液。呕吐影响口服补液。脱水伴有轻度呕吐的患儿或口服补液引起的轻度呕吐,可应用止吐药,如甲氧氯普胺。停止呕吐后,若患儿因口渴而想喝水,此时适于口服补液。口服补液时,要特别注意患儿的实际摄入量,判断能否确实摄入所需要的补水量,严密注意病情的发展。中、重度脱水患儿必须采取静脉输液。下面主要讨论静脉输液的输液方案。中度脱水患儿,静脉输液的同时也可配合口服补液。

(1)静脉输液的适应证:中度以上脱水,原则上都需要进行输液;轻度脱水患儿,若原发病病情严重,或口服补液不能保证所需要的液体量,也应积极进行静脉输液。

(2)静脉输液方案:脱水患儿进行的静脉输液可分为三期,即三个阶段。各个阶段输液的目的不同,输液的内容和输液速度也不相同。第一期(即第一阶段),为快速初期输液期;第二期为缓慢匀速输液期;第三期为维持输液期。

1)第一期(快速初期输液期):输液的目的是改善血流动力学状况,纠正循环衰竭。此期输液所需要的时间一般为2~4个小时。选用液体一般为等张电解质溶液或接近等张的电解质溶液。在严重休克或血压显著降低的患儿,首选等张电解质溶液,最常用的是生理盐水。其他情况下,可选用接近等张的含乳酸钠的氯化钠溶液。

1号液中的糖电解质溶液每升含钠90 mmol,氯70 mmol,乳酸20 mmol,葡萄糖26 g。可按以下比例配制:生理盐水455 mL+11.2%乳酸钠20 mL+5%葡萄糖溶液525 mL。除生理盐水和此液外,也可选用其他细胞外液型电解质溶液。细胞外液型电解质溶液中的电解质浓度:钠90~130 mmol/L,乳酸或碳酸氢20~30 mmol/L,不含钾或钾含量在4 mmol/L以下。

第一期输液的输液速度为每小时10~20 mL/kg。婴幼儿每小时100~200 mL,年龄较大的患儿每小时200~500 mL。输液时间达到4小时仍无尿的患儿,输液速度应降低到每小时100 mL,直至排尿。休克患儿应留置导尿管。尿量是判断休克是否好转的重要指标,至少每小时记录1次尿量。

2)第二期(缓慢匀速输液期):第二期输液的主要目的是补充体液的累积丢失量,稳定血流动力学,纠正水、电解质平衡紊乱和酸碱平衡紊乱。此时患儿的脱水症状已经减轻,排尿量将逐步正常化。

第二期输液取决于完成上述目的所需要的时间。一般需要44~46小时,包括第一个24小时完成第一期输液后的时间和第二个24小时。

在第一个24小时中,第一期输液一般需要2~4小时,第二期输液所占的时间一般为20~22小时;第二个24小时仍为完成第二期输液的时间。

第二期输液所选用的液体取决于血清钠浓度。在治疗过程中血清电解质浓度和临床情况也会发生变化,应根据这些变化随时调整所输入的液体。通常情况下,此期所需要的液体为含有多种电解质的平衡盐溶液,溶液中的钠浓度一般为25~84 mmol/L,含适量的钾和磷。例如,高张性脱水和低张性脱水此期可选用3号液;等张性脱水此期可选用2号液。

3号液每升含钠35 mmol,钾20 mmol,氯35 mmol,乳酸20 mmol,葡萄糖43g(或75 g)。若没有商品3号液制剂,可用以下方法配制:生理盐水100 mL+15%氯化钾10 mL+11.2%乳酸钠20 mL+5%葡萄糖溶液860 mL。

2号液中钠浓度比较高。低张性脱水患儿为了较多地补充其钠缺乏量,可选用2号液。2号液每升含钠84 mmol,钾20 mmol,氯66 mmol,乳酸20 mmol,磷酸盐18 mmol,葡萄糖32g。如果没有商品2号液制剂,可用以下方法配制:生理盐水300 mL+15%氯化钾10 mL+11.2%乳酸钠20 mL+钠磷酸盐3 mL。钠磷酸盐是磷酸二氢钠和磷酸氢二钠的混合制剂,每毫升含磷酸3 mmol,钠4 mmol。若没有磷酸盐制剂,也可不用。大多数低张性脱水患儿,在输入2号液12小时后,应换用3号液,以防钠入量过多。

第二期输液的输液量取决于患儿脱水的程度。

一般来说,第一个24小时的输液量,等于体液丢失量的半量加生理需要量。生理需要量(即维持输液量)为1岁以内的婴儿100 mL/kg,1~3岁的幼儿80 mL/kg,3~7岁的学龄前儿童70 mL/kg。例如,体重为12 kg的2岁幼儿,若为中度脱水,其体液丢失量为体重的10%,即1 200 mL。第一个24小时的输液量应为600 mL加生理需要量,即600+80×12=1 560 mL。第二期输液应匀速进行。

根据这种方法计算,大多数患儿第一个24小时的输液量为100~200 mL/kg。在第一个24小时,第二期输液量一般为第一个24小时输液量的1/5~1/4;输液速度一般为3~8 mL/(kg·h)。

如果患儿进入第二期输液后仍少尿或无尿,则不应输入含钾溶液。输入含钾溶液可能引起高钾血症。

3)第三期(维持输液期):若输液48小时后,血容量不足和水、电解质平衡紊乱均已纠正,但患儿仍不能充分经口摄取,则应进入第三期输液。此期输液的目的是进一步改善水、电解质平衡状况,补充细胞内钾的不足。此期输液是患儿从病理状态恢复到正常状态的过渡阶段的输液。

第三期输液的输液时间根据患儿的具体情况决定。第三期输液所选用的液体一般为3号液或其他类似的制剂。第三期输液的输液量即前面所说的生理需要量。每天输液量:婴儿100 mL/kg,幼儿80 mL/kg,学龄前儿童70 mL/kg,24小时均匀输入。

(3)婴幼儿输液护理要点:①高张性脱水患儿,过快地降低血清钠浓度常引起痉挛。但24小时使血清钠浓度降低10 mmol/L是安全的。为了防止血清钠浓度降低过快,一般在开始输液时输入 1 号液或其类似液,以每小时 150 mL 的速度输入。当尿量确实增加后,改用 3 号液或其类似液,以每小时 50 mL 的速度静脉点滴,在 48～72 小时内逐步纠正高钠血症,不可操之过急。②过快地纠正代谢性酸中毒可引起脑脊液和脑细胞内酸中毒加重,并可使血清离子钙浓度降低,引起手足搐搦。输液后,由于循环状况改善,肾小管功能随之恢复,尿中酸的排泄量增加,酸中毒随之减轻。因此,除重度酸中毒(动脉血 HCO_3^- 在 15 mmol/L 以下)者外,一般不用碳酸氢钠。

(张霜霞)

第二节　眼科常规护理

一、眼科患者的护理评估

眼科患者的护理评估是有计划、系统地收集资料,并对资料的价值进行判断,以了解患者健康状况的过程,是确定护理问题和制订护理计划的依据,并为护理科研积累资料。在评估时,护士不但要了解患者的身体状况,还要关心患者的心理、社会、文化、经济等状况,不但要评估眼部状况,还要了解全身状况,才能做出全面的评估。

(一)健康史

1.既往病史

许多全身性疾病都可能在眼部表现出症状和体征,因此要认真询问患者的既往病史。高血压可引起高血压性视网膜病变;糖尿病可引起糖尿病性白内障、糖尿病性视网膜病变等;颅内占位性病变可引起视神经盘水肿和视神经萎缩;甲状腺功能亢进可引起眼球向前突出;重症肌无力可引起上睑下垂、复视、眼外肌运动障碍等症状。另外某些眼部疾病可引起或加重另一种相关性眼病,如虹膜睫状体炎可继发青光眼,也可引起并发性白内障和眼球萎缩;高度近视眼可并发视网膜脱离;眼球穿通伤或内眼手术后,健眼有发生交感性眼炎的可能。

2.药物史

许多药物可引起眼部疾病,如长期应用糖皮质激素可引起慢性开角型青光眼和白内障,诱发或加重单纯疱疹病毒性角膜炎;长期服用氯丙嗪可发生晶状体和角膜的改变;少数患者服用洋地黄后可引起视物模糊及视物变色。

3.家族遗传史

与遗传有关的眼病在临床上也较常见,如先天性色觉异常是一种性连锁隐性遗传病;视网膜色素变性是较常见的遗传性致盲眼病之一。

4.职业与工作环境

了解患者的工作环境对诊断某些眼病有重要帮助。接触紫外线可发生电光性眼炎;长期接触三硝基甲苯、X 线、γ 射线等可导致白内障。

5.诱因

许多因素可引起眼病的发作,如情绪激动、过度疲劳、暗室停留时间过长、局部或全身应用抗胆碱药物等可诱发急性闭角型青光眼的发作;剧烈咳嗽、便秘可诱发球结膜下出血。

（二）身体状况

1.常见症状

（1）视力障碍：是眼科患者最敏感和最重视的症状,包括视力下降、视物模糊、眼前黑影飘动、视物变形、视野缩小、复视等。可见于眼部多种疾病如视网膜脱离、白内障、青光眼、视神经炎、视网膜中央动脉或静脉阻塞、玻璃体积血、眼外伤、角膜炎、虹膜睫状体炎等。视力障碍易引起患者恐惧、紧张等心理问题;视力下降到一定程度会严重影响患者的自理能力,从而影响患者的自尊和价值感,易引起悲观、抑郁等严重心理问题。

（2）眼部感觉异常：包括眼干、眼痒、眼痛、异物感、畏光流泪等。多见于急性结膜炎或角膜炎,结膜、角膜异物,青光眼,急性虹膜睫状体炎等。

（3）眼外观异常：包括眼红、眼部分泌物增多,眼睑肿胀、水肿、肿块、突眼、瞳孔发白或发黄等。可见于各种炎症或变态反应、先天性白内障、视网膜母细胞瘤等,也可为全身性疾病的眼部表现。

2.常见体征

（1）眼部充血：可分为结膜充血、睫状体充血和混合充血三种类型（表12-3）。

表 12-3　结膜充血与睫状体充血的鉴别

项目	结膜充血	睫状体充血
血管来源	结膜后动静脉	睫状前动静脉
位置	浅	深
充血部位	近穹隆部充血显著	近角膜缘充血显著
颜色	鲜红色	紫红色
形态	血管呈网状,树枝状	血管呈放射状或轮廓不清
移动性	推动球结膜时,血管随之移动	血管不移动
充血原因	结膜疾病	角膜炎、虹膜睫状体炎及青光眼

（2）视力下降：一般指中心视力而言。借助视力表可检查患者的视力情况,正常视力一般在1.0以上。一过性视力下降视力可在1小时内（通常不超过24小时）恢复正常。常见原因有视盘水肿、直立性低血压、视网膜中央动脉痉挛等。视力突然下降,不伴有眼痛见于视网膜动脉或静脉阻塞、缺血性视神经病变、玻璃体积血、视网膜脱离等疾病。视力突然下降伴有眼痛见于急性闭角型青光眼、虹膜睫状体炎、角膜炎等;视力逐渐下降不伴有眼痛见于白内障、屈光不正、原发性开角型青光眼等;视力下降而眼底正常见于球后视神经炎、弱视等疾病。

（3）眼压升高：可通过指压或眼压计测量来确定,眼压升高常见于青光眼患者。

（4）眼球突出：是指眼球突出度超出正常范围,可用眼球突出计测量。可因眶内肿瘤、鼻窦炎症或肿瘤、眶内血管异常、甲状腺功能亢进等因素引起。

（5）其他常见的体征还包括角膜上皮脱落、角膜浑浊、前房变浅、晶状体浑浊、玻璃体积血、视网膜脱离、杯/盘比异常等。

（三）辅助检查

视功能检查包括视力、对比敏感度、暗适应、色觉、立体视觉、视野和视觉电生理检查等。影像学检查包括眼超声检查、CT检查、磁共振检查和眼科计算机图像分析等。辅助检查可进一步明确患者的疾病和阳性体征。

（四）心理-社会状况

视觉的敏锐与否对工作、学习和生活有很大的影响,因此眼病患者的恐惧、焦虑、紧张等心理问题较明显,相同疾病的不同患者,以及同一患者在疾病的不同发展阶段心理问题都会有所不同,因此护士应及时、准确评估患者的心理状态,给予相应的护理。

二、眼科患者常见的护理诊断

护理诊断是关于个人、家庭或社区对现存的或潜在的健康问题或生命过程所产生的反应的一种临床判断,护理诊断提供了选择护理干预的基础,以达到护士职责范围的预期结果。眼科患者常见的护理诊断有以下几点。

（1）感知:紊乱视力障碍与眼部病变有关。

（2）焦虑:与视功能障碍及担心预后不良等因素有关。

（3）自理缺陷:与视功能障碍或术后双眼遮盖等因素有关。

（4）有受伤的危险:与视功能障碍有关。

（5）知识缺乏:缺乏眼病的相关知识。

（6）急性疼痛:与眼压升高、急性炎症反应等因素有关。

（7）慢性疼痛:与眼压升高、炎症反应或缝线刺激等因素有关。

（8）组织完整性受损:由眼外伤所致。

（9）有感染的危险:与机体抵抗力低下或局部创口预防感染措施不当等因素有关。

（10）便秘:与长期卧床、活动减少、精神紧张或生活习惯改变等因素有关。

三、眼科手术患者的常规护理

（一）眼部手术前常规护理

（1）根据病情及拟行的手术向患者或家属讲明手术前后应注意的问题,积极做好患者的心理护理,使患者消除恐惧,密切合作。

（2）了解患者的全身情况,高血压、糖尿病患者应采取必要的治疗及护理措施;如有发热、咳嗽、月经来潮、颜面部疖肿及全身感染等情况要及时通知医师,以便进行必要的治疗和考虑延期手术。

（3）术前 3 天开始滴抗生素眼药水,以清洁结膜囊。角膜、巩膜、虹膜、晶状体、玻璃体和视网膜等内眼手术需在术前日(急症手术例外)剪去术眼睫毛,并用生理盐水冲洗结膜囊。

（4）训练患者能按要求向各方向转动眼球,以利于术中或术后观察和治疗。指导患者如何抑制咳嗽和打喷嚏,即用舌尖顶压上腭或用手指压人中穴,以免术中及术后因突然震动,引起前房出血或切口裂开。

（5）给予易消化的饮食,保持大便通畅,防止术后并发症。术前一餐,不要过饱,以免术中呕吐。全麻患者术前 6 小时禁食禁水。

（6）协助患者做好个人清洁卫生,如洗头、洗澡、换好干净内衣、内裤,长发要梳成辫子。取下角膜接触镜和所有首饰。

（7）术晨测量生命体征,按医嘱用术前药。

（8）去手术室前嘱患者排空大、小便。

（9）患者去手术室后,护士整理床铺,准备好术后护理用品,等待患者回病房。

(二)眼部手术后常规护理

(1)嘱患者安静卧床休息,头部放松,全麻患者未醒期间去枕平卧,头偏向一侧,防止呕吐物误吸入气管引起窒息。

(2)术眼加盖保护眼罩,防止碰撞。注意观察局部伤口的渗血情况,眼垫、绷带有无松脱。嘱患者在术后2周内不要做摇头、挤眼等动作。

(3)遵医嘱局部或全身用药。术后数小时内患者如有疼痛、呕吐等,可按医嘱给予镇痛、止吐药。

(4)为避免感染,术后换药时所用的抗生素眼药水、散瞳剂等应为新开封的。敷料每天更换,注意观察敷料有无松脱、移位及渗血,绷带的松紧情况;眼部包扎期间,嘱患者勿随意解开眼带,以免感染。

(5)继续给予易消化饮食,多进食蔬菜和水果,保持大便通畅,有便秘者常规给缓泻剂。

(6)门诊手术患者和住院患者出院前嘱其按医嘱用药、换药和复查。

四、眼科常用护理技术操作

(一)滴眼药法

1.目的

用于预防、治疗眼部疾病、散瞳、缩瞳及表面麻醉等。

2.用物准备

治疗盘内放置滴眼液、消毒棉签。

3.操作步骤

操作前洗手,并核对患者的姓名、性别、药物的名称、浓度,水制剂应观察有无变色和沉淀。患者取坐位或仰卧位,头稍向后仰并向患侧倾斜,用棉签擦去患眼分泌物,用左手示指或棉签拉开患者下睑,右手持滴管或眼药水瓶将药液滴入下穹隆的结膜囊内。用手指将上睑轻轻提起,使药液在结膜内弥散。用棉签擦去流出的药液,嘱患者闭眼1～2分钟。

4.注意事项

滴药时,滴管口或瓶口距离眼部2～3 cm,勿触及睑缘、睫毛和手指,以免污染;滴药时勿压迫眼球,尤其是有角膜溃疡和角膜有伤口的患者;滴入阿托品类药品时,应压迫泪囊部2～3分钟,以免鼻腔黏膜吸收引起中毒。特别注意散瞳剂与缩瞳剂、腐蚀性药物,切忌滴错,以免造成严重后果。同时滴数种药液时,先滴刺激性弱的药物,再滴刺激性强的药物。眼药水与眼药膏同时用时先滴眼药水后涂眼膏。重复滴药的最短间隔时间应为5分钟。

(二)涂眼药膏法

1.目的

用于治疗眼睑闭合不全、绷带加压包扎前需保护角膜者以及需做睑球分离的患者。

2.用物准备

眼药膏、消毒圆头玻璃棒、消毒棉签。

3.操作步骤

涂眼药膏前洗手,并核对患者的姓名、眼别、药物的名称和浓度。患者取仰卧位或坐位,头稍向后仰,用左手示指或棉签拉开患者下睑,嘱患者向上方注视,右手将眼药膏先挤去一小段,将眼膏挤入下穹隆,或用玻璃棒蘸眼膏少许,将玻璃棒连同眼膏平放于穹隆部,嘱患者闭眼,同时转动玻璃棒,依水平方向抽出,按摩眼睑使眼膏均匀分布于结膜囊内,不要将睫毛连同玻璃棒一同卷入结膜囊内。必要时给患者加戴眼带。

4.注意事项

涂眼膏前检查玻璃棒有无破损,如有破损应弃去;玻璃棒用后及时消毒以备用。

(三)剪眼睫毛法

1.目的

内眼手术前一天剪去术眼睫毛,使术野清洁,便于手术操作,并可防止手术中睫毛落入眼内。

2.用物准备

剪刀、眼药膏或凡士林、无菌棉签、消毒棉球和眼垫。

3.操作步骤

操作前洗手,并核对患者的姓名和眼别。患者取坐位,先在剪刀的两叶涂上眼药膏或凡士林,以便黏住剪下的睫毛。嘱患者向下看,用手指压住上睑皮肤,使睑缘稍外翻,剪去上睑睫毛;嘱患者向上看,手指压下睑皮肤,使下睑轻度外翻,剪去下睑睫毛,将剪下的睫毛不断用眼垫擦拭干净,以防落入结膜囊内。剪刀用后消毒备用。

4.注意事项

剪睫毛时,嘱患者安静,头部固定不动;动作要轻柔,防止伤及角膜和睑缘皮肤;如有睫毛落入结膜囊内,应立即用湿棉签拭出或用生理盐水冲洗干净。

(四)结膜囊冲洗法

1.目的

清除结膜囊内的异物、酸碱化学物质和脓性分泌物以及手术前清洁结膜囊。

2.用物准备

玻璃洗眼壶或冲洗用吊瓶、受水器、消毒棉球、洗眼液。

3.操作步骤

患者取坐位或仰卧位,头偏向一侧。受水器紧贴患眼侧颊部或颞侧。擦净眼分泌物及眼膏。分开上下睑,冲洗液先冲洗眼睑皮肤,然后再冲洗结膜囊。冲洗上穹隆部时翻转眼睑,嘱患者向下看,冲洗下穹隆部时嘱患者向上看,同时眼球向各个方向转动,轻轻推动眼睑,充分冲洗结膜各部,用棉球拭净眼睑及颊部水滴。将受水器内的污水倒出,消毒后备用。

4.注意事项

冲洗时,洗眼壶距眼 3～5 cm,不可接触眼睑及眼球;冲洗液不可直接冲在角膜上,也不可进入健眼;冬天冲洗液适当加温,冷热适中。化学伤冲洗应充分暴露上下穹隆部,反复多次冲洗,防化学物质残留。如有大块异物不易冲去,可用消毒棉签擦去,冲洗液要足够,冲洗时间不少于15 分钟。有眼球穿通伤及较深的角膜溃疡者禁忌冲洗。

(五)泪道冲洗法

1.目的

用于泪道疾病的诊断、治疗及内眼手术前清洁泪道。

2.用物准备

注射器、泪道冲洗针头、泪点扩张器、丁卡因、消毒棉签和冲洗用液体,必要时准备泪道探针。

3.操作步骤

操作前洗手,并核对患者的姓名和眼别。患者取坐位或仰卧位。压迫泪囊将其中的分泌物挤出,然后将丁卡因棉签置于上下泪点之间,闭眼 3 分钟。用泪点扩张器扩张泪小点,左手轻轻牵拉下睑,嘱患者向上方注视,右手持注射器将针头垂直插入泪小点 1.0～1.5 分钟,再水平方向向鼻侧插入泪囊至骨壁。坐位,嘱患者低头;仰卧位,嘱患者头偏向患侧,将针稍向后退,注入药液。通畅者,注入液体自鼻孔流出或患者自诉有水流入口中。如注入液体通而不畅,有液体从鼻腔滴出,提示有鼻泪管狭窄。如进针时阻力大,冲洗液体由原泪点或上泪点溢出,说明泪总管阻塞;如针头可触及骨壁,但冲洗液体逆流,鼻腔内无水,提示鼻泪管阻塞;冲洗后,泪小点有脓性分泌物溢出,为慢性泪囊炎;冲洗时如发现下睑肿胀,说明发生假道,必须停止注水。滴抗生素眼药水并记录冲洗情况,包括从何处进针,有无阻力,冲洗液的流通情况及是否有分泌物等。

4.注意事项

如进针遇有阻力,不可强行推进;若下泪点闭锁,可由上泪点冲洗;勿反复冲洗,避免黏膜损伤或粘连引起泪小管阻塞;急性炎症和泪囊有大量分泌物时不宜进行泪道冲洗。

(六)球旁注射法

1.目的

提高局部组织内的药物浓度,起到消炎、抗感染的作用。

2.用物准备

注射器、5％针头、注射药物、消毒液、消毒棉签。

3.操作步骤

操作前洗手,并核对患者的姓名、眼别、药物的名称及剂量。患者取坐位或仰卧位,坐位头略后仰。常规消毒眼睑周围皮肤。嘱患者向内上方注视,左手持棉签在眶下缘中、外 1/3 交界处定位进针点,右手持注射器经皮肤刺入眶内,紧靠眶下壁垂直刺入 1 cm 左右,固定好针头,轻轻抽吸见无回血后,将药液缓慢推入。左手固定好针旁皮肤,缓慢拔针,用消毒棉签压住针眼至无出血为止。也可在颞上方或颞下方经球结膜进针。

4.注意事项

如遇到阻力,不可强行进针,可稍稍拔出针头,略改变方向再进针;不宜用一次性注射针头。针头的斜面应向上,防止损伤眼球,切忌针头在眶内上下左右搅动,以免损伤血管和神经;注射过程中要观察眼部情况,如有眼睑肿胀、眼球突出,提示有出血症状,应立即拔针,给予加压包扎或用数块大纱布或眼垫用手按压至止血为止,必要时全身应用止血药。

(七)球后注射法

1.目的

通过眼睑皮肤或下穹隆,经眼球下方进入眼眶的给药方式,用于眼底部给药及内眼手术前麻醉。

2.用物准备

注射器、球后针头、注射药物、2％碘酊、75％乙醇、消毒棉签、纱布眼垫、胶布和绷带。

3.操作步骤

注射前洗手,并核对患者的姓名、眼别、药物的名称及剂量。患者取坐位或仰卧位,常规消毒眼睑周围皮肤。嘱患者向鼻上方注视,在眶下缘中、外 1/3 交界处将注射器针头垂直刺入皮肤 1～2 cm,沿眶壁走行,向内上方倾斜 30°针头在外直肌与视神经之间向眶尖方向推进,进针 3～3.5 cm,抽吸无回血,缓慢注入药液。拔针后,嘱患者闭眼并压迫针眼 1 分钟。轻轻按摩眼球,涂抗生素眼膏,包扎。如出现暂时的复视现象,是药物麻痹眼外肌或运动神经所致,一般 2 小时后症状即可缓解。

4.注意事项

进针时如有阻力或碰及骨壁不可强行进针;注射后如出现眼球突出、运动受限为球后出血,应加压包扎;眼前部有化脓性感染的患者禁忌球后注射。

(八)球结膜下注射法

1.目的

将抗生素、皮质类固醇、散瞳剂等药物注射到结膜下,提高药物在眼局部的浓度,延长药物的作用时间,同时刺激局部血管扩张,渗透性增加,有利于新陈代谢和炎症吸收。常用于治疗眼前部疾病。

2.用物准备

注射器、针头、注射的药物、0.5%～1.0%丁卡因溶液、消毒棉签、纱布眼垫、胶布、抗生素眼膏。

3.操作步骤

注射前洗手,并核对患者的姓名、眼别、药物的名称及剂量。患者取坐位或仰卧位。用0.5%～1.0%丁卡因表面麻醉2次,间隔3～5分钟。左手分开眼睑,不合作者可用开睑器开睑,右手持注射器,颞下方注射时嘱患者向上方注视,颞上方注射嘱患者向下方注视,针头与角膜切线方向平行避开血管刺入结膜下,缓慢注入药液,注射后涂抗生素眼膏,戴眼带。

4.注意事项

注射时针头勿指向角膜;多次注射应更换注射部位;为角膜溃疡患者注射时勿加压于眼球;如注射散瞳类药物应注意观察患者的全身状况,并在注射后20分钟观察瞳孔是否散大。

(九)眼部加压包扎法

1.目的

(1)使包扎敷料固定牢固。

(2)局部加压,起到止血作用。

(3)对于术后浅前房者,局部加压包扎,促进前房形成。

(4)预防角膜溃疡穿孔。

(5)部分眼部手术以后,减少术眼活动,减轻局部反应。

2.用物准备

20 cm纱条1根(双眼加压包扎不必)、眼垫、眼膏、胶布、绷带。

3.操作步骤

操作前洗手,并核对患者的姓名和眼别。患者取坐位,患眼涂眼膏,盖眼垫。单眼包扎者,在健眼眉中心位置一条长约20 cm绷带纱条。绷带头端向健眼,经耳上方由枕骨粗隆下方绕向前额,绕头2周后再经患眼由上而下斜向患侧耳下,绕过枕骨至额部。再如上述绕眼数圈,最后将绷带绕头1～2周后用胶布固定,结扎眉中心部的绷带纱条。

如为双眼包扎,则绷带按"8"字形包扎双眼。起端如以右侧为起点(左侧也可),耳上部绕1～2周后,经前额向下包左眼,由左耳下方向后经枕骨粗隆绕至右耳上方,经前额至左耳上方,向后经枕骨粗隆下方至右耳下方,向上包右眼,呈"8"字形状。如此连续缠绕数周后再绕头2圈,用两根胶布上下平行固定。

4.注意事项

包扎时不可过紧或过松,切勿压迫耳郭及鼻孔;固定点必须在前额部,避免患者仰卧或侧卧时引起头部不适或摩擦造成绷带松脱。

(十)结膜囊细菌培养法

1.目的

查出结膜囊内的细菌,便于诊断和治疗。

2.用物准备

无菌棉签的培养管、酒精灯、无菌棉签。

3.操作步骤

操作前洗手,并核对患者的姓名和眼别。患者取卧位或坐位,左手持棉签牵拉患者下睑皮肤,右手用无菌试管内的无菌棉签在患者的下穹隆部擦拭,然后将试管口在酒精灯火焰上消毒,将棉签放回试管内,送检。

4.注意事项

严格执行无菌操作技术;采集的标本及时送检。

（张霜霞）

第三节 上睑下垂

一、概述

上睑下垂是指提上睑肌(动眼神经支配)和 Müller 平滑肌(颈交感神经支配)的功能不全或丧失,以致上睑部分或全部下垂。轻者遮盖部分瞳孔,重者遮盖全部瞳孔,影响视力、有碍美观。临床上分为先天性上睑下垂及获得性上睑下垂,先天性上睑下垂还可造成重度弱视。

二、病情观察与评估

(一)生命体征

监测生命体征,观察患者有无体温异常。

(二)症状体征

(1)观察患者上睑下垂的临床类型。

(2)了解影响视力的程度及有无弱视。

(3)了解患者有无神经系统疾病及眼睑外伤史。

(三)安全评估

(1)评估患者有无因双眼视力障碍导致跌倒/坠床的危险。

(2)评估患者及家属对疾病的认知程度及心理状态等。

三、护理措施

(一)术前护理

1.完善检查

协助完善术前常规及专科检查。

2.心理护理

患者多伴有自卑心理,对手术期望高,心理负担较重。应主动关心安慰患者,使其积极配合治疗及护理,并协助家属做好患儿心理安抚。告知患者及家属手术的目的是为了改善外观,儿童患者还可预防弱视。

3.访视与评估

了解患者基本信息和手术相关信息,确认术前准备完善情况。

4.患者交接

与手术室工作人员核对患者信息、手术部位标识及患者相关资料,完成交接。

(二)术后护理

(1)全麻患者按全麻护理常规护理。

(2)体位:全麻患者术后平卧4~6小时后,取高枕卧位,以减轻颜面部水肿。

(3)保持呼吸道通畅:由于手术牵拉肌肉和麻醉反应可出现恶心呕吐等不适,需侧卧或头偏向一侧,防止呕吐物堵塞呼吸道引起窒息。

(4)观察术后眼睑闭合状态、角膜暴露程度等。对眼睑闭合不全的患者,遵医嘱涂眼膏,预防暴露性角膜炎发生。

四、健康指导

(一)住院期

(1)讲解各项专科检查(裂隙灯、视力、睑裂高度及提上睑肌功能测定等)的目的、重要性及配合要点。

(2)告知眼睑闭合不全患者预防暴露性角膜炎的重要性,积极配合治疗。

(二)居家期

(1)指导家属观察患者睡眠状态下眼睑闭合情况,眼睑闭合不全者睡前涂眼膏,遵医嘱进行瞬目闭眼练习。

(2)弱视患儿务必坚持弱视训练,以提高视功能。

(3)出院后1周门诊复查,如出现异常立即就医。

(张霜霞)

第四节 泪 囊 炎

一、新生儿泪囊炎

(一)概述

新生儿泪囊炎也是儿童常见眼病之一。其是由于鼻泪管下端先天残膜未开放造成泪道阻塞,致使泪液滞留于泪囊之内,伴发细菌感染引起的。常见致病菌为葡萄球菌、链球菌、假白喉杆菌等。

(二)诊断

1.症状

出生后数周或数天发现患儿溢泪并伴有黏液脓性分泌物。

2.体征

内眦部有黏液脓性分泌物,局部结膜充血,下睑皮肤浸渍或粗糙,可伴有湿疹。指压泪囊区有脓性分泌物从泪小点返出。

3.辅助检查

分泌物行革兰染色,血琼脂培养以确定感染细菌类型。

(三)鉴别诊断

1.累及内眦部眼眶蜂窝织炎

挤压泪囊区无分泌物自泪小点溢出。

2.急性筛窦炎

鼻骨表面疼痛、肿胀,发红区可蔓延至内眦部。

3.急性额窦炎

炎症主要累及上睑,前额部有触痛。

(四)治疗

1.按摩

用示指沿泪囊上方向下方挤压,挤压后滴抗生素滴眼液,2～4 次/天。

2.滴眼液或眼膏

有黏液脓性分泌物时,滴抗生素滴眼液或眼膏,2～4 次/天。

3.泪道探通术

对 2～4 个月的患儿可以施行泪道探通手术,探通后滴抗生素眼药 1 周。

4.泪道插管手术

对大于 5 个月或者存在反复泪道探通手术失败的患儿可以考虑行泪道插管手术治疗。

5.抗感染治疗

继发急性泪囊炎或眼眶蜂窝织炎时,须及时全身及局部抗感染治疗。

二、急性泪囊炎

(一)概述

急性泪囊炎是儿童比较少见但十分严重的泪道疾病。其常继发于新生儿泪囊炎、先天性泪囊突出、泪囊憩室及先天性骨性鼻泪管发育异常等。常见致病菌为葡萄球菌、链球菌等。

(二)诊断

1.症状

内眦部红肿,疼痛,患眼流泪并伴有黏液脓性分泌物。

2.体征

内眦部充血肿胀,患眼局部结膜充血,可伴有全身症状如发热等。

3.辅助检查

分泌物行革兰染色、血琼脂培养以确定感染细菌类型。

（三）鉴别诊断

1.累及内眦部眼眶蜂窝织炎

挤压泪囊区无分泌物自泪小点溢出。

2.急性筛窦炎

鼻骨表面疼痛、肿胀,发红区可蔓延至内眦部。

3.急性额窦炎

炎症主要累及上睑,前额部有触痛。

（四）治疗

（1）全身及局部应用广谱抗生素治疗。根据眼部分泌物细菌培养加药敏试验结果调整用药。

（2）局部脓肿形成,可以先尝试经上、下泪小点引流脓液。如果上述方法无效,则只能行经皮肤的切开引流。

（3）炎症控制后尽快行进一步影像学检查如 CT 等,明确发病原因。根据不同的发病原因行进一步的病因治疗。

三、护理措施

（一）慢性期护理重点

1.指导正确滴眼药

每次滴眼药前,先用手指按压泪囊区或行泪道冲洗,排空泪囊内的分泌物后,再滴抗生素眼药水,每天 4～6 次。

2.冲洗泪道

选用生理盐水加抗生素行泪道冲洗,每周 1～2 次。

（二）急性期护理重点

（1）指导正确热敷和超短波物理治疗,以缓解疼痛,注意防止烫伤。

（2）按医嘱应用有效抗生素,注意观察药物的不良反应。

（3）急性期切忌泪道冲洗或泪道探通,以免感染扩散,引起眼眶蜂窝织炎。

（4）脓肿未形成前,切忌挤压,以免脓肿扩散,待脓肿局限后切开排脓或行鼻内镜下开窗引流术。

（三）新生儿泪囊炎护理重点

指导患儿父母泪囊局部按摩方法,置患儿立位或侧卧位,用一手拇指自下睑眶下线内侧与眼球之间向下压迫,压迫数次后滴用抗生素眼药水,每天进行 3～4 次,坚持数周,促使鼻泪管下端开放。操作时应注意不能让分泌物进入婴儿气管内。如果保守治疗无效,按医嘱做好泪道探通手术准备。

（四）经皮肤径路泪囊鼻腔吻合术护理

1.术前护理

（1）术前 3 天滴用抗生素眼药水并行泪道冲洗。

（2）术前 1 天用 1‰麻黄碱液滴鼻以收缩鼻黏膜,利于引流及预防感染。

（3）向患儿家属解释手术目的、意义、注意点。泪囊鼻腔吻合术是通过人造骨孔使泪囊和中鼻道吻合,使泪液经吻合孔流入中鼻道。

2.术后护理

(1)术后患儿置半坐卧位:术后 24 小时内可行面颊部冷敷,以减少出血及疼痛。

(2)做好鼻腔护理:术后第 2 天开始给予 1%麻黄碱液、雷诺考特喷雾剂等喷鼻,以收敛鼻腔黏膜,利于引流,达到消炎、止血、改善鼻腔通气功能的目的。注意鼻腔填塞物的正确位置,嘱患儿勿牵拉填塞物、勿用力擤鼻及挖鼻腔,以防止填塞物松动或脱落而引起出血。

(3)做好泪道护理:术后患儿眼部滴用抗生素眼液,滴眼时,患儿面部处于水平稍偏健眼位置,有利于药液聚集在患眼内眦部,从而被虹吸入泪道,增强伤口局部药物浓度,促进局部炎症的消退。

(4)术后嘱患儿注意保暖、防止感冒。术后当天进温凉饮食,多吃水果蔬菜,加强营养,忌食酸辣刺激性食物,禁烟、酒,忌喝浓茶、咖啡。

(五)鼻内镜下泪囊鼻腔吻合术护理

(1)加强并发症的观察和护理:术后短时间内鼻腔或口腔的少许血丝不需处理;若有大量鲜血顺前鼻流出、或吐出血性分泌物,色鲜红,则可能为伤口活动性出血,应及时通知医师给予处理。

(2)术后 3～5 天起,每天在鼻内镜下对手术侧腔道进行彻底清理,以减少腔道内结痂、黏膜炎症,加快愈合。

(3)术后应用抗菌药物加地塞米松进行泪道冲洗,每天 1 次,连续 1 周。冲洗时注意动作轻柔,应顺着泪道方向缓慢进针。如植入人工泪管,嘱患儿不要用力揉眼、牵拉泪管,以免人工泪管脱落。

(4)教会患儿家属正确滴鼻药和眼药方法,嘱家属带患儿定期随访,坚持复诊。在内镜下彻底清理鼻腔凝血块、分泌物和结痂等;按时冲洗泪道,冲刷泪道内分泌物,避免泪道再次堵塞。

(张霜霞)

第五节　睑　缘　炎

睑缘炎是眼睑缘皮肤、睫毛的毛囊及其腺体的亚急性或慢性炎症,常由细菌感染所致。

一、护理评估

了解患儿全身的健康状况,如营养、睡眠,有无文眼线等;注意屈光不正和慢性结膜炎病史。临床上将睑缘炎分为鳞屑性睑缘炎、溃疡性睑缘炎和眦部睑缘炎,主要表现为眼睑红、肿、热、痛、痒等症状。

(一)鳞屑性睑缘炎

睑缘、睫毛根部覆盖着头皮屑样的鳞屑,鳞屑脱落后下面露出充血的睑缘,但无溃疡,睫毛脱落后能再生,眼睛干痒、刺痛及烧灼感等。

(二)溃疡性睑缘炎

睑缘皮脂腺分泌较多,睫毛因皮脂腺结痂而凝成束状,睑缘有许多脓痂,清除痂皮后,可见到小脓疱和出血性小溃疡,睫毛易脱落而不易再生,严重者可形成睫毛秃。有时睑缘溃疡结疤收缩而出现倒睫,睫毛刺激角膜,常因角膜溃疡而影响视力。

(三)眦部睑缘炎

眦部睑缘炎主要发生于外眦部,外眦部睑缘和外眦部有痒及刺激症状,局部皮肤充血、肿胀,并有浸渍糜烂,邻近结膜常伴有慢性炎症。

二、治疗要点

局部保持清洁,去除诱因,使用抗生素眼水和眼药膏。眦部睑缘炎可选用 $0.25\%\sim0.5\%$ 硫酸锌滴眼液,并适当服用维生素 B_2。

三、护理诊断和问题

(一)舒适改变

眼部干痒、刺痛与睑缘炎症病变有关。

(二)潜在并发症

潜在并发症包括角膜溃疡、慢性结膜炎、泪小点外翻。

四、护理目标

(1)患儿不适症状得到缓解。

(2)及时控制炎症,预防并发症发生。

五、护理措施

(1)首先应去除病因,增强营养,增加抵抗力,纠正用不洁手揉眼的不良习惯。如有屈光不正,应佩戴眼镜矫正。

(2)观察患儿眼部分泌物情况,指导患儿家属清洁睑缘方法可用生理盐水棉签清洁,拭去鳞屑或脓痂脓液。

(3)指导眼部用药方法先清洁睑缘,再涂拭抗生素药膏,可用涂有抗生素药膏的棉签在睑缘按摩,增强药效。炎症消退后,应持续治疗至少2周,以免复发。

(4)外出佩戴眼镜,避免烟尘风沙刺激。

(5)注意饮食调理,避免辛辣食物。

(张霜霞)

第六节 睑 腺 炎

睑腺炎又称麦粒肿,是眼睑腺体的急性化脓性炎症。临床上分为内、外睑腺炎。其中睑板腺感染称内睑腺炎,睫毛毛囊或其附属皮脂腺、汗腺感染称外睑腺炎。

一、护理评估

患侧眼睑可出现红、肿、热、痛等急性炎症表现,常伴同侧耳前淋巴结肿大。外睑腺炎的炎症反应集中于睫毛根部的睑缘处,红肿范围较弥散,脓点常溃破于皮肤面。内睑腺炎的炎症浸润常局限于睑板腺内,有硬结,疼痛和压痛程度均较外睑腺炎剧烈,病程较长,脓点常溃破于睑结膜面。

二、治疗要点

早期局部热敷,用抗生素眼药水或眼药膏,脓肿形成后切开引流。

三、护理诊断和问题

(一)眼痛

眼痛与睑腺炎症有关。

(二)知识缺乏

缺乏睑腺炎的相关知识。

四、护理目标

(1)患儿疼痛减轻。
(2)患儿家长获取睑腺炎相关的预防与护理知识。

五、护理措施

(一)疼痛护理

仔细观察患儿对疼痛的反应,耐心听取患儿对疼痛的主诉,解释疼痛的原因,给予支持与安慰,指导放松技巧。

(二)热敷指导

早期睑腺炎给予局部热敷,每次 10~15 分钟,每天 3~4 次。热敷可以促进血液循环,有助于炎症消散和疼痛减轻。热敷时注意温度,以防烫伤。常用方法有汽热敷法、干热敷法、湿热敷法等。

(三)药物护理

指导正确地滴用抗生素眼药水或涂用眼药膏的方法。

(四)脓肿护理

脓肿未形成时不宜切开,更不能挤压排脓。因为眼睑和面部的静脉无瓣膜,挤压脓肿可使感染扩散,导致眼睑蜂窝织炎,甚至引发海绵窦脓毒栓或败血症而危及生命。

脓肿形成后,如未溃破或引流排脓不畅者,应切开引流。外睑腺炎应在皮肤面切开,切口与睑缘平行;内睑腺炎则在结膜面切开,切口与睑缘垂直。

(五)健康教育

指导家庭护理,养成良好的卫生习惯,不用脏手或不洁手帕揉眼。告知患儿及家属治疗原发病的重要性,如有慢性结膜炎、睑缘炎或屈光不正者,应及时治疗或矫正。

(张霜霞)

第七节 睑板腺囊肿

睑板腺囊肿是睑板腺特发性慢性非化脓性炎症,通常称为霰粒肿。

一、护理评估

睑板腺囊肿通常自觉症状不明显,较小的囊肿经仔细触摸才能发现,较大的囊肿可使眼睑皮肤隆起,表现为皮下圆形肿块,大小不一,触之不痛,与皮肤不粘连。如继发感染,临床表现与内睑腺炎相似。

二、治疗要点

较大囊肿可给予热敷、或向囊肿腔内注射抗生素和糖皮质激素,如囊肿仍不消退,可行睑板腺囊肿刮除。继发感染者,先抗感染治疗,待炎症控制后再行睑板腺囊肿刮除。

三、护理诊断和问题

(一)有感染的危险
感染主要与睑板腺囊肿有关。

(二)知识缺乏
缺乏睑板腺囊肿防治知识。

四、护理目标

(1)无继发感染。
(2)患儿及家属获取睑腺炎相关的预防与护理知识。

五、护理措施

(一)热敷护理
小而无症状的睑板腺囊肿,注意观察病情变化,指导热敷护理。

(二)配合护理
1.术前准备
术前准备主要包括滴抗生素眼液、查凝血功能、清洁面部皮肤、局部麻醉准备等。

2.手术切口准备
外睑腺炎在皮肤面切开,切口与睑缘平行;内睑腺炎则在结膜面切开,切口与睑缘垂直。

3.局部观察
术后用手掌压迫眼部 10～15 分钟,观察局部有无出血等。

4.病理检查
反复发作的睑板腺囊肿,应将标本送病理检查,以排除睑板腺癌。

（三）术后硬结护理

术后硬结可局部热敷，能自行吸收。如不能吸收者行手术切除。

（四）药物护理

介绍术后用药，按时换药和门诊随访。一般术后次日眼部换药，涂抗生素眼药膏，并用眼垫遮盖。

（五）健康指导

（1）在脓肿未成熟前，切忌挤压或用针挑刺，以免细菌经眼静脉进入海绵窦，导致颅内、全身感染等严重并发症。

（2）养成良好的卫生习惯，不用脏手或不洁手帕揉眼。

（3）对顽固复发、抵抗力低下者，给予支持治疗，提高机体抵抗力。

（4）嘱患儿多吃新鲜水果及蔬菜，保持大便通畅。

（张霜霞）

第八节　单纯疱疹病毒性角膜炎

一、概述

单纯疱疹病毒性角膜炎是指由单纯疱疹病毒所致的严重的感染性角膜病，其发病率及致盲率均占角膜病首位。其特点是复发性强、角膜知觉减退。

二、病因与发病机制

本病多为单纯疱疹病毒原发感染后的复发，多发生在上呼吸道感染或发热性疾病以后。原发感染常发生于幼儿，单纯疱疹病毒感染三叉神经末梢和三叉神经支配的区域（头、面部皮肤和黏膜），并在三叉神经节长期潜伏下来。当机体抵抗力下降时，潜伏的病毒被激活，可沿三叉神经至角膜组织引起单纯疱疹病毒性角膜炎。

三、护理评估

（一）健康史

（1）了解患者有无上呼吸道感染史，全身或局部有无使用糖皮质激素、免疫抑制剂。

（2）评估有无复发诱因存在，如过度疲劳、日光暴晒、月经来潮、发热、熬夜、饮酒、角膜外伤等。

（3）了解有无疾病反复发作史。

（二）症状与体征

（1）原发感染常见于幼儿，有发热、耳前淋巴结肿大、唇部皮肤疱疹，呈自限性。眼部表现为急性滤泡性或假膜性结膜炎、眼睑皮肤疱疹，可有树枝状角膜炎。

（2）复发感染常在诱因存在下引起角膜感染复发，多为单侧。患眼可有轻微眼痛、畏光、流泪、眼痉挛，若中央角膜受损，则视力明显下降，并有典型的角膜浸润灶形态。①树枝状和地图状角膜炎：最常见的类型。初起时患眼角膜上皮呈小点状浸润，排列成行或成簇，继而形成小水疱，水疱破裂互相融合，形成树枝状表浅溃疡，称为树枝状角膜炎。随病情进展，炎症逐渐向角膜病灶四周及基质层扩展，可形成不规则的地图状角膜溃疡，称为地图状角膜炎。②盘状角膜炎：炎症浸润角膜中央深部基质层，呈盘状水肿、增厚，边界清楚，后弹力层皱褶。伴发前葡萄膜炎时，可见角膜内皮出现沉积物。③坏死性角膜基质炎：角膜基质层内出现单个或多个黄白色浸润灶、溃疡甚至穿孔，常可诱发基质层新生血管。疱疹病毒在眼前段组织内复制，可引起前葡萄膜炎、小梁网炎。炎症波及角膜内皮时，可诱发角膜内皮炎。

（三）心理-社会状况评估

注意评估患者的情绪状况、性别、年龄、职业、经济、文化、教育背景。

（四）辅助检查

角膜上皮刮片可见多核巨细胞、病毒包涵体或活化性淋巴细胞，角膜病灶分离培养出单纯疱疹病毒；酶联免疫法发现病毒抗原；分子生物学方法如 PCR 查到病毒核酸，有助于病原学的诊断。

四、护理诊断

（一）疼痛

急性眼痛与角膜炎症反应有关。

（二）焦虑

焦虑与病程长、病情反复发作、担心预后不良有关。

（三）感知紊乱

感知紊乱与角膜透明度受损导致视力下降有关。

（四）潜在并发症

角膜溃疡、穿孔、眼内炎等。

（五）知识缺乏

缺乏单纯疱疹病毒性角膜炎的防治知识。

五、护理措施

（1）严密观察患者病情，注意角膜炎症的进展。

（2）指导患者据医嘱正确用药：①急性期每1～2小时滴眼一次，睡前涂眼药膏。注意观察眼睛局部药物的毒性作用，如出现点状角膜上皮病变和基质水肿。②使用糖皮质激素滴眼液者，要告知患者按医嘱及时用药。停用时要逐渐减量，不能随意增加使用次数和停用，并告知其危害性。注意观察激素的并发症，如出现细菌、真菌的继发感染，出现角膜溶解，出现青光眼等。③用散瞳药的患者，外出可戴有色眼镜，以减少光线刺激，并加强生活护理。④使用阿昔洛韦者要定期检查肝、肾功能。

（3）鼓励患者参加体育锻炼，增强体质，预防感冒，以降低复发率。

（4）药物治疗无效、反复发作、角膜溃疡面积较大者，有穿孔危险，可行治疗性角膜移植术。

（张霜霞）

<h1 style="text-align:center">第九节 结 膜 疾 病</h1>

结膜表面大部分暴露于外界环境中,容易受各种病原微生物的侵袭和物理、化学因素的刺激。正常情况下,结膜组织具有一定的防御能力。当全身或局部的防御能力减弱或致病因素过强时,将使结膜组织发生急性或慢性的炎症,统称为结膜炎。结膜炎是最常见的眼病之一,根据病因可分为细菌性、病毒性、衣原体性、真菌性和变态反应性结膜炎,细菌和病毒感染性结膜炎是最常见的结膜炎。

一、急性细菌性结膜炎

(一)概述

急性细菌性结膜炎是指由细菌所致的急性结膜炎症的总称,临床上最常见的是急性卡他性结膜炎和淋球菌性结膜炎,两者均具有传染性及流行性,通常为自限性,病程在 2 周左右,一般不引起角膜并发症,预后良好。

(二)病因与发病机制

1.急性卡他性结膜炎

急性卡他性结膜炎以革兰阳性球菌感染为主的急性结膜炎症,俗称"红眼病"。常见致病菌为肺炎双球菌、Koch-Weeks杆菌和葡萄球菌等。本病多于春、秋季流行,通过面巾、面盆、手或患者用过的其他用具接触传染。

2.淋球菌性结膜炎

本病主要由淋球菌感染所致,是一种传染性极强、破坏性很大的超急性化脓性结膜炎。由于接触患有淋病的尿道、阴道分泌物或患眼分泌物而引起感染。成人主要为淋球菌性尿道炎的自身感染,新生儿则在通过患有淋球菌性阴道炎的母体产道时被感染。

(三)护理评估

1.健康史

(1)了解患者有无与本病患者接触史,或有无淋球菌性尿道炎史,或患儿母亲有无淋球菌性阴道炎史。成人淋球菌性结膜炎潜伏期为 10 小时至 3 天,新生儿则在出生后 2～3 天发病。

(2)了解患者眼部周围组织的情况。

2.症状与体征

(1)起病急,潜伏期短,常累及双眼。自觉眼睛刺痒、异物感、灼热感、畏光、流泪。

(2)急性卡他性结膜炎眼睑肿胀、结膜充血,以睑部及穹隆部结膜最为显著,重者出现眼睑及结膜水肿,结膜表面覆盖一层伪膜,易擦掉。眼分泌物增多,多呈黏液或脓性,常发生晨起睁眼困难,上、下睑睫毛被粘住。Koch-Weeks 杆菌或肺炎双球菌所致者可发生结膜下出血斑点。

(3)淋球菌性结膜炎病情发展迅速,单眼或双眼先后发病,眼痛流泪、畏光,眼睑及结膜高度水肿、充血,而致睁眼困难,或肿胀的球结膜掩盖角膜周边或突出于睑裂。睑结膜可见小出血点及薄层伪膜。初期分泌物为浆液性或血水样,不久转为黄色脓性,量多而不断溢出,故又称脓漏眼。淋球菌侵犯角膜,严重影响视力。重者耳前淋巴结肿痛,引起淋巴结病变的仅有的细菌性结膜炎。

细菌培养可见相应的细菌,即肺炎双球菌、Koch-Weeks杆菌、淋球菌等。

3.心理-社会状况评估

急性结膜炎起病急,症状重,结膜充血、水肿明显且有大量分泌物流出,影响外观,患者容易产生焦虑情绪,同时实行接触性隔离,患者容易产生孤独情绪。护士应评价患者的心理状态、对疾病的认识程度及理解、接受能力。

4.辅助检查

(1)早期结膜刮片及结膜囊分泌物涂片中有大量多形核白细胞和细菌,提示细菌性感染,必要时还可作细菌培养及药物敏感试验。

(2)革兰染色,显微镜下可见上皮细胞和中性粒细胞内或外的革兰阴性双球菌,提示淋球菌性结膜炎。

(四)护理诊断

1.疼痛

疼痛与结膜炎症累及角膜有关。

2.潜在并发症

角膜炎症、溃疡和穿孔、眼内炎、眼睑脓肿、脑膜炎等。

3.知识缺乏

缺乏急性结膜炎的预防知识。

(五)护理措施

(1)向患者或患儿家属解释本病的发病原因、病程进展和疾病预后,解除患者的忧虑,使其树立战胜疾病的信心,配合治疗。

(2)结膜囊冲洗:以清除分泌物,保持清洁。常用的冲洗液有生理盐水、3%硼酸溶液。淋球菌性结膜炎用1:5 000的青霉素溶液冲洗。冲洗时使患者取患侧卧位,以免冲洗液流入健眼。冲洗动作轻柔,以免损伤角膜。如有假膜形成,应先除去假膜再冲洗。

(3)遵医嘱留取结膜分泌物送检细菌培养及药物敏感试验。

(4)药物护理:常用滴眼液有0.25%氯霉素、0.5%新霉素、0.1%利福平,每1～2小时滴眼1次,夜间涂眼药膏。淋球菌感染则局部和全身用药并重,遵医嘱使用阿托品软膏散瞳。

(5)为减轻不适感,建议佩戴太阳镜。炎症较重者,为减轻充血、灼热等不适症状,可用冷敷。禁忌包扎患眼,因包盖患眼,使分泌物排出不畅,不利于结膜囊清洁,反而有利于细菌的生长繁殖,加剧炎症。健眼可用眼罩保护。

(6)严密观察角膜刺激征或角膜溃疡症状。对淋球菌性结膜炎还要注意观察患者有无全身并发症的发生。

(7)传染性结膜炎急性感染期应实行接触性隔离:①注意洗手和个人卫生,勿用手拭眼,勿进入公共场所和游泳池,以免交叉感染。接触患者前后的手要立即彻底冲洗与消毒。②向患者及其家属传授结膜炎预防知识,提倡一人一巾一盆。淋球菌性尿道炎患者,要注意便后立即洗手。③双眼患病者实行一人一瓶滴眼液。单眼患病者,实行一眼一瓶滴眼液。做眼部检查时,应先查健眼,后查患眼。④接触过眼分泌物和病眼的仪器、用具等都要及时消毒隔离,用过的敷料要烧毁。⑤患有淋球菌性尿道炎的孕妇须在产前治愈。未愈者,婴儿出生后,立即用1%硝酸银液或0.5%四环素或红霉素眼药膏涂眼,以预防新生儿淋球菌性结膜炎。

二、病毒性结膜炎

(一)概述

病毒性结膜炎是一种常见的急性传染性眼病,由多种病毒引起,传染性强,好发于夏、秋季,在世界各地引起过多次大流行,通常有自限性。临床上以流行性角结膜炎、流行性出血性结膜炎最常见。

(二)病因与发病机制

1.流行性角结膜炎

流行性角结膜由 8 型、19 型、29 型和 37 型腺病毒引起。

2.流行性出血性结膜炎

流行性出血性结膜炎由 70 型肠道病毒引起。

(三)护理评估

1.健康史

(1)了解患者有无与病毒性结膜炎接触史,或其生活环境中有无病毒性结膜炎流行史。

(2)了解患者发病时间,评估其潜伏期。

2.症状与体征

(1)潜伏期长短不一。流行性角结膜炎约 7 天;流行性出血性结膜炎约在 24 小时内发病,多为双眼。

(2)流行性角结膜炎的症状与急性卡他性结膜炎相似,自觉异物感、疼痛、畏光、流泪及水样分泌物。眼睑充血水肿,睑结膜滤泡增生,可有假膜形成。

(3)流行性出血性结膜炎症状较急性卡他性结膜炎重,常见球结膜点状、片状出血,分泌物为水样。耳前淋巴结肿大、压痛。角膜常被侵犯,发生浅层点状角膜炎。

(4)部分患者可有头痛、发热、咽痛等上呼吸道感染症状。

3.心理-社会状况评估

因患者被实行接触性隔离,容易产生焦虑情绪。护士应评价患者的心理状态、对疾病的认识程度和理解、接受能力等。

4.辅助检查

分泌物涂片镜检可见单核细胞增多,并可分离到病毒。

(四)护理诊断

1.疼痛

眼痛与病毒侵犯角膜有关。

2.知识缺乏

缺乏有关结膜炎的防治知识。

(五)护理措施

(1)加强心理疏导,告知患者或患儿家属治疗方法、预后及接触性隔离的必要性,消除其焦虑情绪。

(2)药物护理:抗病毒滴眼液用 0.5% 利巴韦林、1% 碘苷、3% 阿昔洛韦等配制,每小时滴眼 1 次;合并角膜炎、混合感染者,可配合使用抗生素滴眼液;角膜基质浸润者可酌情使用糖皮质激素,如0.02%氟美童等。

（3）生理盐水冲洗结膜囊，眼局部冷敷以减轻充血和疼痛，注意消毒隔离。

（4）做好传染性眼病的消毒隔离和健康教育，防止疾病的传播。

三、沙眼

（一）概述

沙眼是由沙眼衣原体引起的一种慢性传染性结膜角膜炎，因其睑结膜面粗糙不平，形似沙粒，故名沙眼。其并发症常损害视力，甚至失明。

（二）病因与发病机制

沙眼是由 A 抗原型沙眼衣原体、B 抗原型沙眼衣原体、C 抗原型沙眼衣原体或 Ba 抗原型沙眼衣原体感染结膜角膜所致的，通过直接接触眼分泌物或污染物传播。

（三）护理评估

1.健康史

（1）沙眼多发生于儿童及青少年时期，男女老幼皆可罹患。其发病率和严重程度与环境卫生、生活条件及个人卫生有密切关系。沙眼在流行地区常有重复感染。

（2）其潜伏期为 5～14 天，常为双眼急性或亚急性发病。急性期过后 1～2 个月转为慢性期，急性期可不留瘢痕而愈。在慢性期，结膜病变被结缔组织所代替而形成瘢痕。

2.症状与体征

（1）急性期有异物感、刺痒感、畏光、流泪、少量黏性分泌物。体征：眼睑红肿、结膜明显充血、乳头增生。

（2）慢性期症状不明显，仅有眼痒、异物感、干燥和烧灼感。体征：结膜充血减轻，乳头增生和滤泡形成，角膜缘滤泡发生瘢痕化改变称为 Herbet 小凹，若有角膜并发症，可出现不同程度的视力障碍及角膜炎症。慢性期可见沙眼的特有体征，即角膜血管翳（角巩膜缘血管扩张并伸入角膜）和睑结膜瘢痕。

（3）晚期并发症：发生睑内翻及倒睫、上睑下垂、睑球粘连、慢性泪囊炎、结膜角膜干燥症和角膜混浊。

3.心理-社会状况评估

（1）注意评估患者生活或工作的环境卫生、生活居住条件和个人生活习惯。

（2）评估患者的文化层次、对疾病的认识程度、心理特点。

4.辅助检查

结膜刮片行 Giemsa 染色可找到沙眼包涵体；应用荧光抗体染色法或酶联免疫法，可测定沙眼衣原体抗原，是确诊的依据。

（四）护理诊断

1.疼痛

异物感、刺痛与结膜炎症有关。

2.潜在并发症

倒睫、睑内翻、上睑下垂、睑球粘连、慢性泪囊炎等。

3.知识缺乏

缺乏沙眼预防及治疗知识。

(五)护理措施

(1)遵医嘱按时滴用抗生素滴眼液,每天4~6次,晚上涂抗生素眼药膏,教会患者及其家属正确使用滴眼液和涂眼药膏的方法,注意随访观察药物疗效。

(2)遵医嘱全身治疗急性沙眼或严重的沙眼,可口服阿奇霉素、多西环素、红霉素和螺旋霉素等。

(3)积极治疗并发症,介绍并发症及后遗症的治疗方法。如倒睫可选电解术,睑内翻可行手术矫正,角膜混浊可行角膜移植术,参照外眼手术护理常规和角膜移植护理常规,向患者解释手术目的、方法,使患者缓解紧张心理,积极配合治疗。

(4)健康教育:①向患者及家属宣传沙眼并发症的危害性,做到早发现、早诊断、早治疗,尽量在疾病早期治愈。②沙眼病程长,容易反复,向患者说明坚持长期用药的重要性,一般要用药6~12周,重症者需要用药半年以上。③指导患者及其家属做好消毒隔离,预防交叉感染,接触患者分泌物的物品通常选用煮沸和75%乙醇消毒法。④培养良好的卫生习惯,不与他人共用毛巾、脸盆、手帕,注意揉眼卫生,防止交叉感染。⑤选择公共卫生条件好的地方理发、游泳、洗澡等。

(张霜霞)

第十节　屈光不正和弱视

临床上将眼的屈光状态分为两类,即屈光正常(正视眼)、屈光不正(非正视眼)。在眼的调节松弛状态下,外界平行光线进入眼内经眼的屈光系统屈折后,不能聚焦在视网膜黄斑中心凹上称为屈光不正。屈光不正包括近视、远视和散光。外界光线经过眼的屈光系统折射在视网膜上,形成清晰的物像称为眼的屈光作用。眼的屈光作用的大小称为屈光力。单位是屈光度,简写为D。

一、近视

(一)概述

近视眼是指在眼的调节松弛状态下,平行光线经过眼的屈光系统屈折后,聚焦在视网膜之前,在视网膜上形成一个弥散环,导致看远处目标模糊不清。近视眼按度数可分为三类:轻度小于-3.00 D,中度为-3.00 D~-6.00 D,高度大于-6.00 D。

(二)病因与发病机制

1.遗传因素

高度近视可能为常染色体隐性遗传。中低度近视可能为多因子遗传:既服从遗传规律又有环境因素参与,而以环境因素为主。其中高度近视比低度近视与遗传因素的关系更密切。

2.发育因素

婴幼儿时期眼球较小,为生理性远视,随着年龄增长,眼球各屈光成分协调生长,逐步变为正视。若眼轴过度发育,即成为轴性近视。

3.环境因素

青少年学生与近距离工作者中以近视眼较多,主要与长时间近距离阅读、用眼卫生不当有关。此外,营养成分的失调和使用工具不符合学生的人体工程力学要求、大气污染、微量元素的不足等也是形成近视的诱发因素。

（三）护理评估

1.健康史

注意询问患者有无视疲劳、眼外斜视及近视家族史等。了解患者佩戴眼镜史及用眼卫生情况、发现近视的时间及进展程度。

2.症状与体征

（1）视力：近视最突出的症状是远视力减退、近视力正常。

（2）视力疲劳：近视初期常有远视力波动，注视远处物体时喜眯眼，容易产生视疲劳。低度近视者常见，但较远视者轻。

（3）视疲劳外斜视：视疲劳重者可发展为外斜视，是调节与集合平衡失调的结果。为使调节与集合间固有的不平衡能够维持暂时的平衡，故容易产生视疲劳。看近时不用或少用调节，造成平衡紊乱即产生眼位变化。斜视眼为近视度数较高的眼。

（4）眼球前后径变长：多见于高度近视属轴性近视。

（5）眼底高度近视可引起眼底退行性变化和眼球突出，出现豹纹状眼底、近视弧形斑、脉络膜萎缩甚至巩膜后葡萄肿、黄斑出血等变化。周边部视网膜可出现格子样变性和产生视网膜裂孔，增加视网膜脱离的危险。

（6）并发症：如玻璃体异常（液化、浑浊、后脱离）、视网膜脱离、青光眼、白内障等，以高度近视者多见。

3.心理-社会状况评估

有部分患者由于佩戴眼镜影响外观而表现为不愿意配合。需要评估患者的学习、生活和工作环境及对近视的认识程度。

4.辅助检查

常用屈光检查方法：客观验光法、主觉验光法、睫状肌麻痹验光法。对于高度近视患者有眼底改变者应进行荧光素眼底血管造影或吲哚青绿血管造影。

（四）护理诊断

1.视力下降

视力下降与屈光介质屈光力过强有关。

2.知识缺乏

缺乏近视眼及其并发症的防治知识。

3.潜在并发症

视网膜脱离、术后伤口感染、上皮瓣移位、角膜浑浊、高眼压等。

（五）护理措施

1.用眼卫生指导

（1）避免长时间连续用眼，一般持续用眼1小时应休息5～10分钟。

（2）保持良好的学习、工作姿势：不躺在床上、车厢内阅读，不在太阳直射下或光线昏暗处阅读。双眼平视或轻度向下注视荧光屏，眼睛与电脑荧光屏距离在60 cm以上。

（3）高度近视患者避免剧烈运动如打篮球、跳水等，防止视网膜脱落。

（4）饮食以富含蛋白质、维生素的食物为主，如新鲜水果、蔬菜、动物肝脏、鱼等。

（5）定期检查视力，建议半年复查一次，根据屈光检查结果及时调整眼镜度数。

2.配镜矫正护理

向患者及其家长解释近视视力矫正的重要性及可能的并发症,纠正"戴眼镜会加深近视度数"的错误认知。建议在睫状肌麻痹状态下验光,可取得较为准确的矫正度数。

(1)佩戴框架眼镜护理:框架眼镜是最常用和最好的方法,配镜前须先经准确验光确定近视度数,镜片选择以获得最佳视力的最低度数的凹透镜为宜。指导患者和其家属学会眼镜护理:①坚持双手摘戴眼镜,单手摘戴若力度过大会使镜架变形。②戴眼镜的位置正确,将镜片的光学中心对准眼球中心部位,才能发挥眼镜的正确功能。③镜架沾上灰尘时,用流水冲洗,再用眼镜专用布或软纸拭干。④参加剧烈运动时不要戴眼镜,以免眼镜受到碰撞。

(2)佩戴角膜接触镜护理:①根据不同材料的角膜接触镜的不同特点予以护理指导。软镜验配简单佩戴舒适;角膜塑形镜(OK镜)睡眠时佩戴,起床后取出;硬性透氧性接触镜(RGP)验配较复杂,必须严格按规范验配,佩戴前须向患者详细交代注意事项,使患者充分了解其重要性,以提高患者的依从性。初次戴镜通常第1天戴5～6小时,然后每天延长1～2小时,1周左右每天可佩戴12～16小时,期间必须定期复查。②养成良好的卫生习惯,取、戴前均应仔细洗手,定期更换镜片。③避免超时佩戴和过夜佩戴。④戴镜后刺激症状强烈,应摘下重新清洗后再戴,如有异物感、灼痛感马上停戴。⑤游泳时不能戴镜片。

3.屈光手术护理

目前屈光手术治疗的方法如下。

(1)角膜屈光手术:分为非激光手术与激光手术。非激光手术包括放射状角膜切开术表层角膜镜片术、角膜基质环植入术。激光手术包括准分子激光角膜切削术(PRK)、激光角膜原位磨镶术(LASIK)、准分子激光角膜上皮瓣原位磨镶术(LASEK)。

角膜屈光手术前护理:按手术常规做好术前准备。①佩戴隐形眼镜者,手术前眼部检查须在停戴48～72小时后进行;长期佩戴者须停戴1～2周;佩戴硬镜者须停戴4～6周。②冲洗结膜囊和泪道,如发现感染灶要先治疗后再行手术。按医嘱滴用抗生素滴眼液。③注意充分休息,以免眼调节痉挛。④全面的眼部检查,包括视力、屈光度、眼前段、眼底、瞳孔直径、眼压、角膜地形图、角膜厚度和眼轴测量等。⑤告诉患者术后短时间内视力可能不稳定,会有逐步适应的过程。

角膜屈光手术后护理:①3天内避免洗头,洗脸洗头时,不要将水溅入眼内。②1周内不要揉眼睛,最好避免看书报等,外出佩戴太阳镜,避免碰伤,近期避免剧烈运动和游泳。③进清淡饮食,避免刺激性食物。④遵医嘱用药和复查,如出现眼前黑点、暗影飘动、突然视力下降,应立即门诊复查。

(2)眼内屈光手术:目前已开展的手术治疗方法有白内障摘除及人工晶体植入术、透明晶状体摘除及人工晶体植入术、晶状体眼人工晶体植入术。

(3)巩膜屈光手术如后巩膜加固术、巩膜扩张术等。巩膜屈光手术后注意观察眼球运动障碍、出血、复视、植入物排斥等并发症。

二、远视

(一)概述

远视眼是指在眼的调节松弛状态下,平行光线经眼的屈光系统屈折后,焦点聚在视网膜后面者。远视眼按度数可分为三类:轻度小于＋3.00 D,中度为－5.00 D～＋3.00 D,高度大于5.00 D。远视按屈光成分分为轴性远视和屈光性远视。

(二)病因与发病机制

1.轴性远视

眼的屈光力正常,眼球前后径较正常眼短,为远视中最常见的原因。初生婴儿有 2～3 D 远视,在生长发育过程中,慢慢减少,约到成年应成为正视或接近正视。如因发育原因,眼轴不能达到正常长度,即成为轴性远视。

2.屈光性远视

眼球前后径正常,眼的屈光力较弱。原因:一是屈光间质的屈光指数降低;二是角膜或晶状体弯曲度降低,如扁平角膜;三是晶状体全脱位或无晶状体眼。

(三)护理评估

1.健康史

注意询问患者有无远视家族史,了解患者佩戴眼镜史及用眼卫生情况、发现远视的时间及进展程度。

2.症状与体征

(1)视疲劳:远视最突出的临床症状,表现为视物模糊、头痛、眼球眼眶胀痛、畏光、流泪等。闭目休息后,症状减轻或消失。尤其以长时间近距离工作时明显,这是由于眼调节过度而产生,多见于高度远视和 35 岁以上患者。

(2)视力障碍:轻度远视青少年,由于其调节力强,远近视力可无影响;远视程度较高,或因年龄增加而调节力减弱者,远视力好,近视力差;高度远视者,远近视力均差,极度使用调节仍不能代偿;远视程度较重的幼儿,常因过度使用调节,伴过度集合,易诱发内斜视。看近处小目标时,内斜加重,称为调节性内斜视。若内斜持续存在,可产生斜视性弱视。

(3)眼底:高度远视眼眼球小,视盘较正常小而色红,边界较模糊,稍隆起,类似视盘炎,但矫正视力正常,视野无改变,长期观察眼底像不变,称为假性视盘炎。

3.心理-社会状况评估

轻度远视眼者不易发现,常在体检时才被发现;部分患者由于佩戴眼镜影响外观而表现为不愿意配合。需评估远视对患者学习、生活和工作环境的影响及患者对远视的认知程度。

4.辅助检查

屈光检查方法:客观验光法、主觉验光法、睫状肌麻痹验光法。

(四)护理诊断

1.知识缺乏

缺乏正确佩戴眼镜的知识。

2.舒适改变

舒适改变与过度调节引起的眼球眼眶胀痛、视疲劳有关。

3.视力下降

视力下降与眼球屈光力弱或眼轴过短有关。

(五)护理措施

(1)向患者及其家属介绍远视眼的防治知识:①轻度远视无症状者不需矫正,如有视疲劳和内斜视,虽然远视度数低也应佩戴眼镜;中度远视或中年以上患者应戴镜矫正以提高视力,消除视疲劳和防止内斜视发生。②原则上远视眼的屈光检查应在睫状肌麻痹状态下进行,用凸透镜矫正。每半年进行视力复查,根据屈光检查结果及时调整眼镜度数。12 周岁以下者或检查中调节能力强者应采用睫状肌麻痹剂散瞳验光配镜。③保持身心健康,生活有规律,锻炼身体,增强体质,保持合理的饮食习惯,避免偏食。

(2)观察患者视力及屈光度的改变,有无眼位改变。

三、散光

(一)概述

散光是指由于眼球各屈光面在各径线(子午线)的屈光力不等,平行光线进入眼内不能在视网膜上形成清晰物像的一种屈光不正现象。

(二)病因与发病机制

本病最常见的病因是由于角膜和晶状体各径线的曲率半径大小不一致,通常以水平及垂直两个主径线的曲率半径差别最大。发病还可能与遗传、发育、环境、饮食、角膜瘢痕等因素有关。

根据屈光径线的规则性,可分为规则散光和不规则散光两种类型。

(1)规则散光是指屈光度最大和最小的两条主子午线方向互相垂直,用柱镜片可以矫正,是最常见的散光类型。规则散光可分为顺规散光、逆规散光和斜向散光。根据各子午线的屈光状态,规则散光也可分为五种:单纯远视散光、单纯近视散光、复性远视散光、复性近视散光和混合散光。

(2)不规则散光是指最大和最小屈光力的主子午线互相不垂直,如圆锥角膜及角膜瘢痕等,用柱镜片无法矫正。

(三)护理评估

1.健康史

了解患者发现散光的年龄及佩戴眼镜史。

2.症状与体征

(1)视疲劳:头痛、眼胀、流泪、看近物不能持久,单眼复视,视力不稳定,看书错行等。

(2)视力:散光对视力影响取决于散光的度数和轴向。散光度数越高或斜轴散光对视力影响越大,逆规散光比顺规散光对视力影响大。低度散光者视力影响不大;高度散光者远、近视力均下降。

(3)眯眼:以针孔或裂隙作用来减少散光。散光者看远看近均眯眼,而近视者仅在看远时眯眼。

(4)散光性弱视:幼年时期的高度散光易引起弱视。

(5)代偿头位:利用头位倾斜和斜颈等自我调节,以求得较清晰的视力。

(6)眼底:眼底检查有时可见视盘呈垂直椭圆形,边缘模糊,用检眼镜不能很清晰地看清眼底。

3.心理-社会状况评估

评估患者的情绪和心理状态。评估患者的年龄、性别、学习、生活和工作环境以及对散光的认知程度。

4.辅助检查

屈光检查方法有客观验光法、主觉验光法、睫状肌麻痹验光法。

(四)护理诊断

1.知识缺乏

缺乏散光的相关知识。

2.舒适改变

舒适改变与散光引起的眼酸胀、视疲劳有关。

3.视力下降

视力下降与眼球各屈光面在各子午线的屈光力不等有关。

(五)护理措施

(1)向患者及其家属宣传散光的相关知识,若出现视物模糊、视疲劳、发现散光应及时矫正,防止弱视发生。规则散光可戴柱镜矫正,如不能适应全部矫正可先以较低度数矫正,再逐渐增加度数。不规则散光可试用硬性透氧性角膜接触镜(RGP)矫正,佩戴时需要一定时间的适应期。手术方法包括准分子激光屈光性角膜手术和散光性角膜切开术。

(2)护理要点:①避免用眼过度导致视疲劳。②高度散光常伴有弱视,在矫正散光的同时进行弱视治疗。③定期检查视力,青少年一般每半年检查一次,及时发现视力及屈光度的改变,及时调整眼镜度数。④保持身心健康,生活有规律,锻炼身体,增强体质,保持合理的饮食习惯,避免偏食。⑤注意眼镜和角膜接触镜的护理和保养。

四、老视

(一)概述

老视又称老花,是指随着年龄的增加,眼的调节功能日益减退,近距离阅读或工作感觉困难的一种生理现象,一般出现在40～45岁。

(二)病因与发病机制

随着年龄增长,晶状体逐渐硬化,弹性下降,睫状肌功能逐渐减弱,因而眼的调节力变小,近点逐渐远移,近视力愈来愈低。这是一种由于年龄所致的生理性调节力减弱的现象。

(三)护理评估

1.健康史

(1)了解患者有无视疲劳和佩戴眼镜的情况。

(2)了解患者工作性质、阅读习惯、老视发生年龄等。

2.症状与体征

(1)视近物困难:初期近点逐渐远移,常将注视目标放得远些才能看清。在光线不足的情况下,近视力更差。随着年龄增长,虽然将注视目标尽量放远,也无法看清。

(2)视疲劳:头痛、眼胀、流泪、看近物不能持久,单眼复视,视力不稳定,看书错行等。

3.心理-社会状况评估

由于老视者近视力逐渐下降,比较隐蔽,发现不及时,需评估患者用眼情况,了解患者年龄、职业、生活和工作环境及对本病的认知程度。

4.辅助检查

屈光检查方法有客观验光法、主觉验光法、睫状肌麻痹验光法。

(四)护理诊断

1.镜片选择

了解老视者的工作性质和阅读习惯,选择合适的镜片,使其阅读时保持持久的清晰和舒适,缓解视疲劳症状。单光镜是首次佩戴眼镜者的较好选择,但它只适合看近时。双光眼镜弥补了单焦镜远、近不能兼顾的不足,但外观不美并常出现图像跳动现象;近年推出的渐变多焦点镜能满足远、中、近不同距离的视觉需求,验配前要了解佩戴者的视觉需求,并指导正确使用。戴近用的凸透镜,镜片的屈光度依年龄和原有的屈光状态而定,一般规律:原为正视眼者,45 岁佩戴+1.00 D;50 岁佩戴+2.00 D;60 岁为+3.00 D。非正视眼者,所需戴老视眼镜的屈光度数为上述年龄所需的屈光度与原有屈光度的代数和。

2.健康指导

避免用眼过度导致视疲劳。老视一般从 45 岁开始,随着年龄增长,老视程度逐渐加重,老视眼镜应随着年龄改变而调整。保持身心健康,生活有规律,锻炼身体,增强体质及保持合理的饮食习惯。

五、弱视

(一)概述

弱视是指眼部无明显器质性病变,但在视觉发育期间,由于各种原因引起的视觉细胞有效刺激不足,导致单眼或双眼最好矫正视力低于 0.8 的一种视觉状态。弱视在学龄前儿童及学龄儿童患病率为1.3%～3.0%,是一种可治疗的视力缺损性常见眼病,越早发现,越早治疗,预后越好。

(二)病因与发病机制

按发病机制的不同,弱视一般可分为如下几种。

1.斜视性弱视

为消除和克服斜视引起的复视和视觉紊乱,大脑视皮层中枢主动抑制由斜视眼传入的视觉冲动,该眼黄斑功能长期被抑制而形成弱视。

2.屈光参差性弱视

一眼或两眼有屈光不正,两眼屈光参差较大,使两眼在视网膜上成像大小不等,融合困难,大脑视皮层中枢抑制屈光不正较重的一眼,日久便形成弱视。

3.屈光性弱视

屈光性弱视多见于双眼高度远视(也可高度近视),在发育期间未能矫正,使所成的像不能清晰聚焦于黄斑中心凹,造成视觉发育的抑制,而形成弱视。

4.形觉剥夺性弱视

由于先天性或早期获得的各种因素导致视觉刺激降低,如眼屈光间质浑浊(如白内障、角膜瘢痕等)、完全性上睑下垂、不恰当的眼罩遮盖眼等,妨碍视网膜获得足够光刺激,而干扰了视觉的正常发育过程,造成弱视。

5.先天性弱视

包括器质性弱视如新生儿视网膜或视路出血和微小眼球震颤。

(三)护理评估

1.健康史

向家长询问患儿出生时情况,有无眼病,有无不当遮眼史,有无复视和头位偏斜,有无家族史,了解患儿诊治经过。

2.症状与体征

视力减退,临床上将屈光矫正后视力在0.6～0.8者定为轻度弱视,在0.2～0.5者定为中度弱视,不大于0.1者定为重度弱视。但在暗淡光线下,弱视眼的视力改变不大,临床上弱视患儿往往无主诉,常在视觉检查时发现异常。视力测定应在散瞳后检查更准确,常用方法如下。

(1)2岁以内婴幼儿:①观察法,婴幼儿视力检查比较困难,不伴有斜视的弱视则更不易发现。可用临床观察法衡量婴幼儿的视力。交替遮盖法,先后交替遮盖患儿的一只眼,观察和比较其反应;或用一件有趣的图片或玩具引逗他,连续移动,根据患儿的单眼注视和追随运动估计其视力。②视动性眼球震颤方法,利用能旋转的黑色条纹的眼震鼓,观察眼动状态。

(2)2～4岁儿童:用图形视力表或E视力表检测。检测时应完全遮盖一眼,有拥挤现象(即对单个字体的识别能力比对同样大小但排列成行的字体的识别能力要强)。

(3)5岁以上儿童与成人一样,用E视力表检测。

3.心理-社会状况评估

由于弱视患者多为年幼患儿,除应评估患者的年龄、受教育水平、生活方式和环境外,还应评估患儿家属接受教育的水平、对疾病的认识和心理障碍程度、社会支持系统的支持程度等。

4.辅助检查

详见症状与体征相关内容。

(四)护理诊断

1.感知改变

感知改变与弱视致视力下降有关。

2.潜在并发症

健眼遮盖性弱视。

3.知识缺乏

缺乏弱视的防治知识。

(五)护理措施

(1)向患儿和其家属详细解释弱视的危害性、可逆性、治疗方法及注意事项等,取得他们的信任与合作。随着弱视眼视力的提高,受抑制的黄斑中心凹开始注视但由于双眼视轴不平行(如斜视等),打开双眼后可出现复视,这是治疗有效的现象,应及时向家属解释清楚。只要健眼视力不下降,就应继续用遮盖疗法。矫正斜视和加强双眼视功能训练,复视能自行消失。

(2)治疗方法的指导:①常规遮盖疗法指导,利用遮盖视力较好一眼,即优势眼,消除双眼相互竞争中优势眼对弱视眼的抑制作用,强迫弱视眼注视,同时让大脑使用被抑制眼,提高弱视眼的固视能力和提高视力,这是弱视患儿最有效的治疗方法。遮盖期间鼓励患儿用弱视眼做描画、写字、编织、穿珠子等精细目力的作业。具体遮盖比例遵照医嘱,遮盖健眼必须严格和彻底,应避免偷看,同时警惕发生遮盖性弱视;定期随访,每次复诊都要检查健眼视力及注视性质。同时因遮盖疗法改变了患者的外形,予以心理疏导。②压抑疗法,利用过矫或欠矫镜片或睫状肌麻痹剂抑制健眼看远和/或看近的视力;视觉刺激疗法(光栅疗法);红色滤光胶片疗法等。③后像疗法指导,平时遮盖弱视眼,治疗时盖健眼,用强光炫耀弱视眼(黄斑中心凹 3°～5°用黑影遮盖保护),再于闪烁的灯光下,注视某一视标,此时被保护的黄斑区可见视标,而被炫耀过的旁黄斑区则看不见视标。每天 2～3 次,每次 15～20 分钟。

(3)调节性内斜视经镜片全矫后,应每半年至 1 年检眼 1 次,避免长期戴远视镜片而引起调节麻痹。为巩固疗效、防止弱视复发,所有治愈者均应随访观察,一直到视觉成熟期,随访时间一般为 3 年。

(张霜霞)

参 考 文 献

[1] 李玲.现代眼科疾病诊疗学[M].昆明:云南科技出版社,2020.

[2] 房修岭,赵昌涛,赵丹丹.现代眼科疾病诊疗[M].广州:世界图书出版广东有限公司,2021.

[3] 张雅丽.精编临床眼科诊疗学[M].长春:吉林科学技术出版社,2020.

[4] 庞龙.眼科[M].北京:科学出版社,2020.

[5] 蒋敬霞,门盛男,耿斐,等.眼科护理与临床用药[M].成都:四川科学技术出版社,2021.

[6] 沈健,胥利平,付琳.眼科临床技能操作[M].北京:科学出版社,2021.

[7] 郑得海.眼科疾病诊疗学[M].长春:吉林科学技术出版社,2020.

[8] 李梅.眼科疾病诊断治疗实践[M].天津:天津科学技术出版社,2021.

[9] 李琳琳.临床常见眼科疾病诊疗[M].北京:科学技术文献出版社,2021.

[10] 王文.眼科检查与诊疗技术[M].哈尔滨:黑龙江科学技术出版社,2020.

[11] 沙倩.眼科疾病临床诊疗与新进展[M].天津:天津科学技术出版社,2021.

[12] 韩启超,张素红,牟丽丽.眼科疾病诊疗学[M].沈阳:辽宁科学技术出版社,2022.

[13] 徐丽,刘驰,崔丽红.神经眼科诊疗[M].沈阳:辽宁科学技术出版社,2020.

[14] 崔迎春.眼科检查与诊断治疗技巧[M].长春:吉林科学技术出版社,2019.

[15] 黄静.实用眼科疾病诊治[M].天津:天津科学技术出版社,2019.

[16] 孙晓雯.实用眼科疾病诊疗[M].北京:科学技术文献出版社,2020.

[17] 赵晓芳.临床眼科诊疗常规[M].长春:吉林科学技术出版社,2019.

[18] 鞠红菊.现代眼科护理实践[M].长春:吉林科学技术出版社,2019.

[19] 颜廷芹.临床眼科诊疗常规[M].沈阳:沈阳出版社,2020.

[20] 赵华奇.眼科疾病临床实用技术[M].北京:科学技术文献出版社,2019.

[21] 王桂初.精编眼科疾病诊疗学[M].长春:吉林科学技术出版社,2019.

[22] 周茂伟.精编眼科诊疗常规[M].长春:吉林科学技术出版社,2020.

[23] 吕天伟.现代眼科常见疾病诊疗[M].南昌:江西科学技术出版社,2019.

[24] 张爱霞.新编眼科常见病治疗方案[M].南昌:江西科学技术出版社,2019.

[25] 鲍莹.眼科疾病的现代诊断与治疗[M].北京:科学技术文献出版社,2020.

[26] 吴加亮.实用眼科临床诊疗[M].北京:科学技术文献出版社,2019.

[27] 苏杰.眼科疾病临床诊疗[M].北京:科学技术文献出版社,2019.

［28］张鸿.眼科临床检查与诊治技巧［M］.昆明:云南科技出版社,2020.

［29］陈丽娜.眼科常见疾病防治［M］.长春:吉林科学技术出版社,2019.

［30］李妍.当代临床眼科诊疗［M］.长春:吉林科学技术出版社,2019.

［31］姜蕾.眼科临床诊治基础与技巧［M］.长春:吉林科学技术出版社,2020.

［32］唐宏伟.临床眼科治疗精要［M］.汕头:汕头大学出版社,2019.

［33］张艳,黄锐升,罗康.临床眼科疾病学［M］.哈尔滨:黑龙江科学技术出版社,2019.

［34］马伊.新编眼科疾病诊疗学［M］.天津:天津科学技术出版社,2020.

［35］格日勒图.实用眼科疾病诊治［M］.北京:中国纺织出版社,2019.

［36］韦振宇,梁庆丰.真菌性角膜炎诊治新进展［J］.中华眼科杂志,2020,56(8):631-636.

［37］王岚,李妍,孙子雯,等.铜绿假单胞菌性角膜炎发病机制的研究进展［J］.国际眼科杂志,2020,20(11):1916-1919.

［38］程萍,杨艳风,王伟,等.超声乳化术治疗白内障合并高度近视疗效的影响因素［J］.国际眼科杂志,2020,20(2):297-299.

［39］冯晶晶,么莉,安磊,等.我国白内障摘除手术效果及影响因素分析［J］.中华眼科杂志,2021,57(1):63-70.

［40］陈君毅,孙兴怀,陈雪莉.合理应用晶状体摘除手术治疗原发性闭角型青光眼［J］.中华眼科杂志,2020,56(1):9-12.